"十二五"普通高等教育本科国家级规划教材
北 京 市 精 品 教 材
全国高等医学院校长学制教材
北 京 大 学 医 学 教 材

医学寄生虫学

Medical Parasitology

（第 2 版）

主 编 高兴政 Gao Xingzheng
副主编 汪世平 Wang Shiping　王中全 Wang Zhongquan　诸葛洪祥 Zhuge Hongxiang
编 委（按汉语拼音排序）

安 春 丽 An Chunli （中国医科大学 China Medical University）
崔 昱 Cui Yu （大连医科大学 Dalian Medical University）
董 惠 芬 Dong Huifen （武汉大学 Wuhan University）
高 兴 政 Gao Xingzheng （北京大学 Peking University）
郭 步 平 Guo Buping （长治医学院 Changzhi Medical College）
何 深 一 He Shenyi （山东大学 Shandong University）
侯 玉 英 Hou Yuying （山西医科大学 Shanxi Medical University）
李 淑 红 Li Shuhong （吉林大学 Jilin University）
李 艳 文 Li Yanwen （广西医科大学 Guangxi Medical University）
李 泽 民 Li Zemin （河北医科大学 Hebei Medical University）
刘 爱 芹 Liu Aiqin （哈尔滨医科大学 Harbin Medical University）
彭 礼 飞 Peng Lifei （广东医科大学 Guangdong Medical College）
沈 际 佳 Shen Jijia （安徽医科大学 Anhui Medical University）
汤 自 豪 Tang Zihao （九江学院 Jiujiang University）
汪 世 平 Wang Shiping （中南大学 Central South University）
王 勇 Wang Yong （南京医科大学 Nanjing Medical University）
王 中 全 Wang Zhongquan （郑州大学 Zhengzhou University）
吴 伟 Wu Wei （北京大学 Peking University）
叶 彬 Ye Bin （重庆医科大学 Chongqing Medical University）
张 唯 哲 Zhang Weizhe （哈尔滨医科大学 Harbin Medical University）
赵 亚 Zhao Ya （空军军医大学 Fourth Military Medical University）
诸葛洪祥 Zhuge Hongxiang （苏州大学 Soochow University）

北京大学医学出版社

YIXUE JISHENGCHONGXUE

图书在版编目（CIP）数据

医学寄生虫学/高兴政主编．—2版．—北京：北京大学医学出版社，2011.7（2019.12重印）

ISBN 978-7-5659-0200-0

Ⅰ.①医… Ⅱ.①高… Ⅲ.①医学：寄生虫学 Ⅳ.①R38

中国版本图书馆CIP数据核字（2011）第123279号

医学寄生虫学（第2版）

主　　编：高兴政

出版发行：北京大学医学出版社

地　　址：（100191）北京市海淀区学院路38号 北京大学医学部院内

电　　话：发行部 010－82802230；图书邮购 010－82802495

网　　址：http：//www.pumpress.com.cn

E－mail：booksale@bjmu.edu.cn

印　　刷：北京溢漾印刷有限公司

经　　销：新华书店

责任编辑：许　立　　**责任校对**：金彤文　　**责任印制**：罗德刚

开　　本：850 mm×1168 mm　1/16　　**印张**：23.75　　**插页**：2　　**字数**：606千字

版　　次：2011年7月第2版　2019年12月第4次印刷

书　　号：ISBN 978-7-5659-0200-0

定　　价：52.00元

前　言

本书为临床医学、基础医学、预防医学、口腔医学、护理学、法医学、检验专业长学制（7～8年）教材，也适合本科学生使用。首版发行五年来被多所院校学生使用，受到同行和学生的好评，被教育部评为普通高等教育“十一五”国家级规划教材，并于2009年12月荣获中国大学出版图书奖首届优秀教材一等奖。

本书是在第一版的基础上进行全面、系统的修订。根据目前寄生虫病的流行特点在撰写我国常见寄生虫的基础上，增加一些食源性寄生虫和人兽共患寄生虫，并选择地介绍国外流行的重要寄生虫。全书包括总论、医学原生动物、医学蠕形动物，医学节肢动物和医学寄生虫学实验技术，共5篇22章。

本书注意反映国内外学科发展的新内容，采用国际新的Cox生物学分类系统。

本书保持和发扬了第1版的特色，具有编写模式新颖、重点突出、简明扼要、基础与临床结合和突出教材用书的特点。为满足双语教学的需要，书中学习引导、关键词、重要寄生虫名词概念、图注、表格和每章小结均仍用英文撰写。

全书双色印刷，插图鲜明、层次清晰，并附彩图使其成为图文并茂的教科书。附录中摘选了有关的国内、外寄生虫学网站和主要的寄生虫学期刊、杂志，有利学生开阔视野、深入学习。

本书由分布在16个省、自治区、直辖市的20所医学院校的寄生虫学教授协作编写，本书在修订过程中参考了国内外有关教材、专著和图谱（详见文中主要参考文献）。全书虽几经修改，但由于编者的知识水平有限，难免有不足之处，欢迎批评指正。

高兴政

2011年5月于北京大学医学部

目 录

第一篇 总 论
Introduction

第一章 医学寄生虫学概念
Conceptions in Medical Parasitology

Learning guide

After studying this chapter the student should be able to answer the following questions.

1. What are the principles of Parasitology?
2. What are medical protozoan, helminth and arthropod?
3. What are the important medical parasite in the world?

Key terms

medical parasitology; medical protozoan; medical helminth; medical arthropod; parasitic disease; vector; food borne parasitosis; tropical disease; schistosomiasis; African trypanosomiasis; Chagas'disease; malaria; lymphatic filariasis; leishmaniasis; onchocerciasis; TDR.

医学寄生虫学（Medical parasitology）是研究感染人的寄生虫和寄生虫病的科学（Medical parasitology is the science to study the parasites that infect humans and the parasitic diseases）。它主要研究与医学有关的寄生虫的形态结构、生活史、生理、生物化学和分子生物学、免疫学，寄生虫与宿主的相互关系，以及寄生虫病的实验诊断（病原学诊断、免疫学诊断和分子生物学诊断）、流行因素和防治原则，并研究传播媒介的形态、生活史、生态和习性、医学重要性和防制原则。医学寄生虫学包括医学原生动物（medical protozoan）（感染人并使人体致病的单细胞动物，如阿米巴、鞭毛虫、孢子虫和纤毛虫）、医学蠕形动物（medical helminth）（感染人并使人体致病的多细胞软体动物，靠肌肉伸缩进行蠕形运动，如吸虫、绦虫、线虫和棘头虫）和医学节肢动物（medical arthropod）（感染人并使人体致病和传播疾病的节肢动物，如昆虫纲和蛛形纲节肢动物）。

寄生虫对人类的危害主要是作为病原体（Medical parasites are pathogens that cause diseases in humans.）引起寄生虫病（parasitic disease）和作为传播媒介（vector）传播传染病，并对国民经济造成巨大损失，严重影响社会的发展。

寄生虫病分布广、遍及全球，尤其是地处热带和亚热带地区的发展中国家，寄生虫病的发病率和死亡率均很高。肠道寄生虫病的发病率已成为衡量一个国家（或地区）经济和文化发展的基本指标，寄生虫病已成为阻碍发展中国家发展的重要原因之一。联合国开发计划署/世界银行/世界卫生组织联合倡议的热带病特别规划（UNDP/World Bank/WHO Special Programme for Research and Training in Tropical Diseases，TDR）致力于在全球范围内重点防治的 6 种热带病中，除麻风病（leprosy）外，其余 5 种（血吸虫病 schistosomiasis、疟疾 malaria、锥虫病 trypanosomiasis、丝虫病 filariasis、利什曼病 leishmaniasis）均为寄生虫病。根据疾病的负担和流行现状，2000 年在此基础上又增加了结核病（tuberculosis）和登革热（dengue），并将丝虫病分为淋巴丝虫病（lymphatic filariasis）和盘尾丝虫病（onchocerciasis），锥虫病分为非洲锥虫病（African trypanosomiasis）和恰加斯病（Chagas' disease），统称 10 大热带病，其中寄生虫病占 7 种，分三种类型：类型Ⅰ为正在发生和尚未控制的疾病（非洲锥虫病、利什曼病）；类型Ⅱ为控制措施有效，但疾病负荷仍继续存在的疾病（疟疾、血吸虫病）；类型Ⅲ为控制措施有效，疾病负荷下降，计划消灭的疾病（恰加斯病、淋巴丝虫病、盘尾丝虫病）。

近年来，WHO 采用"伤残调整寿命年"（disability-adjusted life years，DALYs）来表示疾病负担的严重程度，以便通过对疾病负担的比较分析，客观评价某种疾病对健康损害的程度以及对生存质量的影响，主要寄生虫病的疾病负担详见表 1-1。

Table 1-1 Estimated Worldwide Disease Burden of Parasitic Infections

Infection	Disease Burden in DALYs（thousands）*	Deaths（thousands）+
Malaria	42,280	1124
Lymphatic filariasis	5644	0
Leishmaniasis	2357	59
Hookworm	1825	—
Schistosomiasis	1760	15
Trichuriasis	1649	—
African trypanosomiasis	1598	50
Ascariasis	1181	—
Onchocerciasis	987	0
Chagas' disease	649	13

Adapted from Edwards G，Krishna S：Pharmacokinetic and pharmacodynamic issues in the treatment of parasite infections. Eur J Clin Microbiol Infect Dis，23：233-242，2004；and Hoetz PJ，et al：Control of neglected tropical diseases. N Engl J Med，357：1018-1027，2007.

* DALYs，disability-adjusted life years（the number of healthy years of life lost due to premature death and disability）.

+ Mortality data included where available.

据 WHO（2002）和美国疾病预防控制中心（2004）的估计，疟疾在 100 多个国家和地区流行，约有 20 亿人生活在疟疾流行或亚流行地区，年发病人数达 3 亿～5 亿，平均年死亡人数达 250 万，其中多数死于恶性疟疾；血吸虫病流行于 76 个国家和地区，6.5 亿人受到威胁，感染者达 2 亿，每年死亡人数约 1.4 万；淋巴丝虫病流行于 83 个国家，12 亿人受到威胁，1.28 亿人感染，因淋巴丝虫病致残的人数约 4000 万；盘尾丝虫病（河盲症，river blindness）流行于非洲、南美洲和西亚 35 个国家，约有 1770 万患者，致盲者达 27 万；利什曼病主要流行在热带和亚热带地区，受威胁人数达 3.5 亿，感染人数为 200 万，每年死亡人数约为 5.9 万；非洲锥虫病（睡眠病，sleeping sickness）流行于非洲 36 个国家，约有 8000 万人受威胁，每年感染人数和死亡人数分别为 10 万和 5 万；恰加斯病（美洲锥虫病，American trypanosomiasis）流行于中南美洲，约有 9000 万人受威胁，感染人数达 1600 万～1800 万，每年死亡人数约 5 万。

近几年来，随着全球经济的增长和公共卫生地位的提升，被忽视的热带病（neglected tropical diseases，NTD）正逐渐受到全世界的关注。WHO 指出目前经济落后的贫困地区，尤其是地处热带和亚热带，约 10 亿人受到至少一种被忽视的热带病的影响，被忽视的 14 种热带病中有 8 种是寄生虫病（美洲锥虫病、非洲锥虫病、利什曼病、血吸虫病、淋巴丝虫病、盘尾丝虫病、麦地那龙线虫病、土源性蠕虫病），目前被忽视的热带病已被列入国际议程，2007 年 WHO 制定了《全球抗击被忽视的热带病 2008—2015 年规划》。

新现寄生虫病（emerging parasitic diseases）和再现寄生虫病（re-emerging parasitic diseases）的危害也不容忽视。新现寄生虫是指新识别的和未知的寄生虫病，如卡耶塔圆孢子虫（*Cyclospora cayetanensis*）、台湾棘带吸虫（*Centrocestus formosanus*）、钩棘单睾吸虫（*Haplorchis pumilio*）、福建棘隙吸虫（*Echinochasmus fujianensis*）和喉兽比翼线虫（*Mammomonogamus laryngeus*）等；而再现寄生虫病是指一些早已被人们所知，发病率已降至很低，不再被视为公共卫生问题，但目前又重新流行的寄生虫病，如疟疾、内脏利什曼病、贾第虫病（giardiasis）、血吸虫病、囊尾蚴病（cysticercosis）、包虫病（hydatidosis）、旋毛虫病（trichinellosis）等。

随着国际交往的增加，许多旅游者感染了疟原虫、蓝氏贾第鞭毛虫、血吸虫和其他寄生虫。近年来由于获得性免疫缺陷综合征（艾滋病）的迅速蔓延，以及其他免疫缺陷和免疫功能低于患者的出现，由此引起一些寄生虫病［弓形虫病、隐孢子虫病（cryptosporidiosis）、圆孢子虫病（cyclosporiasis）、等孢球虫病（isosporiasis）、粪类圆线虫病（strongyloidiasis）等）］发病率增加，病情严重，甚至成为这些病人死亡的主要原因之一，使人们越来越关注寄生虫与人体免疫力的关系。

我国幅员辽阔，地跨寒、温、热三带，在我国，可感染人体的寄生虫有 229 种，寄生虫病分布广泛，新中国成立初期将危害最为严重的疟疾、黑热病、血吸虫病、丝虫病和钩虫病列为五大寄生虫病。经过半个多世纪的不懈努力，我国寄生虫病的防治工作已取得巨大成绩，许多寄生虫病已得到有效控制，甚至达到基本消灭。1958 年在我国大部分地区首先基本消灭黑热病，1994 年我国又基本消灭丝虫病，2007 年 WHO 审核认可中国成为全球第一个宣布消灭丝虫病的国家。至 2008 年年底，全国有血吸虫病流行的 12 个省、自治区、直辖市中 5 个已阻断传播，454 个流行县（市）中有 265 个已阻断传播，97 个控制传播，近年来血吸虫病和疟疾流行已得到遏制。此外，有些土源性寄生虫（十二指肠钩口线虫、美洲板口线虫、似蚓蛔线虫和毛首鞭形线虫等）感染率和感染程度均在逐渐下降。

但是，目前在我国寄生虫病仍然是一个严重的公共卫生问题，2001—2004 年对全国 31 个省、自治区、直辖市开展全国人体重要寄生虫现状调查，其结果为感染人的蠕虫有 26 种，蠕虫总感染率为 21.74%，其中土源性线虫感染率为 19.56%，随着我国经济建设的发展和人民生活方式的改变，寄生虫病谱发生了很大的变化，一些食源性寄生虫病（food-borne parasitosis）（弓形虫病、华支睾吸虫病、并殖吸虫病、绦囊虫病、旋毛虫病、广州管圆线虫病）和性源性寄生虫病（如阴道毛滴虫病、阿米巴病、贾第虫病、阴虱病）感染率有增长的趋势，甚至引起地方性流行。随着饲养宠物的种类及其数量的增加，使人增加犬弓首线虫、猫弓首线虫、犬复孔绦虫、细粒棘球绦虫等寄生虫的感染机会。机会性寄生虫（刚地弓形虫、隐孢子虫、等孢球虫）感染率也不断增加。值得注意的是有些自生生活寄生虫（福氏耐格里阿米巴，棘阿米巴等），偶然侵入人体，致病严重，目前尚无特效药治疗，死亡率极高。根据目前我国寄生虫病的流行现状、特点、趋势和危害程度，我国已将血吸虫病、疟疾、包虫病、黑热病、土源性寄生虫、食源性寄生虫纳入《健康中国 2020 战略规划——寄生虫病防治优先领域》，对这些寄生虫将优先重点防治。因此，在我国，控制和消灭寄生虫病的任务仍然十分艰巨。

Summary

1. Medical parasitology deals with the parasites which infect human beings, the diseases they induced, the responses generated against them, and various methods of their diagnosis and prevention.

2. Parasites are pathogens or vectors of many diseases which may cause deaths of human beings and animals, and are responsible for extensive economic losses and hindrance to the development of society.

3. TDR activities are targeted at ten major groups of tropical diseases: malaria, schistosomiasis, onchocerciasis, lymphatic filariasis, African trypanosomiasis, Chagas' disease, leishmaniasis, leprosy, dengue and tuberculosis.

4. The prevalence of some parasites is still high in China. Some food-borne parasitosis are on the increase. The prevalence of some opportunistic parasites is tending to grow in number. The task of controlling and eliminating parasite diseases is still very urgent in China.

（高兴政）

第二章 寄生现象与寄生虫和宿主
Parasitism, Parasite and Host

Learning guide

After studying this chapter the student should be able to answer the following questions.

1. Explain the concept of parasitism.
2. What is a parasite or a host?
3. Describe the type and conception of parasite and host .
4. State the two common phases in the parasitic life cycle and the significance of each.

Key terms

parasitism; parasite; host; ectoparasite; endoparasite; permanent parasite; temporary parasite; obligatory parasite; facultative parasite; final host; intermediate host; reservoir host; paratenic host; vector; life cycle.

一、寄生现象 Parasitism

世界上生物种类之间的关系主要是建立在食物和居住关系上，两种生物之间互相联系、互相依赖，久而久之形成了不可分离的动态平衡关系，以及暂时或永久的相互依存关系。两种生物生活在一起，彼此依赖的现象称共生（symbiosis），此两种生物称为共生生物（symbiont）（A more or less permanent association of organisms of different species is referred to as symbiosis, and the participants are symbionts.）。根据共生生活中的两种生物之间的相互依赖程度和利害关系可分为互利共生、片利共生和寄生生活三种类型。

（一）互利共生（mutualism）

两种生物生活在一起，双方均受益，并互相依赖，称为互利共生（Mutualism is an association in which the mutualist and the host depend on each other physiologically, and such association is beneficial to both organisms.）。互利共生一般是专性的，因为共生的任何一方都不能独立生存。白蚁及其消化道中的鞭毛虫是互利共生的最佳例证。白蚁不能合成和分泌纤维素酶，所以不能消化食入的木质纤维素，而鞭毛虫却可合成此酶，鞭毛虫和白蚁分别以消化的纤维素和鞭毛虫的代谢产物作为营养来源而生存，两者互相依存、不可分离。

（二）片利共生（commensalism）

两种生物生活在一起，其中一方从共同生活中获利，另一方既不获益，也不受害，这种关系称片利共生（In commensalism, one partner is benefited from the association but the other is neither helped nor harmed.）。片利共生可能是兼性寄生的。人体内有几种共生原虫，如齿龈内阿米巴以口腔中细菌、食物颗粒和死亡上皮细胞为食，但不损害健康组织。结肠内阿米巴寄生在人体结肠腔内获得营养和生活、繁殖的环境，但不侵入肠黏膜，对人体不致病。

（三）寄生现象（parasitism）

两种生物生活在一起，其中一方从中获利，而另一方受到损害，这种关系称为寄生现象（Parasitism is a relationship in which one of the participants，the parasite，either harms its host or in some sense lives at the expense of the host.）。获益的一方称为寄生虫（parasite）（An organism which is dependent on another organism for its survival.）。受害的一方称为宿主（host）（An organism which harbours the parasite and is usually larger than the parasite.）。寄生虫永久或暂时地在宿主的体表和体内生存，并通过机械性损害、损伤性炎症或免疫反应，或简单夺取宿主营养等综合作用损害宿主。如毛首鞭形线虫寄生在人体小肠，通过摄取宿主的组织液和血液获得营养，引起鞭虫病，获益方毛首鞭形线虫为寄生虫，受害方人为宿主。

二、寄生虫与宿主的类型 Types of parasites and hosts

（一）寄生虫的类型（types of parasites）

1. 按寄生虫体积大小分小型寄生虫（microparasite）和大型寄生虫（macroparasite） 小型寄生虫为体积小的单细胞动物（需借助显微镜观察），在脊椎动物体内增殖，常寄生在细胞内（Small parasites that multiply within the host are called microparasites.），如原生动物（疟原虫、利什曼原虫和刚地弓形虫等）。大型寄生虫为体积大的多细胞动物（可不需借助显微镜观察），在脊椎动物宿主内或体表不直接增殖（Large parasites that do not multiply in or on their vertebrate hosts are called macroparasites.），如蠕形动物（吸虫、绦虫、线虫和棘头虫）。

2. 按寄生虫在人体的寄生部位分体外寄生虫（ectoparasite）和体内寄生虫（endoparasite） 寄生在宿主体表或暂时侵犯表皮组织的寄生虫为体外寄生虫。主要为吸血或组织液的节肢动物侵扰宿主，多数在吸血时才接触宿主，饱食后即离开，如蜱、螨、蚊、虱等。寄生在宿主体内组织、器官、细胞内或体液中的寄生虫为体内寄生虫，如原生动物、蠕形动物和少数节肢动物感染宿主（A parasite may live either on the surface of the host as an ectoparasite or within the body of the host as an endoparasite.）。

3. 按寄生生活的时间分为永久性寄生虫（permanent parasite）和暂时性寄生虫（temporary parasite） 永久性寄生虫是指在宿主体内发育成熟的寄生虫，成虫必须营寄生生活，或全部生活阶段均营寄生生活的寄生虫（Some parasites live their entire adult lives within or on their hosts and may be called permanent parasites.），如华支睾吸虫、似蚓蛔线虫和链状带绦虫等。有些寄生虫仅在叮咬时接触、侵袭宿主，然后离去，称为暂时性寄生虫（Temporary parasites feed on and then leave their hosts.），如蚊、白蛉、蚤等。

4. 按寄生虫对宿主的选择分为专性寄生虫（obligatory parasite）和兼性寄生虫（facultative parasite） 专性寄生虫在宿主外不能生存，其生活史全部，或至少部分阶段营寄生生活，其成虫营寄生生活，幼虫可营自生生活和（或）寄生生活，大部分寄生虫都是专性寄生虫（Obligatory parasite cannot complete their life cycle without spending at least part of the time in a parasitic relationship. However，many obligate parasites have free-living stages outside any host，including some periods of time in the external environment within a protective egg shell or cyst.）。如卫氏并殖吸虫和似蚓蛔线虫成虫分别寄生在肺部和小肠，杜氏利什曼原虫和隐孢子虫分别侵犯巨噬细胞和小肠上皮细胞。兼性寄生虫是在适宜条件下营自生生活或营寄生生活的寄生虫，但在正常情况下营自生生活，偶然进入人体可营寄生生活，（Facultative parasites are not normally parasitic but can become so when they are eaten accidentally or enter a wound or other body orifice.），如福氏耐格里阿米巴和棘阿米巴通常侵犯缺乏防御能力的宿主，引起的疾病病情严重，死亡率高。

5. 偶然寄生虫（accidental/incidental parasite） 进入或附着于非正常宿主，但不能在此宿主中长期寄生的寄生虫称为偶然寄生虫（When a parasite enters or attaches to the body of a species of host

different from its normal one, it is called an accidental or incidental parasite. It usually is unable to stay long on or live long in the abnormal host.)。如某些蝇蛆偶然进入人体肠腔寄生。在非正常宿主内偶然寄生虫通常不能长期存活，但有时却对人致病极强，如弓首线虫在人体引起的幼虫移行症。

（二）宿主的类型（types of hosts）

1. 终宿主（definitive or final host） 寄生虫的成虫或有性阶段寄生的宿主称为终宿主（A definitive host is one in which a parasite reaches sexual maturity and reproduction occurs in the life of the parasite.）。布氏姜片吸虫成虫寄生在人体小肠内，故人为此吸虫的终宿主。刚地弓形虫在猫小肠绒毛上皮细胞内进行有性生殖，在哺乳动物、鸟类和人体的有核细胞内进行无性生殖，因此，猫是终宿主，而哺乳动物、鸟类和人是中间宿主。另外，人是某些寄生虫（如阿米巴、锥虫、利什曼原虫等）的最重要宿主，故人亦可称为这些寄生虫的终宿主。

2. 中间宿主（intermediate host） 寄生虫的幼虫或无性阶段寄生的宿主称中间宿主［Intermediate host is the one（s）in which asexual development or multiplication occurs.］。若有一个以上的中间宿主，依发育的先后顺序分别命名为第一中间宿主（first intermediate host）和第二中间宿主（second intermediate host）。如华支睾吸虫幼虫阶段先后寄生在某些种类淡水螺（纹沼螺、傅氏豆螺和长角涵螺）和淡水鱼（鲤鱼、麦穗鱼），所以淡水螺是第一中间宿主，而淡水鱼为第二中间宿主。

3. 保虫宿主（reservoir host） 有些寄生虫是人兽共患寄生虫，它们除了寄生在人体外，还可寄生在某些脊椎动物（野生动物和家畜）体内，完成与人体内相同的生活阶段，感染动物是此寄生虫的重要传染源，并在流行病学中起贮存和保虫作用（Any animal that harbors an infection that can be transmitted to humans is called a reservoir host, even if this animal is the normal host of that parasite.）。保虫宿主分为森林保虫宿主（sylvatic reservoir host）（野生动物）和非野生保虫宿主（domestic reservoir host）（家畜）。如日本血吸虫成虫寄生在牛、鼠的肠系膜静脉内，虫卵随其粪便排出体外，可造成血吸虫病的流行，因此感染日本血吸虫的牛、鼠分别为日本血吸虫的非野生保虫宿主和森林保虫宿主。感染旋毛形线虫的鼠和食肉动物、感染杜氏利什曼原虫的犬也均为保虫宿主。

4. 转续宿主（paratenic host） 某些蠕虫幼虫侵入非正常宿主，虽能存活，但不能发育为成虫，长期保持幼虫阶段，当此幼虫有机会进入正常宿主，才能继续发育为成虫，这种非正常宿主称为转续宿主（Transport or paratenic hosts are those in which the parasite does not develop or multiply but is carried to the next host usually through ingestion of the transport host.）。转续宿主可弥补中间宿主和终宿主之间的生态学间隙。在寄生虫到达其专性宿主（通常是终宿主）的过程中作为暂时庇护和载体。如卫氏并殖吸虫童虫在非正常宿主（野猪）体内，长期保持幼虫阶段（似后尾蚴），当人（正常宿主）食入含幼虫的野猪肉时，可在人体内发育为成虫，因此野猪即为此寄生虫的转续宿主。尽管转续宿主对寄生虫的发育或繁殖可能并不重要，但在寄生虫的传播和侵入终宿主都具有特殊的作用。

5. 媒介（vector） 作为寄生虫的携带者，能将寄生虫传播给人和动物的节肢动物称为媒介（An organism that transfers a parasite to a new host is a vector.），所传播的疾病称为虫媒病（entomophilous disease）。媒介包括生物性传播媒介（biological vector）和机械性传播媒介（mechanical vector）（The vector may either be a mechanical vector, in which no development or multiplication takes place, or a biological vector, in which either multiplication or development occurs.）。如白蛉传播杜氏利什曼原虫，蝇和蜚蠊传播似蚓蛔线虫等，白蛉和蝇分别属于生物性传播媒介和机械性传播媒介。

三、寄生虫生活史 Parasitic life cycle

通过寄生虫生活史不仅可知道人感染寄生虫的途径和寄生虫对人体的危害，而且还可针对其生活史特点进行病原学诊断和制订有效的防治措施，总之，寄生虫生活史涉及寄生虫感染、致病和寄生虫病的诊断、流行及防治等各方面。

1. 寄生虫生活史是指寄生虫发育的整个过程（One cycle of the development process of a parasite is called a life cycle.）。寄生虫完成生活史需要两个基本条件，即适宜的宿主和在外界环境中的发育，包括寄生虫的感染阶段、感染宿主的方式和侵入途径、在宿主体内移行或到达寄生部位的途径、正常的寄生部位、离开宿主的方式、在外界环境的发育以及所需的各种宿主和传播媒介。

2. 生活史类型主要以是否需要中间宿主划分为直接生活史和间接生活史。

（1）直接型生活史（direct life cycle）：不需要中间宿主的寄生虫生活史，即完成全部生活史只需1个宿主。原生动物中溶组织内阿米巴、蓝氏贾第鞭毛虫和阴道毛滴虫只需1个宿主；肠道寄生虫（似蚓蛔线虫、毛首鞭形线虫和钩虫等）均属此类型生活史。寄生虫虫卵或幼虫在外界直接发育为感染阶段，经空气、接触皮肤、污染食物或饮水感染人（A direct life cycle is one in which the organism is passed from one host to the next through the air，by a fomite，or in contaminated food or water.）。(Table 2－1，Fig. 2－1)。

Table 2－1 Life Cycle of Human Parasites

	NO INTERMEDIATE HOST		
	Protozoa		Helminths
	Entamoeba histolytica		*Enterobius vermicularis*
	Endolimax nana		*Trichuris trichiura*
	Giardia lamblia		*Ascaris lumbricoides*
	Chilomastix mesnili		*Ancylostoma duodenale*
	Trichomonas vaginalis		*Necator americanus*
	Balantidium coli		*Hymenolepis nana*
	ONE INTERMEDIATE HOST		
Intermediate host	Parasite	Intermediate host	Parasite
Pig	*Taenia solium*	Mosquito	*Wuchereria bancrofti*
	T. asiatica		*Brugia malayi*
	Trichinella spiralis	Snail	*Schistosoma* spp.
Cow	*Taenia saginata*	Copepod	*Dracunculus medinensis*
Man	*Echinococcus granulosus*	Fly	*Thelazia callipaeda*
	Plasmodium spp.	Sandfly	*Leishmania* spp.
Flea	*Dipylidium caninum*	Tsetse	*Trypanosoma* spp.
	Hymenolepis diminuta	Chrysops	*Loa loa*
Triatomine bug	*Trypanosoma cruzi*	Simulium	*Onchocerca volvulus*
	TWO INTERMEDIATE HOSTS		
	Intermediate hosts		Parasite
	Snail，crustacean		*Paragonimus westermani*
	Cyclops，fish		*Diphyllobothrium latum*
	Snail，fish		*Clonorchis sinensis*
	Snail，plant		*Fasciolopsis buski*

（2）间接型生活史（indirect life cycle）：需要中间宿主的寄生虫生活史，即完成生活史需要 1 个以上的宿主，组织内寄生虫（刚地弓形虫、日本血吸虫、广州管圆线虫等）属此类型生活史。寄生虫幼虫在媒介或中间宿主体内或体表发育或增殖为感染阶段，再经媒介或中间宿主感染人［In an indirect life cycle，the organism develops or multiplies in a vector or in an intermediate host. A vector（or intermediate host）is an invertebrate organism that transmits the parasitic agent from one vertebrate host to the next.］。（Table 2－1，Fig. 2－2）。如布氏刚比亚锥虫通过须舌蝇吸血传播，在须舌蝇体内既发育又繁殖；引起丝虫病的班氏吴策线虫由蚊虫传播，在蚊体内只发育不增殖。

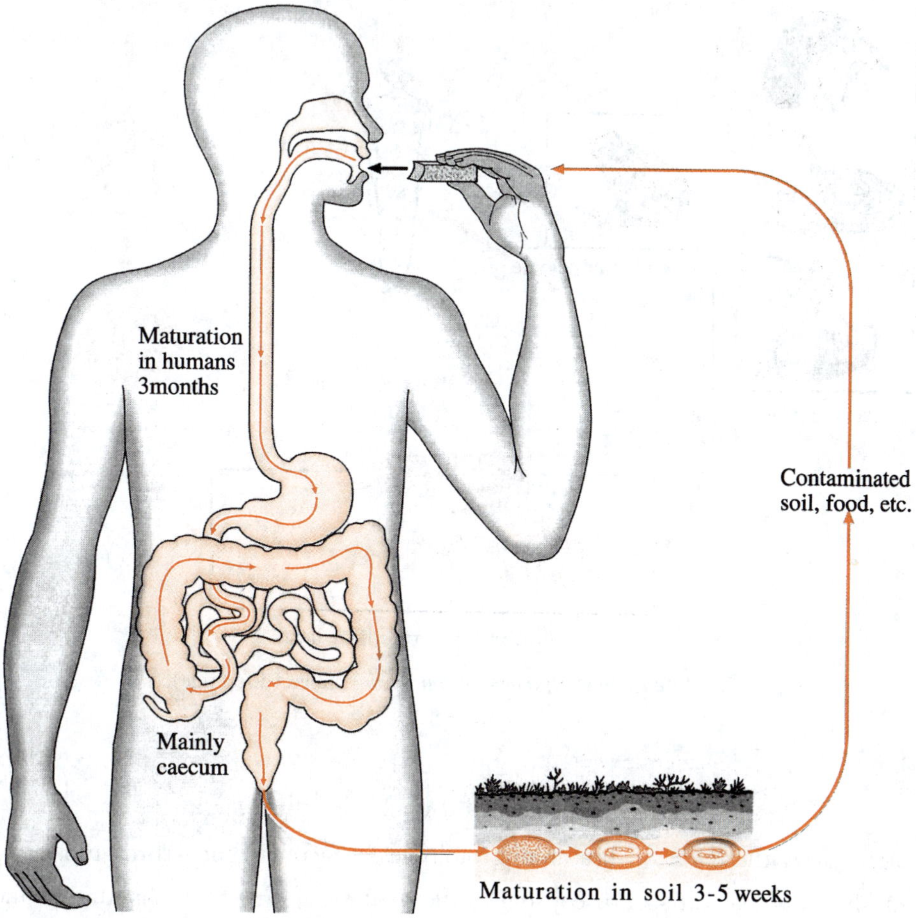

Fig. 2－1　Life cycle of *Trichuris trichiura*（direct life cycle）

（From Chiodini et al，2001）

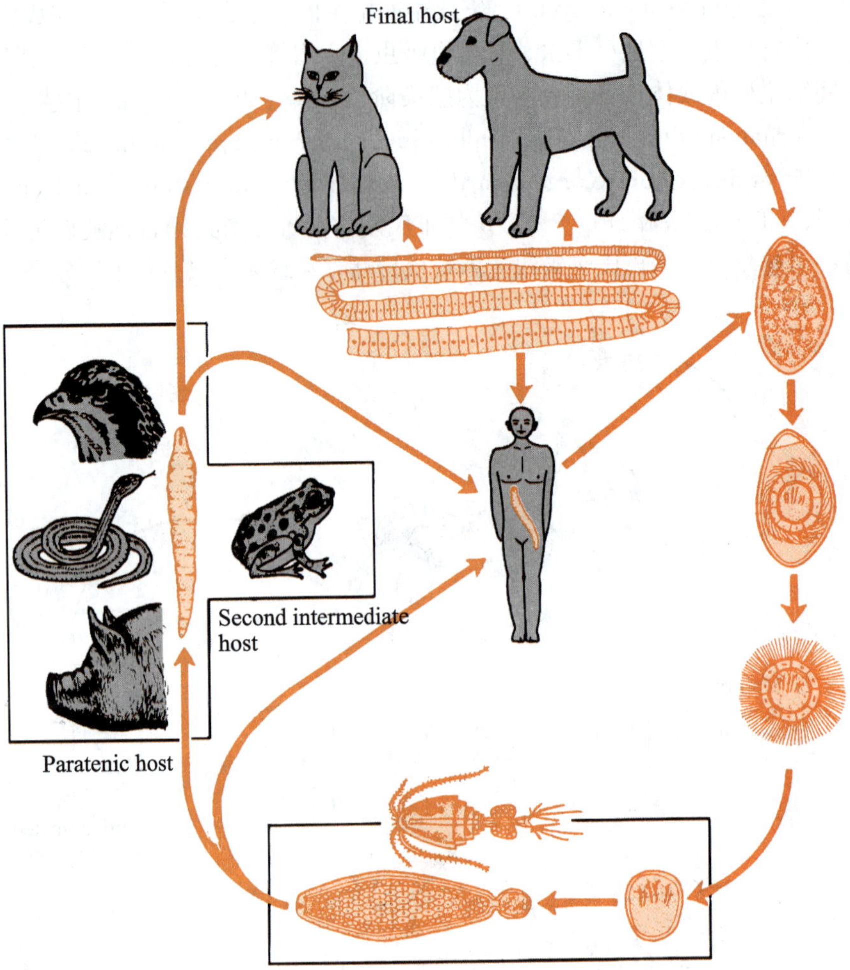

Fig. 2 - 2 Life cycle of *Spirometra mansoni* (indirect life cycle)

Summary

1. The patterns of the common life among biological species include three types (mutualism, commensalism and parasitism) according to the relation of nutrition, habitation and benefit or harm between them.

2. Parasitism is a symbiotic relationship in which one animal, the host, is to some degree injured through the activities of the other animal, the parasite.

3. Parasites can be microparasite or macroparasite, obligatory or facultative parasite, permanent or temporary parasite, ectoparasite or endoparasite, and accidental parasite.

4. Various types of hosts (final host, intermediate host, reservoir host, and paratenic host) can be differentiated according to the role the host plays in the life cycle of the parasite.

5. Life cycle of parasites is divided into two types, i. e. direct and indirect life cycle. A direct life cycle is one in which the organism is passed from one host to the next through the air, by a fomite, or in contaminated food or water. In an indirect life cycle, the organism develops or multiplies in a vector or in an intermediate host.

(高兴政)

第三章 寄生虫的分类及命名
Parasitic Classification and Name

Learning guide

After studying this chapter the student should be able to answer the following questions.

1. Name the three eukaryotic kingdoms in the classification of medical parasites and provide examples of each.

2. State the seven phylums in Protozoa .

3. State the fourth phylums in Animalia.

Key terms

classification；name；Protozoa；Animalia；Chromista.

一、寄生虫的分类 Parasitic classification

寄生虫分类的目的是建立和界定寄生虫系统种群的等级状态，探索寄生虫虫种、种群之间的亲缘关系，追溯各种寄生虫的演化线索，认识寄生虫与宿主之间，特别是与人之间的关系。医学寄生虫的分类与其生物学、生态学、实验诊断和防治等密切相关，是医学寄生虫学研究的基础。

生物学分类的阶元依次为界（kingdom）、门（phylum）、纲（class）、目（order）、科（family）、属（genus）、种（species）。随着分类研究的发展，分类层不断增加，出现次生阶元，如亚门（subphylum）、亚纲（subclass）、亚科（subfamily）、总纲（superclass）、总目（superorder）、总科（superfamily）为中间阶元，有些种种下还有亚种（subspecies）、变种（variety）、株（strain）。

我国对寄生虫的分类，原生动物一直沿用 30 年前的分类系统，蠕形动物的分类则更久远。传统的寄生虫分类主要以形态为依据，如核、运动细胞器类型和增殖方式，由于这种分类有很大的片面性和局限性，不可能反映一个种群的真正面貌，很难解释种群间的亲缘关系。随着生物科技的发展，基于对低等动物的生物化学和分子生物学认识的进展，而提出新的分类学意见。特别是对小亚基核糖体 RNA（SSUrRNA）和蛋白质序列，使人们对生物种系发生的关系有了更清楚地了解，使生物种群分类成为可能，目前的分类已超出形态学范围，进入生态学、遗传学、地理学与分子生物学领域。

人体寄生虫被分类在 3 个真核生物界，即原生动物界（Protozoa）、色混界（Chromista）和动物界（Animalia）（Table 3 - 1）。原生动物界和色混界动物是单细胞动物，而动物界动物（也称后生动物）是多细胞动物，其体内有组织器官结构。

Table 3-1 Classification of Medical Parasites

界 Kingdom	门 Phylum	寄生虫 Parasites
原生动物界 Protozoa	阿米巴门（阿米巴）Amoebozoa（amebae）	棘阿米巴 *Acanthamoeba* 巴氏阿米巴 *Balamuthia* 内阿米巴 *Entamoeba*
	眼虫门（鞭毛虫）Euglenozoa（flagellates）	利什曼原虫 *Leishmania* 锥虫 *Trypanosoma*
	后滴虫门（鞭毛虫）Metamonada（flagellates）	贾第虫 *Giardia* 唇鞭毛虫 *Chilomastix*
	副基体门（鞭毛虫）Parabasala（flagellates）	毛滴虫 *Trichomonas* 双核阿米巴 *Dientamoeba*
	透色动物门（鞭毛虫）Percolozoa（flagellates）	耐格里阿米巴 *Naegleria*
	孢子虫门（孢子虫）Sporozoa（sporozoans）	疟原虫 *Plasmodium*，弓形虫 *Toxoplasma*，隐孢子虫 *Cryptosporidium*，肉孢子虫 *Sarcocystis*，等孢球虫 *Isospora*，圆孢子虫 *Cyclospora*，巴贝西虫 *Babesia*
	纤毛虫门（纤毛虫）Ciliophora（ciliates）	小袋纤毛虫 *Balantidium*
色混界 Chromista	双环门 Bigyra	人芽囊原虫 *Blastocystis hominis*
动物界 Animalia	线形动物门（线虫）Nemathelminthes（nematodes）	蛔线虫 *Ascaris*，弓首线虫 *Toxocara*，鞭虫 *Trichuris*，钩口线虫 *Ancylostoma*，板口线虫 *Necator*，住肠线虫 *Enterobius*，粪圆线虫 *Strongyloides*，吴策线虫 *Wuchereria*，布鲁线虫 *Brugia*，盘尾线虫 *Onchocerca*，罗阿线虫 *Loa*，毛形线虫 *Trichinella*，管圆线虫 *Angiostrongylus*，吸吮线虫 *Thelazia*，毛细线虫 *Capillaria*，筒线虫 *Gongylonema*，异尖线虫 *Anisakis*，颚口线虫 *Gnathostoma*，龙线虫 *Dracunculus*
	扁形动物门（吸虫、绦虫）Platyhelminthes（trematodes，cestodes）	吸虫 trematodes：支睾吸虫 *Clonorchis*，姜片吸虫 *Fasciolopsis*，并殖吸虫 *Paragonimus*，裂体吸虫 *Schistosoma*，毛毕吸虫 *Trichobilharzia*，东毕吸虫 *Orientobilharzia*，片形吸虫 *Fasciola*，异形吸虫 *Heterophyes*，棘口吸虫 *Echinostoma*
		绦虫 cestodes：迭宫绦虫 *Spirometra*，带绦虫 *Taenia*，棘球绦虫 *Echinococcus*，膜壳绦虫 *Hymenolepis*，裂头绦虫 *Diphyllobothrium*，复孔绦虫 *Dipylidium*
	棘颚门（棘头虫）Acanthognatha（acanthocephalan）	巨吻棘头虫 *Macracanthorhynchus* 念珠棘头虫 *Moniliformis*
	节肢动物门（昆虫、螯肢动物、甲壳类动物）Arthropoda（insects，chelicerates，crustaceans）	昆虫 insects：按蚊 *Anopheles*，库蚊 *Culex*，伊蚊 *Aedes*，舍蝇 *Musca*，绿蝇 *Lucilia*，金蝇 *Chrysomyia*，黑麻蝇 *Helicophagella*，丽蝇 *Aldrichina*，螫蝇 *Stomoxys*，白蛉 *Phlebotomus*，库蠓 *Culicoides*，蚋 *Simulium*，斑虻 *Chrysops*，客蚤 *Xenopsylla*，虱 *Pediculus*，臭虫，*Cimex* 小蠊 *Blattla*
		螯肢动物 chelicerates：硬蜱 *Ixodes*，钝缘蜱 *Ornithodoros*，禽刺螨 *Ornithonyssus*，纤恙螨 *Leptotrombidium*，蠕形螨 *Demodex*，疥螨 *Sarcoptes*，尘螨 *Dermatophagoides*，粉螨 *Acarus*
		甲壳类动物 crustaceans：剑水蚤 *Cyclops*，溪蟹 *Potamon*，蝲蛄 *Cambaroides*

二、寄生虫的命名 Parasitic name

根据国际动物命名法，寄生虫的命名采用二名制（binominal system），以拉丁文或拉丁化文字命名，其学名（scientific name）包括属名（genus name）、种名（species name）和命名者的姓及命名年份（论文正式发表的年份）。属名在前，种名在后，有的种名之后还有亚种名，种名或亚种名之后是命名者的姓和命名年份，如链状带绦虫（*Taenia solium* Linnaeus，1758），表示 Linnaeus 于 1758 年命名该虫；班氏吴策线虫［*Wuchereria bancrofti*（Cobbold，1877）Seurat，1921］，表示 Cobbold 于 1877 年命名该虫，Seurat 于 1921 年又确定此学名。

Summary

The parasites of humans are classified within the three eukaryotic kingdoms: Protozoa, Animalia (Metazoa), and Chromista. Traditionally parasite classification has taken into account the morphology of intracytoplasmic structures, such as the nucleus, the type of locomotive organelles, and the mode of reproduction. More recently the new taxonomic consensus has emerged based mainly on advances in our understanding of the biochemistry and molecular biology of lower organisms.

（高兴政）

第四章　寄生虫与宿主的相互关系
Host-Parasite Relationships

Learning guide

After studying this chapter the student should be able to answer the following questions.

1. What are the characteristics of parasitic infections and parasitic diseases?

2. How many types do host-parasite ralationships include?

3. What are the effects the parasite made on the host, and the host made on the parasite?

4. Name the four types of immunopathologic reactions that occur in parasitic diseases and provide examples of each.

Key terms

parasitic disease; carrier; latent infection; host specificity; larva migrans; ectopic parasitism; polyparasitism; parasitic zoonosis; opportunistic parasite; robbing nutrient; mechanical damage; toxicant effect; immunopathology.

一、寄生虫与宿主相互作用的结果 Outcome of host-parasite interactions

寄生虫与宿主相互作用包括寄生虫对宿主的作用和宿主对寄生虫的作用两个方面，两者相互作用可出现三种结局，即清除寄生虫、患寄生虫病和带虫状态。

（一）清除寄生虫（elimination of parasites）

寄生虫侵入人体，诱导宿主产生较强的免疫力，抑制、杀伤和清除寄生虫，使寄生虫不能继续生存而死亡，并可防止再感染。

（二）带虫状态（carrier）

在寄生虫与宿主相互作用中两者达到一定的平衡状态，宿主体内免疫力可杀伤大部分，但未能清除体内的全部寄生虫，并获得部分抗感染的抵抗力，寄生虫能在宿主体内长期存活。在人体寄生虫数量少时虽无明显临床症状和体征，但可传播病原体，造成寄生虫的感染和流行，称为带虫者（A person who is infected with a certain parasite but without displaying any signs or symptoms of the disease.）或隐性感染（latent infection）。

（三）寄生虫病（parasitic diseases）

寄生虫在宿主体内发育、繁殖，对宿主产生不同程度的损害，引起寄生虫病。寄生虫感染和寄生虫病具有宿主特异性、慢性感染、幼虫移行、异位寄生、多寄生现象、人兽共患以及机会致病等特点。

1. 宿主特异性（host specificity）　宿主特异性为寄生虫能发育成熟的宿主范围（Host specificity refers to the range of different hosts in which a parasite can mature.）。寄生虫的宿主范围在评价其流行病学和制订控制措施是重要的。宿主特异性由遗传学、免疫学、生物学和（或）生态学因素确定。大部分寄生虫仅在限定的宿主范围内发育，即寄生虫有不同的宿主特异性，但有些寄生虫仅感染一种宿主，有些可感染几种宿主，少数寄生虫需很多种宿主。如阴道毛滴虫仅寄生在人体内，而旋毛虫几乎在任何哺乳动物体内发育成熟。

2. 慢性感染（chronic infection） 寄生虫病与病毒、细菌和真菌病不同，多为慢性感染，在宿主体内寄生虫繁殖慢、数量少、临床症状轻。多次感染或急性感染治疗不彻底，未能清除所有的寄生虫，常转为慢性过程。

3. 幼虫移行（migration of helminthic larvae） 有些蠕虫幼虫进入宿主后有移行特点，依据侵入宿主的种类（正常宿主或非正常宿主）分正常移行和幼虫移行症。

（1）正常移行：有些蠕虫幼虫进入正常宿主，必须经循环系统、呼吸系统或其他组织器官移行，才能达到寄生部位，发育为成虫，如似蚓蛔线虫、美洲板口线虫和十二指肠钩口线虫等。

（2）幼虫移行症（larva migrans）：某些动物体内的寄生蠕虫幼虫侵入非正常宿主（包括人体）内发育受阻，但可在此种宿主体内长期移行，破坏组织，造成局部和全身病变，产生疾病（The infective-stage larvae of helminth of some animals invade its abnormal host，such as humans，and keep in their larval stage and cause damage to their host.）。根据寄生虫幼虫侵犯的部位和症状，将其分为皮肤幼虫移行症和内脏幼虫移行症，有的寄生虫既可引起皮肤幼虫移行症，又可引起内脏幼虫移行症，对人体危害较大，应引起足够的重视。

① 皮肤幼虫移行症（cutaneous larva migrans） 是指寄生虫幼虫侵入人体后主要在皮下移行，皮肤可出现线状红疹或移走性包块，如犬钩口线虫丝状蚴引起的匍行疹。

② 内脏幼虫移行症（visceral larva migrans） 是指侵入人体的寄生虫幼虫在内脏窜扰，如人误食犬弓首线虫感染期虫卵，在小肠孵出的幼虫在内脏组织移行，可引起严重病变，甚至死亡。

4. 异位寄生（ectopic parasitism） 有些寄生虫在主要寄生部位以外的组织或器官寄生，增加了对宿主的损伤，使其临床症状和体征复杂多变。如日本血吸虫卵除寄生在主要寄生部位（肝、肠）以外，还可寄生在肺、脑等部位，引起异位损害。

5. 多寄生现象（polyparasitism） 在一个宿主内同时有 2 种或 2 种以上寄生虫寄生的现象叫多寄生现象（Many parasites are found along with other species of parasites in the host. If a host is infected with a number of parasites at the same time，we refer to the situation as polyparasitism.）。20 世纪 90 年代全国人体肠道寄生虫调查，报告在 93 万多感染者，单一感染和多感染人数的构成比例为 56.67％和 43.44％。在发展中国家儿童常感染 2 种或多种线虫，有的还患疟疾，在宿主内构成一个复杂的状况，需要采用多种方法改善疾病的过程。

6. 人兽共患寄生虫病（parasitic zoonosis） 有些寄生虫一般寄生在某些脊椎动物（包括野生动物和家畜）体内，如有机会可感染人，人和动物体内的寄生虫可互为传染源，造成人与动物之间寄生虫病的传播，这种在人与脊椎动物之间自然传播的寄生虫病叫人兽共患寄生虫病（Parasitic diseases that can be transmitted under natural conditions to humans from other vertebrate animals are called parasitic zoonoses.）。我国有 30 种寄生虫为人兽共患寄生虫，如在自然界中旋毛形线虫是肉食动物的寄生虫，这些动物之间相互蚕食或摄食尸体而构成的“食物链”，成为人类感染的自然疫源。

7. 机会致病（opportunistic pathogenesis） 免疫功能正常的人体感染某些寄生虫（刚地弓形虫、隐孢子虫、等孢球虫等）可不出现临床症状，用常规的病原学诊断方法不易查到病原体，为隐性感染（suppressive infection）。当机体免疫功能缺陷或抵抗力下降，体内寄生虫异常增殖、致病力增强，出现明显的临床症状和体征，这种现象称为机会致病，这些寄生虫为机会致病寄生虫（opportunistic parasite）（Any parasitic infection in which a compromised cellular immunity is a major factor is called opportunistic. Likewise，such a parasite can be considered an opportunistic parasite.）。如刚地弓形虫多为隐性感染，当患恶性肿瘤、施行器官移植、长期服用免疫抑制剂，或先天性和后天性免疫缺陷均可使隐性感染转为急性重症，因并发弓形虫脑炎而死亡。

二、寄生虫对宿主的作用 Effects of the parasite on the host

有些寄生虫对宿主损害不明显，但大多数寄生虫都会对宿主造成不同程度的损害，寄生虫对宿主的危害主要取决于虫数、数量、毒力、在人体内的游移过程、寄生部位和生理活动等。寄生虫对宿主的危害主要有夺取营养、机械性损害、毒素作用和免疫病理等造成的综合致病作用。

1. 夺取营养（robbing nutrient） 所有寄生虫都掠夺宿主的营养。寄生虫在宿主体内生长、发育和繁殖所需的物质主要来源于宿主，包括宿主不易获得而又必需的物质（维生素 B_{12}），寄生的虫数越多，对宿主营养掠夺越严重，甚至可造成营养不良，如钩虫吸血造成宿主体内蛋白质和铁的丢失比通过饮食补充的多，可引起缺铁性贫血。

2. 机械性损害（mechanical damage） 由于寄生虫在腔道、组织或细胞内寄生，主要可引起阻塞腔道、压迫组织和破坏细胞，以及虫体游移和吸附作用造成的机械性损害。如细胞内专性寄生虫（利什曼原虫、疟原虫和刚地弓形虫）在发育和增殖期间引起宿主细胞的破坏；布氏姜片吸虫吸盘发达，吸附力强，造成肠黏膜机械性损伤；细粒棘球绦虫棘球蚴寄生在脑、肺、肝引起占位性病变；似蚓蛔线虫大量寄生，可扭结成团，阻塞肠道引起肠梗阻。

3. 毒素作用（toxicant effect） 寄生虫的分泌物、排泄物和死亡虫体的分解产物对宿主均有毒素作用，死虫产生的毒素引起的组织损伤比活虫严重，在寄生虫破坏时分泌和释放蛋白酶和磷脂酶，这些酶可引起宿主细胞破坏、炎症反应和显著的组织病理损害。如溶组织内阿米巴侵入肠黏膜和肝时表膜分泌的水解酶、蛋白酶可溶解和破坏组织细胞，形成阿米巴溃疡和脓肿；阔节裂头绦虫的代谢产物可影响宿主造血功能而引起贫血（Table 4－1）。

Table 4－1 The Mechanisms of Toxicant Effect in Parasitic Diseases

Toxic parasite products	Examples
Hydrolytic enzymes, proteinases, collagenase, elastase	Schistosomes (cercariae), *Strongyloides* species, hookworm, *Entamoeba histolytica* African trypanosomes, *Plasmodium falciparum*
Amoebic ionophore	*E. histolytica*
Endotoxins	African trypanosomes, *Plasmodium falciparum*
Indole catabolites	Trypanosomes

4. 免疫病理作用（immunopathology） 寄生虫体内和体表多种成分、代谢产物、死亡虫体的分解产物和线虫的蜕皮液、绦虫的囊液等都具有抗原性，可诱导宿主产生超敏反应，造成局部或全身免疫病理损害（Table 4－2）。寄生虫与其他病原微生物产生的超敏反应类型相似。

（1）I 型超敏反应（速发型超敏反应）：主要由特异性 IgE 介导产生，以蠕虫感染所致的荨麻疹最常见，尘螨引起的尘螨性哮喘和细粒棘球绦虫棘球蚴破坏、溢出的囊液被大量吸收入血液循环，可引起过敏性休克，甚至死亡均属此型超敏反应。

（2）II 型超敏反应（细胞毒型超敏反应）：此型超敏反应的主要靶细胞为红细胞、白细胞和血小板。如杜氏利什曼原虫和疟原虫引起的免疫性溶血。

（3）III 型超敏反应（免疫复合物型超敏反应）：循环抗原抗体复合物的形成和在组织（肾小球基底膜或血管壁）中沉积是此型超敏反应的关键环节。如三日疟原虫、杜氏利什曼原虫和日本血吸虫引起的免疫复合物性肾炎。

（4）IV 型超敏反应（迟发型超敏反应）：此型超敏反应是与效应 T 细胞介导的细胞免疫应答有关。如曼氏血吸虫虫卵肉芽肿的形成是 T 细胞介导的迟发型超敏反应。

Table 4-2 Immunopathologic Reactions to Parasitic Disease

Reaction	Mechanism	Result	Example
Type 1: anaphylactic	Antigen+immunoglobulin E antibody attached to most cells: histamine release	Anaphylactic shock; bronchospasm; local inflammation	Helminth infection, African trypanosomiasis
Type 2: cytotoxic	Antibody+antigen on cell surface: complement activation or antibody-dependent cellular cytotoxicity	Lysis of cell-bearing microbial antigens	*Trypanosoma cruzi* infection
Type 3: immune complex	Antibody+extracellular antigen complex	Inflammation and tissue damage; complex deposition in glomeruli, joints, skin vessels, brain; glomerulonephritis, and vasculitis	Malaria, schistosomiasis, trypanosomiasis
Type 4: cell-mediated (delayed)	Sensitized T-cell reaction with antigen, liberation of lymphokines, triggered cytotoxicity	Inflammation, mononuclear accumulation, macrophage activation Tissue damage	Leishmaniasis, schistosomiasis, trypanosomiasis

(From Murray PR, et al, 2009)

三、宿主对寄生虫的作用 Effects of the host on the parasite

1. 宿主的饮食或营养状况对寄生虫感染的影响（influence of the diet or nutritional status of the host on parasitic infection） 高蛋白质饮食抑制肠内原虫发育，而低蛋白质饮食可促进阿米巴病的发生；高糖饮食有利于某些绦虫的发育。宿主的全身营养状况在确定寄生虫感染是否出现临床症状上具有重要的作用。如全身营养状况较好的人体，虽有钩虫寄生，但可无临床症状，否则，尽管钩虫数量不多，却可引起钩虫性贫血。

2. 免疫反应（immune response） 免疫反应为免疫系统识别和清除寄生虫的反应，是宿主对寄生虫作用的主要表现，包括固有免疫和适应性免疫。

（1）固有免疫（innate immunity）：是生物在长期种系进化过程中针对病原体感染形成的一系列防御体系，亦称非特异性免疫（nonspecific immunity），受遗传因素控制。固有免疫主要包括：①皮肤和黏膜的屏障作用；②吞噬细胞的吞噬、清除作用；③一些体液因素（如补体等）对寄生虫的杀伤作用；④中性粒细胞是机体抗细菌、真菌、寄生虫感染的主要效应细胞。

影响固有免疫的因素有宿主的遗传特性、营养状况、细胞上的受体、年龄和性别等。健康人体可通过生理和生化屏障（皮肤、黏膜）抵御寄生虫的侵入。皮肤腺体分泌的高浓度盐、乳酸、脂肪酸和其他有机酸，以及胃和阴道中低 pH 和消化道分泌的水解酶均有抗寄生虫作用；消化道和呼吸道黏膜分泌的黏液中含有杀寄生虫物质，如 IgA 和溶菌酶；正常母乳中溶菌酶、IgA、干扰素和白细胞等物质可杀死肠道原虫（蓝氏贾第鞭毛虫和溶组织内阿米巴），这在婴儿抗寄生虫感染上起重要作用。由于遗传基因所致的镰状红细胞具有抗恶性疟原虫感染的能力；Duffy 抗原阴性者，缺少间日疟原虫受体决定簇，不感染间日疟原虫。细胞摄粒作用（endocytosis）和炎症反应在抗寄生虫感染中均有一定作用。

（2）适应性免疫（adaptive immunity）：是人体在生命过程中接受病原微生物、寄生虫或其产物等抗原性异物刺激后产生的，只对相应特定病原体等抗原异物起作用的防御体系，又称特异性免疫（specific immunity）。寄生虫感染与细菌、病毒、真菌感染的免疫过程基本相同，但多数寄生虫感染所产生的适应性免疫比细菌和病毒的水平低（详见第五章）。

Summary

1. The outcome of a parasitic infection is highly variable. It may be subclinical latent infection (or carrier) or overt clinical disease.

2. The characteristics of parasitic diseases mainly include host specificity, chronic infection, larva migrans, polyparasitism, parasitic zoonosis and opportunistic parasitism.

3. Pathogenesis of the parasitic diseases is a dynamic process and depends on the complex interaction of a variety of host and parasite factors. The host factors include nutritional status of the host, immune response to a parasitic infection, immune status of the host, the presence or absence of the co-existing disease or other physiological conditions and the age and level of the immunity at the time of infection. The parasite factors include site of the attachment of the parasite, the size of the parasite, the number of invading parasites, the strain, the growth, development and multiplication of parasites inside the human body and their metabolic products.

4. The parasite can cause disease in man in various ways (robbing nutrient, mechanical damage, toxic and allergic manifestations).

5. The immune response after a parasitic infection is one of the most important host-parasite interactions. The immune responses of the human body to parasitic infections include two types of immunity: innate immunity and adaptive immunity.

（高兴政）

第五章　寄生虫感染的免疫
Immunity in Parasitic Infection

Learning guide

After studying this chapter the student should be able to answer the following questions.

1. How important is the study of adaptive immunity to parasites?
2. Explain the concept of premunition and concomitant immunity.
3. What is the peculiarity of parasitic antigens?
4. How do parasites successfully escape the host's defense system?
5. Describe the antibody-dependent effector mechanisms induced by parasites.
6. Describe the mechanisms of cell mediated immunity induced by parasites.

Key terms

surface antigen; metabolic antigen; somatic antigen; sterilizing immunity; non-sterilizing immunity; premunition; concomitant immunity; receptor blockade; blocking cytoadherence; antibody-dependent cell-mediated cytotoxicity (ADCC); cytotoxic lymphocyte; lymphokine; natural killer cell; immune evasion; seclusion of parasite; antigenic mimicry or masking; antigenic variation; pellicle shedding and renew; immunosuppression.

寄生虫可经多种途径感染宿主，其抗原物质接触并刺激宿主的免疫系统，产生免疫应答，可抑制、杀伤或清除宿主体内的寄生虫，并具有抗同种寄生虫再感染的能力。研究抗寄生虫的适应性免疫，对理解寄生虫致病机制、免疫学诊断、流行和防治都具有十分重要的意义。

一、寄生虫抗原的特点 Peculiarity of parasitic antigens

寄生虫的生物化学和结构特点，以及生活史复杂都决定其抗原具有复杂性，研究寄生虫抗原是了解寄生虫与宿主之间免疫学关系的关键，主要研究内容包括：①对特定抗原的免疫应答；②在宿主抵抗力的产生、免疫病理损害的发生和免疫调节中的作用；③在免疫诊断和免疫预防中的应用。根据不同标准将寄生虫的抗原分为：

1. 按免疫学标准分为：

（1）宿主保护性抗原：与宿主保护性免疫的诱导和表达有关。

（2）免疫诊断抗原：与抗体的检测、皮肤试验的敏感性、血液和尿液抗原检测有关。

（3）免疫病理抗原：与免疫病理的诱导和表达有关。

（4）寄生虫保护性抗原：与寄生虫保护性免疫的诱导和表达有关。

2. 按寄生虫学标准分为：

（1）来源和定位

①表面抗原（surface antigen）：来自虫体表膜，表膜是虫体与宿主接触的界面，也是宿主识别和

诱导宿主产生免疫反应的主要抗原成分。如疟原虫环子孢子蛋白具有很强的免疫原性，在研制抗疟原虫感染疫苗上具有重要意义。

②代谢抗原（metabolic antigen）：包括寄生虫的分泌物、消化道的排泄物，线虫幼虫蜕皮液和绦虫幼虫囊液等，前两者又称排泄/分泌抗原（ES）。代谢抗原与宿主免疫系统直接接触，为诱导免疫反应的重要抗原。如日本血吸虫可溶性虫卵抗原在免疫病理致病和免疫诊断上都具有重要作用。

③体抗原（somatic antigen）：来自虫体，体抗原较稳定，往往具有一定的免疫原性，但免疫原性不如表面抗原和代谢性抗原强。

（2）寄生虫种群与生活史

①按寄生虫发育阶段分为不同期抗原（stage antigen）：寄生虫抗原具有属、种、株、期的特异性，不同属、种或株的寄生虫以及同一种株寄生虫的不同发育阶段既具有特异性抗原，又有共同抗原，不同种株的寄生虫诱导的免疫反应不能有效地抑制和（或）杀伤其他种株寄生虫；同种寄生虫不同发育阶段所诱导的免疫反应也不能抑制和（或）杀伤其他阶段的寄生虫。共同抗原是免疫诊断中出现交叉反应的基础。特异性抗原的分离、提纯和鉴定在提高免疫诊断的特异性、敏感性，以及研究免疫病理和研制寄生虫疫苗等方面均具有重要的作用。

②蜕皮抗原。

二、寄生虫免疫的特点 Feature of parasitic immunity

抗寄生虫感染的保护性免疫不如抗细菌和病毒的明显，主要原因有：

1. 寄生虫的结构和抗原性均复杂，以致免疫系统不能增强抗保护性抗原的免疫反应。大多数原虫感染虽都存在适应性免疫，但往往既不具有效性，也无保护性。

2. 抗细胞内寄生虫需 Th1 炎症反应参与，而抗细胞外寄生虫需要 Th2 型反应参与。

3. 有些原虫（利什曼原虫、疟原虫和刚地弓形虫）寄生在细胞内，可保护寄生虫免遭免疫攻击。

4. 杜氏利什曼原虫引起单核巨噬细胞系统广泛损害，导致免疫耐受。

5. 在宿主内锥虫产生抗原变异，当抗一种抗原类型的抗体达到高峰时，由于突变出现抗原变异，变异抗原不受抗未变异抗原株抗体的影响，而延长寄生虫在宿主内的生存时间。

6. 许多蠕虫的生活史都包括幼虫和成虫两个阶段，这两个阶段均可刺激免疫系统反应，但由于成虫及大多数幼虫均太大而不能直接被抗体或吞噬细胞破坏，此时通过抗体依赖细胞毒作用，寄生虫被抗体包被，依赖抗体结合嗜酸性粒细胞和其他细胞破坏寄生虫。

7. 许多线虫的角质层无抗原性，它几乎不引起免疫反应。

8. 在大多数寄生虫感染中所产生的免疫力不强，主要表现为带虫免疫或伴随免疫。

三、抗寄生虫的适应性免疫 Adaptive immunity against parasites

适应性免疫是由特定抗原诱导，并针对该特定抗原产生免疫应答过程，故又称特异性免疫。宿主感染寄生虫后可产生不同程度的适应性免疫。自然适应性免疫主要可分为以下两型：

1. 消除性免疫（sterilizing immunity）　宿主能消除体内的寄生虫，并对同种寄生虫的再感染产生完全的、稳固的抵抗力。如热带利什曼原虫引起的东方疖，能产生很强的适应性免疫，可消除体内全部原虫而痊愈，并对再感染具有长期、稳固、特异的抵抗力，这种免疫现象在寄生虫感染中罕见。

2. 非消除性免疫（non-sterilizing immunity）　这是寄生虫感染中最常见的一种免疫现象。大多数寄生虫感染均可诱导宿主产生一定程度的适应性免疫力，但此免疫力不能完全消除体内已寄生的寄生虫，维持低水平虫荷，并对再感染产生一定的免疫力，一旦用药物消除体内的寄生虫，宿主的免疫力也随之消失。带虫免疫和伴随免疫属非消除性免疫。

（1）带虫免疫（premunition）：是一种适应性免疫类型。某些血内寄生原虫感染（疟原虫、刚地弓形虫、锥虫）可诱导一种特异性免疫应答，使宿主体内的寄生虫数量降低、增殖减慢、维持低水平虫荷，导致临床痊愈，并产生抗特异性攻击的能力。带虫免疫［Certain parasitic infections induce a specific immune response，which results in clinical recovery and resistance to specific challenge，but they persist in the host in small numbers often as slow-replicating intracellular（tissue）forms. This situation is termed premunition.］取决于寄生虫的存在。

（2）伴随免疫（concomitant immunity） 是另一种适应性免疫类型。有些蠕虫感染可诱导宿主产生抗同种寄生虫幼虫再感染的能力，而已寄生的成虫完全不受保护性免疫的影响，继续存活，这种现象称伴随免疫（Some parasites induce resistance to subsequent challenge infection while apparently completely surviving to the protective responses they stimulated. This situation is called concomitant immunity.）。如日本血吸虫成虫可诱导此类型的适应性免疫。其适应性免疫力能杀伤入侵的童虫，但对已寄生的成虫无作用，这是因为成虫表面具有宿主成分，不被免疫系统识别，而童虫不具备上述特征，易受免疫攻击。由于成虫与童虫有共同抗原，因而成虫激发的免疫反应通过交叉反应可防止童虫的感染。

四、免疫效应机制 Immunologic effector mechanisms

（一）抗体依赖机制（antibody-dependent mechanisms）

一般情况下，体液免疫在清除寄生于宿主血液、体液、肠道等细胞外寄生虫具有主要作用。大多数寄生虫均可诱导感染宿主产生明显的体液免疫，寄生虫感染诱导宿主产生的主要抗体是 IgM、IgG 和 IgE。其中最主要的抗体类型是 IgG，原虫感染主要是 IgM 和 IgG，蠕虫和医学节肢动物感染可引起高滴度 IgE。最早出现的抗体是 IgM，IgM 标志为急性感染。体液免疫与细胞免疫有协同作用，但抗体的保护作用一般不完全（Fig. 5-1）。

1. 受体封闭（receptor blockade）和封闭细胞的黏合作用（blocking cytoadherence） 许多细胞内寄生虫通过识别宿主细胞表面受体侵入其内，当抗体阻断寄生虫与受体的结合时，可限制寄生虫侵入。如疟原虫裂殖子能识别红细胞表面受体（间日疟原虫 Duffy 血型和恶性疟原虫 MN 血型糖白），抗裂殖子表面抗原抗体或抗棒状体和微线体蛋白抗体能阻断裂殖子入侵。环子孢子蛋白抗原免疫诱导的保护作用，可抑制子孢子受体附着肝细胞。

抗体通过封闭细胞的黏合作用可限制寄生虫的存活，恶性疟原虫滋养体感染的红细胞黏附血管内皮细胞，而抗恶性疟原虫感染红细胞瘤状结构蛋白的抗体可阻断其黏附作用，这种抗细胞黏附分子的免疫可防止疟原虫在血管内寄生，从而抑制疟原虫的发育。

2. 抗体依赖细胞毒作用（Antibody-dependent cell-mediated cytotoxicity，ADCC） 抗寄生虫（特别是蠕虫）抗体依赖保护性反应是由效应细胞介导的，抗体与效应细胞特异结合，击发、接触和杀伤寄生虫。参与抗寄生虫的 ADCC 反应的主要细胞有嗜酸性粒细胞、巨噬细胞、中性粒细胞和血小板。

（1）嗜酸性粒细胞：嗜酸性粒细胞作为效应细胞与特异性抗体结合，可杀伤入侵的蠕虫。抗体（IgG 和 IgE）与嗜酸性粒细胞表面的 Fc 受体结合可杀伤血吸虫童虫。抗体存在时嗜酸性粒细胞和中性粒细胞释放反应性氧中间体（H_2O_2）可杀伤旋毛虫新生蚴，但其成虫和肌肉型幼虫有抗 ADCC 作用，显然是由于它们分泌抗氧化酶所致。

多种介质［包括肥大细胞产生的趋化因子和细胞因子，如肿瘤坏死因子（TNF）、集落刺激因子（CSF）和活化的淋巴因子产生的其他未确定的产物］能提高嗜酸性粒细胞抗体依赖性杀伤血吸虫童虫活性。

（2）巨噬细胞：通过几种不同机制，抗体能增强巨噬细胞杀伤寄生虫。

① 抗体调理的原虫更容易被巨噬细胞吞噬，这在消除非洲锥虫或疟原虫红细胞内期有重要作用。

② 抗细胞外寄生虫（如蠕虫）抗体能促进巨噬细胞接触寄生虫，此细胞通过提高 Fc 受体黏附、活化作用，增加杀伤蠕虫的能力。

③ IgE 抗体通过活化巨噬细胞和提高其对血吸虫童虫的黏附，杀伤虫体。

（3）血小板：在抗寄生虫的 ADCC 反应中血小板是新的效应细胞，血小板抗血吸虫童虫的杀伤功能依赖 IgE 抗体和 ε-Fc 受体，因为它们参与 IgE 依赖的巨噬细胞和嗜酸性粒细胞介导的杀伤血吸虫童虫机制。

3. 通过经典的补体途径介导的抗体依赖杀伤（Antibody-dependent killing mediated by the classic complement pathway） 依赖抗体效应机制可能通过经典的补体途径杀伤抗体调理的寄生虫。在体外，通过这种反应确实能杀死寄生虫，然而大多数情况下在体内此种反应的现实意义仍未确定。

（二）细胞介导免疫（cell-mediated immunity，CMI）

近年来证实在抗原虫和蠕虫的适应性免疫中，特别是在清除寄生于细胞内寄生虫，细胞免疫应答起重要作用。寄生虫非常善于逃避宿主抗体反应，但逃避细胞免疫罕见。寄生虫免疫中主要细胞介导的效应机制概述如下（Fig. 5－1）：

1. 细胞毒淋巴细胞（cytotoxic lymphocyte，CTL） CTL 通常为 $CD8^+$，$CD8^+$ 能杀伤表达某些抗原的靶细胞。CTL 与靶细胞结合，并分泌穿孔蛋白，溶解靶细胞。$CD8^+$ 细胞经抗原激活能产生多种淋巴因子（如 IFN-r），而抑制细胞内寄生的疟原虫和弓形虫。

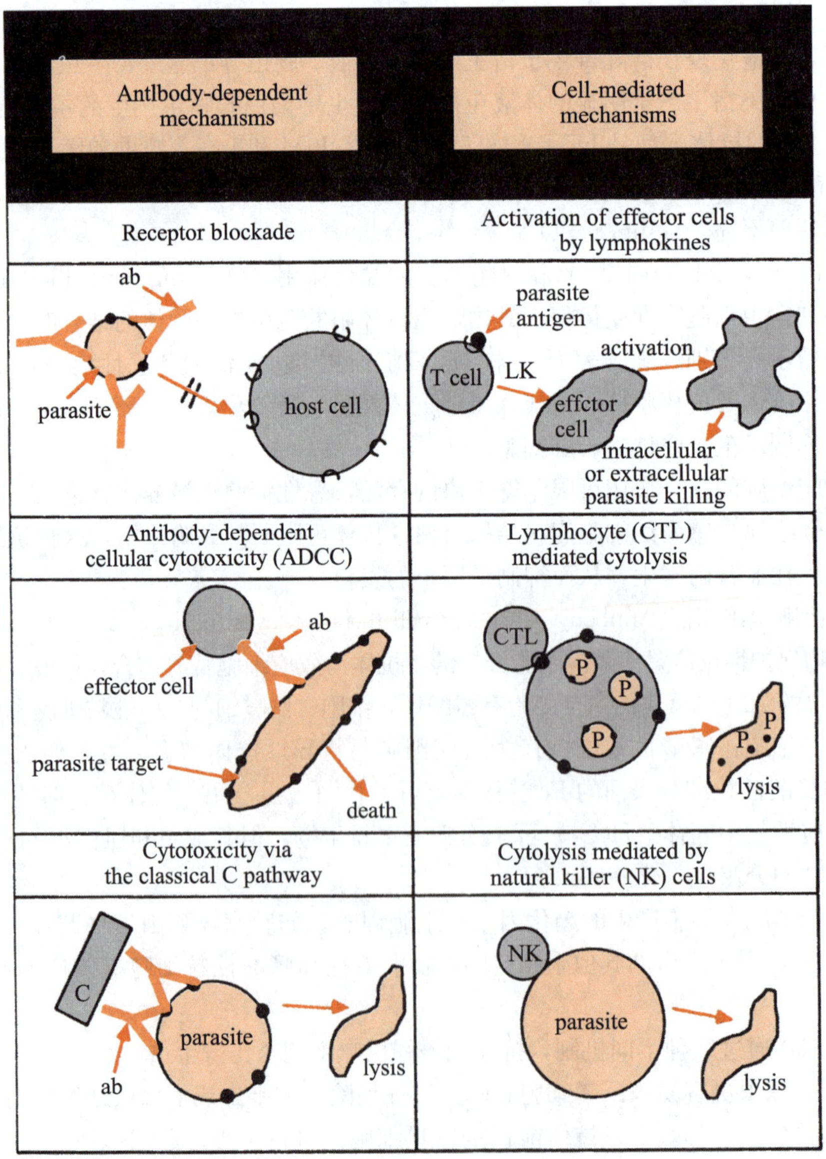

Fig. 5－1 Major immunologic effector mechanisms used against parasitic organisms

2. 淋巴因子活化效应细胞（activation of effector cells by lymphokines，LK） 与抗原结合的淋巴细胞释放细胞因子，吸引摄粒细胞，并释放细胞毒性产物，与炎症反应一起破坏组织，改变周围环境，常不利寄生虫生存。细胞因子与寄生虫感染有关，细胞因子包括移动抑制因子、巨噬细胞刺激因子、趋化因子和细胞抑制因子等。由 MHCII 限制的 $CD4^+$ 辅助 T 细胞产生的细胞因子在抗寄生虫免疫中起重要作用。淋巴因子活化效应细胞可直接杀伤寄生虫，或在 ADCC 中与抗体协同杀伤寄生虫，LK 活化作用对侵犯巨噬细胞的寄生虫（如弓形虫和利什曼原虫）效果最明显。LK 活化巨噬细胞，其产物能抑制寄生在红细胞内的疟原虫。

LK 活化的效应细胞也杀伤蠕虫。淋巴因子活化的成熟组织巨噬细胞在杀伤血吸虫童虫中特别有效。由 LK（如嗜酸性粒细胞刺激促进剂）激活的嗜酸性粒细胞可杀伤血吸虫卵，而其他淋巴因子（如粒细胞—巨噬细胞集落刺激因子和肿瘤坏死因子）能明显提高嗜酸性粒细胞抗体依赖杀伤血吸虫童虫的活性。在杀伤细胞内、外寄生虫中，活化细胞的主要 LK 是干扰素。

3. 天然杀伤细胞（natural killer cell，NK） 天然杀伤细胞是来自淋巴细胞系的细胞毒效应细胞，NK 产生 IFN－γ。NK 细胞通过细胞直接接触非特异性地杀伤靶细胞。未经抗原致敏和抗体介导的 NK 细胞可直接杀伤寄生虫或感染的宿主细胞。在克氏锥虫感染鼠中，NK 细胞抗此锥虫的活性增强，然而，到目前为止任何宿主—寄生虫系统中 NK 细胞和免疫之间的正式联系尚未建立。

五、免疫逃避 Immune evasion

在寄生虫与宿主互相适应中，有些寄生虫能逃避宿主的免疫反应，能在有免疫力的宿主体内发育、增殖、长期存活，这种现象称免疫逃避（The ability of parasites to survival，proliferation，and reproduction in immunized host.）。寄生虫慢性感染和进行性感染都证实寄生虫可以有效地逃避宿主的免疫作用。

免疫逃避机制至少有 5 种，即隔离寄生虫、抗原拟态，抗原变异、表膜脱落与更新和免疫抑制（Table 5－1）。

（一）隔离寄生虫（seclusion of parasite）

某些寄生虫因其寄生部位或状态特殊，使其抗原不易与宿主免疫系统接触，从而逃避宿主免疫防御系统的攻击。

1. 宿主体内寄生虫可被囊膜包绕，这是对免疫反应的一种有效屏障。如旋毛形线虫幼虫、细粒棘球绦虫棘球蚴和链状带绦虫囊尾蚴外部均有宿主源性囊膜包围，可防止免疫攻击。

2. 肠内寄生虫能防御宿主大部分免疫反应的攻击，肠黏膜分泌的免疫球蛋白以 IgA 为主，分泌型 IgA 的杀伤能力有限，通常其他循环免疫球蛋白很少进入肠腔。此外，肠腔中缺乏补体和巨噬细胞，因此免疫反应受到一定的限制。

3. 宿主细胞是宿主免疫防御机制的主要部分。免疫球蛋白一般定位在细胞外，防止抗体或细胞介导的免疫作用于细胞内寄生虫，使细胞内寄生虫受到一定的保护，逃避免疫反应。例如克氏锥虫（*Trypanosoma cruzi*）和各种利什曼原虫都寄生在巨噬细胞内，防止吞噬溶酶体融合，抵抗溶酶体酶杀伤作用，还可避免宿主免疫系统识别。在宿主红细胞内寄生的疟原虫可防止抗体或细胞毒淋巴细胞的直接攻击。

（二）抗原拟态（伪装）（antigenic mimicry or masking）

有些寄生虫可产生模拟宿主抗原（拟态）或获得隐蔽寄生虫抗原部位的宿主分子（伪装），从而逃避宿主免疫系统识别。寄生在哺乳动物的血吸虫就存在这两种机制。在血吸虫尾蚴钻入皮肤几小时，童虫就获得宿主抗原分子（糖脂和糖蛋白）的伪装，曼氏血吸虫表皮可产生模拟宿主抗原的 α_2 巨球蛋白。此外，在疟原虫、克氏锥虫和旋盘尾线虫表面蛋白中也证实具有人源蛋白。

（三）抗原变异（antigenic variation）

寄生虫表面抗原变异是免疫逃避机制之一，寄生虫在宿主体内生存时，有抗原变异现象，宿主体内抗体对新出现的抗原变异体（variant）无作用，从而逃避宿主体内特异性免疫反应对其的杀伤作用。抗原变异的寄生虫对宿主的免疫系统不敏感，寄生虫表面抗原变异的速度快于宿主产生新抗体。新变异体不断产生造成寄生虫抗原与宿主特异性抗体的合成出现时间差，使抗体无法发挥作用。抗原变异最频繁的寄生虫有锥虫、恶性疟原虫、蓝氏贾第鞭毛虫。抗原变异是布氏锥虫的特点，其表面抗原基因组包括1000个以上的VSG基因，目前认为锥虫抗原变异的作用机制是由于VSG基因家族的表达发生了选择性改变，此种锥虫通过抗原频繁变异，逃避宿主的免疫反应。

（四）表膜脱落与更新（pellicle shedding and renew）

蠕虫在生长、生育过程中，虫体表膜不断脱落与更新，与表膜结合的抗体随之脱落，使抗体不能发挥杀伤虫体的作用。从而干扰ADCC作用或补体介导的细胞毒作用。

（五）免疫抑制（immunosuppression）

有许多证据表明在原虫和蠕虫感染中至少有某些阶段可同时引起宿主全身性或局部性免疫抑制。寄生虫能在免疫抑制的宿主体内长期存活，同时对其他疾病易感，通常某些寄生虫感染可增加另外一些寄生虫的敏感性。例如疟原虫感染，锥虫毒性增加。正常大鼠对魏氏盖头丝虫感染不敏感，然而在感染曼氏血吸虫后此丝虫能在大鼠中发育成熟，产微丝蚴，并可在血循环中发现。多重感染不仅增加各自对宿主的免疫抑制作用，而且相互增加宿主对其的敏感性。

寄生虫可以通过各种途径，抑制宿主对寄生虫的适应性免疫，以达到逃避宿主免疫攻击的目的，由寄生虫产生的宿主免疫抑制机制有抗原过剩、抗原竞争、诱导抑制性细胞和特异性淋巴细胞抑制因子产生。

1. 抗原竞争和抗原减弱（antigenic competition and impaired presentation of antigens） 寄生虫含有，并在循环系统释放多种抗原，这些抗原彼此竞争，又与非寄生虫抗原竞争，而降低其免疫反应。在疟疾既降低巨噬细胞吞噬微粒和杀微生物能力，又降低吞噬疟原虫抗原的能力。非洲锥虫病也有类似的现象。

2. 抑制性细胞（suppressor cell） 诱导抑制性细胞是许多寄生虫感染中另一种免疫抑制机制。根据巨噬细胞和T细胞原型，抑制性细胞的性质不同，这些细胞对寄生虫抗原是特异的，或非特异的。疟原虫、布氏锥虫和克氏锥虫诱导的免疫抑制中已证实巨噬细胞具有免疫抑制活性。在人曼氏血吸虫病中抑制性T细胞的特异性分析表明，一类抑制性T细胞对可溶性虫卵抗原是特异的，其中糖蛋白（MSA_1和MSA_2）诱导非特异性抑制，而MSA_3参与特异性抑制；另一类是抗独特型特异T细胞。

3. 影响淋巴细胞的免疫抑制物质（immunosuppressive substances affecting lymphocytes） 寄生虫诱导的免疫抑制与寄生虫产物的特性有关。在离体和活体，曼氏血吸虫成虫的代谢产物明显抑制淋巴细胞增殖，此寄生虫派生的低分子量抑制因子（SDIF）选择性地抑制T细胞增殖，特别是抑制细胞毒淋巴细胞的产生，但不抑制IL-2生成。用墨西哥利什曼原虫和杜氏利什曼原虫处理的一系列试验中，由活化T细胞产生的淋巴因子直接刺激寄生虫生长，此作用可通过添加IL-2再现，抗IL-2抗体能明显消除IL-2的刺激作用。被动转移特异的$CD4^+$ T辅助细胞可加重利什曼原虫的损害。某些蠕虫，如曼氏血吸虫也可产生可降解免疫球蛋白的蛋白酶。

Table 5 - 1 Microbial Interference with or Avoidance of Immune Defenses

Type of Interference or Avoidance	Mechanism	Examples
Antigenic variation	Variation of surface antigens within the host	African trypanosomes, *Plasmodium* species, *Babesia* species, *Giardia* species
Molecular mimicry	Microbial antigens mimicking host antigens, leading to poor antibody response	*Plasmodium* species, trypanosomes, schistosomes
Concealment of antigenic site (masking)	Acquisition of coating of host molecules	Hydatid cyst, filaria, schistosomes, trypanosomes
Intracellular location	Failure to display microbial antigen on host cell surface	*Plasmodium* species (RBC), trypanosomes, *Leishmania* species, *Toxoplasma* species
	Inhibition of phagolysosomal fusion	*Toxoplasma* species
	Escape from phagosome into cytoplasm, with subsequent replication	*Leishmania* species, *Trypanosoma cruzi*
Immunosuppression	Suppression of parasite-specific B- and T-cell responses	Trypanosomes, *Plasmodium* species
	Degradation of immunoglobulins	Schistosomes

（六）综合作用（synthetical mechanisms of immune evasion）

寄生虫免疫逃避机制可能为综合作用。例如非洲锥虫可产生抗原变异，并有抗原伪装（锥虫表面吸附宿主抗原）和免疫抑制作用，还形成一种蛋白（T淋巴细胞激发因子），此蛋白活化 $CD8^+$ 细胞分泌干扰素，刺激锥虫生长。寄生在红细胞内的疟原虫既能产生抗原变异，也可引起免疫抑制。血吸虫成虫通过模拟和伪装逃避免疫反应，或从童虫至成虫期间表面抗原发生改变，甚至能抑制宿主的免疫反应。

Summary

1. To study adaptive immunity to parasites is importance both for understanding the epidemiology of parasitic diseases and for designing vaccines to combat parasitic infections.

2. Because of their biochemical, structural and life cycle complexity, protozoa and helminths present a large number of antigens (e. g. surface antigens, metabolic antigens and somatic antigens) to their hosts.

3. Immunological protection against parasitic infections is much less efficient than it is against bacterial and viral infections.

4. The host can induced adaptive immunity of different degree against parasites. The sterilizing immunity occurs only in Oriental sore. Non-sterilizing immunities are induced by most parasites including premunition and concomitant immunity.

5. The major antibody-dependent effector mechanisms implicated in parasite immunity are summarized as receptor blockade, antibody-dependent cell-mediated cytotoxicity (ADCC) and antibody-dependent killing mediated by the classic complement pathway. The major cell-mediated effector mechanisms documented to play a role in parasite immunity are outlined as cytotoxic lymphocytes, cellular activation by lymphokines (LK) and natural killer-cells (NK). Immune responses to parasites are largely cell-mediated.

6. Whereas humans and other animals have evolved successful defense mechanisms, successful parasites have evolved mechanisms to escape them. There are at least five parasite escape mechanisms. They include antigenic mimicry, or masking, seclusion of parasites, antigenic variation, pellicle shedding and renew, and immuno-suppression.

（高兴政）

第六章 寄生虫病的流行与防治
The Epidemic, Treatment and Control of Parasitic Diseases

Learning guide

After studying this chapter the student should be able to answer the following questions.

1. Describe the three basic conditions in parasitic epidemiology.
2. What are the major factors influencing the spread of a parasitic disease?
3. What is the epidemiological feature of parasite diseases?
4. What methods are used to control disease transmission?
5. Briefly discuss the primary modes of parasitic transmission.
6. What are the most common modes of entry of parasites into the human host?

Key terms

source of infection; route of transmission; infective stage; portal of entry; parasitic zoonosis; way of transmission.

寄生虫病的流行与传播是由寄生虫从宿主排出开始，经外界环境（包括传播媒介和中间宿主）发育和（或）增殖，传入新宿主的过程。寄生虫病能否流行取决于是否具备流行的基本条件，此外，还受生物因素、自然因素和社会因素的影响。

一、寄生虫病流行的基本条件 Basic conditions in parasitic epidemiology

寄生虫病和其他传染病一样，其流行必须具备完成生活史发育的所有条件，即传染源、传播途径和易感人群。

（一）传染源（source of infection）

人体寄生虫病的传染源是寄生虫感染者（包括患者和带虫者）和感染动物（包括受染的家畜和野生动物），主要通过宿主的分泌物、排泄物或医学节肢动物向外排出病原体，由在外界或中间宿主（或媒介昆虫）体内发育的感染阶段感染人体。人体寄生虫病的传染源因种而异，人与人互相传播称为人际传播，如阴道毛滴虫、似蚓蛔线虫、毛首鞭形线虫、蠕形住肠线虫无动物传染源。从感染动物传给人的寄生虫病称为动物源传染病，如卫氏并殖吸虫、细粒棘球绦虫、旋毛形线虫等可通过感染动物传播。

（二）传播途径（route of transmission）

传播途径是寄生虫从传染源到易感宿主感染的全过程，包括寄生虫从传染源排出、在外界或动物体内（包括中间宿主和节肢动物体内）生存或发育为感染阶段和经合适的侵入途径进入新宿主的三个过程。寄生虫侵入人体后能继续发育或繁殖的阶段称为感染阶段（Transmission of an infection from one host to another is caused by a certain form of the parasite known as the infective stage.）。寄生虫的传播比较复杂，主要通过传播方式和侵入途径实现。

1. 传播方式（way of transmission） 寄生虫的主要传播方式有经水、食物、土壤、空气、医学节肢动物和与人体接触。人和动物的排泄物污染环境常有助于寄生虫病（粪-口途径传播的疾病和依赖幼虫穿入皮肤的某些蠕虫感染）的传播。

（1）经水传播 经水传播的寄生虫病称为水源性寄生虫病（water-borne parasitic disease）。人和动物的排泄物管理不善可污染水源，致水中含有多种寄生虫的感染阶段，如溶组织内阿米巴、蓝氏贾第鞭毛虫和结肠小袋纤毛虫包囊，链状带绦虫、似蚓蛔线虫卵和血吸虫毛蚴，人可通过饮生水或接触疫水感染。水源性寄生虫病的特点是病例分布与供水范围一致，或患者有疫水接触史。

（2）经食物传播 经食物传播、感染的寄生虫病称食源性寄生虫病。主要经污染食物，或感染动物肉感染。溶组织内阿米巴包囊、细粒棘球绦虫卵、毛首鞭形线虫卵污染食物，人因食入不洁食物而感染。淡水鱼和溪蟹、蝲蛄分别为华支睾吸虫和卫氏并殖吸虫的感染来源，生食或半生食感染的动物肉可感染刚地弓形虫、人肉孢子虫、链状带绦虫和旋毛形线虫等。

（3）经土壤传播 人因接触疫土而感染的寄生虫病称为土源性寄生虫病。人和动物的排泄物污染土壤，似蚓蛔线虫、毛首鞭形线虫卵在土壤中发育为感染期虫卵，此虫卵污染手、食物和（或）饮水而感染人体；十二指肠钩口线虫和美洲板口线虫虫卵在土壤内发育为丝状蚴，人经接触疫土而感染。

（4）经医学节肢动物传播 利什曼原虫、锥虫、疟原虫和丝虫必须经过节肢动物体内的生长、发育才能完成生活史，因此，它们需经医学节肢动物吸血传播。蝇可机械性传播溶组织内阿米巴、蓝氏贾第鞭毛虫和似蚓蛔线虫等寄生虫。经节肢动物传播的寄生虫与媒介昆虫分布一致。

（5）与人体接触传播 接触传播包括性接触和皮肤接触，如阴道毛滴虫、疥螨和蠕形螨可通过直接接触和间接接触感染。接触传播病例多为散发，与接触的频度有关。

（6）经空气传播 一些寄生虫卵（如蠕形住肠线虫卵）可飘浮在空气中，随呼吸进入人体，致人感染。

Table 6 - 1 Transmission of Pathogenic Parasites

Organism	Infective Stage	Mechanism of Spread
Protozoa		
Entamoeba histolytica	Cyst/trophozoite	Indirect (fecal-oral) Direct (venereal)
Giardia lamblia	Cyst	Fecal-oral route
Dientamoeba fragilis	Trophozoite	Fecal-oral route
Balantidium coli	Cyst	Fecal-oral route
Isospora belli	Oocyst	Fecal-oral route
Cryptosporidium species	Oocyst	Fecal-oral route
Trichomonas vaginalis	Trophozoite	Direct (venereal) route
Naegleria and Acanthamoeba species	Cyst/trophozoite	Direct inoculation, inhalation
Plasmodium species	Sporozoite	*Anopheles* mosquito
Babesia species	Pyriform body	*Ixodes* tick
Toxoplasma gondii	Oocysts and tissue cysts	Fecal-oral route, carnivorism
Leishmania species	Promastigote	*Phlebotomus* sandfly
Trypanosoma cruzi	Trypomastigote	Reduviid bug
Trypanosoma brucei	Trypomastigote	Tsetse fly

续表

Organism	Infective Stage	Mechanism of Spread
Namatodes		
Enterobius vermicularis	Egg	Fecal-oral route
Ascaris lumbricoides	Egg	Fecal-oral route
Toxocara species	Egg	Fecal-oral route
Trichuris trichiura	Egg	Fecal-oral route
Ancylostoma duodenale	Filariform larva	Direct skin penetration from contaminated soil
Necator americanus	Filariform larva	Direct skin penetration from contaminated soil
Strongyloides stercoralis	Filariform larva	Direct skin penetration，autoinfection
Trichinella spiralis	Encysted larva in tissue	Carnivorism
Wuchereria bancrofti	Third-stage larva	Mosquito
Brugia malayi	Third-stage larva	Mosquito
Loa loa	Filariform larva	*Chrysops* fly
Onchocerca volvulus	Third-stage larva	*Simulium* black fly
Dirofilaria immitis	Third-stage larva	Mosquito
Trematodes		
Fasciolopsis buski	Metacercaria	Ingestion of metacercaria encysted on aquatic plants
Fasciola hepatica	Metacercaria	Metacercaria on water plants
Clonorchis sinensis	Metacercaria	Metacercaria encysted in freshwater fish
Paragonimus westermani	Metacercaria	Metacercaria encysted in freshwater crustaceans
Schistosoma species	Cercaria	Direct penetration of skin by free-swimming cercaria
Cestodes		
Taenia solium	Cysticercus，embryonated egg or proglottid	Ingestion of infected pork；Ingestion of egg (cysticercosis)
Taenia saginata	Cysticercus	Ingestion of cysticercus in meat
Diphyllobothrium latum	Sparganum	Ingestion of sparganum in fish
Echinococcus granulosus	Embryonated egg	Ingestion of eggs from infected canines
Echinococcus multilocularis	Embryonated egg	Ingestion of eggs from infected animals，fecal-oral route
Hymenolepis nana	Embryonated egg	Ingestion of eggs，fecal-oral route
Hymenolepis diminuta	Cysticercoid	Ingestion of infected beetle larvae in contaminated grain products
Dipylidium caninum	Cysticercoid	Ingestion of infected fleas

2. 侵入途径（portal of entry） 最常见的侵入途径是经口或经皮肤或其他表面直接侵入（Table 6－2）。

（1）经口感染：①大部分寄生虫主要通过污染其感染阶段的食物、饮水或手经口感染，如溶组织内阿米巴包囊、蓝氏贾第鞭毛虫包囊、链状带绦虫卵、似蚓蛔线虫和毛首鞭形线虫的感染期虫卵都是通过污染的饮水、食物或手经口感染，主要通过粪-口途径。②因不卫生的饮食习惯，食入生的或未煮熟的动物肉（如含有链状带绦虫和肥胖带绦虫的囊尾蚴、旋毛形线虫囊包等）而感染。

（2）直接经皮肤感染：接触粪便污染的土壤，钩虫和粪类圆线虫丝状蚴以及接触疫水，血吸虫尾蚴均可经皮肤钻入人体。

（3）经媒介节肢动物叮咬感染：有些寄生虫感染阶段存在于节肢动物体内，当感染的节肢动物叮咬、吸血时进入人体，如白蛉、按蚊和舌蝇叮咬时分别可将杜氏利什曼原虫、疟原虫和锥虫感染阶段注入人的血管中；蚊虫叮咬时口器中的丝虫丝状蚴逸出，经皮肤侵入人体。

（4）接触感染：同传播方式（5）。

（5）经胎盘感染：疟原虫和刚地弓形虫均可通过胎盘传给胎儿，造成先天性感染。

（6）经输血感染：供血者如血液内含有红细胞内期疟原虫可引起输血性疟疾。

Table 6－2 Parasite Ports of Entry

Route	Expamples
Ingestion	*Giardia* species，*E. histolytica*，*Cryptosporidium* species，cestodes，namatodes
Direct penetration	
Arthropod bite	Malaria，*Babesia* species，filaria，*Leishmania* species，trypanosomes
Transplacental penetration	*Toxoplasma gondii*
Organism-directed penetration	Hookworm，*Strongyloides* species，schistosomes

（From Murray PR，et al，2009）

（三）易感人群（susceptible population）

人群作为一个整体对某种寄生虫的易感程度称为人群易感性。易感人群是指对某些寄生虫缺乏固有免疫，并无适应性免疫的人群。主要包括未曾感染寄生虫的人，以及儿童、免疫力低下或缺陷者。人体对医学寄生虫和多种动物寄生虫均缺乏固有免疫，许多寄生虫感染后一般均可诱导宿主产生适应性免疫。当体内寄生虫全部被消灭或排出后，免疫力随之降低、消失，而重新成为易感者。此外，易感性还与人群的遗传因素有关，如 Duffy 血型抗原阴性者不感染间日疟原虫。

二、影响寄生虫病流行的因素 Major factors influencing the epidemic of parasitic diseases

寄生虫有在外界（包括中间宿主和传播媒介）中生存和发育的阶段，因此，寄生虫病的传播受生物因素、自然因素和社会因素的制约和影响。

（一）生物因素（biological factor）

中间宿主或传播媒介的存在是某些寄生虫病流行的必需条件，这些寄生虫病的流行与中间宿主和传播媒介的地理分布和活动季节相符，如日本血吸虫病在我国的流行区（长江流域及其以南地区）与中间宿主（钉螺）的地理分布一致。

（二）自然因素（natural factor）

寄生虫和感染宿主（人和动物）所在地区的温度、湿度和雨量等气候条件，直接影响寄生虫在外界和中间宿主（包括传播媒介）体内的发育，因而影响寄生虫病的流行。温暖、潮湿的环境有利于蚊虫的孳生、吸血活动和疟原虫在蚊体内发育，增加疟疾的传播。温度低于 15～16℃时疟原虫不能在蚊体内发育，此时为疟疾流行的休止期。

地理环境与中间宿主的生长、发育和繁殖以及媒介的孳生和栖息有密切关系，可间接影响寄生虫病的流行。

（三）社会因素（social factor）

人们的经济状况、文化教育水平、卫生水平（医疗卫生和防疫保健）、社会活动、居住条件、生产方式和生活习惯都是制约寄生虫病传播与流行的重要因素。经济不发达地区人们生活水平低、居住环境差、卫生习惯不良、生产方式和生活习惯落后都不可避免地造成寄生虫病的广泛流行，因此，社会进步、经济发达、医疗卫生条件的改善和群众科学文化水平的提高对控制寄生虫病的流行起着主导性或决定性的影响和作用。

三、寄生虫病的流行特点 Epidemiological feature of parasitic diseases

寄生虫病的流行具有地方性、季节性和自然疫源性的特点。

（一）地方性流行（endemic epidemic）

某种疾病在某一地区经常发生，无需从外地输入，称为地方性流行。有些寄生虫病的流行有明显的地方性流行特点，影响寄生虫病地方性流行的因素主要有：

1. 自然因素　温暖、潮湿环境适于多数寄生虫的发育、生存，有利于其传播，如钩虫病、鞭虫病、阿米巴痢疾等多在这些地区流行，而在气候干燥地区则少见流行。

2. 生物因素　中间宿主或传播媒介的种类和地理分布影响寄生虫病的流行。如日本血吸虫病的流行区与其中间宿主（钉螺）的分布关系密切。

3. 社会因素　人群的生活习惯和生产方式与寄生虫病的流行密切相关。肝吸虫病主要流行在喜吃生鱼的地区。钩虫病主要流行在用新鲜粪便施肥和赤手、赤脚在田间操作的地区。

（二）季节性流行（seasonal epidemic）

某些疾病的发病率在每年的某季节出现高峰，这种现象称疾病流行的季节性。有些寄生虫病的流行往往有显著的季节性流行特点。影响寄生虫病的季节性流行的因素主要有：

1. 自然因素　自然因素主要影响寄生虫在外界（包括中间宿主和传播媒介）的发育。寄生虫病主要流行在温暖、潮湿的夏秋季，如在这个季节的土壤中适于钩虫卵的发育和丝状蚴的生存。在日本血吸虫流行区，由于夏季因生产和生活需要接触疫水的机会增加，使其流行具有季节性。

2. 生物因素　由医学节肢动物传播的寄生虫病与传播媒介的季节消长一致。如疟原虫的流行与中华按蚊和嗜人按蚊的活动季节相符。

3. 社会因素　人们的生产活动和生活习惯因季节而异，如夏季居民因生产或生活（游泳）而频繁接触疫水易感染血吸虫，夏秋季赤脚在田间操作机会多，易感染钩虫。

（三）自然疫源性流行（natural focal epidemic）

有些寄生虫病可在人和动物之间自然地传播，这种寄生虫病称为人兽共患寄生虫病（Parasitic zoonosis is the parasitic infection which is naturally transmitted between the vertebrate animals and humans.）。这些疾病主要在原始森林或荒漠地区，在脊椎动物之间传播，人类通常不参与这一流行过程，只有当人偶然进入这些地区，才可能通过一定的途径由脊椎动物传播给人，这种地区称自然疫源地。这类疾病不需要人的参与，而存在于自然界，具有明显的自然疫源性，如杜氏利什曼原虫、细粒棘球绦虫、多房棘球蚴虫、日本血吸虫、旋毛形线虫等均可能有自然疫源地。自然疫源地的形成与人兽共患寄生虫病特定的宿主动物种类和媒介（包括中间宿主）的生存、繁殖需要的生态环境有关，因此自然疫源地的分布具有严格的地方性特点。

四、寄生虫病的防治 Treatment，prevention and control of parasitic diseases

寄生虫病的防治要采用控制和消灭传染源、切断传播途径和预防感染、保护健康人群等综合性防治措施。

（一）控制和消灭传染源（Controlling infective sources）

控制和消灭传染源是防治寄生虫病的首要措施，其主要措施包括：

1. 治疗病人和带虫者　主要用药物治疗，有些病人需手术治疗。有条件的地区应采取普查普治，降低人群的感染率。

2. 查治和处理保虫宿主　消除动物传染源，有价值的动物应定期驱虫治疗，无价值又有害的感染动物（如鼠）要采取有力措施，加以消灭。

3. 加强疫情监测　寄生虫病监测是控制寄生虫病的重要环节，及时发现传染源是控制其输入和扩散的必要手段，尤其是对流动人口的监测更为重要。

（二）切断传播途径（Stopping transmission paths）

不同寄生虫的传播途径不尽相同，应采取的切断传播措施也应有差异。

1. 改造环境，消灭孳生地，或用药物控制和消灭中间宿主及传播媒介，如消灭蚊、蝇、钉螺等。

2. 预防不需要中间宿主、经口感染的寄生虫主要采取管理粪便，粪便无害化处理，防止粪便污染食物、水源和环境，搞好环境卫生，注意个人卫生、饮食卫生和饮水卫生。如蓝氏贾第鞭毛虫、似蚓蛔线虫等。

3. 做好肉类和水产品的生物安全工作，改善不卫生的饮食习惯是预防需中间宿主，并经口感染的寄生虫的关键措施。如肥胖带绦虫和华支睾吸虫分别因食生的或未熟的牛肉和鱼而感染。

（三）预防感染、保护健康人群（protecting susceptible population）

主要措施包括：

1. 积极开展预防寄生虫病的宣传教育工作，普及防治寄生虫病的基本知识，建立良好的卫生行为和饮食习惯，提高群众的自我保护意识，这是控制寄生虫病最有效、最经济的预防措施。

2. 加强集体和个体防护 主要包括：

（1）改进生产方式和改善生产条件，减少直接接触疫土和疫水的机会。

（2）对某些寄生虫病（如疟疾）可采取预防服药的办法预防，如服用氯喹、乙胺嘧啶、伯氨喹和哌喹等预防疟疾。

（3）必要时在暴露的皮肤涂抹驱避剂，防止吸血节肢动物叮咬。

（4）积极研制有效的疫苗（如疟疾疫苗、血吸虫疫苗），预防危害严重的寄生虫病的发生和流行。

Summary

1. The epidemic of parasitic diseases must have three basic conditions, e. g. source of infection, route of transmission and susceptible population. The ways of transmission include the food, soil, air, water, arthropods and contact. The common portals of entry include the skin, mouth, insect bite, contact and placenta.

2. The epidemic and transmission of parasitic diseases are affected by biological factor, natural factor and social factor. The epidemiological feature of them is endemic, seasonal and natural focal epidemic.

3. Prevention of parasitic diseases depends on its interception. Control includes checking the possibilities of dissemination of infection and epidemics, reducing and maintaining a low level of parasitic infections in the human population, and protecting susceptible population.

（高兴政）

第二篇　医学原生动物
Medical Protozoa

第七章　医学原生动物概述
Introduction to Medical Protozoa

Learning guide

After studying this chapter，the student should be able to：

1. Grasp the basic concepts of protozoa，medical protozoa，trophozoite and cyst.

2. Grasp the general morphological features of medical protozoa，what organelles of protozoa are related to locomotion.

3. Describe how protozoa reproduce their next generations.

4. List how many modes of life cycle in protozoa and identify the stage of development which is infective to human.

5. Illustrate the protozoan pathogenic factors，especially the opportunistic pathogen.

Key terms

kingdom Protozoa；kingdom Chromista；protozoa；unicellular eukaryote；plasmalemma；pellicle；fluid mosaic model；surface coat；glycocalyx；locomotory organelles；food vacuole；glycogen vacuole；fundamental cytoplasm；ectoplasm；endoplasm；pseudopodium；flagellum；cilia；vesicular nucleus；compact nucleus；osmosis；pinocytosis；phagocytosis；binary fission；multiple fission；schizogony；sporogony；budding；endodyogeny；gametogony；conjugation；alternation of generation；trophozoite；cyst；opportunistic pathogen.

原生动物（protozoa），又称单细胞动物，简称原虫，是一类单细胞真核动物（unicellular eukaryote），具有完整的生理功能，能独立完成如摄食、代谢、呼吸、排泄、运动和生殖等所有生命活动。原虫的分类地位隶属于原生动物界（kingdom Protozoa）和色混界（kingdom Chromista）。在自然界中，原虫的种类很多，目前已发现的虫种约 65000 种，这些单细胞生物体积微小、结构简单、分布广泛。大多数原虫营自生生活或腐生生活，生活在海洋、湖泊、潮湿的土壤以及腐败动物体中；近万种的原虫营寄生生活，寄居于动物或人体的体内或体表。医学原虫（medical protozoa）是指寄生在人体体腔、体液、组织或细胞内的致病或非致病原虫，此类原虫约有 40 余种，有时会对人体健康产生严重的危害。

形态 Morphology

原生动物仅由单个细胞构成，其形态，因虫种而异，大多数呈球形或卵圆形，少部分呈梭形或不规则形状。其体积微小，直径大小为 2～200 μm。尽管不同种类的原生生物的形态、大小和内部结构有所不同，但这些原虫的基本结构都是由细胞膜、细胞质和细胞核三种主要部分所构成。

1. 细胞膜 原虫细胞膜也称质膜（cell membrane 或 plasmalemma）或表膜（pellicle），是包裹于细胞表面的一层较薄生物膜，一般在光镜下看不清楚。在电子显微镜观察下，大部分细胞膜是由内外 2 个致密层和中间 1 个不太致密层三层结构组成，称为单位膜（unit membrane）。该单位膜厚度一般为 5～10nm，是嵌有蛋白质的脂质双分子层结构（称之液态镶嵌模型，fluid mosaic model）。

细胞膜蛋白质（包括酶）主要以内在蛋白和外周蛋白两种形式与膜脂类分子相结合，形成原虫细胞表膜上的载体、特异受体、酶和表面抗原等不同结构。

细胞膜糖类主要是一些寡糖链和多糖链，它们都以共价键的形式与膜脂质或蛋白质结合，形成糖脂和糖蛋白，这些糖链绝大多数裸露在膜的外面，叫做细胞被（cell coat），或称糖萼（glycocalyx）。糖萼的生理功能：①保护、润滑作用；②细胞识别作用；③与递质、激素结合作用；④参与原虫致病作用等。单糖排序上的特异性形成原虫细胞表面或蛋白质上抗原决定簇。

细胞膜内层由紧贴的微管和微丝支撑，使虫体保持一定的形状。

细胞膜作为维持细胞自身稳定的重要结构以及与宿主和外界环境接触的界面，特别是在与宿主相互作用过程中具有重要的保护、支持、识别和免疫等方面作用。正确认识原生动物细胞膜的结构与功能，对深入了解人体和寄生原虫之间的相互作用机制，和防治寄生虫病具有重要的生物学意义。

2. 细胞质 细胞质（胞质）呈半透明、均质的状态，黏滞性较低，是原虫的主要组成部分，亦是原虫生长代谢和营养储存的重要场所。细胞质内的微管构成原虫细胞的骨架（cytoskeleton），除具有支持作用外，其肌动蛋白丝（actin filament）的收缩对胞质流动性也起一定的作用。细胞质由基质（fundamental cytoplasm）、细胞器和空泡（vacuoles）或内含物（inclusions）三种组分所构成。

（1）基质：为均匀、半透明的胶体物质，其主要成分是蛋白质，使细胞质呈现高度黏滞性和稳定性。很多原虫的基质有内、外质之分。外质（ectoplasm）是一层无颗粒、较透明结构，具有感觉、运动、呼吸、摄食、排泄和自身保护等功能；外质之内为内质（endoplasm），是能流动、具有颗粒的结构，内含细胞核、各种细胞器和内含物，是原虫进行营养物质储存和新陈代谢的重要场所。内质又可再分为两部分，处在外层相对固态的称为凝胶质（plasmagel），其内部呈液态的称为溶胶质（plasmasol）。少数原虫的胞质是均匀一致，没有内、外质之分。

（2）细胞器：是原虫细胞质内具有一定化学组成、执行特殊生理功能的亚细胞形态单位。这些细胞器种类很多，在原虫生长发育的过程中，各自履行不同的生理功能。原虫细胞器按其功能主要可分为以下三类：

1）膜质细胞器：主要由细胞膜分化而成的亚细胞单位，包括线粒体（mitochondria）、内质网（endoplasmic reticulum）、高尔基复合体（Golgi bodies）、溶酶体（lysosomes）和微体（microbodies）等。

线粒体具有双层膜结构，是细胞进行有氧呼吸的主要场所（又称“动力车间”）。细胞生命活动所需的能量，大约 95%来自于线粒体。

内质网外与细胞膜相连，内与核膜的外膜相通，将细胞中的各种结构连成一个整体，具有承担细胞内物质运输的作用。滑面内质网没有核糖体附着，主要参与类固醇、脂类的合成与运输等功能；粗面内质网附着有核糖体，其排列也较滑面内质网规则，功能主要与蛋白质的合成有关。

高尔基复合体对来自内质网的蛋白质进行加工、分类和包装，并通过分泌泡外排作用将加工后的蛋白质排出细胞外，用以合成黏液多糖等。

溶酶体分初级溶酶体、次级溶酶体和残余体三种。其功能包括：①与食物泡融合，将细胞吞噬的食物或细菌等大颗粒物质消化成生物大分子，残渣通过外排作用排出细胞；②在细胞分化过程中，将某些衰老细胞器和生物大分子等陷入溶酶体内进行消化，这是生物体自身重新组织的需要。

微体是含有酶的单层膜囊泡状小体，其所含的酶不同于溶酶体，但功能与后者相似，能快速进行物质间转化。

其他的细胞器如动基体（kinetoplast），属于一种含 DNA 的特殊细胞器，其功能近似线粒体，含有与之相应的酶。5%DNA 存在于动基体内。厌氧代谢的原虫一般缺乏线粒体。

2）运动细胞器：原虫主要有伪足（pseudopodium）、鞭毛（flagellum）和纤毛（cilia）等三种运动细胞器，少数原虫的吸器、伸缩泡、轴柱等也有协助虫体运动的作用。这些运动细胞器是原虫重要的分类标志，具有相应细胞器的原虫，分别称为阿米巴原虫、鞭毛虫和纤毛虫。伪足是细胞外质伸出呈舌状或叶状的突起。鞭毛为较长的运动细胞器，通常位于虫体的前端、侧面或后端，数目较少。与鞭毛相比，纤毛则较短，常均匀密布于虫体表面，数目多。

基体（basal body）发出鞭毛或纤毛。细胞质中的微管和微丝，除起支持作用外，还参与鞭毛和纤毛的形成。

3）营养细胞器：指一些原虫具有的胞口（cytostome）、胞咽（cytopharynx）和胞肛（cytopyge）等细胞器，帮助原虫进行摄食、营养物质消化和排泄代谢产物的作用。

（3）空泡（vacuoles）或内含物（inclusions）：寄生性原虫胞质内均具有各种类型的空泡或内含物。这些空泡主要含有晶体蛋白（crystalloid protein）、脂质、糖原泡（glycogen vacuole）和拟染色体（chromatoid body）等营养物质。营寄生生活的纤毛虫，其细胞质内含有伸缩泡（contractile vacuole），具有调节虫体渗透压的功能。

另外，很多原虫细胞质中还含有原虫的代谢产物（如疟原虫的疟色素）和一些共生物（如细菌或病毒）等。

3. 细胞核　细胞核是调控原虫生长、发育和繁殖的重要结构，由核膜、核质、核仁和染色质 4 个部分所构成。核膜为双层单位膜结构，其上面的微孔是核膜内外物质进行交换的通道。核仁含有丰富的 RNA 物质。染色质则由 DNA、蛋白质和少量 RNA 组成。原虫细胞核经染色后主要分为两种核型：①泡状核（vesicular nucleus）：呈圆球形，染色质稀少且颗粒状，主要分布于核膜内缘，中央具有 1 个细小的核仁。寄生于人体的大多数原虫属于此种核型；②实质核（compact nucleus）：大而不规则，染色质丰富，散在分布于核质中，具有多个核仁。寄生于人体的纤毛虫细胞核为此型。细胞核的形态差异亦是鉴别不同虫种的重要依据。

生活史 Life cycle

原虫的生活史发育过程包括生长、发育和繁殖等不同阶段，以及从一个宿主传播到另一个宿主的整个过程。通常人们把原虫生活史中能运动、摄食和繁殖的阶段称为滋养体（trophozoite），该虫期是原虫致病的主要阶段。当原虫生活环境中出现不利因素时，滋养体开始团缩、排出水分、分泌成囊物质，形成包囊（cyst）或卵囊（oocyst）。这两个虫期虽然不食不动，但对外界有较强的抵抗力，并且是大多数原虫的感染阶段，在流行病学上具有重要的传播意义。根据医学原虫传播方式的不同，可将其生活史分为以下三种类型。

1. 人际传播型（person to person transfer）　即原虫的生活史中只需要 1 个宿主，通过直接、间接接触或经中间媒介的携带而传播。大多数肠道阿米巴原虫、鞭毛虫和纤毛虫等，以及阴道毛滴虫属于此种类型。

2. 循环传播型（circulation transfer）　该类原虫的生活史需 1 种以上脊椎动物作为终末宿主和中间宿主，其感染阶段可在二者之间传播。如刚地弓形虫在终末宿主猫和中间宿主人以及鼠、猪等动物之间相互传播。

3. 虫媒传播型（vector transfer）　本类原虫需在媒介昆虫体内发育、繁殖至感染阶段，再经昆虫叮吸人、畜血液或组织液进行传播。如疟原虫和利什曼原虫属于此型。

生理 Physiology

医学原虫生长发育过程中所进行的生理活动，包括运动、摄食、营养代谢和繁殖等以下几个方面。

1. 运动 运动是原虫生命活动重要的特征，不同种类的原虫借助于以下几种不同类型的运动细胞器完成。

(1) 伪足：体表任何部位都可以形成细胞突起，它是一种临时性运动细胞器，引导原虫进行运动。伪足形成时，外质向外凸出呈指状或叶状，内质流入其中，即溶胶质朝运动的方向流动，流动到突起前端后，又向外分开，接着又变为凝胶质，同时后边的凝胶质又转变为溶胶质，不断地向前流动，这样虫体不断地向伪足伸出的方向移动。这种现象称之为阿米巴运动（amoeboid movement）。这种运动方式是由通过 Ca^{2+} 活性调节肌动蛋白与肌球蛋白复合体介导的细胞质运动。肌动蛋白与肌球蛋白微丝收缩时，胞质后极（posterior pole）产生压力，引起胞质向顶极（apical pole）流动，从而使局部胞质从稳定的凝胶质状态转化为溶胶质状态。例如溶组织内阿米巴滋养体等原虫就是借助该类型运动细胞器进行运动。

(2) 鞭毛：为能动的细胞表面突起。鞭毛轴丝（axoneme）由基体发出。在电镜下观察鞭毛的结构，最外是细胞膜，其内由纵行排列的微管（microtubule）组成。周围有 9 对联合的微管（双联体，doublets），中央有 2 个微管。如蓝氏贾第鞭毛虫、阴道毛滴虫等原虫是以鞭毛作为运动细胞器。

(3) 纤毛：其结构与鞭毛相同，每一根纤毛都是由位于表膜下的一个基体发出。纤毛由围成一周的 9 组二联体微管和中央的二联体微管构成，并包含一些微管结合蛋白。如寄生于人体的结肠小袋纤毛虫滋养体运动。

(4) 其他：有些寄生性原虫没有运动细胞器，但它们可以通过其他方式进行运动。例如，疟原虫的动合子在蚊体内以螺旋式运动钻入蚊胃上皮细胞；孢子虫的裂殖子和子孢子可以通过滑动、扭转、螺旋和弯曲等方式在人或动物体内进行运动。

2. 摄食 原虫在其生长、发育过程中，是可以通过表膜渗透和多种扩散等方式吸收周围环境的营养物质，或借助细胞器摄取较大分子的营养物质。具体的摄食方式主要有以下三种：

(1) 渗透（osmosis）：即一些营养物质以被动扩散和主动运输的形式通过细胞膜转运至细胞内。

(2) 胞饮（pinocytosis）：指液体或一些极小的颗粒物质吸附在细胞表膜时，表膜内陷，液体和物质进入，然后表膜内折，逐渐包围液体和物质，形成小囊泡，并向细胞内部移动。胞饮作用是一种非选择性吸收，它在吸收水分的同时，把水分中的物质一起吸收进来，如各种盐类和大分子物质（甚至病毒）。

(3) 吞噬（phagocytosis）：系细胞内吞噬较大的固体颗粒物质，称为吞噬作用。吞噬现象是原生动物获取营养物质的主要方式。

3. 营养代谢

(1) 营养：原虫所必需的营养物质与一般动物基本相同，包括葡萄糖、氨基酸、碱基及核苷、脂肪酸、维生素和微量元素等。一般而言，原虫从细胞外获得营养的方式包括简单扩散（simple diffusion）、易化扩散（facilitated diffusion）、主动转运（active transport）和内吞作用（endocytosis）等。具有胞口的结肠小袋纤毛虫，通过胞口获取营养；而有伪足的溶组织内阿米巴，吞噬食物后在胞质内形成食物泡消化、吸收。

(2) 代谢：寄生虫的代谢主要是能量代谢，包括合成和分解代谢。寄生虫的能量来源主要是通过糖酵解获得。由于寄生环境及其含氧量的差异，使寄生虫在能量转化过程中采取的呼吸方式也不同。疟原虫、贾第虫和阿米巴等主要通过糖酵解产生 ATP。延胡索酸呼吸系统也是一些原虫获取能量的一种重要方式。

合成代谢：虽然寄生虫的生长、繁殖需要高速率的合成代谢，但由于其所需要的营养成分主要来自宿主，因此大多数寄生虫的合成代谢作用十分有限。多数原虫自身不能合成胆固醇。

核苷酸代谢：寄生性原虫缺乏嘌呤初始的合成途径，完全依赖补救途径。大多数寄生虫自身不能合成嘌呤，而是依赖宿主体内含量丰富的碱基、核苷来适应嘌呤合成途径。与嘌呤的合成途径不同，嘧啶的合成可通过从头合成途径和补救途径同时发挥作用，如锥虫、疟原虫和弓形虫均是如此。

氨基酸代谢：如布氏罗得西亚锥虫等原虫，可以从糖类代谢的中间产物之一，即磷酸烯醇丙酮酸，合成甘氨酸、丝氨酸、天冬氨酸、谷氨酸等多种氨基酸。原虫氨基酸的分解代谢由于虫种不同而有所差异，例如溶组织内阿米巴首先将甘氨酸转变成丙酮酸，再参与其能量代谢。而非洲锥虫、利什曼原虫等一些在媒介昆虫体内寄生的原虫，则是利用脯氨酸作为其能量来源。

4. 生殖　原虫生殖方式主要有无性生殖和有性生殖两种。

(1) 无性生殖（asexual reproduction）：包括：①二分裂（binary fission），原虫细胞核先分裂为两个，细胞质随后分裂，最后形成两个新的子体。如阿米巴原虫滋养体、杜氏利什曼原虫的繁殖过程。二分裂是原虫最常见的生殖方式；②多分裂（multiple fission），细胞核先经多次分裂，细胞质再分裂并包绕每个分裂的核体，最后形成多个新生子体。如疟原虫的裂体生殖（schizogony）和孢子生殖（sporogony）等；③芽殖（budding），母体先经不均等分裂，产生1个或多个芽体，最后经分化发育形成新的个体。如弓形虫滋养体的内二芽分裂（endodyogeny）。

(2) 有性生殖（sexual reproduction）：包括：①配子生殖（gametogony），为雌、雄配子结合形成合子的过程，如疟原虫在蚊体内的发育过程；②接合生殖（conjugation），两虫体暂时接合在一起，交换核质后分离，各自行二分裂生殖，如结肠小袋纤毛虫的生殖过程。

有些原虫在其生活史发育过程中存在着无性生殖和有性生殖两种交替进行的繁殖方式，称为世代交替（alternation of generation），如疟原虫、弓形虫的生殖过程。

致病特点 Pathogenic characteristics

医学寄生性原虫和少数营自生生活原虫的致病及危害程度与虫种、株系、数量、毒力、寄生部位、宿主的免疫状态以及与其他病原生物的协同作用有关，在致病的同时，还具备以下特征。

1. 增殖作用（multiplication）　致病性原虫经免疫逃避后，其生活史某一发育阶段在人体内增殖到一定数量时，才能使宿主出现明显的病理损害和相应的临床症状。如疟原虫在人体红细胞内进行裂体生殖，当虫体数量增殖到一定数量时，造成红细胞周期性破坏，并出现临床症状。

2. 压迫和阻塞作用（oppression and obstruction）　由于原虫的增殖作用，使得大量虫体集聚，形成的包囊压迫周围器官组织，造成组织损伤，如弓形虫的包囊和肉孢子虫的孢子囊，或虫体集聚形成的团块阻塞重要器官组织内毛细血管造成严重损害，如恶性疟原虫所致的脑型疟疾等。

3. 酶和毒素作用（enzyme and toxic effect）　原虫的分泌物（含多种酶类）、排泄物和虫体死亡后裂解产物对人体均有毒性作用。例如溶组织内阿米巴分泌的260kDa半乳糖/乙酰氨半乳糖凝集素（Gal/GalNac lectin）、穿孔素（perforin）、半胱氨酸蛋白酶（cysteine proteinases）对宿主肠黏膜组织产生溶解破坏作用；肉孢子虫产生的肉孢毒素（sarcocystin）作用于宿主神经系统、心、肾上腺、肝和小肠等器官组织，引起免疫病理损害，导致病人死亡。

4. 播散致病作用（diffusion and invasion）　原虫在原发病灶增殖到一定数量后，多数原虫通过浸润或腔道移行向邻近或远方的器官组织侵袭与播散，形成新寄居病灶，造成宿主进一步的严重损害。例如溶组织内阿米巴滋养体通过多种膜结合蛋白水解酶，接触、溶解宿主组织和细胞，侵入肠壁深层的组织内，并为其血行播散提供了条件。又如疟原虫、利什曼原虫、弓形虫和阿米巴原虫等，通过血行或淋巴播散，引发身体其他部位的新感染病灶。

5. 机会性致病作用（opportunistic pathogenesis）　免疫功能正常的个体感染某些原虫后，并不表现出临床症状，暂时处于隐性感染状态（suppressed infection）。某些艾滋病、长期接受免疫抑制剂治疗或晚期肿瘤等患者由于严重的病原体感染和药物治疗不当，造成宿主抵抗力下降、免疫功能缺陷或受到损坏，使原虫的繁殖能力、播散能力和致病能力增强，导致患者在临床上出现明显的临床症状，甚至危及生命。此类原虫被称为机会性致病原虫（opportunistic protozoa）。常见的机会性致病原虫有弓形虫、隐孢子虫和贾第虫等。

分类 Classification

在生物分类学上，医学原虫隶属于原生动物界（kingdom Protozoa）和色混界（Kingdom Chromista）。原生动物界分13个门，其中7个门与医学有关，即阿米巴门（Amoebozoa）、眼虫门（Euglenozoa）、后滴门（Metamonada）、副基体门（Parabasala）、透色动物门（Percolozoa）、孢子虫门（Sporozoa）和纤毛虫门（Ciliophora）。色混界、色物亚界（subkingdom Chromista）的双环门（phylam Bigyra）。常见医学原虫及其分类见 Table 7-1。

Table 7-1 Classification of the medical protozoa

门 Phylum	纲 Class	目 Order	科 Family	种 Species
阿米巴门 Amoebozoa	内阿米巴纲 Entamoebidea	内阿米巴目 Entamoebida	内阿米巴科 Entamoebidae	溶组织内阿米巴 *Entamoeba histolytica*
				结肠内阿米巴 *Entamoeba coli*
				哈氏内阿米巴 *Entamoeba hartmanni*
				布氏嗜碘阿米巴 *Iodamoeba buetschlii*
				微小内蜒阿米巴 *Endolimax nana*
				齿龈内阿米巴 *Entamoeba gingivalis*
				迪斯帕内阿米巴 *Entamoeba dispar*
				波列基内阿米巴 *Entamoeba polecki*
				莫西科夫斯基内阿米巴 *Entamoeba moshikovskii*
	阿米巴纲 Amoebaea	棘足目 Acanthopodida	棘阿米巴科 Acanthamoebidea	棘阿米巴 *Acanthamoeba* spp.
眼虫门 Euglenozoa	动基体纲 Kinetoplastea	锥体目 Trypanosomatida	锥体科 Trypanosomatidae	杜氏利什曼原虫 *Leishmania donovani*
				热带利什曼原虫 *Leishmania tropica*
				巴西利什曼原虫 *Leishmania braziliensis*
				硕大利什曼原虫 *Leishmania major*

续表

门 Phylum	纲 Class	目 Order	科 Family	种 Species
				布氏冈比亚锥虫 *Trypanosoma brucei gambiense*
				布氏罗得西亚锥虫 *Trypanosoma brucei rhodesiense*
				克氏锥虫 *Trypanosoma cruzi*
后滴门 Metamonada	双滴纲 Trepomonadea	双滴目 Diplomonadida	六鞭毛科 Hexamitidae	蓝氏贾第鞭毛虫 *Giardia lamblia*
副基体门 Parabasala	毛滴纲 Trichomonadea	毛滴目 Trichomonadida	毛滴虫科 Trichomonadidae	阴道毛滴虫 *Trichomonas vaginalis*
				口腔毛滴虫 *Trichomonas tenax*
				人五毛滴虫 *Pentatrichomonas hominis*
				脆弱双核阿米巴 *Dientamoeba fragilis*
	动鞭毛纲 Zoomastigophorea	超鞭毛目 Hypermastigida	缨滴虫科 Lophomonadae	蠊缨滴虫 *Lophomomas blattarum*
透色动物门 Percolozoa	异叶足纲 Heterolobosea	裂核目 Schizopyrenida	瓦氏科 Vahlkamphidae	福氏耐格里阿米巴 *Naegleria fowleri*
孢子虫门 Sporozoa	球虫纲 Coccidea	血孢目 Haemosporida	疟原虫科 Plasmodiidae	间日疟原虫 *Plasmodium vivax*
				恶性疟原虫 *Plasmodium falciparum*
				三日疟原虫 *Plasmodium malariae*
				卵形疟原虫 *Plasmodium ovale*
		艾美目 Eimeriida	艾美科 Eimeriidae	刚地弓形虫 *Toxoplasma gondii*

续表

门 Phylum	纲 Class	目 Order	科 Family	种 Species
				肉孢子虫 *Sarcocystis* spp.
				等孢子虫 *Isospora* spp.
				微小隐孢子虫 *Cryptosporidium* spp.
				圆孢子虫 *Cyclospora*
		梨形目 Piroplasmida	巴贝科 Babesiidae	巴贝西虫 *Babesia* spp.
纤毛虫门 Ciliophora	直口纲 Litostomatea	胞口目 Vestibulifera	肠袋科 Balantidiidae	结肠小袋纤毛虫 *Balantidium coli*
双环门 Bigyra	芽囊纲 Blastocystea	芽囊目 Blastocystida	芽囊科 Blastocystidae	人芽囊原虫 *Blastocystis hominis*

Summary

Protozoa are unicellular eukaryotes. They range in size from 2 μm to 200 μm and are round, oval or irregular shape. The basic structure of protozoa is made up of cell membrane, cytoplasm and nucleus. The protozoa's organelles can be divided into three types, they are cytoplasm organelles, nutrition organelles and moving organelles. There are seven phylums related to medicine. Many protozoa are free living, but others cause serious infections. Protozoa can infect any human tissue, and are the cause of a variety of diseases. They include intracellular and extracellular parasites.

Protozoa have two kinds of reproductive ways in their life cycle. The asexual reproduction includes binary fission, multiple fission and budding fission, and the sexual reproduction deals with gametogony and conjugation. They spread using a variety of strategies. Some produce cysts to survive outside the body, others are spread by insects, and yet others spread during human sexual contact.

Infections caused by protozoa include, for example, toxoplasmosis, amoebic meningitis, malaria, trypanosomiasis, leishmaniasis (kala-azar) and amoebic dysentery as well as diarrhoea caused by *Cryptosporidium* spp. or *Giardia intestinalis* (*lamblia*), the cause of a fatty, foul-smelling diarrhea. Chronic, persistent diarrhoea caused by *cryptosporidium* is associated with the onset of AIDS.

（崔　昱）

第八章　阿米巴
Amoebae

阿米巴隶属于阿米巴门（Amoebozoa）的内阿米巴纲（Entamoebidea）和阿米巴纲（Amoebaea）。在自然界中，大多数阿米巴营自生生活。少数营寄生生活。生活史中通常有滋养体和包囊两个时期，以舌状或叶状的伪足作为运动器官，进行阿米巴运动，并以无性二分裂方式进行繁殖。具有伪足是阿米巴与其他原虫进行生物学鉴别的重要依据。常见寄生于人体的阿米巴种类共 10 种，内阿米巴纲中大多数阿米巴主要寄生于人体消化道内，溶组织内阿米巴是其中一种最常见、并能导致人体疾病的重要虫种；阿米巴纲中的阿米巴主要营自生生活，其中棘阿米巴偶尔可侵入人体，引起严重的原发性阿米巴脑膜脑炎，对人体健康产生严重的危害。

第一节　溶组织内阿米巴
Entamoeba histolytica

Learning guide

After studying this section the student should be able to:

1. List the major morphological features of amebic trophozoite and cyst.
2. Illustrate the infective stage, pathogenic stage and infective route of *E. histolytica*.
3. Describe the pathogenesis of amoebiasis in human, and the typical pathologic lesion of the mucosal ulceration.
4. List the organs and the tissues involved usually in intestinal and extraintestinal amebiasis.
5. List the key points in laboratory diagnosis of amoebiasis.
6. Describe the major significances of carriers and chronic patients with amebiasis in epidemiology.
7. Describe the prevention and treatment of infection with pathogenic amoebae.

Key terms

Entamoeba histolytica; trophozoite; cyst; pseudopodium; chromatoid body; glycogen vacuole; vesicular nucleus; ameboma; asymptomatic carrier; intestinal amoebiasis; amoebic colitis; amoebic dysentery; extra-intestinal amoebiasis; sexually transmitted disease; metronidazole; diloxanide.

溶组织内阿米巴（*Entamoeba histolytica* Schaudinn，1903），又称痢疾阿米巴或痢疾变形虫，是一种主要寄生于人体结肠内的致病性原虫，引起阿米巴痢疾（amoebic dysentery）。本虫也能侵入人体肝、肺和脑等器官组织，引发相应脏器组织的脓肿和溃疡，对人体健康产生严重的危害。1875 年俄国学者 Fedor Losch 首先发现了本原虫，称其为肠阿米巴（*Amoeba coli*），报告者没有对它进行详细的分类和致病研究。1891 年 Councilman 和 Lafleur 在无菌性肝脓肿的脓液中也发现了该原虫，并提出了其具有非细菌依赖性致病潜力。1903 年德国著名微生物学家 Fritz Schaudinnn 将本虫改称为溶组织内阿米巴。1928 年 Brumpt 经研究发现溶组织内阿米巴存有两个不同虫种。Tannich，Clark 和 Diamond 在随后的几年中分别证实了这两种阿米巴虽形态相同，但抗原特性和基因型完全不同，并于 1993 年正式将能引起人类侵入性阿米巴病的虫株命名为"*Entamoeba histolytica* Schaudinn，1903"，而将非致病肠腔共栖型的阿米巴虫株命名为"*Entamoeba dispar* Brumpt，1925"。

溶组织内阿米巴病在我国流行历史悠久，早在古代《内经素问》、《伤寒论》等医书中就有关于阿米巴所致"下痢、疫痢、赤痢"等病症的描述。目前，溶组织内阿米巴病已被列为世界上 10 种最常见的寄生虫病之一。

形态 Morphology

（一）滋养体（trophozoite）

形态多变且不规则，虫体直径为 20～40 μm，有时可达 500 μm 以上。内外质分界明显，外质透明，呈凝胶状，约占虫体的 1/3；内质为溶胶状，致密并富含颗粒，常见被吞噬的红细胞。虫体运动时，外质伸出舌状或指状伪足（pseudopodium），内质随着伪足的方向渐次流入，使虫体作定向的阿米巴运动。虫体活动时，细胞核不易看清，经铁苏木精染色后，可见一个泡状核（vesicular nucleus），核膜内侧染色质颗粒排列整齐，大小均匀，核仁位于核的中央（Fig. 8－1）。

（二）包囊（cyst）

呈圆球形，直径 10～16 μm，核的数目为 1～4 个，其构造与滋养体相似。未成熟包囊含 1～2 个核；经铁苏木精染色，可见拟染色体（chromatoid body）和糖原泡（glycogen vacuole）；拟染色体呈蓝黑色，短棒状、两端钝圆，为一特殊的营养储存结构，具有鉴别虫种的意义；糖原块（泡）大而圆，无色透明；拟染色体和糖原块（泡）随包囊的成熟而逐渐消失。成熟包囊含有 4 个核，为感染期，仅存在于宿主的粪便内；经碘液染色，包囊呈淡棕色或黄色，糖原块棕红色，拟染色体呈透明状（Fig. 8－1）。

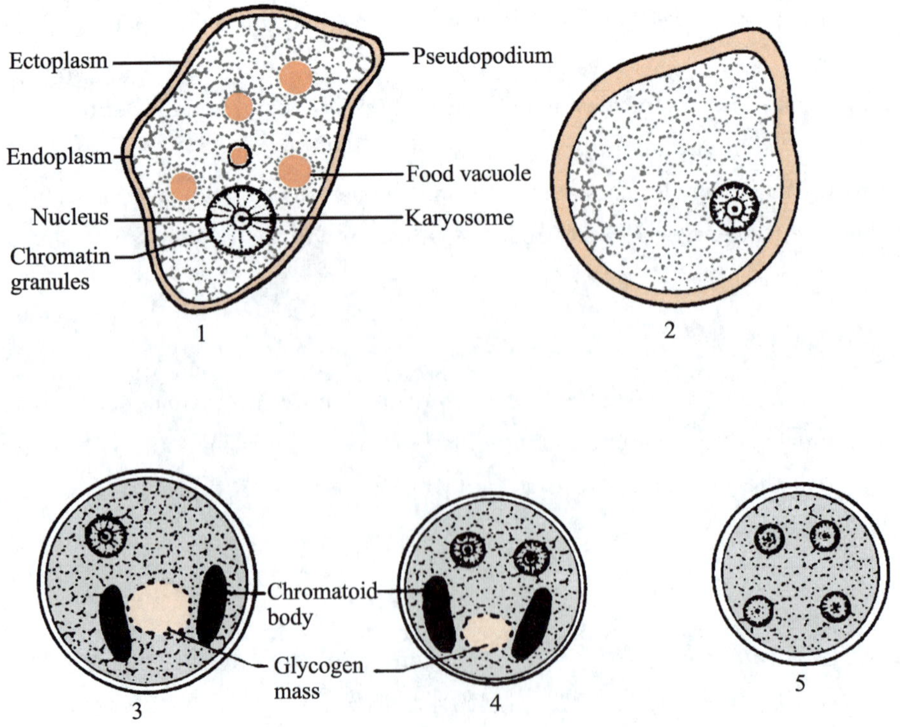

Fig. 8－1 Morphological forms of *Entamoeba histolytica*

1：Trophozoite；2：Precyst；3：Uninucleate cyst；4：Binucleate cyst；5：Quadrinucleate cyst.

生活史 Life cycle

溶组织内阿米巴生活史比较简单，包括滋养体和包囊两个阶段。其生活史基本过程：包囊—滋养体—包囊（Fig. 8 - 2）。

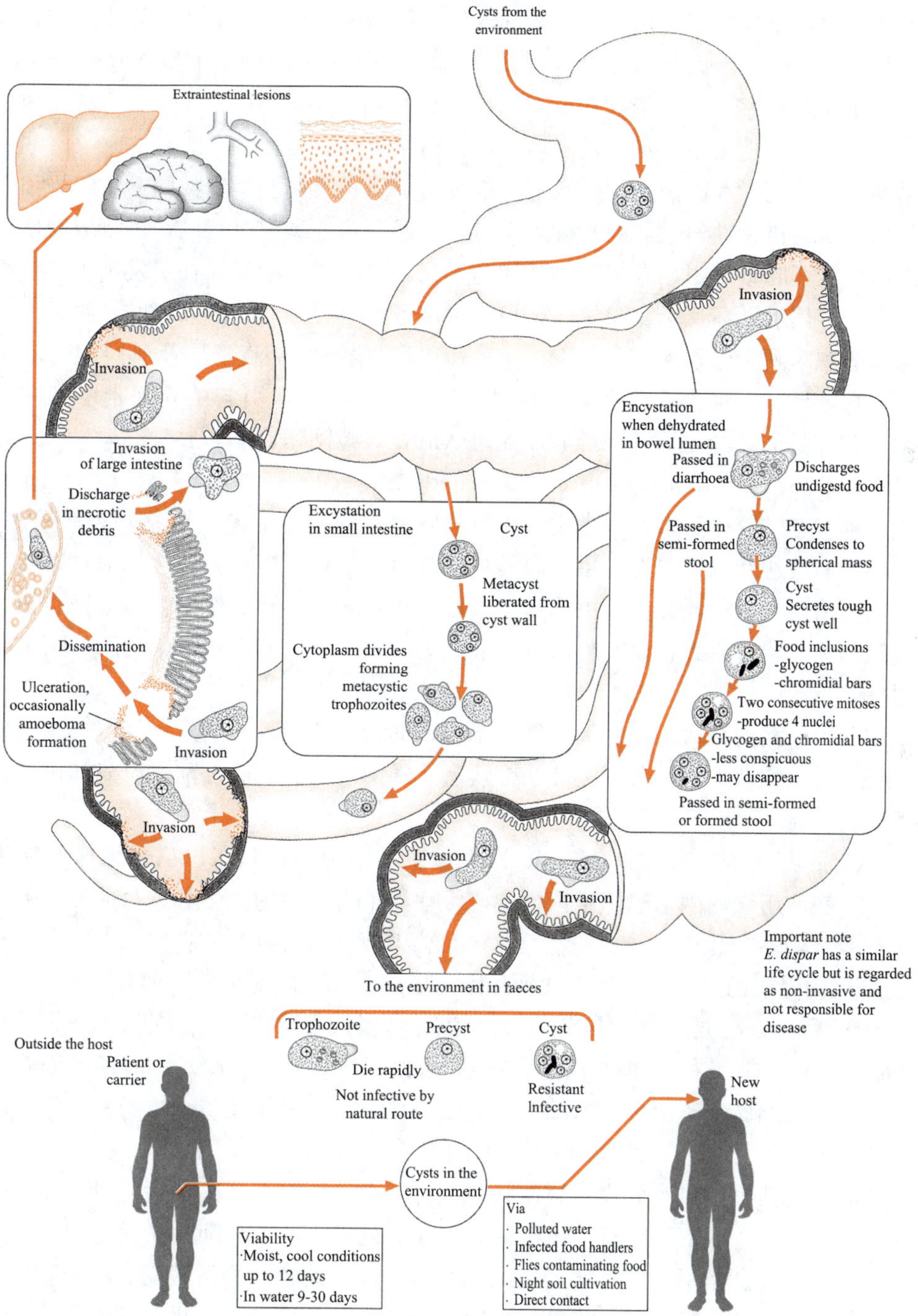

Fig. 8 - 2　Life cycle of *Entamoeba histolytica*

（From Chiodini PL，2001）

人体误食和误饮由四核感染期包囊污染的食物和水源后，包囊通过胃进入小肠下段，在此受到中性或碱性消化液的影响，阿米巴活动增强，虫体脱囊而出，成为四核的滋养体，并进一步分裂发育为8个独立的单核滋养体。虫体脱囊一般发生在回盲部，此部位的厌氧环境和酸碱度最适宜阿米巴的繁殖。脱囊后的滋养体以细菌、已消化的食物或宿主肠黏液为营养，行二分裂生殖。部分滋养体随肠蠕动下移，当肠腔内环境发生变化，如水分及营养物质逐渐被吸收等，滋养体停止活动，排出未消化食物，团缩，形成囊前期，继而分泌囊壁包裹虫体，形成1～4个细胞核的圆形包囊，并随宿主成形粪便排出体外。据实验观察，一个带囊者每天可排包囊数高达5000个。当宿主肠蠕动加快，有些滋养体还未形成包囊，直接随宿主稀水便排出体外，并很快裂解、死亡。

由于某些诱因的刺激和影响下，导致宿主抵抗力下降，肠功能紊乱或肠壁组织受损伤时，结肠内的滋养体凭借伪足的机械性运动，同时分泌蛋白酶，侵入肠壁黏膜组织内，进行分裂增殖，吞噬组织细胞或红细胞，破坏肠壁组织，致使肠黏膜局部坏死，引起肠壁溃疡。在引发宿主肠壁组织炎症损害的同时，部分滋养体可随坏死肠黏膜组织、炎症渗出液和血液一起脱落入肠腔，随黏液脓血便排出体外，在临床上表现为阿米巴痢疾（amoebic dysentery）。侵入肠黏膜下层及肌层的阿米巴滋养体可侵入血管，通过血循环，播散至全身各处，如肝、肺、脑等部位，引起肠外阿米巴病（extraintestinal amoebiasis）。最常见的途径是通过门静脉血流进入肝，导致阿米巴肝脓肿。

临床表现和致病机制 Clinical manifestations and Pathogenesis

溶组织内阿米巴滋养体具有侵袭宿主组织或器官、适应宿主的免疫应答和表达致病因子的能力，但这种致病能力的表达和调控，在宿主体内受虫株毒力、寄居环境理化和生物因素以及宿主自身免疫应答状态等诸多因素的影响，并且在虫体与宿主相互作用之后其致病作用复杂多样，如临床上大多数感染人群表现为无症状带囊者，仅有少部分人表现为肠阿米巴病或出现严重的肠外阿米巴病等。

（一）临床表现

溶组织内阿米巴病的潜伏期从2天到数月不等，通常为2周。本病发病特点：发病急或隐匿，可呈暴发性或迁延性。临床上将其分为无症状带囊者、肠阿米巴病、肠外阿米巴病和机会致病性阿米巴病4种类型。

1. 无症状带囊者（asymptomatic carrier） 系感染溶组织内阿米巴后，无任何临床表现或胃肠不适极为轻微。在溶组织内阿米巴感染人群中，无症状带囊者占绝大多数。目前，在阿米巴病流行区内无症状带囊者有增多的趋势，并且这些人往往在感染数月后有自愈的现象。据调查资料显示，在约有90%溶组织内阿米巴感染者中常伴有迪斯帕阿米巴的感染，临床症状不明显。

2. 肠阿米巴病（intestinal amoebiasis） 系滋养体侵入肠黏膜层引起的阿米巴病，即阿米巴结肠炎（amoebic colitis）。临床发病过程可分为急性和慢性两个时期。急性发病时期，滋养体所致病变部位多出现在盲肠、升结肠，其次为乙状结肠和直肠，严重病变可累及整个结肠和小肠下段。由于滋养体的吞噬和破坏作用，早期肠黏膜受侵处出现组织坏死，随着虫体不断的增殖，病变坏死区逐渐扩大，病灶变深，形成典型的口小底大“烧瓶状”溃疡。在显微镜下观察，病灶溃疡处可查见滋养体和大量的肠黏膜坏死组织，底部可见有淋巴细胞和浆细胞的浸润，溃疡间的黏膜可基本正常。当病情严重时，肠黏膜病变可深达肌层，邻近的溃疡病灶互相融合，致使大片黏膜脱落，极易并发肠出血、肠穿孔、阿米巴性腹膜炎和肠外阿米巴病等。在感染严重的儿童患者中，此期病情容易发展成为急性暴发型阿米巴痢疾，导致患者最为严重或致命性损害，甚至危及生命。阿米巴肿（amoeboma）是结肠黏膜对阿米巴刺激的增生性反应，主要是黏膜下层纤维结缔组织增生，致使肠壁增厚，形成局部包块。

急性阿米巴病的临床表现从轻度、间歇性腹泻至暴发性、致死性的痢疾不等。急性期主要为消化道症状，患者临床表现为腹痛、腹泻及血便。亦有患者表现有胃肠胀气、里急后重、厌食、恶心和呕吐等症状。轻症患者可自行缓解，表现为间歇性腹泻。急性暴发性痢疾患者临床表现：起病急，中毒症状明显，高热、低血压和一天数次黏液血便，并有广泛性腹痛、强烈而持续的里急后重感。阿米巴结肠炎患者常见的临床症状与体征见 Table 8-1。

Table 8-1 Symptoms and sings of amebic colitis

Gradual onset	Most
Symptoms>1week	
Diarrhea	94%～100%
Dysentery	94%～100%
Abdominal pain	12%～80%
Weight loss	44%
Fever>38℃	10%
Heme（+）stools	100%
Male∶female	1∶1
Resident，immigrant or traveler exposed in endemic area	Most

（From Singh，2001）

慢性阿米巴病常为急性病变反复发作所致，患者表现为长期间歇性腹泻、腹部不适、腹痛、腹泻和便秘交替进行、体质虚弱和消化不良，可持续一年以上，甚至 5 年之久。有些患者可出现阿米巴肿，呈局限性包块而无明显症状，须与肠道内其他肿瘤相鉴别。

肠阿米巴病临床上常见的并发症包括肠阿米巴肿、阿米巴性腹膜炎（peritonitis）和中毒性巨结肠（toxic megacolon）等。

3. 肠外阿米巴病（extraintestinal amoebiasis） 肠外阿米巴病是由于滋养体侵入肠黏膜下层静脉，通过血行播散，经门静脉到达肝或其他组织器官所致的病理改变，如阿米巴肝脓肿（amebic liver abscess）、肺脓肿（amebic lung abscess）、脑脓肿（amebic brain abscess）和皮肤阿米巴病（cutaneous amoebiasis）等，其中以阿米巴肝脓肿最多见。

（1）阿米巴肝脓肿：本病大多起病缓慢，好发部位在肝右叶，以发热、夜汗等消耗性疾病形式出现，热型多为不规则形，常伴有肠阿米巴病史。患者以青年男性为主，临床多表现为发热、寒战、盗汗和右上腹痛，并向右肩放射。体检肝区有叩击痛及压痛。一些患者可表现为进行性消瘦、贫血和营养不良性水肿等病症。肝穿刺检查可见果酱样的脓液，脓肿边缘可查出含有红细胞或无红细胞的滋养体。当肝脓肿破裂时，引起继发性胸腔脓肿（10%～20%）和腹腔脓肿（2%～75%），极少数情况下可破入心包而致人死亡。

（2）阿米巴肺脓肿：本病少见，有肝源性和肠源性两种，绝大多数病因是由肝脓肿穿过横膈蔓延而来；肠源性常经血路传播。脓肿常位于右肺下叶，为单发性。患者表现有咳嗽、发热伴右胸痛，类似肺结核症状，并咳出褐色黏痰，伴有腥臭味，其中可查见阿米巴滋养体。

（3）阿米巴脑脓肿：临床上极少见，常常是由于肝或肺脓肿内的阿米巴滋养体经血循环进入脑部而引起。在临床上，约有 94%阿米巴脑脓肿患者合并有肝脓肿。阿米巴脑脓肿在大脑皮质常常是单一脓肿，患者临床表现除发冷或发热等症状外，尚有头痛、眩晕、恶心、呕吐和癫痫等神经系统症状。有些患者还可出现精神异常等表现。约 45%病人晚期病变可发展为严重的脑膜脑炎，病死率高。

（4）皮肤阿米巴病：常见于肛门或会阴部皮肤，常由直肠病灶播散而来。患者阴道、宫颈和尿道等组织器官亦可被侵犯。临床上，胸腹部穿刺检查亦可导致局部皮肤阿米巴病。

4. 机会致病性阿米巴病 严重营养不良、大剂量使用皮质类固醇激素以及艾滋病导致免疫功能受到损害的患者容易并发溶组织内阿米巴的感染，引发暴发性或坏死性结肠炎。患者临床表现为腹痛、腹胀和反跳痛等。暴发性或坏死性结肠炎是溶组织内阿米巴结肠炎最为严重的病变损害，在临床上约有5%的患者可出现这种病症。

（二）致病机制

1. 虫株毒力 通过分子生物学和免疫学等方面的实验研究，发现溶组织内阿米巴不同虫株间毒力强弱存有明显的差异，如热带地区阿米巴虫株的毒力明显大于温带地区虫株；从阿米巴病患者体内分离到的 H_{120} 与 C_1 虫株毒力明显高于从带虫者分离的 H_{101} 和 H_{103} 虫株；致病型和非致病型阿米巴的同工酶等亦存在明显的差异；另外，一些虫株的毒力还具有一定的遗传特性。值得注意的是，有些阿米巴虫株的毒力并非一成不变，如经长期培养可减弱虫株毒力，而经过动物接种可增强其毒力。

2. 虫体侵袭力 溶组织内阿米巴对宿主的侵袭力主要表现在对宿主细胞的溶解、组织坏死和破坏胞外基质的作用。溶组织内阿米巴滋养体侵袭组织的过程，包括对靶细胞和组织黏附、杀伤、溶解的连锁过程。由于宿主炎性细胞的溶解作用，加剧病灶损伤程度，结果导致黏膜层破损，结肠出现溃疡，引起肠阿米巴病。严重时，甚至通过血行播散，导致肠外阿米巴病。在这一过程中，有三种致病因子在分子水平上已被广泛研究和阐明：即260kDa半乳糖/乙酰氨半乳糖凝集素（Gal/GalNAc lectin）、阿米巴穿孔素（amoeba perforin）、半胱氨酸蛋白酶（cysteine proteinases）。

首先是滋养体黏附于靶细胞，这种黏附以260kDa凝集素为介导，使滋养体吸附于宿主肠上皮细胞、红细胞和中性粒细胞等表面。随后，凝集素就会对靶细胞产生溶解作用，并参与细胞信号传递。滋养体超微结构研究显示，其表面呈波浪状，有数量不定的叶状或丝状伪足；丝状伪足具有吞噬宿主细胞或胞饮宿主物质，附着并钻入组织，释放细胞毒素及接触溶解宿主细胞等一系列作用，最终导致细胞病变和溶解。

阿米巴穿孔素可在宿主细胞形成孔状破坏，是一组包含在滋养体胞质颗粒中的小分子蛋白家族。该蛋白作用于靶细胞膜，形成能渗过钠、钾、钙及一些阴离子的离子通路，使细胞因离子流失而死亡，所以阿米巴穿孔素亦称形成离子通路蛋白。阿米巴滋养体几乎能杀死所有种类的哺乳类细胞，这种杀伤活性是由阿米巴穿孔素介导的。培养基中的阿米巴并不分泌穿孔素，这也许是体外培养阿米巴毒力降低的原因之一。

半胱氨酸蛋白酶属于木瓜蛋白酶的大家族，是虫体最丰富的蛋白酶，分子量约30kDa。它可使靶细胞溶解，或降解补体 C_3 为 C_{3a}，从而抵抗补体介导的炎性反应（Fig. 8-3）。

3. 细菌协同作用 某些细菌与阿米巴病变的发生有着相当密切的关系。如用无菌培养的阿米巴感染豚鼠，并不引起病变。在加服产气荚膜杆菌、枯草杆菌等多种细菌后，感染率较无菌对照组提高，所致病变也加重，并出现死亡。溶组织内阿米巴滋养体与肠道某些细菌在致病上具协同作用，细菌不仅可作为阿米巴的营养来源，亦可提供适宜阿米巴生长、繁殖的理化环境，促进阿米巴增殖。另外，阿米巴吞噬某些活菌时，可获得一些致病因子，增强其致病力。同时，细菌还可直接损害宿主的肠黏膜，为阿米巴侵入肠壁组织提供有利条件。表面附有细菌的滋养体，还可凭着甘露糖结合凝集素或阿米巴半乳糖/乙酰氨基半乳糖凝集素，增强阿米巴对宿主细胞的溶解作用。

4. 宿主免疫力 溶组织内阿米巴能否侵入组织，与宿主的免疫状况密切相关。阿米巴必须突破宿主的防御体系，才能侵入组织。细胞免疫在抗阿米巴病中起重要作用，接受抗淋巴细胞血清注射后的实验动物，感染阿米巴后病变程度较重。对阿米巴病患者的若干细胞免疫指标测定，亦显示细胞免疫功能低下。

许多临床和实验资料表明宿主生理功能改变，如营养不良、感染、肠黏膜损伤、肠功能紊乱等，致使宿主抵抗力降低或局部免疫功能低下，均有利于阿米巴对组织的侵袭。宿主的营养水平也可影响病变的严重程度，在营养不良的人群或实验动物，其阿米巴的发病率和病理指数均显著高于正常者，且不易为药物控制。

溶组织内阿米巴的功能性抗原较弱，虽可产生抗体，但不具有保护和防止再感染的作用。病愈后仍可重复感染，所以阿米巴患者临床表现常为反复发作，病情迁延不愈。

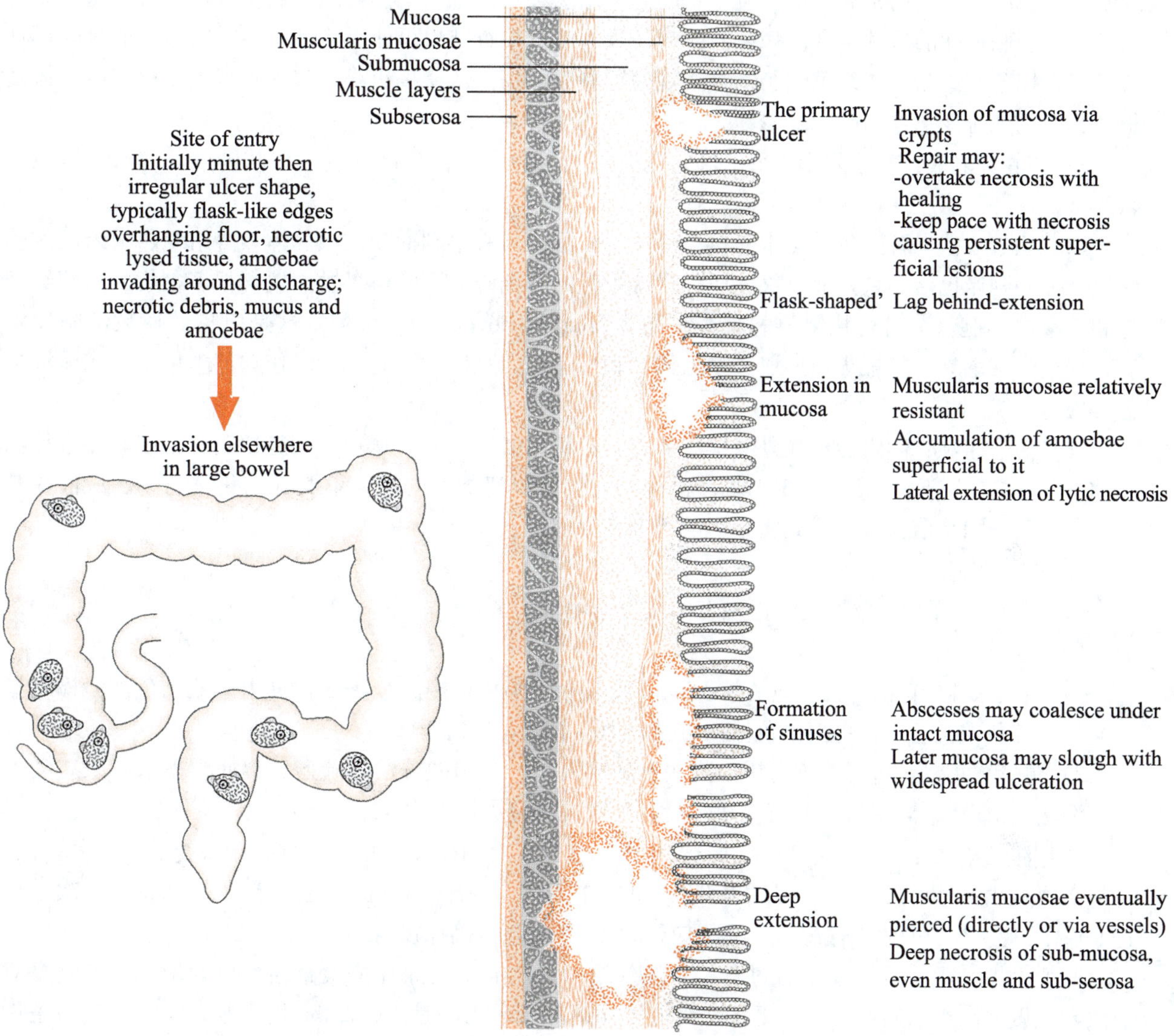

Fig. 8－3　invasion of the large intestine

（From Chiodini PL，2001）

实验诊断 Laboratory diagnosis

临床上主要根据患者主诉病史和临床症状做出初步诊断，确诊还需要进行实验室检查，特别是检查到阿米巴病原体最为可靠。检测方法主要包括病原学诊断、血清学诊断、分子生物学检测和影像学检查。

（一）病原学检查

常用的病原学检查方法有粪便检查、肠镜活检、体外培养以及穿刺物涂片检查。根据患者的临床表现，针对某一部位选择取材，常可检获阿米巴原虫不同的发育时期。

1．滋养体检查

（1）取材

1）粪便：从急性阿米巴痢疾患者的脓血便或阿米巴结肠炎病人的黏液便，挑取脓血和黏液部分，至少送检 4～6 次，反复多次检查才能找到滋养体。典型的阿米巴痢疾粪便呈酱红色，伴有特殊的腥臭味、带血和黏液。

2）肠黏膜组织：由于阿米巴结肠炎致肠黏膜脆性增加，容易引发肠黏膜溃疡，严重时还可能导致黏膜下组织脓肿，通常病变部位位于盲肠和升结肠，从外观上不能与结肠癌相区别。对于这类患者以及无典型脓血便的慢性阿米巴病患者，粪便及血清学检查结果可能呈阴性，但临床上不能排除怀疑者，可采用乙状结肠镜或纤维结肠镜直接观察肠黏膜溃疡，从溃疡边缘采集黏膜组织，检获滋养体及根据相应的病理变化作出确切的诊断。

3）脓肿穿刺液：对于阿米巴肝、肺、脑脓肿的患者，可作局部穿刺抽取脓肿液，取材位置应于脓腔壁部，并注意脓液性状的特征。

（2）检查方法：首选生理盐水直接涂片法，镜检，可观察到活动的滋养体。溶组织内阿米巴滋养体比其他肠阿米巴活动快，而且细胞质内常含吞噬的红细胞。同时可见黏液里含很多黏集成团的红细胞和少量白细胞，有时可见夏科—莱登结晶（Charcot-Leyden crystals），这是由嗜酸性粒细胞裂解后，释出的嗜酸性颗粒堆集而形成。如虫体活动性不好，难以观察时，也可作铁苏木精染色或碘液染色法检查。

（3）注意事项：因滋养体在外界极易死亡，故标本必须新鲜，送检时间越快越好；同时注意保温（37℃±），置4℃不宜超过4～5小时；盛标本的容器要清洁、干燥，不要混入化学药物、尿液或其他生物，防止虫体活力降低或死亡，影响检查效果。

2. 包囊检查

（1）取材：慢性间歇性阿米巴患者的成形粪便。

（2）检查方法

1）碘液涂片染色法：为首选方法。也可采用生理盐水直接涂片法后，再用碘液染色。镜检可见包囊呈淡棕色或黄色，核和拟染色体均可见，但不着色，呈透明状。

2）包囊浓集法：包囊检查可用浓集法提高检出率，常用的方法有硫酸锌离心浮聚法、汞碘醛离心沉淀法（MIFC）和甲醛乙醚沉淀法，后者可以提高包囊检出率40%～50%。

（3）注意事项：因为慢性阿米巴患者排出的包囊具有间歇性的特点，故临床检查需要反复多次。一般1次检出率不超过30%；间隔1天以上的3次送检，阳性率可提高至60%～80%；送5次者可达90%以上。对于少数慢性患者，粪检应持续1～3周，以确保没有漏诊。

3. 体外培养　在实验室检查过程中，体外培养法比通常的涂片法检查结果更为敏感，尤其是对亚急性或慢性阿米巴病例检出率更高，通常体外培养所采用的是Robinson培养基。该方法实验条件要求高，不宜用作常规检查。

1997年WHO专门委员会建议，在显微镜下检获到含有四个核的包囊应鉴定为溶组织内阿米巴/迪斯帕内阿米巴；在粪中检获到含有红细胞的滋养体应高度怀疑为溶组织内阿米巴感染；在血清学检查中，抗体高滴度阳性者应高度怀疑溶组织内阿米巴感染；阿米巴病仅由溶组织内阿米巴感染所致。

在粪便检查过程中，检获到的溶组织内阿米巴还应注意与结肠内阿米巴（*Entamoeba coli*）、布氏嗜碘阿米巴（*Iodamoeba butschlii*）、微小内蜒阿米巴（*Endolimax nana*）和哈门内阿米巴（*Entamoeba hartmani*）等其他肠道阿米巴原虫鉴别。

（二）免疫学诊断

由于阿米巴病原学检查容易出现误诊和漏检，免疫学诊断具有重要的辅助诊断价值，尤其对于肠外阿米巴病的诊断。自20世纪60年代阿米巴的无共生物纯培养建立以来，提供了溶组织内阿米巴纯抗原和相应抗体的制备方法，国内外陆续发展了多种血清诊断方法。这些方法包括间接血凝（IHA）和间接荧光抗体（IFA）以及酶联免疫吸附试验（ELISA）等。每种方法的敏感性对其检测的病型有所不同，IHA的敏感性较高，对肠阿米巴病和肠外阿米巴病的阳性率分别达98%和95%；IFA对肠阿米巴病和阿米巴肝脓肿的阳性率分别达80%和100%。用ELISA检测抗阿米巴黏附蛋白抗体，其抗体滴度在机体患病后几个月内即可转阴，故可克服血清学检测难以区分是新近感染还是既往感染的缺点。ELISA敏感性高、特异性强、重复性好，加上该法简便、快速和成本低廉，所以对该病的诊断具有较强的实用价值。血清学诊断是一种十分有效的检测方法，尤其对不能检测粪便抗原或应用 PCR 方法的实验室。目前已有应用重组抗原检测抗体的报告，其敏感性和特异性均在90%以上。

（三）分子生物学检测

DNA 扩增试验是近年来国内外发展最为快速、有效、特异、敏感的一种诊断阿米巴病分子生物学检测技术。该技术通过提取病灶穿刺物、活检肠黏膜病变组织和粪便培养物中的虫体 DNA，以特异性引物进行 PCR 扩增反应，并对生成产物进行鉴定分析，以诊断和鉴别诊断溶组织内阿米巴和其他阿米巴原虫。目前，发现溶组织内阿米巴以编码 29kDa/30kDa 半胱氨酸抗原基因设计出的引物被认为具有良好特异性和敏感性。通过巢式 PCR 和 Alu 酶切产物分析发现溶组织内阿米巴丝氨酸蛋白控制基因呈地域性和多态性，可用于不同阿米巴虫种间/种内基因差异的检测和基因图的研究，并且也可用于对不同地域溶组织内阿米巴的发病学和流行病学进行分析和监测。

（四）影像学检查

在临床上，超声波、X 线和 CT 扫描等影像学检查技术主要用于病原学或血清学检查不能确诊为阿米巴病的一类辅助性检查。

流行 Epidemiology

溶组织内阿米巴呈全球性分布，主要流行于热带和亚热带地区，温带地区较少见。世界各地的感染率相差悬殊，感染率在 0.37%～30%不等，有的地区可高达 80%。阿米巴在人群中感染率的高低与不同国家的社会经济水平、卫生防疫条件以及人口密度等因素密切相关。我国的阿米巴感染分布很广，从南到北各地都有。本病发病率以农村高于城市，男性高于女性，成人多于儿童为特点，极少有暴发性流行。据 1988—1992 年调查，全国平均人群感染率为 0.949%。近年来，由于我国社会经济高速发展、物质文化生活丰富以及食品卫生安全和卫生防疫等方面工作水平显著提高，除个别地区外，急性阿米巴痢疾和阿米巴脓肿病例已明显减少。

（一）传染源

溶组织内阿米巴滋养体对外界抵抗力很弱，很快分解死亡，在自然界中没有传播意义。其包囊对外界抵抗力较强，是阿米巴病的感染期，因此，该病的传染源主要是指粪便中持续排包囊的带囊者、慢性迁延性病人和恢复期病人。虽也有调查报道犬、猪、鼠和灵长类等动物也可自然感染本虫，但它们感染数量少，与人接触也不密切，在流行病学上传播作用不大。

（二）传播途径

阿米巴感染期包囊主要是通过粪便污染水源和食物，经口造成人体感染。包囊对外界抵抗力较强，在粪便中存活至少 2 周，水中可活 9～30 天；对化学消毒剂抵抗力也较强，于 0.2%过锰酸钾中仍可存活数日，普通饮水中的氯浓度对其无杀灭作用。但包囊对干燥、高温的抵抗力较弱，如温度上升 50℃时，短时间即可造成包囊死亡；干燥环境中生存时间仅数分钟。用 50%酒精可迅速杀灭包囊。阿米巴包囊也可以无损地通过蝇、蜚蠊的消化道进行传播。当这两种有害的生物接触阳性粪便中的包囊时，可通过其携带造成食物或水源的污染，对本病在人群中的感染和流行起一定的传播作用。

近年来，由于性观念和性方式的改变，在西方社会同性恋者中（尤其是男同性恋），阿米巴病的发病率显著升高，如调查发现美国 30%男性同性恋者感染溶组织内阿米巴，所以欧美等国家已将本病列为性传播疾病（sexually transmitted disease，STD）。我国台湾省台大医院在 8 年内调查了 716 位艾滋病患者中，约 5%的人伴有阿米巴原虫感染，且全部都是男同性恋者，皆有“口—肛”性接触史，该感染及传播方式应引起人们的高度重视。

（三）易感人群

任何年龄组均可感染阿米巴，但以青壮年较多。由于缺乏有效地获得性免疫，治愈的阿米巴病患者仍是本病的易感者。本病的高危人群为同性恋、免疫功能缺陷或受到损坏者和旅游者等。

防治 Treatment, Prevention and Control

（一）普查普治

治疗病人和带囊者，以控制传染源，特别是对饮食行业人员应作定期的粪便检查。治疗阿米巴病的药物很多，但尚无理想者，常用的有以下几种：

1. 甲硝唑（灭滴灵，metronidazole） 是治疗肠内、外各型阿米巴病的首选药物。对滋养体的清除有较好的效果，但不能杀灭包囊。本药口服效果较好，副作用少。但在动物实验中发现其有潜在的致癌性，应引起注意。

2. 替硝唑（tinidazole） 疗效不亚于甲硝唑，且不良反应少，并未发现其致癌性，有替代甲硝唑的趋势。

3. 二氯尼特（diloxanide） 是目前最有效的杀包囊药，临床上使用甲硝唑控制症状后，再口服二氯尼特，可有效地预防复发。

4. 中药类 目前临床也采用一些传统的中药治疗阿米巴病，如鸦胆子仁、大蒜素、白头翁等，优点为副作用小。

5. 其他药物 依米丁、去氢依米丁和氯喹等均有一定的治疗作用，但副作用较大，仅在甲硝唑疗效不满意时，才酌情选用。

（二）切断传播途径

加强粪便无害化处理和管理，科学开发和保护水资源，注意环境卫生，做好灭蝇、灭蜚蠊的工作。防止水源污染是预防阿米巴感染与流行的重要环节。

（三）加强个人防护和环境保护

阿米巴病的感染和流行仍是当前世界范围内一个重要的公共卫生问题，除了采取综合性措施防治本病外，还要在全社会范围内加强对本病防治的卫生宣传教育，教育每个人应注意养成良好的饮食和饮水卫生习惯，饭前便后洗手，防止病从口入。同时，还要加强周围环境水资源的保护，加强食品卫生检疫和监督管理，搞好环境卫生和对有害生物的防控，从而达到防治本病感染和控制流行的目的。

（崔 昱）

第二节 致病性自生生活阿米巴
Pathogenic Free-Living Amoebae

Learning guide

After studying this chapter the student should be able to:

1. Describe the morphological characteristics, life cycle and pathogenesis of *Acanthamoeba* spp.

2. Identify treatment and prevention for granulomatous amoebic encephalitis and acanthamoeba keratitis.

Key terms

Acanthamoeba spp.; acanthopodium; granulomatous amoebic encephalitis (GAE); acanthamoeba keratitis.

棘阿米巴 *Acanthamoeba* spp.

棘阿米巴多见于污染的土壤或水体中，能侵犯人体的棘阿米巴有数种，包括卡氏棘阿米巴

(*A. castellanii*)，柯氏棘阿米巴 (*A. culbertsoni*)，多噬棘阿米巴 (*A. polyphaga*)，皱棘阿米巴 (*A. rhysodes*) 等。

棘阿米巴生活史中有滋养体和包囊阶段，滋养体长椭圆形，平均直径约为 30 μm。活体形态不规则，虫体不仅有叶状伪足，体表还有不断形成的棘状凸起，称为棘状伪足 (acanthopodium)，运动不明显；核仁大，位于核中央。包囊呈球形，双层囊壁，外层囊壁略显皱褶；有一个核，核仁与滋养体相似 (Fig. 8－4)。

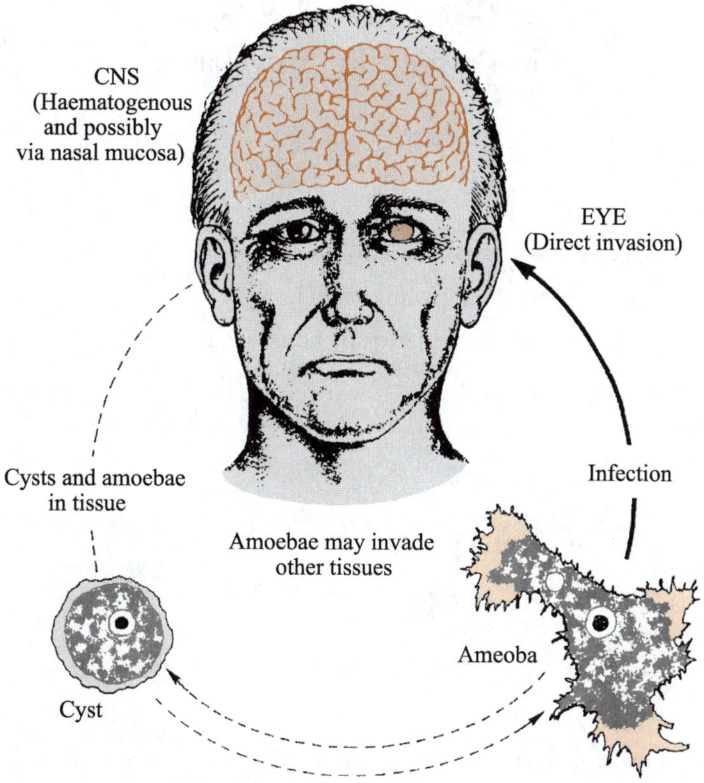

Fig. 8－4 Life cycle of *Acanthamoeba* spp. (From Markell EK *et al*，1999)

棘阿米巴滋养体或包囊可能通过侵入呼吸道、皮肤黏膜破损处、损伤的眼结膜及生殖道等，由血行播散至脑部，引起肉芽肿性阿米巴脑炎 (granulomatous amoebic encephalitis，GAE)。GAE 潜伏期较长，可数周至数月，病程亦相对较长。典型的临床表现有意识模糊、头晕、嗜睡、头痛、癫痫，有时伴轻微偏瘫，最后病人常因高热、癫痫、脑功能退化及呼吸衰竭而死亡。患者脑脊液以淋巴细胞为主。病理表现以肉芽组织和胶质细胞增生为特点，故称肉芽肿性阿米巴脑炎，病灶中滋养体和包囊可同时存在。对慢性病患者、体弱和免疫抑制病人如 AIDS 患者，棘阿米巴常侵犯脑，或造成皮肤慢性溃疡。

棘阿米巴还可引起棘阿米巴角膜炎 (acanthamoeba keratitis)，该病与角膜外伤、接触污水或佩戴不洁的隐形眼镜有关，如清洗或贮存眼镜片的液体被污染而感染。临床表现为慢性或亚急性进行性角膜炎和溃疡，患者通常有眼部疼痛、流泪、畏光、异物感，如不及时治疗，可引起角膜穿孔、失明。近年来棘阿米巴角膜炎的发病率逐年增加。

实验诊断方法有：(1) 从脑脊液和病变组织 (角膜或皮肤) 的刮取物中检查棘阿米巴；(2) 免疫酶染色检查组织内棘阿米巴；(3) 血清学方法如 ELISA、IFA 以及 IHA 等；(4) 棘阿米巴培养，此法可提高检出率。

GAE 的病例报告目前已超出 100 例，其中 73 例来自美国，在 73 例中有 53 例为 AIDS 患者。棘阿米巴角膜炎在世界范围内呈上升趋势，仅在美国（1998 年 1 月止），该病就有 750 例报告，国内有 16 例报告。

棘阿米巴引起的肉芽肿性阿米巴脑炎目前尚缺乏有效药物，建议戊脘脒静脉给药结合口服磺胺药治疗。阿米巴角膜炎可用磺胺、抗阿米巴眼药以及阳离子抗菌剂治疗，严重者可施行角膜移植或角膜成形术。对慢性病患者、体弱者或免疫抑制病人也应及时治疗，增强体质，防止脑炎的发生。

第三节　非致病性阿米巴
Non-Pathogenic Amoebae

Learning guide

After studying this chapter the student should be able to:

1. Describe the life cycles of non-pathogenic amoebae.
2. Compare the morphological characteristics of non-pathogenic amoebae (especially *E. coli*) with *E. histolytica* briefly.
3. Determine what is the common diagnostic stage for human amoebic infections.

Key terms

Entamoeba dispar; *Entamoeba coli*; *Entamoeba hartmanni*; *Endolimax nana*; *Iodamoeba buetschlii*; *Entamoeba gingivalis*.

迪斯帕内阿米巴 *Entamoeba dispar*

迪斯帕内阿米巴（*Entamoeba dispar* Brumpt，1925）的虫体形态与生活史几乎与溶组织内阿米巴完全一致。其滋养体不侵犯宿主组织，细胞质内无吞噬的红细胞，食物泡内可见细菌颗粒。光学显微镜不能区别迪斯帕内阿米巴和溶组织内阿米巴，但是它们之间的表面抗原决定簇、同工酶谱和基因完全不同。目前常借助于 PCR 加以鉴别，而特异性单克隆抗体技术对两种原虫特异性抗原的检测也可鉴别两种虫体。本虫呈世界性分布，感染人数众多，感染后一般无临床症状。WHO/ PAHO/ UNESCO（1997 年）认为迪斯帕内阿米巴感染者不需治疗，即使对高感染率人群（如发展中国家流行区的人群以及发达国家中同性恋者，尤其是男同性恋者）。

结肠内阿米巴 *Entamoeba coli*

结肠内阿米巴（*Entamoeba coli* Grassi，1879）为常见的肠道原虫，不侵犯宿主组织，常与溶组织内阿米巴共存。结肠内阿米巴滋养体直径 15～50 μm。内、外质区别不明显，仅在伪足形成时才能见到，伪足短而钝，不透明，运动迟缓。内质为颗粒状，含有一个细胞核和许多食物泡，食物泡中主要含有细菌。核仁大而偏位，核周染粒大小不一致，排列不齐。包囊直径约 10～35 μm，细胞核 1～8 个，核的结构与滋养体相似，细胞质颗粒状。成熟包囊有 8 个细胞核；未成熟包囊胞质内常含有糖原泡以及二端尖细不整、碎片状拟染色体，糖原泡多位于核周围（Fig. 8－5，Fig. 8－6）。生活史和流行情况与溶组织内阿米巴相似，成熟包囊经口感染宿主，除人外，鼠、猪、犬等动物结肠内也有本虫存在，粪便污染是主要传播方式。粪便检查可以明确诊断。本虫为世界性分布，在寒冷地区也有流行报告。

哈门内阿米巴 *Entamoeba hartmanni*

哈门内阿米巴（*Entamoeba hartmanni* von Prowazek，1912）的形态与溶组织内阿米巴相似但体积较小。哈门内阿米巴滋养体直径 4～12 μm，不吞噬红细胞；核膜较厚；核周染粒少、较粗、排列不规则，着色较深。包囊直径为 5～10 μm，未成熟包囊 1～2 核，糖原泡明显；拟染体数目不等，呈细杆状，两端似米粒形（rice-grain shaped）。成熟包囊核 4 个（Fig. 8－5，Fig. 8－6）。哈门内阿米巴生活史与溶组织内阿米巴相似，感染与食用和饮用污染的食物和水有关。目前常通过 PCR 方法与溶组织内阿米巴鉴别。本虫为世界性分布，我国的平均感染率为 1.484%。

微小内蜒阿米巴 *Endolimax nana*

微小内蜒阿米巴（*Endolimax nana* Wenyon et O'Connor，1917）滋养体和包囊大小类似哈门内阿米巴。滋养体直径 6～12 μm，外质层薄，伪足透明、短而钝，运动缓慢；内质细颗粒状。细胞核结构特殊，核仁粗大而不规则，占核直径的 1/3～1/2，常偏位；核膜薄，核膜与核仁之间有清晰的空隙和相连的核丝；通常无核周染色质粒。食物泡含有细菌、真菌和植物细胞等，不含红细胞。包囊卵圆形，大小与滋养体大致相同；未成熟包囊中常有大糖原泡，成熟（4 个核）前消失，此外，胞质内偶见小而弯曲的拟染色体；核仁大而居中（Fig. 8－5，Fig. 8－6）。微小内蜒阿米巴以细菌为食，是共栖性原虫。生活史类似溶组织内阿米巴，通过粪便污染水源传播。在重度感染或特殊情况下，偶尔引起腹泻。微小内蜒阿米巴呈世界性分布，我国的平均感染率为 1.579%。

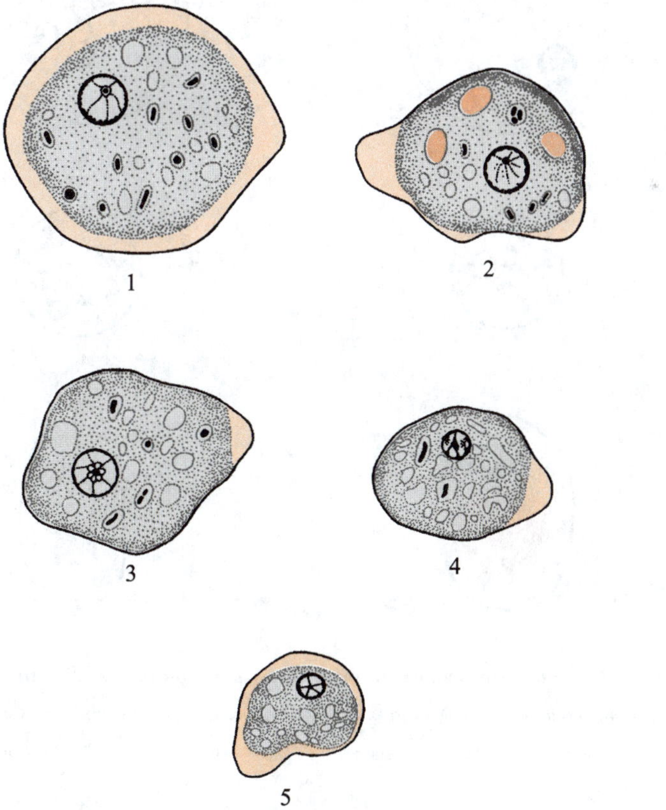

Fig. 8－5　Morphological forms of trophozoites of non-pathogenic amoebae

1：Trophozoite of *Entamoeba coli*；2：Trophozoite of *Entamoeba gingivalis*；3：Trophozoite of *Iodamoeba buetschlii*；4：Trophozoite of *Endolimax nana*；5：Trophozoite of *Entamoeba hartmanni*.

布氏嗜碘阿米巴 *Iodamoeba buetschlii*

布氏嗜碘阿米巴（*Iodamoeba buetschlii* von Prowazek，1912）以包囊中有大糖原泡而得其属名。滋养体长 8～20 μm，外质与颗粒状内质不易区别，伪足缓慢运动。细胞核较大，有一大而明显、位于中心的核仁，约占核内径的 1/2，常由一圈淡染的染色质颗粒围绕，并与核膜及核丝相连；核膜无核周染色质粒。内质食物泡常含有细菌和酵母，无红细胞。包囊呈不规则长圆形，直径 5～20 μm，仅有一个核，核仁近于核膜一端；无拟染色体；有一个大而圆、边缘清晰的糖原泡，常把核推向一边（Fig. 8－5，Fig. 8－6）；在未染色的包囊中清晰可见，经碘液染色，糖原泡呈棕色团块，成熟包囊中糖原泡仍存在。布氏嗜碘阿米巴通过粪便污染传播，也是猪体内最常见的一种阿米巴。本虫呈世界性分布，人的感染率略低于结肠内阿米巴和微小内蜒阿米巴。

齿龈内阿米巴 *Entamoeba gingivalis*

齿龈内阿米巴（*Entamoeba gingivalis* Gros，1849）是人或许多哺乳动物口腔中的一种共栖型原虫。生活史中仅有滋养体阶段（Fig. 8－5），直径为 10～20 μm。形态类似溶组织内阿米巴，内质为颗粒状，外质透明，内、外质分明，活动迅速；胞核内核仁较小，居中或偏位；食物泡中含有细菌、白细胞，偶见红细胞。食物泡中含有白细胞为其重要的鉴别特征。本虫生活在齿龈和牙齿之间的界面，偶有子宫内感染的报告。通过飞沫或直接接触传播，以齿龈刮拭物及阴道分泌物生理盐水涂片诊断，正常人和口腔疾病患者中均可检获，但后者检出率更高；保持口腔清洁为预防本虫感染的重要措施。本虫呈世界性分布，我国的平均感染率为 47.247%。

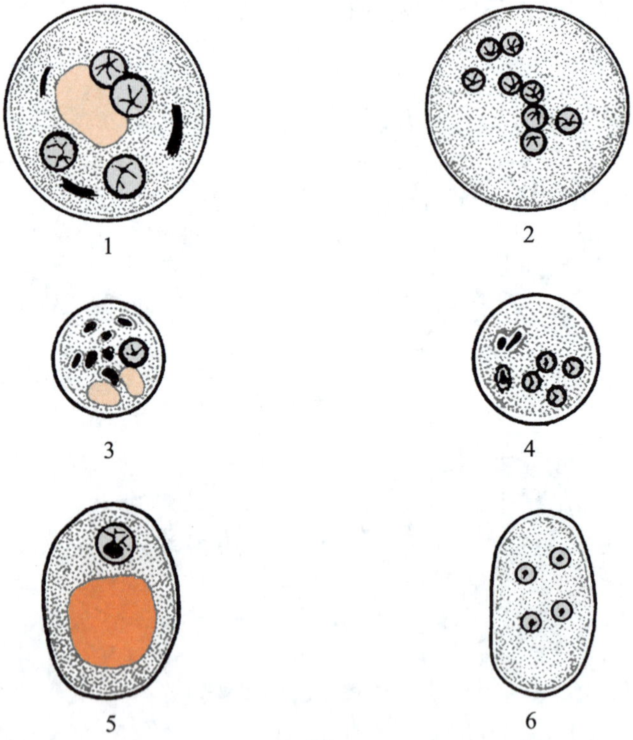

Fig. 8－6 Morphological forms of cysts of non-pathogenic amoebae

1：Immature cyst of *Entamoeba coli*；2：Mature cyst of *Entamoeba coli*；3：Uninucleate cyst of *Entamoeba hartmanni*；4：quadrinucleate cysts of *Entamoeba hartmanni*；5：Cyst of *Iodamoeba buetschlii*；6：Cyst of *Endolimax nana*.

Summary

1. Intestinal amoebae include *Entamoeba histolytica*, *Entamoeba dispar*, *Entamoeba coli*, *Entamoeba hartmanni*, *Endolimax nana*, *Iodamoeba buetschlii*, in which only *Entamoeba histolyica* is pathogenic. *Entamoeba gingivalis* is a commensal amoeba inhabiting the soft tartar between the teeth and tonsillar crypts of human and some animals.

2. *Acanthamoeba* spp. which belong to the pathogenic free-living amoebae are pathogenic, inhabit rarely in human.

3. All amoebae mentioned above have stages of trophozoite and cyst in their life cycle, except *Entamoeba gingivalis*. Cysts are infective and represent the stage of transmission from one host to another. Living trophozoites, varied in size, reproduced in binary fission are motile, pathogenic stages in those pathogenic amoebae.

4. The life cycles of intestinal amoebae:

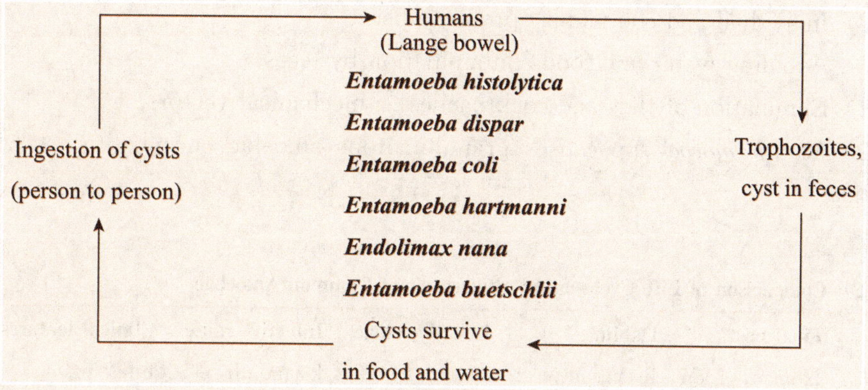

5. The typical morphological feature of trophozoites of *Entamoeba histolytica* in comparison with other intestinal amoebae is that ingested RBCs in the cytoplasm can be found usually.

6. The trophozoites of potentially pathogenic strains of *Entamoeba histolytica* can invade the intestinal mucosa of ileocecum, and colon, hydrolyze the mucosa by secreting proteolytic enzymes, lectin and perforin, and cause intestinal amoebiasis. The trophozoites can be carried by blood and lymph, migrate to ectopic sites throughout the body especially to liver, and cause extraintestinal amoebiasis.

7. The pathologic lesion of the intestinal mucosa shows flask-shaped ulceration.

8. Clinical features of *Entamoeba histolytica* infection (Table 8-2).

Table 8-2 Clinical Features of *Entamoeba histolytica* Infection

Asymptomatic colonization
Intestinal amoebiasis and its complications
Amebic colitis
Ameboma
Toxic megacolon
Peritonitis
Extraintestinal amoebiasis
Amebic liver abscess
Amebic lung abscess
Brain abscess
Pericarditis
Cutaneous amoebiasis

9. Key points in laboratory diagnosis of *Entamoeba histolytica*:

(1) Examination for this amoeba in the stool or aspiration specimens includes the use of saline smears and permanent stained smears.

(2) The serological tests for antibody may or may not be positive in intestinal disease and is much more likely to be positive in extraintestinal amoebiasis.

(3) PCR may be recommended if laboratory conditions are possible.

10. The routes of transmission of amoebiasis include fecal-oral route, vectors (flies and cockroaches) and sexual contact.

11. The prevention and control of *Entamoeba histolytica* consist of

(1) Chemotherapy for patients and carriers with amoebiasis: Luminal amoebacides include diloxanide furoate, diiodohydroxyquin and paromomycin and so on. Tissue amoebacides include metronidazole, tinidazole, chloroquine, etc.

(2) Individual and community prophylaxis.

(3) Avoiding water and food contamination by feces.

(4) Elimination of flies and cockroaches as mechanical vectors.

12. *Acanthamoeba* spp. causes granulomatous amoebic encephalitis (GAE) and amoebic keratitis.

Table. 8-3 Comparison of Life Cycles and Pathogenesis of Common Amoebae

Protozoa	Final host	Habitat	Infective stage	Infective route	Clinical features	Laboratory diagnosis
E. histolytica	Human, Monkey, dog and pig and so on	Ileocecum colon	Mature cyst with 4 nuclei	By mouth, fecal-oral route	Intestinal and extraintestinal amoebiasis	Saline smear, stained with iodine
E. dispar		(Same as *E. histolytica*)			No to invasive non pathogenic	Same as mentioned above
E. coli	(Same as *E. histolytica*)		Mature cyst with 8 nuclei	By mouth, fecal-oral	Non pathogenic	Same as mentioned above
E. hartimanni	Human	Colon	Mature cyst with 4 nuclei	By mouth, fecal-oral	Non pathogenic	Same as mentioned above
E. nana		(Same as *E. histolytica*)			Non pathogenic	Same as mentioned above
I. buetschlii		(Same as *E. histolytica*)			Non pathogenic	Same as mentioned above
E. gingivalis	Human and some mammals	Soft tartar between teeth, tonsillar crypts	Trophozoite	By sputum, mouth to mouth	Non pathogenic	Gingival scrapings, pyorrheal material smear
Acanthamoeba. spp.	Free-living, rarely inhabiting in human	Brain tissues, eyes, skin and lungs	Trophozoite and cyst	By inhalation and aspiration, skin	GAE, keratitis	CSF tested, stained tissuse specimens

(吴 伟)

第九章　鞭毛虫
Flagellates

鞭毛虫是以鞭毛作为运动细胞器的原虫，属于原生动物界（kingdom Protozoa）的后滴门（phylum Metamonada）、副基体门（phylum Parabasala）、透色动物门（phylum Percolozoa）、眼虫门（phylum Euglenozoa）。种类多，分布广泛，生活方式多样，生活史均有滋养体阶段，以二分裂增殖。有些种类可形成包囊。

营寄生生活的鞭毛虫寄生于消化道、泌尿生殖道、血液及组织内。寄生人体的常见鞭毛虫有十余种，其中利什曼原虫、锥虫、蓝氏贾第鞭毛虫、阴道毛滴虫等对人体危害较大。

第一节　利什曼原虫
Leishmania

Learning guide

After studying this chapter the student should be able to answer the following questions.

1. How is visceral leishmaniasis transmitted?
2. What are the major species of *Leishmania* in humans? What disease could be caused by *L. donovani*?
3. Describe important clinical manifestations and pathogenesis caused by kala-azar.
4. Sum up the main points of the epidemiology and distribution of leishmaniasis in China.
5. What are the principles in preventing and treating leishmaniasis?

Key terms

Leishmania spp.; *L. donovani*; *L. tropica*; *L. major*; *L. braziliensis*; *L. mexicana*; kala-azar; cutaneous leishmaniasis; visceral leishmaniasis; mucocutaneous leishmaniasis; sand fly; *Phlebotomus*; immunodeficiency; NNN medium; flagellate; flagellum; amastigote; promastigote; macrophage.

利什曼原虫（*Leishmania* spp.）因英国学者 Leishman 最早发现该虫而得名，属于眼虫门（Euglenozoa）的利什曼属（*Leishmania*）。利什曼原虫是细胞内寄生的鞭毛虫，种类很多。宿主包括人、哺乳动物（犬、沙鼠等）和爬行动物（蜥蜴）。利什曼病（leishmaniasis）被 WHO 列为重点防治的寄生虫病。根据临床表现，利什曼病可分为内脏利什曼原虫病（visceral leishmaniasis）、皮肤利什曼病（cutaneous leishmaniasis）、黏膜皮肤利什曼病（mucocutaneous leishmaniasis）。白蛉是利什曼病的传播媒介。

在我国，杜氏利什曼原虫［*Leishmania donovani*（Laveran and Mesnil，1903），Ross，1903］为主要的致病虫种，是内脏利什曼病的病原体。

一、杜氏利什曼原虫 *Leishmania donovani*

英国学者 Leishman（1900 年）与 Donovan（1903 年）分别在英国、印度的黑热病（kala-azar）患者体内查获该虫的无鞭毛体，Ross（1903 年）将其命名为杜氏利什曼原虫。在我国确诊的第 1 例黑热病是 1904 年。

杜氏利什曼原虫的生活史中有无鞭毛体（amastigote）与前鞭毛体（promastigote）两个阶段，分别寄生于人（或哺乳动物）和白蛉体内。

杜氏利什曼原虫的无鞭毛体主要寄生在人的肝、脾、骨髓、淋巴结等器官的巨噬细胞内，常引起全身症状，如发热、肝脾肿大、贫血、鼻出血等。因患者皮肤上常有暗的色素沉着并伴有发热，印度人称该病为 kala-azar，即黑热病的意思。黑热病的致病力较强，若不治疗常因并发症而死亡，病死率可高达 90%以上。

形态 Morphology

1. 无鞭毛体　无鞭毛体又称利杜体（Leishman-Donovan body），卵圆形虫体大小为（2.9～5.7）μm×（1.8～4.0）μm；圆形虫体直径为 2.4～5.2 μm，常见于巨噬细胞内。瑞氏染液染色后，细胞质呈淡蓝色或深蓝色；一个较大的圆形核呈红色或淡紫色；动基体（kinetoplast）位于核旁，着色较深，细小，杆状（Fig. 9－1）。在高倍镜下有时可见虫体从前端颗粒状的基体（basal body）发出一条根丝体（rhizoplast）。基体靠近动基体，在光镜下不易区分开。

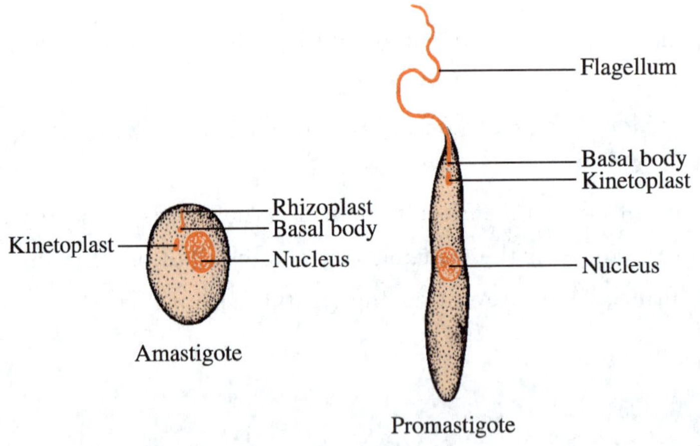

Fig. 9－1　*Leishmania donovani*

在透射电镜下可见无鞭毛体有内外两层表膜包被，内层表膜下有排列整齐的膜下微管（subpellicular microtubule）。不同种、株利什曼原虫无鞭毛体的膜下微管数目、直径、间距存在差异，在种、株鉴定上有一定意义。虫体前端表膜内陷形成鞭毛袋，内有 1 根短的鞭毛（即光镜下的根丝体）。基体为圆形。动基体呈腊肠状，其内有一束动基体 DNA 细丝，动基体实质上是一个线粒体。其余线粒体呈泡状或管状。内质网不发达，呈管状或泡状。核呈卵圆形，核仁 1～2 个，核膜两层，可见核孔（Fig. 9－2）。

2. 前鞭毛体　前鞭毛体寄生于白蛉消化道内，亦见于培养基内。成熟的虫体呈梭形，大小为（14.3～20）μm×（1.5～1.8）μm。有时也可见到粗短形前鞭毛体，这与发育程度有关。经吉姆萨或瑞氏染色，胞质呈淡蓝色，胞核和动基体呈红色。核位于虫体中部，动基体在前部。基体在动基体之前，由此发出一根鞭毛游离于虫体外（Fig. 9－1）。前鞭毛体运动活泼，鞭毛不停地摆动。在培养基内常以虫体前端聚集成团，排列成菊花状。

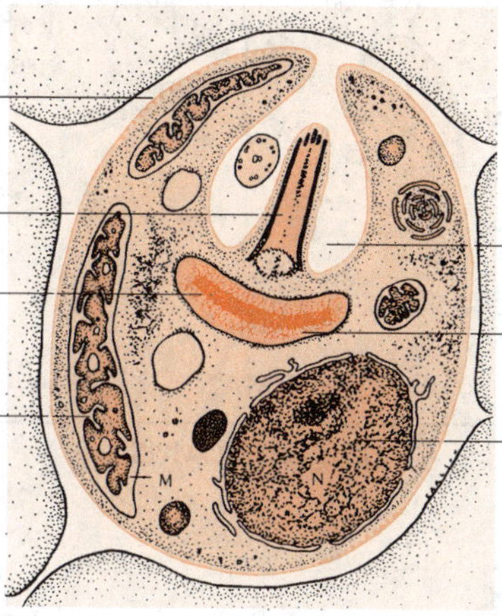

Fig. 9-2 Ultrastructure of *Leishmania* amastigote

(From Marguardt WC, et al, 2000)

生活史 Life cycle

1. 在白蛉体内发育　当雌性白蛉叮刺病人或被感染的动物时，血液或皮肤内含无鞭毛体的巨噬细胞被吸入白蛉胃内，经 24 小时，无鞭毛体发育为早期前鞭毛体，此时虫体呈卵圆形，部分虫体的鞭毛已伸出体外。48 小时后发育为短粗前鞭毛体或梭形前鞭毛体，体形从卵圆形逐渐变为宽梭形或长度超过宽度 3 倍的细长梭形，此时鞭毛也由短变长。至第 3、4 天出现大量成熟前鞭毛体，长 11.3～15.9 μm（有时可达 20 μm），活动力明显加强，并以纵二分裂方式繁殖。在数量急增的同时，逐渐向白蛉前胃、食道和咽部移动。第 7 天具感染力的前鞭毛体大量聚集在口腔及喙。当白蛉叮刺健康人时，前鞭毛体即随白蛉唾液进入人体。

2. 在人体内发育　感染前鞭毛体的雌性白蛉叮刺人或哺乳动物时，前鞭毛体可随白蛉的唾液进入后者体内。部分前鞭毛体被中性粒细胞吞噬消灭，部分则进入巨噬细胞。前鞭毛体进入巨噬细胞后逐渐变圆，失去其鞭毛的体外部分，向无鞭毛体期转化。此时在巨噬细胞内形成纳虫泡（parasitophorous vacuole），溶酶体与之融合，使虫体处于溶酶体酶的包围之中，虫体在纳虫泡内不但可以存活，而且还进行分裂繁殖，最终导致巨噬细胞破裂。释放出来的无鞭毛体又可被巨噬细胞吞噬，重复上述增殖过程（Fig. 9-3）。

利什曼原虫鞭毛体转化为无鞭毛体的机制目前尚未完全阐明。一般认为可能与微环境的改变有关，如 pH、温度、原虫所需物质以及宿主对原虫产生的特异性等因素。实验证明，前鞭毛体以 27℃为宜，无鞭毛体则需要 35℃环境。

前鞭毛体进入巨噬细胞的机制不是主动入侵，而是黏附于巨噬细胞，随后者的吞噬活动进入细胞。体外试验研究证明黏附方式有：①配体-受体结合途径；②前鞭毛体吸附的抗体和补体与巨噬细胞表面的 Fc 或 C3b 受体结合途径。前鞭毛体质膜中分子量为 63kDa 糖蛋白（gp63）多肽链上的 Arg-Gly-Asp 与巨噬细胞上 C3b 结合，介导前鞭毛体入侵巨噬细胞。前鞭毛体体表还有一种多糖类排泄因子参与结合巨噬细胞。

临床表现和致病机制 Clinical manifestations and Pathogenesis

脾肿大是黑热病最主要的体征。无鞭毛体在巨噬细胞内繁殖，使巨噬细胞大量破坏和增生。巨噬细胞增生主要见于脾、肝、淋巴结、骨髓等器官。浆细胞也大量增生。细胞增生是脾、肝、淋巴结肿大的基本原因，其中脾肿大最为常见，出现率在 95%以上。后期则因网状纤维组织增生而变硬。

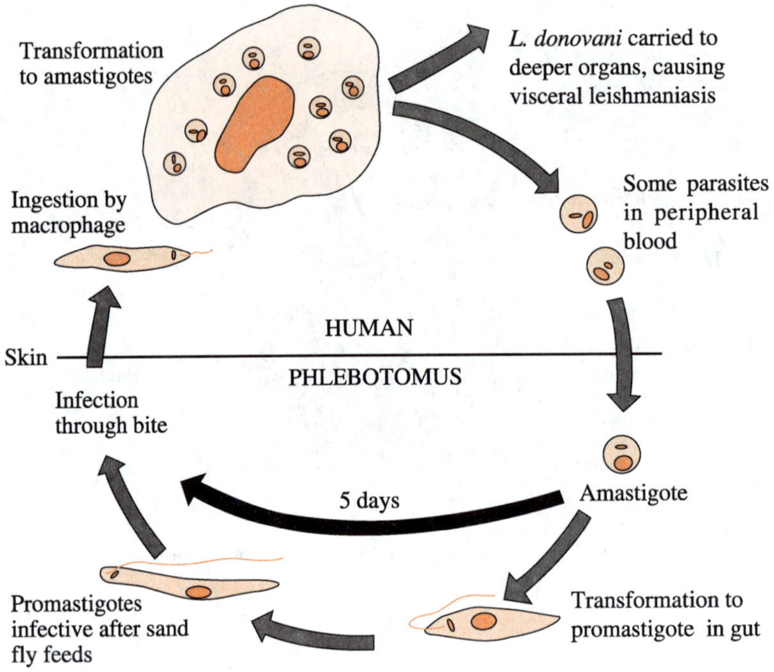

Fig. 9 - 3 Life cycle of *Leishmania donovani*

(From Bogitsh BJ and Cheng TC, 1998)

贫血是黑热病重要症状之一，血液中红细胞、白细胞及血小板都减少，即全血象减少，这是由于脾功能亢进，血细胞在脾内遭到大量破坏所致。若患者脾肿大严重，常同时伴有血细胞的显著减少，脾切除后血象可迅速好转。由于血小板减少，患者常发生鼻出血、牙龈出血等症状。此外，免疫溶血也是产生贫血的重要原因。有实验表明：患者的红细胞表面附有利什曼原虫抗原，杜氏利什曼原虫的代谢产物中有 1～2 种抗原与人红细胞抗原相同，因而机体产生的抗利什曼原虫抗体有可能直接与红细胞膜结合，在补体参与下破坏红细胞。患者血浆内清蛋白量明显减少，球蛋白量增加，出现清蛋白与球蛋白的比例倒置。球蛋白 IgG 滴度升高。

尿蛋白及血尿的出现可能由肾小球淀粉样变性及肾小球内有免疫复合物的沉积所致。

黑热病临床表现：潜伏期一般 4～7 个月，最长的达 10～11 个月。临床表现包括内脏型、淋巴结型、皮肤型。

（1）内脏型：主要是长期不规则发热，常表现为双峰热型（每天上、下午各有 1 次高热），伴脾、肝、淋巴结肿大，晚期患者面颊可出现色素沉着。95%患者会出现脾肿大、消瘦、贫血、白细胞和血小板减少、血清丙种球蛋白明显增高、清蛋白/球蛋白比例倒置、蛋白尿和血尿，常见患者鼻出血和齿龈出血。由于患者全血细胞减少，免疫功能受损，患者易并发感染性疾病（如肺炎），常致幼年患者死亡。急性粒细胞缺乏症也是常见的并发症，若治疗不及时，患者多在 1～2 年内再并发其他疾病而死亡。

（2）淋巴结型：患者无黑热病病史，局部淋巴结肿大，常见部位是腹股沟和股部，其次是颈部、腋下、上滑车、耳后等处。淋巴结肿大程度不一，一般如花生米和蚕豆大小，局部无压痛或红肿，在皮下较浅表处。淋巴结切片内常可见利什曼原虫。多数患者的一般情况较好，少数可有低热和乏力，常见嗜酸性粒细胞增多，肝、脾很少肿大。多数淋巴结型黑热病患者可以自愈。

（3）皮肤型：部分患者在治疗过程或在治愈后可发生皮肤病变，患者面部、颈部、四肢或躯干等部位出现许多大小不等的、暗色丘疹状的皮肤结节，结节内含有利什曼原虫。

实验诊断 Laboratory diagnosis

1. 病原检查，检出病原体即可确诊。常用的方法有：

（1）穿刺检查

1）涂片法：以骨髓穿刺物涂片，染色、镜检。最常用的是髂骨穿刺，方法简便、安全，原虫检出率为80%～90%。其次是淋巴结穿刺或淋巴结活检，原虫检出率约在46%～87%，应选取腹股沟、肱骨上滑车、颈淋巴结等部位肿大的浅表淋巴结。脾穿刺检出率很高，达90.6%～99.3%，但不安全，一般少用。

2）培养法：将上述穿刺物接种于NNN培养基，置22～25℃温箱内培养一周。若培养物中查见活动的前鞭毛体，则判为阳性结果。此法较涂片更为敏感，但需时较长，注意严格无菌操作。近年来改用Schneider培养基，3天即可出现前鞭毛体。

3）动物接种法：把上述穿刺物接种于易感动物（如金黄地鼠、BALB/c小鼠等），1～2个月后取感染动物肝、脾做印片或涂片，瑞氏染液染色、镜检。

（2）活检：在皮肤结节处用消毒针头刺破皮肤，取少许组织液，或用手术刀刮取少许组织作涂片，染色、镜检。

2. 免疫诊断法

（1）检测血清抗体：用酶联免疫吸附试验（ELISA）、间接血凝试验（IHA）、对流免疫电泳（CIE）、间接荧光试验（IF）、直接凝集试验（DA）等方法检测血清抗体的阳性率高，但有假阳性发生。近年来用分子生物学方法获得纯抗原，例如使用利什曼原虫动基体基因编码39个氨基酸的重组片段产物，即重组k39（rk39），降低了假阳性率。将rk39应用于Dipstick纸条法快速诊断内脏利什曼病显示出操作简便、敏感性高的特点。因抗体短期内不易消失，检测血清抗体不宜用于疗效考核。

（2）检测循环抗原：单克隆抗体抗原斑点试验（McAb-AST）用于诊断黑热病，其敏感性、特异性、重复性均较好，需血清量少（2μl），还可用尿液检查。检测循环抗原可用于疗效评价。

（3）利什曼素皮内试验（leishmanin intradermal test）：将含前鞭毛体的抗原液注入前臂屈侧皮内，用等量抗原稀释液作对照，若注射部位在48小时后略隆起的直径等于或大于0.5cm者，或大于对照相者为皮试阳性。在黑热病整个病程利什曼素皮试均呈阴性，直到治愈1个月后转为皮试阳性，且可持续数十年甚至终生，因此不能用于诊断，但可用于黑热病流行病学调查，确定疫区，判断流行程度和趋势，考核黑热病基本消灭后的监测。

3. DNA诊断方法

属病原学诊断方法，与传统的病原学方法相比具有敏感性高、特异性强的特点，还具确定虫种诊断的优点。近年来，采用kDNA序列设计的引物作PCR及DNA探针技术检测利什曼原虫微环kDNA来诊断黑热病的效果较好。

综合诊断依据：①曾于白蛉活跃季节（5～9月份）在流行区居住过；②临床表现呈起病缓慢，反复不规则发热，中毒症状相对较轻，肝、脾肿大；③实验室检查：全血细胞减少，球蛋白试验阳性，免疫学检查出抗原，组织活检找到无鞭毛体，DNA检测阳性。

流行 Epidemiology

分布 黑热病分布很广，主要流行于印度和地中海沿岸国家。黑热病曾在我国长江以北广泛流行，据1951年调查估计全国有53万患者。经过大规模防治，我国的黑热病流行得到有效控制，近年来黑热病主要散发在新疆、内蒙古、甘肃、四川、陕西、山西等地，新疆和内蒙古等地区还有黑热病自然疫源地存在。目前在我国西北部山丘地区流行的主要类型是犬源型黑热病，主要传染源是病犬、感染犬，患者多是婴儿、10岁以下儿童，传播媒介是近野栖型、野栖型中华白蛉。

流行环节

1. 传染源 病人、病犬以及某些野生动物均可作为传染源。黑热病属人兽共患病。除人与人之间传播外，也可在动物与人，动物与动物之间传播。根据传染源的差异，黑热病在流行病学上可大致分为三种不同的类型，即人源型、犬源型和自然疫源型，分别以印度、地中海和亚细亚荒漠内的黑热病为典型代表。同样，我国幅员辽阔，黑热病的流行面广，也存在三种不同类型的黑热病，从流行区的地势、地貌区分，可分成平原、山丘和荒漠三种不同的疫区。

2. 传播途径 主要通过白蛉叮刺传播，偶可经口腔黏膜、破损皮肤、胎盘或输血传播。在我国，传播媒介有中华白蛉（*Phlebotomus chinensis*）、长管白蛉（*P. longiductus*）、吴氏白蛉（*P. wui*）、亚历山大白蛉（*P. alexandri*）。我国黑热病分布于长江以北地区，与白蛉的地理分布相一致。有人认为与土壤的理化性质有关，长江以北主要是碱性土壤，中华白蛉的分布面广，量大；而江南主要是酸性土壤，中华白蛉极为罕见。

3. 易感人群 人群普遍易感，但易感性随年龄增长而降低，因此年龄愈大，得黑热病的机会愈小，病后免疫力持久。

防治 Treatment，Prevention and Control

1. 病原治疗

（1）首选药物为五价锑化合物，对利什曼原虫有很强的杀伤作用。如低毒高效的葡萄糖酸锑钠（斯锑黑克），疗效可达 97.4%；葡糖胺锑（甲基葡胺锑）。近年来报告应用脂肪微粒结合五价锑剂治疗黑热病可获得极好疗效，治愈迅速。

（2）非锑剂：具有抗利什曼原虫的作用，但药物毒性大，疗程长，仅用于抗锑剂病人。包括喷他脒（pentamidine），二脒替（司替巴脒）（stilbamidine）。

2. 脾切除治疗 对于药物治疗无效、脾高度肿大、伴有脾功能亢进者，可考虑脾切除治疗。

3. 预防 在流行区采取查治病人，杀灭病犬和消灭白蛉的综合措施是预防黑热病的有效办法。除了查治病人以外，捕杀病犬、控制病犬对犬源型疫区尤其重要，但对丘陵山区犬类的管理确有一定的困难，需寻找有效的措施加以控制。灭蛉、防蛉，阻断传播途径，在平原地区采用杀虫剂室内滞留喷洒或闭门烟熏杀灭中华白蛉。在山区、丘陵及荒漠地区对野栖型或偏野栖型白蛉，采取驱避措施，以减少或避免白蛉叮刺。另外，自然疫源型流行区的疫源分布和保虫宿主等问题仍有待查清，其防治对策也需研究完善。

我国的黑热病防治工作成绩卓著，到 1960 年大部分流行地区达到了基本消灭要求。但近年来，少数省（区）又出现新的病例报道，因此尚须继续加强防治，坚持不懈地进行监测，使防治成果得到巩固。

二、热带利什曼原虫 *Leishmania tropica*

热带利什曼原虫［*Leishmania tropica*（Wright，1903）Lühe，1906］的形态和生活史与杜氏利什曼原虫基本相同，区别在于本虫主要寄生在皮肤的巨噬细胞中，导致皮肤损害，称为皮肤利什曼病，过去通称东方疖（Oriental sore）或德里疖（Delhi boil）。在我国尚无确诊的病例报告。

热带利什曼原虫的无鞭毛体有大小两种之分，因而可分为两个亚种，即热带利什曼原虫大型亚种（*Leishmania tropica major*）及热带利什曼原虫小型亚种（*Leishmania tropica minor*），目前许多学者及 WHO 则把二者视为独立虫种，前者称为硕大利什曼原虫（*Leishmania major*），后者称为热带利什曼原虫（*Leishmania tropica*）。两种在形态、临床表现及流行病学上各有特点。

硕大利什曼原虫无鞭毛体较大，约 4.48 μm×3.33 μm。白蛉叮咬将该虫前鞭毛体注入皮肤，经数天至数月的潜伏期，注入部位发生丘疹，丘疹直径大（5～10mm），呈急性炎症样，如疖肿；1～3 个月即溃破，有脓流出，边缘隆起、发硬，溃疡面覆盖一层薄痂皮，常伴有淋巴管炎。溃疡多发生于下肢，愈合较快，整个病程约 3～6 个月。溃疡边缘及底部的组织内常有许多被该原虫寄生的巨噬细胞。患者利什曼素皮肤迟发型超敏试验常为阳性。患者不经治疗也能自愈。本型皮肤利什曼病又称湿型皮肤利什曼病，因流行于乡村及传染病源为鼠类，亦称乡村型或动物源型皮肤利什曼病。

热带利什曼原虫的无鞭毛体较小，约 3.33 μm×1.99 μm，所致的皮肤利什曼病潜伏期长。丘疹直径小（1～3mm）、发展慢，3～6个月才溃破，脓少，通常无淋巴管炎。溃疡多发生在面部，病程在1年或1年以上，本型皮肤利什曼病又称干型，因流行于城镇，传染源为病人，亦称城镇型或人源型。

东方疖一般能自愈，但在埃塞俄比亚高原一带的部分患者病变长期不愈，病灶中的利什曼原虫可经淋巴或血流转移到别处的皮肤，形成许多蕈状结节，称为弥散型皮肤利什曼病（diffuse cutaneous leishmaniasis）。Bray等（1973）认为本型利什曼病的病原为独立虫种，并命名为埃塞俄比亚利什曼原虫（*Leishmania aethiopica*）。患者利什曼皮肤迟发型超敏试验常为阴性，为细胞介导免疫缺陷所致。

此外，还有少数患者溃疡长期不愈，边界不断向外扩张，类似结核，患处利什曼原虫稀少，称为类狼疮型皮肤利什曼病（lupoid cutaneous leishmaniasis）。

病原学诊断应自溃疡边缘或基底部取材涂片查找无鞭毛体，如为阴性，可作切片检查，或用NNN培养基培养前鞭毛体。

皮肤利什曼病多流行于北非、东非、欧洲南部、中亚细亚、中东、印度西部等地。硕大利什曼原虫的重要传播媒介为巴氏白蛉（*Phlebotomus papatasi*），还有高加索白蛉（*P. caucasicus*）；热带利什曼原虫传播媒介在欧洲主要是*P. perfiliwi*，在中东可能也是巴氏白蛉，在印度及阿富汗等地则为银足白蛉（*P. argentipes*）。

用葡萄糖酸锑钠等五价锑剂治疗本病有一定疗效。局部治疗主要是保持溃疡清洁，防止继发感染。主要预防措施是防蛉叮咬，灭蛉、灭鼠。另外，可用前鞭毛体疫苗作预防接种，产生人工溃疡，自愈后可保护机体免遭自然感染。

三、巴西利什曼原虫 *Leishmania braziliensis*

巴西利什曼原虫（*Leishmania braziliensis* Vianna，1991）与热带利什曼原虫极相似，除了导致皮肤损害，尚可引起黏膜损害，称为皮肤黏膜利什曼病（mucocutaneous leishmaniasis，espundia）。巴西利什曼原虫复合体包括：巴西利什曼原虫（*Leishmania braziliensis*）、圭亚那利什曼原虫（*Leishmania guyanensis*）和巴拿马利什曼原虫（*Leishmania panamensis*）。我国未发现该虫。

虫体经白蛉叮咬注入人体皮肤，经过半个月左右的潜伏期，被叮咬的皮肤处出现无痛丘疹，奇痒，1～4周内形成溃疡。溃疡多发生于腿部，相继是足、前臂、头、臀、肘、躯干及鼻黏膜。如无细菌继发感染，溃疡可在6～15个月愈合。部分患者体内的巴西利什曼原虫可经淋巴或血液侵入鼻咽部黏膜，引起黏膜病变，严重者导致鼻中隔、喉和气管的软骨破坏，患者可因并发其他疾病而死亡。

诊断主要依靠病原学检查，在病灶的组织内检查无鞭毛体。应用NNN培养基培养时，培养基内的兔血应改为鼠血，因兔血可妨碍虫体繁殖。亦可用IHA、IFA、ELISA及利什曼素皮内试验等作辅助诊断。患者利什曼皮肤迟发型超敏反应呈阳性反应。单克隆抗体技术、PCR技术结合分子杂交可用于虫种、亚种鉴定。

皮肤黏膜利什曼病流行于中、南美洲，例如巴西、秘鲁等国家。保虫宿主多为森林中的啮齿类动物。传播媒介主要为罗蛉属白蛉，有中间罗蛉（*Lutzomyia intermedius*）、秘鲁罗蛉（*Lu. peruensis*）、疣肿罗蛉（*Lu. verrucarum*）、惠尔康白蛉（*Psychodopygus wellcomei*）和巴拿马白蛉（*P. panamaensis*）等。

治疗可用五价锑剂及芳香双脒剂，无效者可加用双羟萘酸环氯胍或两性霉素B。患者愈后可抵抗同种原虫的再感染，亦可抵抗墨西哥利什曼原虫的感染。预防感染的主要措施是防蛉叮咬；进入森林、峡谷时，皮肤尽可能不裸露，皮肤涂擦驱避剂。

四、墨西哥利什曼原虫 *Leishmania mexicana*

墨西哥利什曼原虫[*Leishmania mexicana*（Biagi，1953）Garnham，1962]与热带利什曼原虫一样引起皮肤利什曼病，不侵犯黏膜，亦不侵犯内脏。我国未发现该虫。

人进入森林遭白蛉叮咬可感染该虫，出现皮肤损害。溃疡与东方疖相似，可以自愈。大约有40%的患者发生耳轮溃疡，损害可累及耳软骨，使耳轮残缺。此是该病不同于热带利什曼原虫所致的皮肤损害之处。

病原体检查方法同热带利什曼原虫。患病期间利什曼素皮肤迟发型超敏反应阳性。但少数患者可因细胞免疫低下，而发生弥散型皮肤利什曼病，利什曼素皮肤迟发型超敏反应阴性。患者病愈后获得免疫力可抵抗同种利什曼原虫的再感染。传播媒介为 *Lutzomyia olmeca* 和 *Lu. flaviscutellata*.

防治方法参考热带利什曼原虫病。

第二节 锥 虫
Trypanosomes

Learning guide

After studying this chapter the student should be able to answer the following questions.

1. What is sleeping sickness? How is it transmitted?

2. What is Chagas' disease? How is it transmitted?

3. Describe the pathogenesis caused by *T. brucei gambiense*, *T. b. rhodesiense*, and *T. cruzi* respectively.

Key terms

Trypanosoma brucei gambiense; *T. b. rhodesiense*; *T. cruzi*; African trypanosomiasis; sleeping sickness; *Glossina*; trypomastigote; epimastigote; metacyclic trypomastigote; Winterbottom; Chagas' disease; amastigote; *Triatoma*.

锥虫（trypanosome）是寄生在鱼类、两栖类、爬行类、鸟类、哺乳类以及人的血液或组织细胞内的鞭毛虫。寄生于人的锥虫依其感染途径可分为两大类，即通过唾液传播的涎源性锥虫与通过粪便传播的粪源性锥虫。

一、布氏冈比亚锥虫与布氏罗得西亚锥虫 *Trypanosoma brucei gambiense* and *Trypanosoma brucei rhodesiense*

布氏冈比亚锥虫（*Trypanosoma brucei gambiense* Dutton，1902）与布氏罗得西亚锥虫（*T. brucei rhodesiense* Stephens and Fantham，1910）同属于人体涎源性锥虫，是非洲锥虫病（African trypanosomiasis）或称睡眠病（sleeping sickness）的病原体，通过舌蝇属（*Glossina*）吸血传播。这两种锥虫在形态、生活史、致病及临床表现有共同特征。

形态 Morphology

两种布氏锥虫在人体内寄生阶段皆为锥鞭毛体（trypomastigote），具多形性（pleomorphism）的特点，可分为细长形、中间形和粗短形（Fig. 9－4）。吉姆萨染色或瑞氏染色的血涂片中，虫体胞质呈淡蓝色，胞核呈红色或红紫色，动基体为深红色点状，波动膜为淡蓝色。胞质内有呈深蓝色的异染质（volutin）颗粒。细长型长 20～40 μm，游离鞭毛可达 6 μm，动基体位于虫体近末端；粗短型长

15～25 μm，宽 3.5 μm，游离鞭毛短于 1 μm，或者鞭毛不游离，动基体位于虫体近后端。鞭毛起自基体，伸出虫体后，与虫体表膜相连。当鞭毛运动时，表膜伸展，即形成波动膜。

生活史 Life cycle

在病程的早期锥鞭毛体存在血液、淋巴液内，晚期可侵入脑脊液。三型锥鞭毛体中，仅粗短型对舌蝇具感染性。舌蝇吸入含锥鞭毛体的血液，在中肠内粗短型锥鞭毛体进行增殖，并转变为细长的锥鞭毛体，以二分裂方式增殖。约在感染 10 天后，锥鞭毛体从中肠（中肠期）经前胃到达下咽，然后进入唾液腺。在唾液腺内，锥鞭毛体附着于细胞上，并转变为上鞭毛体（epimastigotes）。经过增殖最后转变为循环后期锥鞭毛体（metacyclic trypomastigotes），其外形粗短，大小约为 15 μm×2.5 μm，无鞭毛，对人具感染性。当这种舌蝇刺吸人血时，循环后期锥鞭毛体随唾液进入皮下组织，转变为细长型，增殖后进入血液（Fig. 9－4）。

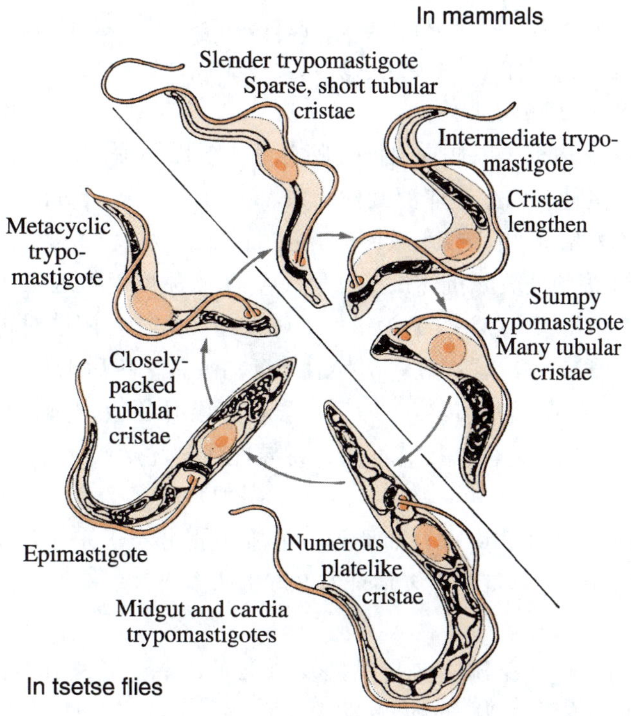

Fig. 9－4 Life cycle of Trypanosome

临床表现和致病机制 Clinical manifestations and Pathogenesis

两种锥虫侵入人体以后的基本过程：锥虫在局部增殖所引起的初发反应期、锥虫在体内播散的血淋巴期以及侵入中枢神经系统的脑膜脑炎期。

在初发反应期，锥虫在侵入的局部增殖，引起淋巴细胞、组织细胞、少数嗜酸性粒细胞和巨噬细胞浸润，局部红肿，称为锥虫下疳（trypanosomal chancre）。

在血淋巴期，锥虫进入血液和组织间淋巴液后，引起广泛的淋巴结肿大，淋巴结中的淋巴细胞、浆细胞和巨噬细胞增生。脾充血、肿大，脾内淋巴样细胞和网状内皮细胞增生。肝细胞变性，门静脉血管周围有单核细胞浸润。并可引起心肌炎、心外膜炎及心包积液。

在脑膜脑炎期，锥虫侵入中枢神经系统，引起弥漫性软脑膜炎。脑皮质充血和水肿、神经元变性、胶质细胞增生。

锥虫能使宿主引起免疫抑制，可以降低宿主对锥虫及其他病原体的免疫反应，包括体液和细胞免疫，从而使宿主易于发生继发感染。

临床表现 两种锥虫病的临床表现基本相似。锥虫下疳约在感染的第6天出现，初为结节，以后肿胀，形成硬结，有痛感，约3周后消退。感染后5～12天，血中出现锥虫。由于抗原变异，血中锥虫数目交替出现上升与下降现象，间隔时间约为2～10天。虫血症高峰持续2～3天，伴有发热、头痛、关节痛、肢体痛等症状。发热持续数天，自行下降，进入无热期，隔几天后再次上升。这种现象与虫体的抗原变异密切相关。淋巴结普遍肿大，尤以颈后部、颌下、腹股沟及股淋巴结为显著；颈部后三角部淋巴结肿大，称 Winterbottom 征，是冈比亚锥虫病的特征。还可以出现深部感觉过敏（Kerandel 征）、脾充血肿大、心肌炎，心外膜炎及心包积液。在冈比亚锥虫病，中枢神经系统症状可在发病后12个月或数年才出现，而在罗得西亚锥虫病出现早，在感染后2～4周即可发生；主要表现为个性改变，无欲状态，以后出现异常反射、深部感觉过敏、共济失调、震颤、痉挛、嗜睡，最后昏睡；脑脊液中细胞数和蛋白质量均上升，IgM 量增高。

两种锥虫病的病程有所不同，冈比亚锥虫病呈慢性过程，病程数月至数年。罗得西亚病呈急性过程，病程为3～9个月。有些病人在中枢神经系统未受侵犯以前即死亡。

实验诊断 Laboratory diagnosis

1. 病原学方法 ①涂片检查 以病人血液、脑脊液、淋巴结穿刺液、下疳渗出液和骨髓作涂片、镜检，查病原体。②动物接种 以上述体液接种于大、小白鼠或豚鼠。此法适于罗得西亚锥虫，但不适用于冈比亚锥虫。③体外培养 由于技术较困难，应用少。

2. 免疫学方法 有间接免疫荧光抗体试验（IFA），酶联免疫吸附试验（ELISA），卡片凝集试验（card agglutination test，CATT）。CATT 为最好的筛选检测方法，阳性时再寻找锥虫。

锥虫病患者血清和脑脊液中 IgM 增高，治疗后渐渐消失，一年后 IgM 仍高者，提示有复发可能。

3. 分子生物学方法 DNA 探针和 PCR 等生物学技术已开始应用于锥虫病的诊断研究，具有标准化、微量化、易操作、快速、简便、敏感性高、特异性强等优点。

流行 Epidemiology

分布 冈比亚锥虫分布于西非和中非，而罗得西亚锥虫则分布于东非和南非。流行该病的国家有36个，受威胁的人群有5000万，每年患者估计有2.5万人。

流行环节

1. 传染源 冈比亚锥虫的传染源主要是病人及感染者。牛、猪、山羊、绵羊、犬等动物可能是保虫宿主。罗得西亚锥虫的传染源为受感染的动物及人。

2. 传播途径 冈比亚锥虫病的主要传播媒介为须舌蝇（*Glossina palpalis*）、*G. tachinoides* 和 *G. fuscipes*；在河边或森林的植物稠密地带孳生。罗得西亚锥虫的主要传播媒介为刺舌蝇（*G. morsitans*）、淡足舌蝇（*G. pallidipes*）及 *G. swynnertoni*；孳生在东非热带草原和湖岸矮林地带及草丛地带，嗜吸动物血，在动物中传播锥虫，人因进入这种地区而感染。

3. 易感者 人群普遍易感，无固有免疫和年龄分布差异。冈比亚锥虫病主要是人感染，以农村人群为主。罗得西亚锥虫病为人和动物感染，包括旅游者、野外工作人员、当地农民；动物主要为林羚、麋羚及牛等。

流行特征 非洲锥虫病地理分布与舌蝇分布一致。

防治 Treatment，Prevention and Control

1. 病原治疗药物有 ①舒拉明钠（suramin sodium）：对两种非洲锥虫病早期（中枢神经系统被侵犯前）皆有效。②喷他脒：对早期冈比亚锥虫病疗效极好，对罗得西亚锥虫疗效不满意。③美拉胂醇：为三价砷制剂，两种锥虫病各期皆有效，但因毒性较大，仅用于晚期病人。④依氟鸟氨酸（eflornithine，DFMO）：对早、晚期的两种锥虫病皆有效。⑤IMOL881：为正在研究的新药。

2. 预防 控制主要传染源，及时隔离和有效的治疗病人是预防锥虫病的重要措施。消灭舌蝇和防止舌蝇叮咬是防治的关键。对有动物传染源的罗得西亚锥虫病，防蝇措施、切断传播途径更显得重要。水源附近的草木是须舌蝇栖居处，可喷洒 DDT、狄氏剂（dieldrin）等杀虫剂或清除草木使舌蝇无法生存。刺舌蝇栖居地为大草原或丛林地区，除喷洒杀虫剂外，可进行垦殖，使舌蝇无处繁殖。个人防护必要时可以采用穿长袖衣和长腿裤、涂抹避虫油等。还可以预防性注射舒拉明或喷他脒，但毒性较大，一般不使用。

二、克氏锥虫 *Trypanosoma cruzi*

克氏锥虫（*Trypanosoma cruzi* Chagas，1909）属人体粪源性锥虫，是克氏锥虫病（或称恰加斯病，Chagas' disease）的病原体。主要分布于南美和中美，故克氏锥虫病又称美洲锥虫病。

形态 Morphology

生活史中有三种不同形态：无鞭毛体、上鞭毛体和锥鞭毛体。

无鞭毛体（amastigote）存在于细胞内。圆形或椭圆形，大小为 2.4～6.5 μm。有核和动基体，鞭毛很短或无。

上鞭毛体（epimastigote）存在于锥蝽的消化道内。纺锤形，长约 20～40 μm。动基体在核的前方，游离鞭毛自核的前方发出。

锥鞭毛体（trypomastigote）存在于血液或锥蝽的后肠内（循环后期锥鞭毛体）。大小为（11.7～30.4）μm×（0.7～5.9）μm。游离鞭毛自核的后方发出。在血液内，外形弯曲如新月状。

生活史 Life cycle

克氏锥虫病的传播媒介为锥蝽（*Triatoma*）。锥蝽自人体或哺乳动物吸入含有锥鞭毛体的血液数小时后，锥鞭毛体在前肠内失去游离鞭毛，约在 14～20 小时后转变为无鞭毛体，以二分裂增殖。然后再转变为球鞭毛体（spheromastigote）进入中肠，发育为上鞭毛体。上鞭毛体以二分裂方式增殖，约在吸血后 3～4 天，上鞭毛体出现于直肠，并附着于上皮细胞上。第 5 天后，上鞭毛体变圆，发育为循环后期锥鞭毛体。当受染锥蝽吸血时，循环后期锥鞭毛体随锥蝽粪便经皮肤伤口或黏膜进入人体。这种传播方式称为后位传播或污染传播，以别于非洲锥虫病的前位传播或接种传播。

血液内的锥鞭毛体侵入组织细胞内转变为无鞭毛体，进行增殖，形成假囊，约 5 天后一部分无鞭毛体经上鞭毛体转变为锥鞭毛体，锥鞭毛体破假囊而出，进入血液，再侵入新的组织细胞，主要是肌细胞。

此外，还可通过输血、母乳、胎盘或食入被锥蝽粪便（含有循环后期锥鞭毛体）污染的食物而获得感染。

临床表现和致病机制 Clinical manifestations and Pathogenesis

潜伏期为 1～3 周，此期无鞭毛体在细胞内增殖，锥鞭毛体在细胞之间传播。

急性期　锥虫侵入部位的皮下结缔组织出现炎症反应，局部出现结节，称为恰加斯肿（Chagoma）。如侵入部位在眼结膜，则一侧性眼眶周围水肿、结膜炎及耳前淋巴结炎（Romana 征）。这两种体征的病变都是以淋巴细胞浸润和肉芽肿为特点。主要临床表现为头痛、倦怠、发热、广泛的淋巴结肿大和肝脾肿大，伴有呕吐、腹泻或脑膜炎症状。还可有心动过缓、心肌炎等心脏症状。此期持续 4～5 周，大多数患者经急性恢复期后，进入隐匿期，有些患者则转为慢性期。

慢性期　常在感染后 10～20 年后出现，主要病变为心脏增大、心肌菲薄、食管与结肠的肥大和扩张，继之形成巨食管（megaesophagus）和巨结肠（megacolon）。病人进食和排便均感严重困难。在慢性期，血中及组织内很难找到锥虫。

人体感染克氏锥虫后，常在急性期出现虫血症，由于产生免疫应答，在 2～3 个月内，血中虫数下降。

克氏锥虫与宿主组织有共同抗原，能诱导交叉反应。在患者血内存在抗心内膜、血管和间质的自身抗体。恰加斯病隐性期的病变具有自身免疫病的性质。

在急性期，宿主产生了免疫抑制。体外实验表明，克氏锥虫能分泌一种免疫抑制因子，抑制 IL-2、转铁蛋白（Tf）、CD3 受体在淋巴细胞表面的表达，从而抑制淋巴细胞的增殖。

实验诊断 Laboratory diagnosis

急性期，血中锥鞭毛体虫数多，易于检获病原体。方法包括：新鲜抗凝血或血沉棕黄层（buffy coat）与血浆的界面直接镜检活体原虫；血涂片吉姆萨染色、镜检；血液接种鼠体或 NNN 培养基中培养。

在隐匿期或慢性期，血中锥虫少，可用免疫学方法诊断。方法有间接荧光抗体试验、间接血凝试验及酶联免疫吸附试验。也可用动物接种法，即用人工饲养的锥蝽幼虫吸食受检者血 10～30 天后检查锥蝽肠道内有无锥虫。

PCR 及 DNA 探针技术对于检测虫数极低的血标本，有很高的检出率。

流行 Epidemiology

美洲锥虫病是拉丁美洲分布最广的传染病之一，感染者在 1000 万以上。美洲锥虫病属人兽共患疾病，具有克氏锥虫血症的动物和人是该病的传染源。多种野生动物和家养哺乳动物都是本病的保虫宿主，重要的动物有犰狳、袋鼠、浣熊、家鼠、犬、猫等。克氏锥虫通过媒介锥蝽在野生动物之间、野生动物和家养动物之间以及在人群之间传播。

传播媒介锥蝽可栖息于人房内，多夜间吸血。主要虫种为骚扰锥蝽（*Triatoma infestans*）、长红锥蝽（*Rhodnius prolixus*）、大锥蝽（*Panstrongylus megistus*）、泥色锥蝽（*T. sordida*）。

人在睡眠时因锥蝽吸血时排出含锥虫的粪便而感染。各年龄组人均可感染，但主要为儿童。

防治 Treatment，Prevention and Control

本病尚无特效治疗方法，硝基呋喃（nitrofuran）类衍生物 Bayer 2502（商品名为 Lampit）对急性期有一定效果，可明显减轻症状和缩短锥虫血症持续的时间，但清除血中原虫作用很有限。

改善居住条件和房屋结构，防止锥蝽在室内孳生。滞留喷洒杀虫剂杀灭室内锥蝽。

（叶　彬）

第三节　蓝氏贾第鞭毛虫
Giardia lamblia

Learning guide

After studying this section the student should be able to answer the following questions.

1. How does *Giardia lamblia* harm humans?
2. How is giardiasis transmitted?
3. How many factors are associated with the pathogenesis of *G. lamblia*?
4. How can we diagnose giardiasis?

Key terms

Giardia lamblia；giardiasis；trophozoite；cyst：water borne disease；metronidazole.

蓝氏贾第鞭毛虫（*Giardia lamblia* Stiles，1915），又称十二指肠贾第虫（*Giardia duodenalis*）或小肠贾第虫（*Giardia intestinalis*），简称贾第虫。寄生在人体小肠、胆囊，主要在十二指肠，可引起腹痛、腹泻和吸收不良等症状，致贾第虫病（giardiasis）。1681 年，由 Leeuwenhoek 在自己的粪便中首先发现。此虫全球分布，热带和温带多见，儿童特别敏感。近年来，由于旅游事业的发展，在旅游者中发病率较高，故又称旅游者腹泻。该病已被列为全世界危害人类健康的十大主要寄生虫病之一，为人体消化管中最常见的鞭毛虫。

形态 Morphology

本虫生活史有滋养体和包囊两个发育阶段（Fig. 9－5）。

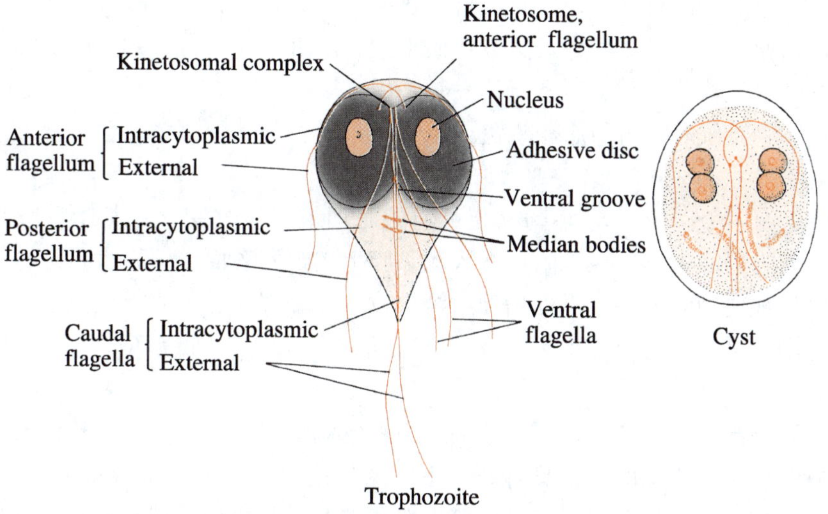

Fig. 9－5　Morphological forms of *Giardia lamblia*

(From Roberts LS and Janovy J，2009)

1. 滋养体　呈半个倒置梨形，长 9.5～21μm，宽 5～15 μm，厚 2～4 μm。两侧对称，背面隆起，腹面扁平，腹面前半部向内凹陷成吸器（adhesive disc），虫体借此吸附在宿主肠黏膜上。位于虫体前端吸器区中线两侧各有一个卵圆形细胞核，核内无核仁。有 4 对鞭毛，按其位置分别为前鞭毛、后鞭毛、腹鞭毛和尾鞭毛各 1 对，鞭毛均发自两核前部之间的动基体（kinetosome）；所有鞭毛轴丝（axoneme）在逸出虫体前需穿越细胞质；前鞭毛轴丝分别从对侧吸器区的基体发出，从虫体侧面穿过，逸出虫体；尾鞭毛轴丝是直的，彼此靠近，将虫体分成两个相等的部分。虫体借助于 8 根鞭毛，绕着长轴摆动，运动活跃，典型运动如落叶飘动。一对大而弯曲、深染的中体（median bodies）位于吸器之后。虫体没有真正的轴柱。滋养体内无线粒体、滑面内质网、高尔基复合体和溶酶体。

2. 包囊　椭圆形。囊壁较厚，光滑、无色。大小为（10～14）μm×（7. 5～9）μm。在活标本可见核和中体。碘液染色包囊呈黄绿色，由于在固定时细胞质皱缩，通常可见囊壁与细胞质之间的空隙。未成熟包囊有 2 个核，成熟包囊有 4 个核，多偏于一端，还可见 2 个中体、鞭毛、轴丝等。

生活史 Life cycle

生活史分两个阶段：滋养体和包囊。成熟的四核包囊是感染期，包囊随污染的食物和饮水感染人体，通过胃、进入十二指肠，不久四核滋养体脱囊逸出，并继续完成胞质分裂，形成 2 个滋养体，吸附到小肠上寄生。滋养体主要寄生在人的十二指肠内，有时也可在胆囊内，借吸器吸附肠壁，营纵二分裂法繁殖。如果滋养体落入肠腔而随食物到达回肠下段或结肠，环境改变，虫体成囊，首先鞭毛缩短，不再伸出，然后细胞质浓缩，并分泌一层厚的透明囊壁，包囊以坚韧的囊壁防止虫体在环境温度改变、脱水和氯气消毒剂中发生变化。包囊随粪便排出，一般在硬度正常粪便中只能找到包囊。滋养体则可在腹泻者粪便中发现。包囊在外界抵抗力较强，为传播阶段。

临床表现和致病机制 Clinical manifestations and Pathogenesis

1. 临床表现　少数感染贾第虫包囊者（成人约 13%，儿童约 17%）为无症状带囊者，另一部分则出现临床症状。潜伏期平均为 1～2w，长者可达 45d。

初起症状有恶心、厌食、上腹及全身不适，或伴低热或寒战，此后，可出现突发性恶臭水泻，胃肠胀气和上中腹部痉挛性疼痛。粪内偶见黏液，极少带血。部分病人急性期持续数天即可自行消退，转为无症状带囊者。幼儿患者病程可持续数月，出现吸收不良、脂肪泻、衰弱和体重减轻。急性期需与急性病毒性肠炎、细菌性痢疾、食物中毒、急性肠阿米巴病、大肠埃希菌引起的“旅游者腹泻”等进行鉴别。

部分未得到及时治疗的急性期病人可转为亚急性或慢性期。亚急性期表现为间歇性排恶臭味软便、伴腹胀、痉挛性腹痛，或有恶心、厌食、胃灼热、头痛、便秘和体重减轻等。慢性期病人比较多见，表现为周期性稀便，味甚臭，病程可达数年而不愈。严重感染且得不到及时治疗的患儿病程可持续很长时间，并常常导致营养吸收不良和身体发育障碍。

当虫体寄生在胆管系统时，可引起胆囊炎或胆管炎，可引起上腹疼痛、食欲缺乏、肝大以及脂肪代谢障碍等。

2. 致病机制 贾第虫感染可导致小肠黏膜可逆的病理组织学改变，滋养体一般并不侵入小肠黏膜上皮组织，仅以其吸器和虫体边缘吸附、嵌入肠黏膜上皮细胞表面。但在大量滋养体寄生时可侵入肠黏膜。小肠黏膜呈现典型的卡他性炎症病理组织学改变，表现为黏膜固有层急性炎性细胞和慢性炎性细胞浸润，上皮细胞绒毛变短变粗，长度与腺腔比例变小，上皮细胞坏死脱落，黏膜下派伊尔结（Peyer’s patches）明显增生等。

贾第虫的致病机制尚不完全清楚，一般认为，患者发病情况与虫株毒力、机体反应和共生内环境等多种影响因素有关。来源不同的虫株具有截然不同的致病力。虫体寄生数量多时，形成机械阻隔，与宿主竞争营养。滋养体通过吸器吸附于肠黏膜上造成的刺激与损伤，以及原虫分泌物和代谢产物对肠黏膜微绒毛的化学性刺激，破坏了肠黏膜的吸收功能，也可使维生素 B_{12} 吸收减少。肠内细菌的协同作用等，在不同程度上可使肠功能紊乱。二糖酶缺乏是导致宿主腹泻的原因之一。二糖酶在贾第虫患者和动物模型体内均有不同程度缺乏；动物实验显示，二糖酶水平降低时，滋养体可直接损伤小鼠的肠黏膜细胞，造成小肠微绒毛变短，甚至扁平。

宿主的非特异性免疫，如乳汁内的游离脂肪酸及肠黏膜对贾第虫感染具有一定程度的防御作用。宿主的体液和细胞免疫对贾第虫感染均有不同程度的保护作用。宿主的免疫状态是临床症状轻重不同的重要因素，如在低丙种球蛋白血症和免疫功能低下或艾滋病患者感染贾第虫后，可出现慢性腹泻和吸收不良等严重临床症状。

实验诊断 Laboratory diagnosis

1. 病原学诊断

（1）粪便检查：用生理盐水涂片法检查滋养体，碘液染色涂片检查包囊，也可用甲醛乙醚沉淀法或硫酸锌浓集法检查包囊。通常在成形粪便中检查包囊，而在水样稀薄的粪便中查找滋养体。因包囊形成、排出具有间歇的特点，检查时可采用隔天粪检并连续 3 次的方法，以提高检出率。

（2）十二指肠液或胆汁检查：粪便多次阴性者可用此法。标本直接镜检或用离心浓集法检查，阳性率可达 75%。

（3）肠检胶囊法（Entero-test capsule）：禁食后，嘱患者吞下一个装有尼龙线（成人线长 140 cm，儿童线长 90 cm）的胶囊。将线的末端经胶囊一端的小孔引出并粘在受试者颈部或口外侧。吞下的胶囊在体内溶解后，尼龙线便自行松开、伸展，可达十二指肠和空肠，经 4h 后缓缓拉出尼龙线，取线上的黏附物镜检。

2. 免疫学诊断 酶联免疫吸附试验（ELISA）、直接免疫荧光抗体试验（DFA）和对流免疫电泳（CIE）等方法有较高的敏感性和特异性。此类方法常作为一种辅助诊断手段，非常适用于流行病学研究和调查。

3. 分子生物学 用生物素标记的贾第虫滋养体全基因组 DNA 或用放射性物质标记的 DNA 片段制成 DNA 探针，使用 PCR 方法检测粪便中贾第虫具有较高的敏感性和特异性。

流行 Epidemiology

贾第虫病呈世界性分布，感染率为 2%～15%。儿童感染此病非常普遍，在发达国家此病也常发生于 1～4 岁及 20～40 岁这两个年龄段，发展中国家感染人数约为 2.5 亿。在俄罗斯特别严重，美国也接近于流行，贾第虫病的流行常与饮水有密切关系，美国、加拿大、英国、瑞典、澳大利亚、新西兰都曾因水源污染引起贾第虫病暴发流行。近年来，有关艾滋病人及同性恋者合并贾第虫感染的报道不断增多。我国分布也很广泛，各地感染率在 2%～10%之间，夏秋季节发病率较高。

1. 传染源　为粪便内含有包囊的带囊者、患者或动物。动物保虫宿主，包括家畜（如牛、羊、猪、兔等）、宠物（如猫、犬等）和野生动物（河狸）。感染者一次粪便排出的包囊数可达 4 亿。

2. 传播途径　人服用被包囊污染的食物或水而感染。包囊在水中可存活 4 天，在氯化消毒水（0.5%）中可活 2～3 天。在粪便中包囊的活力可维持 10 天以上；但在 50℃或干燥环境中很易死亡。包囊在蝇的消化道内可存活 24 小时；在蜚蠊消化道内经 12 天仍有活力，表明昆虫在某些情况下可能成为传播媒介。“人-人”传播途径多见于小学校、托儿所和家庭成员之间。粪-口传播方式在人口过度拥挤、用水不足和卫生状况不良的地区较为普遍。同性恋者常导致包囊的间接粪-口传播。

3. 易感人群　人及动物高度敏感。人吞食 10 个具有活力的包囊即可获得感染。旅游者、男性同性恋者、胃切除病人、胃酸缺乏及免疫球蛋白缺陷病人易受感染，儿童患者多见，年老体弱者和免疫功能缺陷者尤其易感。

防治 Treatment，Prevention and Control

治疗常用药物有甲硝唑（灭滴灵）、替硝唑、阿苯达唑、吡喹酮等。巴龙霉素多用于治疗有临床症状的患者，尤其是感染本虫的怀孕妇女。加强人和动物宿主粪便管理、监测，防止水源污染和加强水源保护是预防本病的重要措施。彻底治愈病人、带囊者。艾滋病人和其他免疫功能缺陷者，应特别注意防范贾第虫感染。

第四节　阴道毛滴虫
Trichomonas vaginalis

Learning guide

After studying this section the student should be able to answer the following questions.

How is *Trichomonas vaginalis* transmitted?

Is there any relationship between self-cleaning and pathogenesis by *T. vaginalis*?

What are the important symptoms caused by *T. vaginalis*?

How can we diagnose trichomoniasis?

Key terms

Trichomonas vaginalis；trichomoniasis；trophozoite；self-cleaning；vaginal discharge；contact-dependent cytopathic effect；cell-detaching factor；sexually transmitted diseases；metronidazole.

阴道毛滴虫（*Trichomonas vaginalis* Donné 1837），1836 年 Donné 首先在阴道脓性分泌物和男性泌尿生殖管道分泌物中发现。阴道毛滴虫寄生在人体阴道及泌尿道，主要引起滴虫性阴道炎（trichomoniasis）或泌尿道炎症，是以性传播为主的一种传染病，全球性分布，人群感染较普遍。

形态 Morphology

生活史仅有滋养体期。典型滋养体呈梨形或椭圆形，一般宽 10～15 μm，长 7～32 μm，无色透明，有折光性。虫体前端有 4 根等长的前鞭毛，第五根鞭毛向后，沿波动膜（undulating membrane）外缘内侧呈波浪式延伸，与波动膜外缘等长，无游离缘。波动膜是虫体一侧向外隆起形成的双层膜结构，表面光滑，是虫体的运动细胞器，长约占虫体的 1/3～2/3。轴柱（axostyle）从虫体前端向后端延伸，贯穿虫体，于虫体后端伸出，其末端尖，有附着作用，常附有阴道上皮细胞或碎片等。胞核位于前端 1/3 处，为椭圆形泡状核，核的上缘有 5 颗排列成杯状的基体，由此发出鞭毛。胞质内有深染的颗粒，沿轴柱和肋平行排列，为氢化酶体（hydrogenosome），是该虫特有的酶系。虫体柔软多变，活动力强，无定向运动，波动膜使虫体旋转运动，而前鞭毛起推动力的作用（Fig. 9 - 6）。

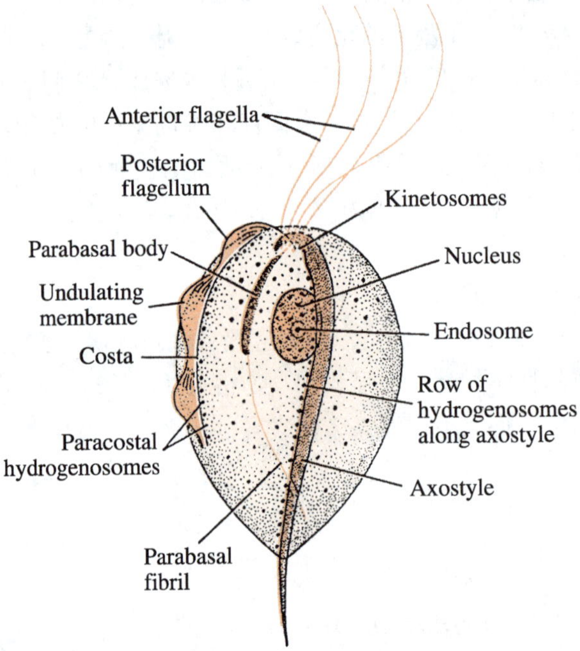

Fig. 9 - 6 Trophozoite of *Trichomonas vaginalis*

(From Roberts LS and Janovy J，2009)

生活史 Life cycle

生活史简单，仅有滋养体期，滋养体既是致病体，又是感染阶段。虫体以纵二分裂或多分裂繁殖，以吞噬和吞饮摄取白细胞、细菌和细胞渗出液。虫体在外环境生命力较强，有一定抵御不良环境的能力，所以阴道毛滴虫除了直接接触传播外还可通过间接接触传播。滋养体寄生在女性阴道、尿道、膀胱和尿道旁腺，偶尔在前庭大腺，以阴道后穹窿多见；男性感染者一般寄生于尿道、前列腺、精囊，也可在睾丸、附睾或包皮下寄生。

临床表现和致病机制 Clinical manifestations and Pathogenesis

1. 临床表现　多数女性感染者症状不明显或无临床表现；有症状者，常见的主诉为外阴部瘙痒、阴道白带增多，严重时外阴感到灼热刺痛、性交痛，甚至影响工作或睡眠。阴道内镜检查时可见分泌物增多，呈灰黄色，泡状，伴有臭味，也有呈乳白色的液状分泌物，阴道壁可见弥散性黏膜充血和鲜红色的点状损害，或仅见片状充血。当伴细菌感染时白带呈脓液状或粉红状。在滴虫侵犯尿道时可有尿频、尿急和尿痛症状，有时还可见血尿。少数病例可有膀胱炎。有学者认为宫颈肿瘤、子宫颈癌与阴道滴虫感染有关。

产妇感染本虫后，在分娩过程中，有可能将滴虫传染给婴儿，感染主要见于呼吸道和眼结膜，表现为呼吸道和结膜的炎性病变。

男性感染者常无临床表现而呈带虫状态，但可招致配偶的连续重复感染。在其尿道分泌物或精液内有时可查到虫体。当感染累及前列腺、储精囊，或高位输尿管时症状往往比较严重，可出现尿痛、夜尿，前列腺肿大及触痛和附睾炎等症状。尿道分泌物内常含虫体。有学者认为本虫可吞噬精子，或因感染分泌物增多影响精子活力，而导致男性不育症。

2. 致病机制　滴虫性阴道炎的主要病理组织学改变为阴道壁黏膜充血、水肿，上皮细胞变性、脱落，白细胞浸润等。轻度感染阴道黏膜无异常。

阴道毛滴虫的致病力与虫株毒力和宿主的生理状态有关。正常情况下，健康妇女的阴道环境，因乳杆菌的作用而保持酸性（pH 3.8～4.4），可抑制虫体或其他细菌生长繁殖，这称为阴道的自净作用。

滴虫致病与妇女生殖系统生理和妇科疾病有关。阴道毛滴虫在 pH 5 以下或 pH 7.5 以上其繁殖受抑制，月经前后阴道生理的变化较大，特别是月经后阴道 pH 接近中性，又富于营养（血清），有利滴虫的繁殖，所以月经后妇女滴虫感染率和发病率较高。滴虫性阴道炎往往和其他妇科疾病同时存在，卵巢功能减退，直接影响阴道黏膜的厚度和糖原代谢，从而有利滴虫的寄生和侵袭。妊娠期间子宫内膜炎感染的增加与滴虫感染有关。

阴道中细菌群落的改变和酵母或螺旋体的感染，有利滴虫的侵入。链球菌、类白喉杆菌等细菌的存在可改变阴道的 pH，使其趋于碱性。而阴道毛滴虫在阴道消耗糖原，影响乳杆菌酵解作用及乳酸的生成，使阴道 pH 趋于中性或碱性，滴虫得以大量繁殖，同时又有利于其他细菌的繁殖，这些因素均为滴虫的致病及发病创造良好的条件。

当将阴道毛滴虫与哺乳动物细胞在体外一起培养时，阴道毛滴虫表现出一种接触依赖性细胞病变效应（contact-dependent cytopathic effect）。虫体对靶细胞的杀伤为直接接触方式，而非吞噬方式。至少有 4 种毛滴虫表面蛋白参与该杀伤方式的细胞黏附过程。此外，虫体的鞭毛还可分泌细胞离散因子（cell-detaching factor），该因子能够促使培养的哺乳动物细胞离散。该现象与临床所见的阴道黏膜病变上皮细胞脱落相似。细胞离散因子的生成量与临床感染的严重程度相一致。因此，离散因子可能是本虫的毒力标志之一。另有实验表明，滴虫性阴道炎的临床症状还受到阴道内雌激素浓度的影响，雌激素浓度越高，临床症状越轻；其原因可能是β雌二醇降低了细胞离散因子的活性。基于这一理论，临床上可在阴道内置入雌激素丸剂，用以提高局部雌激素浓度，从而达到治疗的目的。

实验诊断 Laboratory diagnosis

取自阴道后穹窿的分泌物、尿液沉淀物或前列腺液查见滋养体为确诊依据。常用的方法有：生理盐水直接涂片法或涂片染色法（瑞氏或吉姆萨液染色），或用单克隆抗体荧光染色，镜检滋养体。培养法（将分泌物加入肝浸液培养基内，37℃温箱内孵育 48h 后镜检）检出率较高，敏感性 93%，可作为疑难病例的确诊及疗效评价的依据。

用诊断试剂盒，如：酶联免疫吸附试验（ELISA）和胶乳凝集试验（LAT）等在阴道分泌物中查抗原，阳性可达 94%。PCR 技术也可用于该病的诊断。

流行 Epidemiology

阴道毛滴虫呈世界性分布，感染率各地不同，以女性 16～35 岁年龄组感染率最高，平均感染率为 28%。构成流行的原因与下列因素有关：

传染源为滴虫性阴道炎患者和无症状带虫者或男性感染者。传染途径主要通过性交直接传播。男女双方都可感染，娼妓感染率高。亦可通过公共浴池、浴具、公用游泳衣裤、坐式厕所间接传播、感染。在外环境滋养体的抵抗力较大，黏附在厕所板上的滋养体可生存 30 分钟，在潮湿的毛巾、衣裤中可存活 23 小时，40℃水中能活 102 小时，2～3℃水中可活 65 小时，普通肥皂水中活 45～150 分钟。

防治 Treatment, Prevention and Control

发现无症状的带虫者及患者都应及时诊治以减少和控制传染源，治疗的同时要注意其配偶的治疗。常用的口服药物为甲硝唑（灭滴灵，metronidazole），但在妊娠3个月内禁用甲硝唑，妊娠3个月后或哺乳期也要慎用，仅在局部治疗失败后使用。在治疗期间禁忌饮酒。婴儿感染有症状者，出生四周后可用甲硝唑治疗。局部可用乙酰胂胺。阴道保持酸性环境效果较好，可用1∶5000高锰酸钾液冲洗阴道。

预防原则为定期普查普治，同时应注意男性的检查及治疗。开展卫生宣传教育工作，提高人们对阴道毛滴虫危害的认识。注意个人卫生，特别是经期卫生。改善公共卫生设施，不使用公用泳衣裤和浴具，提倡蹲式厕所和淋浴，对坐式马桶应注意消毒处理。

第五节 其他毛滴虫
Other *Trichomonas*

Learning guide

After studying this section the student should be able to answer the following questions.

1. What are the similarities and the differences of life cycle among *T. hominis*, *T. tenax* and *D. fragilis*?
2. Whether *T. hominis* and *D. fragilis* are harmful to humans?
3. How are *T. hominis*, *T. tenax* and *D. fragilis* transmitted respectively?

Key terms

Trichomonas hominis (*Pentatrichomonas hominis*); *Trichomonas tenax*; *Dientamoeba fragilis*; trophozoite.

一、人毛滴虫 *Trichomonas hominis*

人毛滴虫［*Trichomonas* (*Pentatrichomonas*) *hominis* Davaine, 1860］亦称人五毛滴虫，为全世界分布，以热带和亚热带较为常见，是寄生肠道的鞭毛虫，多见于盲肠、结肠。生活史只有滋养体期，虫体呈卵圆形或梨形，大小为7.7 μm×5.3 μm，形如阴道毛滴虫。具前鞭毛3～5根，一根后鞭毛从虫体前端伸出，与虫体平行，伸向后端，构成波动膜的外缘，后鞭毛从虫体后端伸出为游离鞭毛；波动膜的内侧有一弯曲、杆状的肋与虫体相连，肋与波动膜等长，染色标本中肋是一个重要的诊断特征。波动膜较长，使虫体旋转运动，前鞭毛作为推动力，致滋养体运动活跃，但无方向性。滋养体运动缓慢时才容易观察其形态。一个细胞核位于虫体前端，靠近鞭毛的起点（基体），核内染色质分布不均匀，可见小的核仁，位于核中心。胞质内含有食物泡和细菌。轴柱起源于虫体前端，向后延伸，从虫体后端伸出，轴柱末端尖。此虫染色困难，因此其形态特征不易看清（Fig. 9-7）。

虫体以纵二分裂法繁殖，具有一定抵抗力，滋养体为感染期。我国感染率平均为0.033%，以儿童较为常见。人毛滴虫一般不致病，但近代研究表明该虫对幼儿及儿童可能单独致病，而在成人多与病原菌协同致病或因机体抵抗力降低而致病。最常见的诊断方法是在含有大量黏液、不成形粪便中检查病原体。可采用粪便涂片镜检滋养体或用人工培养基（Boeck 及 Drobohlav 培养基）分离虫体。本虫在临床上不重要，人的感染由于污染食物和水经口而入，或经手入口传播，也可经蝇类机械性传播。人毛滴虫可感染犬、猫、小鼠和其他啮齿类动物，这些动物在自然界可作为保虫宿主。如腹泻时可试用甲硝唑（灭滴灵）、卡巴胂等治疗。

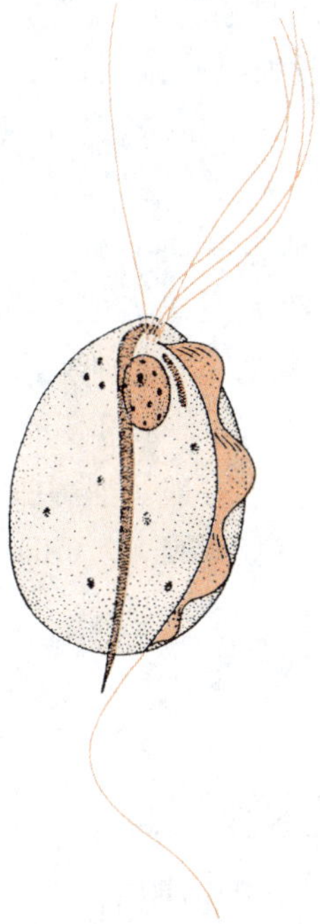

Fig. 9－7 Trophozoite of *Trichomonas hominis*

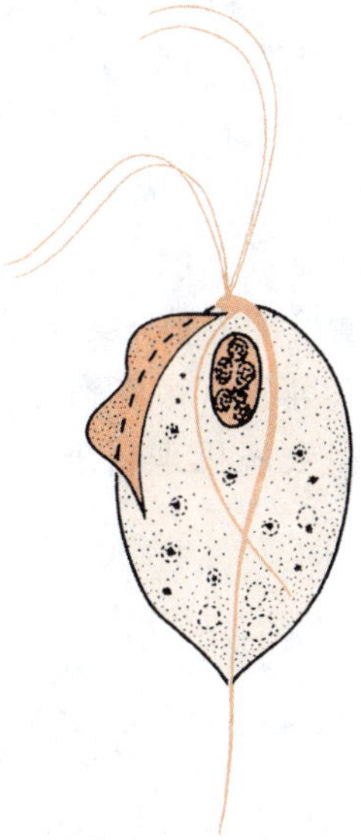

Fig. 9－8 Trophozoite of *Trichomonas tenax*

（采自吴观陵，2005）

二、口腔毛滴虫 *Trichomonas tenax*

口腔毛滴虫（*Trichomonas tenax* O. F Müller，1773）为寄生口腔的梨形鞭毛虫，仅有滋养体期，滋养体很小，平均长度6.5～7.5 μm。前鞭毛4根，后鞭毛无游离末端，波动膜稍长于阴道毛滴虫。有1个卵圆形或椭圆形细胞核，位于体前中央部，核内染色质粒丰富、深染。轴柱较纤细，沿虫体末段伸出（Fig. 9－8）。本虫寄生于人体口腔，定居于牙垢、龋齿的蛀穴、齿龈脓溢袋和扁桃体隐窝内，常与齿槽化脓同时存在，本虫在口腔内以食物残渣、上皮细胞和细菌为食，纵二分裂法繁殖。本虫有否致病力目前尚无定论，一般认为口腔毛滴虫为口腔共栖原虫。亦有文献资料报道与牙龈炎、牙周炎、单纯龋齿、冠周炎等有关，曾有呼吸道感染及扁桃体陷窝内查见本虫报告，也曾有吸入引起支气管炎和肺炎的临床病例报道。我国10个省（区）的调查资料显示，平均感染率为17.4%，其中口腔门诊病人平均感染率为26.33%。实验诊断可用牙龈刮拭物作生理盐水涂片镜检或作体外培养确诊。滋养体对外环境抵抗力较大，在室温下可生存3～6天。接吻是本虫的直接传播方式；也可借飞沫或污染的食物、餐具间接传播。人体一旦感染即难以消除。常用药物为甲硝唑，合并细菌感染可同时用抗生素。平时注意口腔卫生，保持口腔卫生是预防本虫感染最有效的方法。

三、脆弱双核阿米巴 *Dientamoeba fragilis*

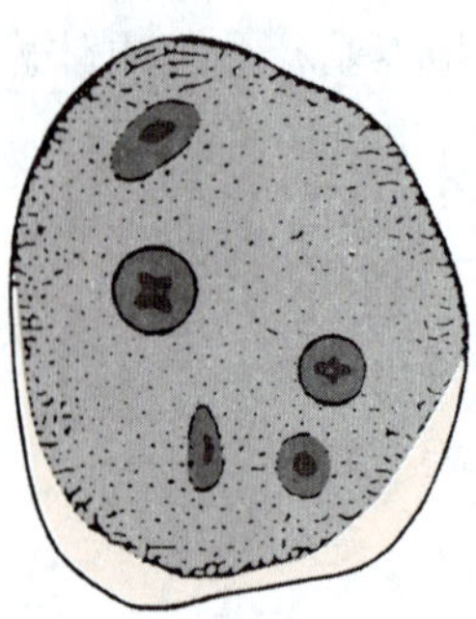

Fig. 9 - 9 Trophozoite of *Dientamoeba fragilis*

脆弱双核阿米巴（*Dientamoeba fragilis* Jepps & Dobell，1918）呈世界分布，为寄生盲肠、结肠的阿米巴型鞭毛虫。迄今只发现无鞭毛的滋养体期，本虫结构及抗原特性均符合鞭毛虫的特征，所以它不是一种阿米巴，很可能是失去鞭毛的滴虫，故列入毛滴虫科。滋养体呈阿米巴样，直径 3～18 μm，一般为 7～12 μm。在新鲜粪便中运动活跃，具有透明叶状伪足，伪足边缘呈锯齿状。内质、外质清晰，活滋养体可见细胞核和透明、运动活跃的伪足。在染色标本中二个核明显可见，无核周染粒，核仁比较大，核仁多由 4～8 颗染色质粒组成，一般为对称排列；在适宜染色标本中在两核之间可见核外纺锤体（extranuclear spindle）。食物泡中含有吞噬的细菌，可能分布在整个细胞质（Fig. 9 - 9）。

在排出的新鲜粪便标本内，滋养体运动十分活跃，但遇冷后便很快变成圆形。国外资料显示，15%～27%受染者表现临床症状，主要有腹泻、腹痛、粪内带血或黏液、恶心、呕吐等。也可有肛门瘙痒、胃肠胀气、食欲缺乏等表现。可采用粪便涂片镜检滋养体确诊，但滋养体在外界存活时间短，检查需及时。国内江苏、浙江、山东、台湾和北京等省（市）有千余病历报道。国外曾报道，一般人群中的流行率为 1.5%～20%。传播途径和致病机理目前尚不十分清楚。治疗可选用双碘喹啉（diiodohydroxyquinoline）或巴龙霉素。

（何深一）

第六节 致病性自生生活鞭毛虫
Pathogenic Free-Living Flagellate

Learning guide

After studying this chapter the student should be able to:

1. Describe the morphological characteristics and life cycle of *Naegleria fowleri*.
2. Describe pathogenesis caused by *Naegleria fowleri* .
3. Identify diagnosis and prevention for primary amoebic meningoencephalitis.

Key terms

Naegleria fowleri；primary amoebic meningoencephalitis（PAM）.

福氏耐格里阿米巴 *Naegleria fowleri*

福氏耐格里阿米巴（*Naegleria fowleri* Carter，1970）生活在淡水和潮湿土壤中，在组织或人工培养基中仅有滋养体期。

滋养体有阿米巴型和鞭毛型，有嗜热性，能在 40～45℃的温度下正常生长 。阿米巴型滋养体见于人体组织、培养基和脑脊液中。滋养体细长（7～20 μm），其前端有单一、明显、钝形伪足；虫体表面皱褶、可见多个吸盘状结构。细胞核泡状，核仁大，位居中央，无核周染色质粒。胞质颗粒状，自生生活阶段食物泡内含细菌，寄生阶段食物泡内充满宿主细胞碎片，并可见吞噬的红细胞。组织或培养基中阿米巴型滋养体落入水中时，虫体迅速转变为具有两根鞭毛的鞭毛型滋养体。鞭毛型虫体呈梨形，在宽大的末端有两根鞭毛或两根以上鞭毛，虫体运动缓慢，呈环形旋转式。鞭毛型滋养体不分裂，也不直接形成包囊，阿米巴型为增殖阶段。

包囊在外界环境和琼脂培养基中形成。包囊呈圆球形，直径约 7～10 μm，囊壁双层，厚而光滑。细胞核 1 个，与滋养体相似（Fig. 9－10）。

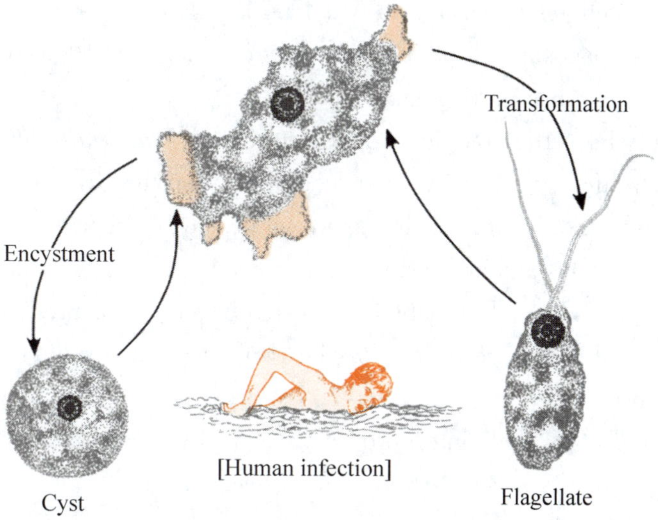

Fig. 9－10 Life cycle of *Naegleria fowleri*（From Schmidt GS，2000）

生活史有包囊和滋养体两期，感染多发生在炎热的夏季，以青少年为主。侵入人体的方式主要通过接触污染水体，如游泳、潜水时虫体侵入鼻腔，在鼻组织和鼻窦增殖，沿嗅神经通过筛板入颅侵犯脑（Fig. 9－10）。福氏耐格里阿米巴可引起原发性阿米巴脑膜脑炎（primary amoebic meningoencephalitis，PAM），PAM 是一种急性致死性疾病，通常在发作后 4～5d 死亡。前驱症状如头痛、发热和鼻塞可持续 1d 或 2～3d，接着出现恶心、呕吐、谵妄、瘫痪、昏迷，并有脑膜脑炎症状与体征（颈强直和 kernig 征阳性），累及嗅叶是最具体征的表现。迄今，全世界约有 200 例 PAM 的报告。

诊断包括脑脊液（CSF）检查活动滋养体（35℃时滋养体活动迅速）或低速离心（250×g），取沉淀涂片，经吉姆萨、瑞氏染色检查。组织培养和动物接种（鼠脑接种）发现阿米巴型滋养体也可确诊。因该病发展迅猛，患者在短时间内不能激发机体出现免疫应答，因此抗体的检测不能用于原发性阿米巴脑膜脑炎的诊断。

目前尚无理想的药物，两性霉素 B 静脉和鞘内给药可缓解临床症状。此病的死亡率达 95%以上。避免接触温度较高的污染水体（如在污染的水中游泳或洗浴）是预防本病的关键。

（吴 伟）

Summary

1. Flagellates, including a variety of species, are widely distributed in nature. Human is the host of more than ten species of flagellates, among which some *Leishmania* spp. and trypanosomes are highly pathogenic, and are regarded as two of the ten international tropical diseases by the World Health Organization (WHO) . In addition, *Giardia lamblia* and *Trichomonas vaginalis* are harmful to human, too.

2. Each kind of flagellates moves on its flagella. Flagellate has two or more flagella, except *Leishmania* spp. and trypanosomes, which have only one flagellum. The trophozoite of *Dientamoeba fragilis*, however, has no flagella.

3. Flagellates only have the stage of trophozoite except *Giardia lamblia*, and multiply by binary fission in their life cycles. In order to complete their life cycles, *Leishmania* spp. and trypanosomes need two kinds of immediate hosts, while the others need one. Most kinds of flagellates have simple life cycles and are easily to be transmitted.

4. Parasitic flagellates, mostly inhabit in digestive tract, urogenital tracts, blood and tissues of the hosts, and then induce lesions of the corresponding tissues and organs, and even cause systemic response.

5. *Naegleria fowleri* a free-living protozoa occasionally inhabiting in human may cause primary amoebic meningoencephalitis (PAM), a fatal disease.

Table 9－1 Summary of Important Species of Flagellates

	L. donovani	***T. b. gambiense*** ***T. b. rhodesiense***	***T. cruzi***	***G. lamblia***	***T. vaginalis***	***N. fowleri***
Infective stage	promastigote	metacyclic trypomastigote	metacyclic trypomastigote	mature cyst	trophozoite	flagellate trophozoite, cyst
Infective route	insect- borne	insect- borne	insect- borne	ingestion	direct transmission indirect transmission	by inhalation and aspiration, penetration of nasal mucosa and migration to brain via olfactory nerves
Habitat	macrophage	blood, lymph fluid, cerebrospinal fluid	blood, reticuloendothelialcells	duodenum, jejunum, gallbladder	vagina, urethra	brain tissues

续表

	L. donovani	*T. b. gambiense* *T. b. rhodesiense*	*T. cruzi*	*G. lamblia*	*T. vaginalis*	*N. fowleri*
Disease	kala-azar (visceral leishmaniasis)	African spleeping sickness	American trypanosomiasis	giardiasis	trichomoniasis	PAM
Parasitological diagnosis	1. needle biopsy/aspiration 2. NNN medium 3. animal inoculation 4. DNA	1. needle biopsy/aspiration 2. animal inoculation 3. DNA	1. microscopic examination 2. NNN medium 3. animal inoculation 4. DNA	cysts in the formed stools trophozoite from duodenum by incubation	trophozoite from urine, vaginal secretions	CFS test
Vector	*Phelebotomus*	glossina	triatoma	no	no	no
Geographical distribution	India, China, Mediterranean coast coast	East, West and Central Africa	Central and South America	world	world	world
Host	dog, human	mainly humans	mainly humans and animals	humans	humans	free-living, occasionally inhabiting in human

（何深一）

第十章　孢子虫
Sporozoans

孢子虫门（Sporozoa）属于原生动物界（Protozoa），新生动物亚界（Neozoa），囊泡下界（Alveolata）。孢子虫门球虫纲（Coccidea）的多种孢子虫可寄生于人体。

孢子虫门动物均有孢子。孢子虫全部营寄生生活，生活史比较复杂，多数都有世代交替现象。孢子虫通常以裂体生殖、配子生殖和孢子生殖等方式进行增殖。

孢子虫有许多种类是重要的人体寄生虫。其中由疟原虫寄生人体引发的疟疾至今仍威胁世界约40%的人口，每年因感染疟疾而死亡的人数超过100万；人群感染较为普遍的弓形虫与优生优育、围生医学以及机会性感染关系密切，同时也是严重危害畜牧养殖业的寄生虫之一；随着AIDS的广泛流行，免疫功能低下人群常见的重要机会致病原虫弓形虫和隐孢子虫等也日益受到关注。

第一节　疟原虫
Plasmodium

Learning guide

After studying this chapter the student should be able to answer the following questions.

1. How many species of malaria parasites are there that can infect humans? Could you tabulate the differences between *P. vivax* and *P. falciparum* in morphology, life cycle and pathogenesis?
2. What are the differences between relapse and recrudescence?
3. How to diagnose the infection of malaria parasites?
4. How to control the epidemic of malaria?

Key terms

malaria; *Plasmodium vivax*; *P. falciparum*; *P. malariae*; *P. ovale*; *Anopheles*; exo-erythrocytic stage; erythrocytic stage; merozoite; ring form; trophozoite; schizont; gametocyte; schizogony; gametogony; sporogony; hypnozoite; male gamete; female gamete; zygote; ookinete; oocyst; sporocyst; malarial pigment; Schüffner's dots; Maurer's dot; Ziemann's dot; circumsporozoite protein; tachysporozoite; bradysporozoite; relapse; recrudescence; pernicious malaria; blackwater fever; cerebral malaria; transfusion malaria; premunition; prophylaxis.

疟原虫（malaria parasite）是疟疾（malaria）的病原体。疟疾是经按蚊传播的一种常见、重要的寄生虫病，分布在世界100多个国家和地区，绝大部分病例发生在非洲、亚洲和拉丁美洲，是世界卫生组织“热带病特别规划”中重点防治的10种热带病之首。

疟原虫种类很多，分别寄生于两栖类、爬行类、鸟类、哺乳动物和人类。寄生于人类的疟原虫共有四种，即间日疟原虫（*Plasmodium vivax* Grassi and Feletti，1890)、恶性疟原虫（*P. falciparum* Welch，1897)、三日疟原虫（*P. malariae* Laveran，1881）和卵形疟原虫（*P. ovale* Stephens，1922)。它们分别引起间日疟、恶性疟、三日疟和卵形疟。在我国分布最广、最常见的是间日疟，其次为恶性疟；三日疟散在性分布，较少见；卵形疟在我国部分省（区）仅发现极少病例。

疟疾是一类很古老的疾病。我国远在公元前一千二百多年的殷墟甲骨中，就有“疟”字的记载。古医典《内经、素问》有疟论之专篇记述，如说“疟气者，并于阳则阳胜，并于阴则阴胜，阴胜则寒，阳胜则热，先寒而后热者曰寒疟，先热而后寒者曰温疟，但热而不寒者曰痹疟。”又如隋代（610年）巢元方著《诸病源候论》山瘴疟候中说：“此病生于岭南，带山津之气，其状发寒热。休作有时，皆由山溪源岭瘴湿毒气故也，其病重于伤夏之疟。”

古今中外都认为疟疾与恶浊的气体有关，我国称为“瘴气”，意大利称之为 mala（不良）aria（空气）。引起疟疾的病原体直到 1880 年才由法国学者 Laveran 在恶性疟病人血液中发现。疟疾病原体的发现是医学史上重要的里程碑。因此，Laveran 获得了 1907 年的诺贝尔生理学或医学奖。

疟疾的传播媒介，1897 年由在印度工作的英国军医 Ross 阐明。他发现了疟原虫在按蚊体内的生活周期及通过叮咬进行传播，从而解决了这一基础理论问题，并因此获得了 1902 年的诺贝尔生理学或医学奖。有趣的是疟疾传播媒介的发现者 Ross 先于疟疾病原体的发现者 Laveran 获得了诺贝尔生理学或医学奖。

此后，疟疾与诺贝尔奖的故事还在继续。奥地利医生 Julius 在 1917 年将疟疾患者的血液注入晚期神经梅毒患者体内，以疟疾发作引起的发热来治疗患者的麻痹性痴呆，该疗法在当时取得了较好的疗效，Julius 也因此获得了 1927 年的诺贝尔生理学或医学奖。瑞士化学家 Müller 因发明高效杀虫剂 DDT 获得了 1948 年的诺贝尔生理学或医学奖，DDT 的发明在当时引起了全世界的轰动，人们甚至非常乐观地认为，人类可以借助 DDT 彻底消灭蚊虫，进而消灭疟疾这种严重的传染病，但后来的结果显然没有人们当初想象的那么简单。

1977 年，Lysenko 等发现间日疟原虫子孢子进入肝细胞后发育速度不同，提出子孢子休眠学说。Krotoski 等（1980，1982，1986）的研究，也证实了在受累猴疟原虫和间日疟原虫的灵长类动物肝细胞内存在休眠子。

“路漫漫其修远兮，吾将上下而求索”！经过一个多世纪无数科学家的漫漫求索，人体疟原虫的生活史才获得基本阐明。

形态 Morphology

疟原虫的结构有核、胞质、空泡和细胞器，基本是无色的，但环状体以后各期均有消化分解血红蛋白的终末产物-疟色素（malarial pigment），而呈棕黄色、棕褐色或黑褐色。疟色素为疟原虫所特有，不染色血片中亦可见到，可与血液中其他原虫鉴别。染色标本中，细胞核染成紫红色，细胞质呈蓝色。

四种人体疟原虫的基本结构相同，但各期形态又各有特征，可资鉴别。除了疟原虫本身的形态特征不同之外，被寄生的红细胞在形态上也可发生变化。被寄生的红细胞形态有无变化以及变化的特点，有助于鉴别疟原虫种类。如间日疟原虫和卵形疟原虫寄生的红细胞可以胀大，变形，颜色变浅，常有明显的红色薛氏点（Schüffner's dot）；被恶性疟原虫寄生的红细胞有粗大紫褐色茂氏点（Maurer's dot）；被三日疟原虫寄生的红细胞可有齐氏点（Ziemann's dot）。

现以间日疟原虫为代表描述形态如下：

1. 环状体（ring form）　亦称小滋养体，是疟原虫侵入红细胞形成的早期滋养体。体积小，胞质少，胞质中央有一空泡，一红色核位于虫体的一侧，形似镶有红宝石的戒指。

2. 滋养体（trophozoite）　亦称大滋养体，由环状体发育而来。胞质增多，虫体变大，形状不规则，可伸出伪足，做阿米巴样运动；胞质中有 1 至数个空泡，并出现黄褐色、细小杆状疟色素颗粒。胞核增大，呈不规则团块状，但尚未分裂。疟原虫寄生的红细胞开始胀大，并出现红色小点，即薛氏小点，在电镜下观察此点乃是在红细胞表面由一个凹窝及围绕凹窝的蜂窝状小泡组成的复合结构。

3. 裂殖体（schizont） 大滋养体继续发育，胞质增多，疟色素颗粒增加，核开始分裂，称为未成熟裂殖体。当核分裂至一定数目，胞质亦随之分裂，每一个核被一团细胞质包裹，称为裂殖子（merozoite），至此裂殖体发育成熟。成熟裂殖体充满被寄生的红细胞，一个裂殖体含有12～24个裂殖子，常为16个，排列不规则，疟色素集中成堆。四种疟原虫成熟裂殖体所含裂殖子数目及排列形式不同。

4. 配子体（gametocyte） 部分裂殖子侵入红细胞后可以发育为雌、雄配子体，配子体呈圆形或卵圆形。雌配子体较雄配子体大，又称大配子体；虫体占满胀大的红细胞，胞质深蓝色，内有均匀散在的疟色素；核较小而染色质致密，常位于虫体的一侧。雄配子体又称小配子体，细胞质略带粉红色，疟色素均匀分布；核较大，染色质疏松，常位于虫体中央。不同种疟原虫配子体的形状、核的位置，疟色素颗粒的大小及分布各有其特征。

四种疟原虫的形态特征比较见 Table 10－1。

生活史 Life cycle

寄生人体的疟原虫生活史基本相同，需要人和按蚊两个宿主。在人体内先后寄生于肝细胞和红细胞内，进行裂体生殖（schizogony）。在红细胞内，除裂体增殖外，尚可形成配子体，开始有性生殖的初期发育。在蚊体内进行配子生殖（gametogony）和孢子生殖（sporogony）。现以间日疟为例，并与其他三种疟原虫比较（Table 10－1）。

Table 10－1 Characteristics of the Species of *Plasmodium* Infecting Human

State or period	*Plasmodium vivax*	*Plasmodium malariae*	*Plasmodium falciparum*	*Plasmodium ovale*
In Man				
Early trophozoite or ring	Relatively large; usually one chromatin dot, sometimes two; often two rings or more in one cell	Compact; one chromatin dot; double cell infections rare	Small, delicate; sometimes two chromatin dots; multiple red cell infection common; appliqué forms frequent	Compact; one chromatin dot; double infection uncommon
Large trophozoite	Large, markedly ameboid; prominent vacuole; pigment in fine rodlets	Small; often band-shaped; not ameboid; vacuole inconspicuous pigment coarse	Medium size; usually compact, rarely ameboid; vacuole inconspicuous; rare in peripheral	Small; compact, not ameboid, vacuole inconspicuous; pigment coarse
Young schizont or presegmenter	Large; Somewhat ameboid; chromatin masses numerous; pigment in fine rodlets	Small; compact; chromatin masses few; pigment coarse	Medium size; compact; chromatin masses numerous; pigment granular; rare in peripheral	Medium size; compact; chromatin masses few; pigment coarse
Mature schizont or segmenter	Larger than normal red cells; may have double rosette	Smaller than normal red cells; single rosette	Smaller than normal red cells; single rosette	Larger than *P. malariae*; irregular rosette

续表

State or period	*Plasmodium vivax*	*Plasmodium malariae*	*Plasmodium falciparum*	*Plasmodium ovale*
Number of merozoites	8－24，usually 12－18	6－12，usually 8	8－26，usually 8－18	6－16，usually 8
Microgametocytes (usually smaller and less numerous than macrogametocytes)	Spherical；compact；no vacuole；single large nucleus；diffuse coarse pigment；cytoplasm stains light blue	Similar to P. *vivax* but smaller and less numerous	Crescents usually sausage-shaped；chromatin diffuse；pigment scattered，large grains；nucleus rather large；cytoplasm stains darker blue	Similar to *P. vivax* but somewhat smaller；never abundant
Macrogametocytes	Spherical；compact；larger than microgametocyte；smaller nucleus，pigment same；cytoplasm stains darker blue	Similar to *P. vivax* but smaller and less numerous	Crescents often longer and more slender；chromatin central；pigment more compact；nucleus compact；cytoplasm stains darker blue	Similar to *P. vivax* but somewhat smaller；never abundant
Pigment	Short，rather delicate rodlets irregularly scattered；not much tendency to coalesce	Seen in very young rings；granules rather than rods；tendency toward peripheral scatter	Pigment granular；early tendency to coalesce；typical single solid mass in mature trophozoite；coarse scattered "rice grains" in crescents	Similar to but somewhat coarser than *P. vivax*
Alterations in the infected red cell	Enlarged and decolorized；Schüffner's dots usually seen	Cell may seem smaller；fine stippling occasionally seen	Normal size but may have "brassy" appearance；Maurer's dots (or clefts) may be seen；host cell of crescent barely seen	Enlarged and decolorized；Schüffner's dots (or James's stippling) early and prominent at all stages；numerous oval-shaped red cells；or crenated margins
Length of asexual phase	48 hours or a little less	72 hours	36－48 hours	48 hours or a little longer
Prepatent period：	Usually 13－17 days	Usually 28－37 days	Usually 8－12 days	Usually 14－16 days
Minimum	8 days	14 days	5 days	8 days
Usual incubation period	8－31 days，average 14	28－37days，average 30		11－16 days，average 14

续表

State or period	*Plasmodium vivax*	*Plasmodium malariae*	*Plasmodium falciparum*	*Plasmodium ovale*
Interval between parasite patency and gametocyte appearance	3 - 5 days	7 - 14 days; appearance irregular and numbers few	7 - 12 days	12 - 14 days; appearance irregular and numbers few
In the Mosquito				
Developmental period in mosquito	16 - 17 days at 20℃ (68℉); 10 days at 25℃ (77℉); 8 days at 28 - 30℃ (82.4 - 86℉)	30 - 35 days at 20℃; 25 - 28 days at 22 - 24℃ (75.2℉)	22 - 23 days at 20℃; 10 - 12 days at 26.7℃ (80℉)	16 days at 25℃
Young oocyst (pigment)	Fusiform pigment, often in chain	Rounded or angular masses; golden brown	Square or rectangular blocks; black	Coccobacillary in form, with 15 - 30 grains
Sporozoites (considerable size variations in different mosquitoes)	About 8 μm	Relatively large; about 12 μm; chromatin diffuse	About 9 μm	Larger than *P. melariae*

(From Marguardt WC, et al, 2000)

1. 在人体内的发育 疟原虫在人体内先后在肝细胞和红细胞内发育。在肝细胞内裂体增殖称为红细胞外期，简称红外期；在红细胞内发育包括红细胞内裂体生殖期（又称红细胞内期，简称红内期）和配子体形成期（有性期的开始）(Fig. 10 - 1)。

(1) 红细胞外期 (exoerythrocytic stage)：疟原虫子孢子是感染阶段。当唾液腺中带有成熟子孢子 (sporozoite) 的雌性按蚊刺吸人血时，子孢子随唾液进入人体，约经 30 分钟随血流侵入肝细胞。子孢子分两步侵入肝细胞：①子孢子表面环子孢子蛋白 (circumsporozoite protein, CSP) 与肝细胞表面的疟原虫受体相结合，使两者接触；②子孢子释放棒状体分泌物，作用于接触的肝细胞膜，主动侵入肝细胞；在肝细胞外不留任何抗原物质。因此，在红外期时无任何免疫反应。疟原虫在肝细胞内摄取营养、发育并进行裂体生殖，形成红外期裂殖体 (exoerythrocytic schizont)。成熟红外期裂殖体内含数以万计的裂殖子 (merozoite)，胀破其寄生的肝细胞，裂殖子释出，进入血窦，一部分裂殖子被巨噬细胞吞噬，其余部分侵入红细胞，开始红细胞内期的发育。间日疟原虫完成红外期的时间约 8 天，恶性疟原虫 6 天，三日疟原虫 11～12 天，卵形疟原虫 9 天。

休眠子学说：目前认为间日疟原虫和卵形疟原虫子孢子具有两种遗传学类型，即速发型子孢子 (tachysporozoite, TS) 和迟发型子孢子 (bradysporozoite, BS)。当速发型子孢子进入肝细胞后，迅速发育完成红外期裂体生殖；而迟发型子孢子进入肝细胞后形成休眠子 (hypnozoite)，视虫株的不同，经过一段或长或短（数月至年余）的休眠期后，才发育为成熟裂殖体，释出裂殖子，进入红细胞，引起疟疾的再次发作。恶性疟原虫和三日疟原虫未发现休眠子。

(2) 红细胞内期 (erythrocytic cycle)：从肝细胞释出的裂殖子，进入血流后很快侵入红细胞。裂殖子侵入红细胞的过程包括以下步骤：①裂殖子在特异部位识别红细胞膜表面受体并与之结合；②红细胞膜凹陷包绕裂殖子形成纳虫空泡；③裂殖子入侵完成后纳虫空泡密封。在入侵过程中裂殖子的细胞表被脱落于红细胞外。疟原虫在红细胞内进行裂体生殖，称为红内期裂体生殖，包括环状体、滋养体、裂殖体和裂殖子。侵入红细胞的裂殖子首先形成环状体，经大滋养体、未成熟裂殖体，最后形成含有一定数量裂殖子的成熟裂殖体。红细胞破裂后，裂殖子释出，一部分裂殖子被巨噬细胞吞噬；其余裂殖子再侵入其他正常红细胞，重复其红内期的裂体生殖过程。完成一代红内期裂体生殖，间日疟原虫约需 48 小时，恶性疟原虫 36～48 小时，三日疟原虫 72 小时，卵形疟原虫约需 48 小时。恶性疟原虫的早期滋养体在外周血液中经十几小时的发育，逐渐隐匿于内脏微血管、血窦或其他血流缓慢处，继续发育成晚期滋养体及裂殖体，因此这两个时期在外周血液中一般不易见到。

（3）配子体形成：疟原虫经几代红内期裂体生殖后，部分裂殖子侵入红细胞后不再进行裂体增殖而发育成雌、雄配子体。疟原虫的配子体主要在肝、脾、骨髓等器官的血窦或微血管里发育，约在无性体出现后 7～10 天成熟配子体才出现于外周血液中。配子体的进一步发育需在蚊胃中进行，否则在人体内经 30～60 天即衰老、变性而被消灭。

四种疟原虫在人体内存活时间：恶性疟原虫为 1～2 年，间日疟原虫和卵形疟原虫 1～3 年，三日疟原虫 3～50 年，甚至可终身带虫。

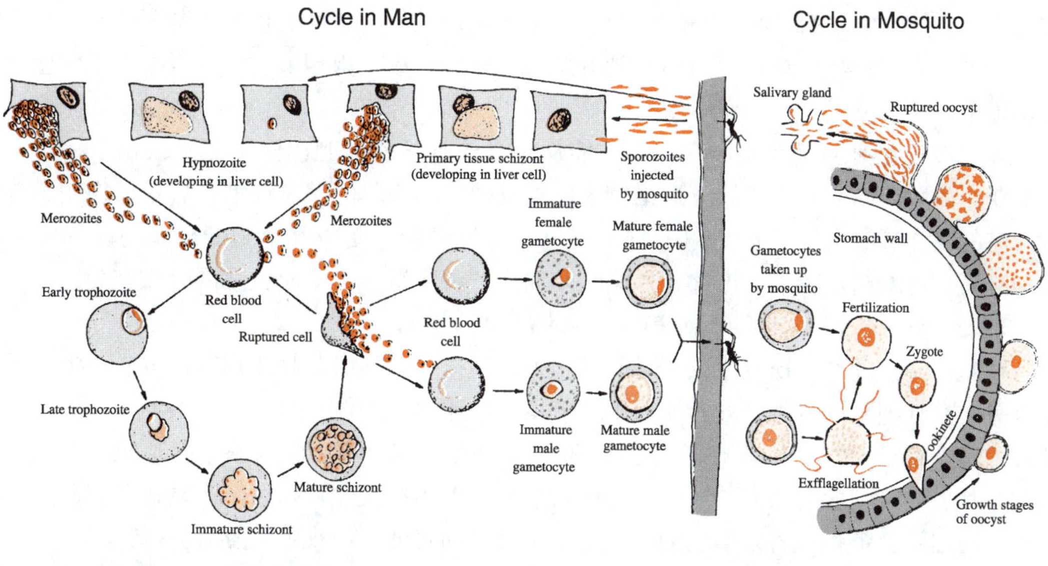

Fig. 10 - 1 Life cycle of *Plasmodium vivax* （Modified from Tsieh Sun in Color Atlas and Textbook of Diagnostic Parasitology，Igaku-Shoin，New York，1988）

2. 疟原虫在按蚊体内的发育　当雌性按蚊刺吸病人或带虫者血液时，在红细胞内发育的各期原虫随血液进入蚊胃。在蚊胃内，仅雌、雄配子体继续发育为雌、雄配子，其余各期原虫均被消化。雄配子（male gamete）钻进雌配子（female gamete）体内，受精形成合子（zygote）；合子变长，发育为动合子（ookinete）；动合子穿过胃壁，在胃弹性纤维膜下形成圆球形卵囊（oocyst）；卵囊长大，囊内核和胞质反复分裂进行孢子生殖，生成成千上万个子孢子。子孢子随卵囊破裂释出或由囊壁微孔逸出，随血淋巴集中于按蚊的唾液腺；当受染蚊再吸血时，子孢子即可随唾液进入人体，又开始在人体内的发育（Fig. 10 - 1）。在最适条件下，疟原虫在按蚊体内发育成熟所需时间：间日疟原虫约为 9～10天，恶性疟原虫 10～12 天，三日疟原虫 25～28 天，卵形疟原虫 16 天。

营养代谢 Nutrition and Metabolism

疟原虫可通过表膜渗透或经胞口以吞饮方式摄取营养。红细胞内寄生的疟原虫，其营养代谢主要是从宿主红细胞血红蛋白和血浆中可利用的营养物质获得。研究疟原虫的营养代谢，对抗疟药的筛选与使用有重要意义。如乙胺嘧啶是二氢叶酸还原酶抑制剂，可抑制四氢叶酸的合成，通过影响疟原虫嘧啶的合成而影响其红细胞内裂体生殖。

1. 葡萄糖代谢　疟原虫的红内期缺乏储存的糖类，葡萄糖是其主要的能量来源。疟原虫的寄生使红细胞膜发生变化，增强了葡萄糖通过膜的主动转运，或者除去了某些抑制转运因子，从而使疟原虫源源不断地从宿主血浆获得葡萄糖以供代谢之用。葡萄糖通过酵解产生 ATP，供给疟原虫能量，葡萄糖酵解途径主要见于疟原虫的滋养体时期。此外还有戊糖磷酸途径或葡萄糖直接氧化途径。6 磷酸葡萄糖脱氢酶（G6PD）是戊糖磷酸途径所需要的酶，受染疟原虫的红细胞内 G6PD 缺乏时，可影响疟原虫分解葡萄糖，导致疟原虫发育障碍；缺乏 G6PD 的病人对恶性疟有选择抗性是否与此有关尚待进一步研究。

2. 蛋白质代谢　疟原虫获得游离氨基酸的来源有三：一是来自水解的血红蛋白；二是来自宿主的血浆；三是来自红细胞内的氨基酸库。因此宿主血浆氨基酸含量和红细胞内氨基酸聚集的速度就成为调节疟原虫生长的两个因素。疟原虫按典型真核生物合成蛋白质的方式合成原虫蛋白质，它的核糖（核蛋白）体全部是原虫本身的产物，而不是过去认为的宿主与原虫核糖（核蛋白）体的杂合物。

3. 核酸代谢　疟原虫没有从头合成（de novo synthesis）嘌呤的途径，但依靠补救合成途径，利用现成的嘌呤碱基和核苷。参与嘌呤补救途径的酶有腺苷酸脱氢酶、嘌呤-核苷磷酸化酶等。对氨基苯甲酸（PABA）和三磷酸鸟苷（GTP）经酶的作用可合成二氢叶酸（DHF），DHF 再被二氢叶酸还原酶还原成具有活性的辅酶-四氢叶酸（THF）。THF 在疟原虫的多种生物合成途径中都是重要的辅助因子。如果宿主的食物中缺乏 PABA，则影响 THF 的生成，阻碍其体内寄生的疟原虫生长繁殖，因而抑制感染。

4. 脂类代谢　疟原虫无脂类储存，也不能从头合成脂肪酸与胆固醇，完全依赖于宿主。如从宿主血浆中获得的游离脂肪酸、胆固醇对维持疟原虫及受染细胞膜的完整性都具有重要作用。红细胞内疟原虫所需的脂类可来自葡萄糖代谢产物，其中主要为磷脂。受染红细胞的磷脂与胆固醇的比例增高，饱和脂肪酸也增高，特别突出的是棕榈酸和油酸。磷脂增多与疟原虫膜的合成有关。

临床表现和致病机制 Clinical manifestations and Pathogenesis

在肝细胞内寄生的红外期疟原虫，对肝细胞无明显损害，不引起临床症状，但它与疟疾的潜伏期和复发有关。在红细胞内寄生的红内期，则与疟疾的临床症状和体征（包括疟疾发作、贫血、肝脾肿大及各种凶险型疟疾发作）密切相关，是致病的主要阶段。从疟疾全过程看，疟原虫侵入人体后到临床发作前，都要经过一段潜伏期，继之为疟疾发作期；若干次发作后，可出现贫血及脾肿大；有时严重者还可引起凶险型疟疾；若未彻底治疗可出现再燃。间日疟可出现疟疾复发。

1. 潜伏期（incubation period）　从疟原虫侵入人体到首次出现临床症状，这段时间称为潜伏期。疟原虫感染人体的方式主要有两种：子孢子感染型（sporozoite-induced malaria）和滋养体感染型（trophozoite-induced malaria）。前者的潜伏期包括子孢子侵入肝细胞、红外期发育成熟以及数代红内期裂体生殖达到一定数量所需时间的总和；后者则只需后一段时间。潜伏期的长短取决于疟原虫的种、株、感染数量和方式，机体的免疫力及患者是否服过抗疟药等因素。恶性疟潜伏期平均 11d（7～27d），三日疟 28d（18～35d），卵形疟 14d（11～16d）。间日疟有长短两种潜伏期，视虫株不同（速发型或迟发型）而异，短者平均 14d（8～31d），长者为 6～12 个月，甚至可达 2 年。如果侵入人体疟原虫数量多，或经输血输入大量无性体，或机体免疫力降低时，潜伏期常较短；服抗疟药者潜伏期可能延长。

2. 发作（paroxysm）　红细胞内的裂体生殖可引起周期性寒热发作，称为疟疾发作。发作的原因主要是红细胞内期疟原虫成熟裂殖体胀破红细胞，释出的裂殖子、疟原虫的代谢产物、残余和变性的血红蛋白以及红细胞碎片等一并进入血流，其中相当一部分可被中性粒细胞及巨噬细胞吞噬，刺激这些细胞产生内源性致热原，与疟原虫代谢产物共同作用于下丘脑的体温调节中枢，引起体温调节紊乱因而引起疟疾发作。疟疾发作时，血中疟原虫须达一定数量，引起疟疾发作每立方毫米血液中最低疟原虫数称为发热阈值（threshold），只有当红内期虫体密度达到发热阈值时，才开始发作。发热阈值常因疟原虫种、株和宿主免疫状态不同而有差异。据观察间日疟发热阈值为 10～500 个/mm^3，恶性疟为 500～1300 个/mm^3，三日疟为 140/mm^3。

疟疾的一次典型发作表现为寒战、高热、出汗退热三个连续阶段。发作初期，患者自觉畏寒、甚至寒战，口唇青紫、面色苍白；此时体温逐渐升高，可达 40℃左右，外周血管扩张、颜面潮红、皮肤灼热；经数小时，血中致病性物质已被吞噬或降解，内源性致热原不再产生，体温调节中枢逐渐恢复正常，机体大量散热，出汗、退烧，整个发作过程平均 6～10h。两次发作间隔体温正常，此期为间歇期。疟疾发作周期与红内期裂体生殖周期相一致，典型的间日疟和卵形疟隔日（48h）发作一次；恶性疟 36～48h 发作 1 次，但其热型很不规则，发热期长，无热期短；三日疟隔 2 日（72h）发作 1 次（Fig. 10－2）。

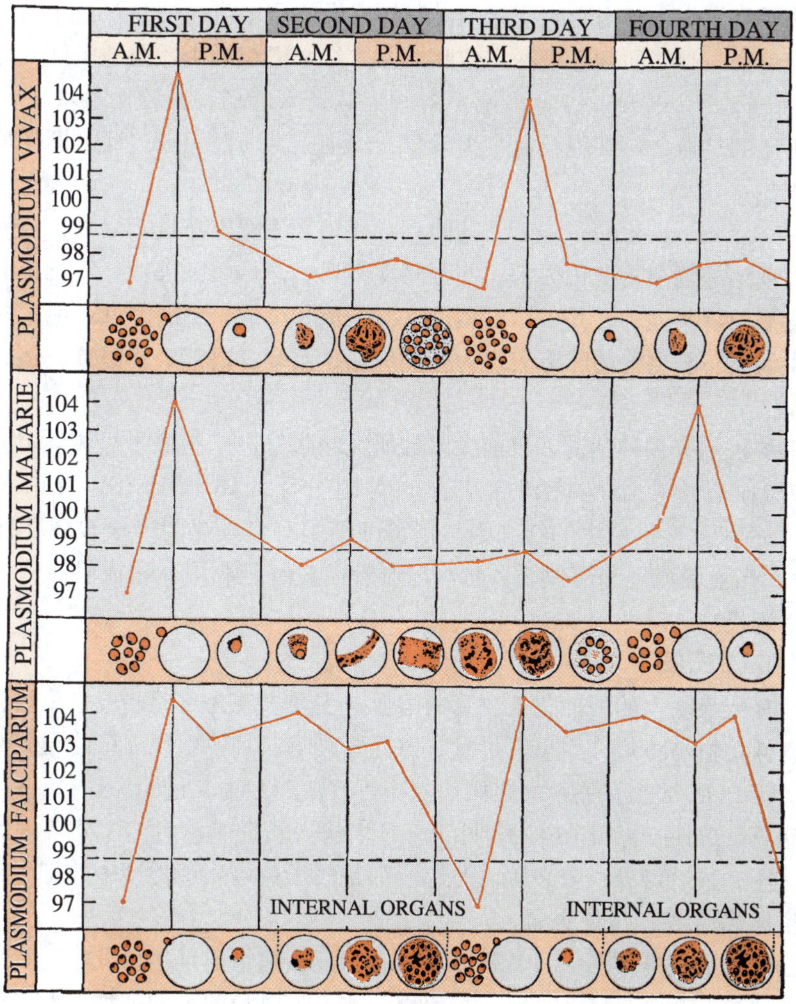

Fig. 10－2　Body temperature and the developmental stages of malaria in the bloodstream (Redrawn from Belding, 1965)

3. 再燃与复发（recrudescence and relapse）　一个初发病人可连续发作数次或十数次，随着发作次数增多，人体对原虫产生免疫力，发作可自行停止，转入潜隐期，血中查不到原虫。但经过几周或几个月，在无再感染情况下，可再次出现原虫血症或临床症状。由于红内期残存少量原虫重新大量繁殖，再次引起疟疾发作，称为再燃（recrudescence）。

初发后红内期疟原虫经药物治疗或免疫作用而被彻底清除后，由于红外期的休眠体发育增殖的裂殖子重新侵入红细胞大量繁殖，再次引起疟疾发作，则称为复发（relapse）（*P. vivax* and *P. ovale* can remain dormant in the liver as hypnozoites for months or even years, and then cause relapses long after the original illness seems to be over.）。不论再燃和复发，都与不同种、株疟原虫的遗传特性有

关。人体四种疟原虫中，恶性疟原虫和三日疟原虫无复发，只有再燃；间日疟原虫和卵形疟原虫既有再燃又有复发。间日疟通常在1～2年内引起复发。

4. 贫血（anemia） 疟疾多次发作后可引起贫血，发作次数愈多，贫血愈严重。红细胞内期疟原虫直接破坏红细胞，是疟疾患者发生贫血的原因之一。但疟疾病人的贫血程度往往超过原虫血症所造成的后果，故贫血还与脾吞噬红细胞功能增强、骨髓红细胞生成障碍、正常红细胞受自身抗体作用被破坏，以及正常红细胞与抗原抗体复合物结合后，经补体激活而被溶解等因素有关。

5. 脾肿大（splenomegaly） 初发患者多在发作3～4d后，脾开始肿大，质地柔软，可增大2～6倍，脾缘可达脐以下。这是由于脾充血所致，可逆。如服用抗疟药，巨脾可逐渐缩小，直到恢复正常。感染晚期，或反复发作，脾内则有明显的淋巴样巨噬细胞增生，同时，由于这些细胞吞噬了大量感染的红细胞和疟色素，脾切面颜色较深，包膜增厚，纤维组织增生，质地坚硬，称为热带巨脾综合征（tropical splenomegaly syndrome），多见于由非疟区迁入的居民。除脾肿大外，还伴有肝大，以及与脾肿程度成正比的贫血、白细胞及血小板减少、红细胞寿命缩短等。此时即使疟疾治愈，脾也不能缩小到正常体积。

6. 凶险型疟疾（pernicious malaria） 凶险型疟疾一般发生在恶性疟暴发流行期，或在无免疫力的人群中。临床表现错综复杂，变化无常，甚至表现不典型。病情发展快，病死率高。常见的有脑型（昏迷型）、超高热型及胃肠型等，其中以脑型疟（cerebral malaria）最多见。绝大多数由恶性疟原虫所致，间日疟原虫偶见。脑型疟的临床表现为剧烈头痛、谵妄、高热、昏睡或昏迷、惊厥，死亡率高达90%以上。

重症疟疾发生的机制有多种学说，目前大多数研究结果倾向于脑血管机械性阻塞学说，即恶性疟原虫表膜有多种与血管内皮细胞特异性结合的黏附分子，如PFEMP1，PFEMP3，ICAM-1，TRAP，CD36等。感染恶性疟原虫的红细胞与正常红细胞有自发黏附形成玫瑰花样（rosette formation）结构的倾向。当血液流经脑部微循环时，与血管内皮细胞黏附，致血管堵塞、脑部缺氧，继而引发一系列病理生理反应。

7. 并发症（complication）

（1）黑尿热：是疟疾病人的一种急性血管内溶血。主要表现为急起寒战、高热、腰痛、酱油样尿（血红蛋白尿）、急性贫血与黄疸，严重者可发生急性肾衰竭。其发生原因可能与先天性红细胞葡萄糖-6-磷酸脱氢酶（G6PD）缺乏有关，而服用伯氨喹等抗疟药常为其诱因。

（2）疟性肾病（malaria nephritis）：多见于三日疟病人长期未愈者。主要表现为全身性水肿、腹水、蛋白尿和高血压，最后可导致肾衰竭。此综合征是属于免疫病理类型中的Ⅲ型超敏反应，多发生在有高效价疟疾抗体和高水平IgM患者。

总之，疟疾的临床表现轻重不一，从轻度头痛直到危重病情出现均可发生，特别是不典型的疟疾发作，发热与无症状期交替不易辨认，应提高警惕。恶性疟是最凶险的一种疟疾，症状和体征常缺乏特征，而类似感冒、病毒性肝炎等其他疾病，延误诊治可发生致命的并发症，应引起高度重视。

免疫 immunity

1. 固有免疫（innate immunity） 疟原虫有相当严格的宿主特异性，如人的疟原虫通常只能感染人，而动物的疟原虫也只能感染同种或亲缘相近的动物，这说明人和动物对异种疟原虫存在固有免疫力。固有免疫与种族和遗传有关。在进化过程中，人和一些脊椎动物形成了对某些种疟原虫易感，而对另一些疟原虫不易感的现象。如西非黑人因红细胞Duffy血型抗原阴性而对间日疟原虫不易感，间日疟原虫不能侵入其红细胞内寄生。其他对间日疟原虫易感的人群（种），其红细胞大多为Duffy血型抗原阳性，这提示间日疟原虫侵入红细胞可能需要以Duffy血型抗原类物质作为受体。某些遗传病如镰状红细胞贫血或红细胞葡萄糖-6-磷酸脱氢酶（G6PD）缺乏患者，对恶性疟原虫具有抵抗力。从进化的角度来分析，这些遗传病的发生虽然给患者造成了一定的损害，但从某种程度上说，也正是罹患了这些疾病，患者才没有被疟疾这种严重的传染病夺去生命。

2. 适应性免疫（adaptive immunity） 人感染疟原虫后，如不予治疗，疟疾发作数次后，血中虽仍有疟原虫但已无临床症状，这表明机体已产生一定的免疫力，一旦疟原虫被彻底清除，免疫力也随之丧失，上述免疫现象称为带虫免疫（premunition）。这也说明疟原虫感染诱发宿主产生的免疫应答既不完全也不持久。疟原虫感染诱发宿主产生的免疫应答极为复杂，不仅有种、株的特异性，还存在同株各发育期的特异性。如其他微生物感染一样，都是通过体液免疫和细胞免疫发挥效应，两类效应各有其独立功能，但又相辅相成。

（1）体液免疫：体液免疫在疟疾保护性免疫中具有十分重要的作用。宿主感染疟原虫后，血清中免疫球蛋白 IgG、IgM 和 IgA 水平明显升高，一般认为系由红内期抗原诱导机体产生。由于红内期抗原成分复杂，产生的绝大部分抗体为反应性抗体，具有特异性保护作用的抗体仅占一小部分，而且主要以 IgG 亚型为主。抗体介导的保护作用机制目前还不十分清楚。现研究表明，IgG 抗体依赖细胞介导的细胞毒作用（ADCC）可能是主要的作用机制之一。此外，抗体还可以通过阻止受染的红细胞黏附血管内皮细胞，增强巨噬细胞的调理吞噬作用进而破坏裂殖子和受染红细胞，以及中和疟原虫产生的促炎分子等机制发挥保护作用。

（2）细胞免疫：疟原虫感染中细胞免疫的作用，近年来受到越来越多的关注。研究表明，$CD8^+$ T 细胞（CTL 细胞）可通过释放穿孔素（perforin）杀伤有疟原虫寄生的肝细胞；疟原虫抗原也可诱发宿主 $CD4^+$ T 细胞（Th1 细胞）的活化和增殖，进而分泌 IFN－γ 等细胞因子，活化增强巨噬细胞的吞噬杀伤功能，发挥对细胞内寄生疟原虫的杀灭作用。

总之，疟原虫感染诱发宿主产生的免疫应答十分复杂，固有免疫与适应性免疫互为条件、相互补充，体液免疫与细胞免疫相互调节、相互平衡。近年来科研人员在诸如疟疾疫苗研发等方面遇到了巨大的困难和挑战，这从另一个方面也说明我们对疟原虫感染诱发宿主产生的免疫应答机制还知之甚少，很多问题还有待进一步的深入研究。

（3）免疫逃避（immune evasion）：人或动物感染疟原虫后，可获得一定的免疫力，但疟原虫在有免疫力的宿主体内仍能生存与繁殖，即疟原虫的免疫逃避，但宿主产生的免疫保护常常是不稳固的。疟原虫免疫逃避的机制十分复杂，主要与疟原虫的抗原变异、免疫抑制以及被寄生红细胞的屏蔽作用等因素有关。

抗原变异是疟原虫逃避宿主免疫攻击的主要原因之一。这其中的一种方式就是抗原的多态性。恶性疟原虫红细胞膜蛋白 1（*P. falciparum* erythrocyte membrane protein 1，PfEMP1）是疟原虫抗原变异的典型例子之一。PfEMP1 由疟原虫 var 基因家族编码，该基因在疟原虫的整个基因组中约有 50 多个拷贝，每个拷贝的第一个外显子编码的细胞外结合表位均高度变异，在疟原虫感染的一定时期 var 基因的表达会由一个拷贝转换到另一个拷贝，导致宿主对变异前的抗原产生的免疫反应无法识别变异后的抗原，从而逃避宿主的免疫攻击。

早在 20 世纪 70 年代末就有学者发现疟疾患者不但对疟原虫，而且对包括疫苗等在内的其他无关抗原表现出免疫反应的减弱，这说明在疟疾患者体内由于疟原虫的感染而启动了宿主的某种免疫抑制机制。进一步的研究提示疟原虫可以抑制抗原提呈细胞的成熟，从而抑制 T 细胞对疟原虫以及其他无关抗原的免疫反应。此外，诱导抑制性细胞因子，如 IL－10 和 TGF－β 等的分泌也是疟原虫诱发宿主免疫抑制的原因之一。最近的研究还认为，宿主因疟原虫感染而诱发的免疫抑制与 $CD4^+CD25^+$ 调节性 T 细胞（regulatory T cell）的活化有关。

总之，疟原虫免疫逃避的具体机制目前仍不清楚，这给疟疾的研究特别是疟疾疫苗的研究造成了很大的困难。

（4）疟疾疫苗 近年来，全球投入疟疾疫苗研发的资金仅为 HIV/AIDS 疫苗的 25%，加之疟原虫本身及其生活史的复杂性、疟原虫的免疫逃避现象，以及对疟原虫和宿主免疫系统之间相互作用机制认识不足，都使疟疾疫苗的研究遇到了极大的困难和挑战。

疟原虫在人体内经历了多个发育时期。疟疾免疫的一个重要特点是期特异性，即各期原虫产生的免疫应答只对同期原虫有效，而对其他期原虫几乎无效。疟疾疫苗按疟原虫的生活史可分为：

①红外期疫苗（抗感染疫苗）。其靶点包括子孢子和受染的肝细胞。目前最有希望的是以疟原虫环子孢子蛋白（circumsporozoite protein，CSP）为靶点的RTS，S疫苗，2009年已进入Ⅲ期临床实验阶段，在非洲肯尼亚、莫桑比克等国的现场实验中可获得30%～50%的人群保护率，其具体保护机制尚不清楚。还有学者采用放射线或遗传致弱的子孢子疫苗（irradiated or genetically attenuated sporozoite vaccines），相关临床实验也在进行中。此外，血凝素相关黏附蛋白（thrombospondin-related adhesion protein，TRAP）以及肝期抗原（liver-stage antigen，LSA）等也是研究较多的红外期疫苗候选靶点（candidate targets）。

②红内期疫苗（抗病疫苗）。在疟原虫生活史中，只有红内期疟原虫可以造成疟疾发作甚至死亡。红内期疫苗的研制有望抑制疟原虫在血中的无性生殖，使人体免于发病或发生重症疟疾。疟原虫红内期抗原众多，以恶性疟原虫为例，其编码的基因就超过5000个，从理论上分析这些抗原都可能成为红内期疫苗研究的候选靶点，但由于各种原因，曾经或者正在研究的抗原还不到总数的0.5%。目前研究较多的候选抗原包括顶端膜抗原1（apical membrane antigen 1，AMA1）、红细胞结合抗原175（erythrocyte-binding antigen-175，EBA-175）、富谷氨酸蛋白（glutamate-rich protein，GLURP）、裂殖子表面蛋白1、2、3（merozoite surface protein 1、2、3，MSP1、2、3）以及恶性疟原虫红细胞膜蛋白1（PfEMP1）等。遗憾的是，目前上述候选抗原的临床实验结果只能证明其安全性和具有一定的免疫原性，未见明显的免疫保护效果。

③配子体疫苗或传播阻断疫苗，即通过阻断疟原虫在蚊体内的有性生殖及孢子生殖，达到阻断疟疾传播的目的。目前的研究主要集中在Pfs25、Pfs48/45和Pfs230等几个候选抗原。传播阻断疫苗在实际应用中也存在一定的局限性，因为其应用本身并不具有保护性，且必须在某个人群中全员使用才能达到理想的传播阻断效果。

总之，截至目前还没有一种安全、高效的疫苗可实际应用于疟疾预防，疟疾疫苗的研发更有赖于人们对疟原虫感染后机体免疫反应等关键问题的进一步研究。从全球范围来看，疟疾疫苗的研究在疟疾防治工作中的重要性仍然是肯定的，多期、复合型疫苗可能是未来疟疾疫苗研发的重点方向之一。

实验诊断 Laboratory diagnosis

通过病史的询问，对来自疟疾流行区的、不明原因的发热病人，应首先想到患疟疾的可能，但要确诊必须根据病原学检查结果。各级各类医疗卫生机构对发现的疟疾病人均应当按照《中华人民共和国传染病防治法》和《传染病信息报告管理规范》的规定报告疟疾病例。

1. 病原学检查　显微镜检查血涂片疟原虫仍然是目前疟疾诊断和虫种鉴别的主要方法。取患者耳垂或手指末端等部位外周血，涂片、吉姆萨或瑞氏染色、显微镜检查。血液涂片有厚、薄两种，各有其优缺点：厚血片中疟原虫较集中，检出率高，适用于流行病学调查，但染色过程中红细胞溶解，看不到红细胞的变化，不利于虫种鉴别，而且对厚血膜中疟原虫形态不熟悉的检验者来说也较易漏诊。检查薄血片疟原虫，红细胞和疟原虫形态完整、清晰，容易识别和鉴定疟原虫种，但原虫密度低时较易漏检。

2. 免疫学检测　利用免疫学原理可检测疟原虫的循环抗原。目前在我国流行区检测循环抗原多使用商品化的快速诊断试剂盒，所采用的方法一般是基于斑点免疫结合试验（dot-immunobinding assay，DIA）技术的试纸条（Dip-stick）法，检测抗原有富组蛋白II（恶性疟原虫）、乳酸脱氢酶、谷氨酸脱氢酶、醛缩酶等。依照国家的相关规定，快速诊断试纸条检测阳性者，必须采集并保留血片备查。

3. 其他检测方法　疟原虫DNA扩增和特异性探针杂交等分子生物学检测方法虽然敏感性和特异性均较好，但并不适合现场应用。

流行 Epidemiology

1. 流行概况 疟疾流行于热带和亚热带的 100 多个国家和地区，据 WHO 统计，全球约 40%的人口居住在疟疾流行区。近年来，随着疟原虫对现有抗疟药的抗性以及媒介按蚊对杀虫剂的抗性越来越普遍，加之全球变暖等生态环境的改变，疟疾的流行呈现上升趋势，年发病人数 3 亿～5 亿，每年死亡人数超过 100 万，其中大部分死亡病例为非洲的儿童。

疟疾也曾是严重危害我国人民身体健康和生命安全，影响社会经济发展的重要虫媒传染病。新中国成立后，党和政府历来高度重视疟疾防治工作，60 多年来，取得了举世瞩目的防治成就。全国疟疾发病人数由新中国成立前的 3000 万降至 2010 年报告的 7389 人；流行区范围大幅度缩小，除云南、海南两省外，其他省（区）已消除恶性疟；全国 95%以上的县（市、区）疟疾发病率已降至万分之一以下。

根据以往的疟疾流行状况，可将我国疟区划分为三类：

（1）高传播地区：包括云南的边境地区、海南的中南部山区。此类地区恶性疟和间日疟混合流行，主要传播媒介为大劣按蚊和微小按蚊。

（2）疫情不稳定地区：包括安徽、湖北、河南、江苏等省的部分地区。此类地区仅有间日疟流行，主要传播媒介为中华按蚊和嗜人按蚊。

（3）疫情基本控制地区：除上述两类地区外的其他地区。此类地区经过多年的防治，疟疾流行已得到控制。

近年来，我国的疟疾流行状况也出现了一些新的特点。一方面，局部地区疟疾疫情仍然比较严重。除云南、海南、贵州等南部省份的疟疾疫情仍较为严重外，安徽、河南等中部五省交界地区的疟疾发病也呈点多面广的态势。目前，全国发病数排在前 5 位的省份依次为安徽、云南、河南、湖北、江苏，占全国发病总数的 77. 4%。另一方面，当今国际交往频繁，外出经商、旅游、务工的流动人口日益增多，境外输入性疟疾病例明显增加；同时，周边国家疟疾疫情仍较严重，随时存在因输入性传染源造成本地传播的潜在威胁。

2. 流行环节

（1）传染源：外周血液中存在成熟配子体的病人和带虫者都是传染源。间日疟原虫配子体在原虫血症 2～3 天后出现，恶性疟原虫配子体则在原虫血症的 7～11 天才出现。因此间日疟患者在发病早期即可使蚊媒感染，而恶性疟则在临床发作停止后的一段较长时间里才可使蚊虫感染。红内期疟原虫感染者也可通过输血传播。

（2）传播媒介：疟疾的传播媒介是雌性按蚊。我国的中华按蚊广泛分布于平原地区，嗜人按蚊分布于丘陵地区，微小按蚊分布于南方的丘陵、山区；大劣按蚊、日月潭按蚊、米赛按蚊和萨氏按蚊有局限的地域分布，是某些地区的主要媒介。

（3）易感人群：西非黑人对间日疟原虫具有抵抗力，高疟区婴儿可从母体获得一定的抵抗力，其他人群对疟原虫普遍易感。在流行区，成人由于反复感染，呈带虫免疫状态，儿童是主要易感群体；孕妇生理功能特殊，免疫力低，对疟疾易感；非疟区的无免疫力人群进入疟区，由于缺乏免疫力，可引起疟疾暴发流行。

防治 Treatment，Prevention and Control

近 10 年来，随着联合国千年发展目标的实施，全球疟疾防治工作越来越受到国际社会的关注。1998 年，由世界卫生组织、联合国儿童基金会、联合国开发计划署和世界银行共同倡导发起全球遏制疟疾规划。2006 年，鉴于全球抗击疟疾行动在广大疟疾流行国家取得进展，一些国家已具备从控制走向消除的条件，WHO 发布了消除疟疾指南，鼓励和支持具备消除疟疾条件的国家和地区消除疟疾。2008 年，联合国千年发展目标高级别会议通过了《全球疟疾行动计划》，提出到 2015 年消除疟疾死亡病例，并最终在全球根除疟疾的宏伟目标。在此情况下，我国制定了中国消除疟疾行动计划（2010—2020 年），该计划的总目标是：到 2015 年，全国除云南部分边境地区外，其他地区均无本地感染疟疾病例；到 2020 年，全国实现消除疟疾的目标。

我国疟疾防治遵循预防为主、科学防治、因地制宜、分类指导、综合治理的原则，在不同类型疟区，采取不同防治策略和针对性的防治措施，严格执行流动人口疟疾管理制度和疟疾监测制度。具体措施主要包括：

（1）管理传染源：早期发现，及时治疗。抗疟药的使用应遵循安全、有效、合理和规范的原则。根据流行地区的疟原虫虫种及其对抗疟药物的敏感性和患者的临床表现，合理选择药物，严格掌握剂量、疗程和给药途径，以保证治疗效果和延缓抗药性的产生。

杀红内期疟原虫的药物主要有氯喹、奎宁、青蒿素及其衍生物等，主要用于控制疟疾症状发作。近年来，随着氯喹在世界范围内的耐药性越来越普遍，青蒿素类药物已经成为疟疾治疗的首选药物。遗憾的是，在亚洲地区已经出现了青蒿素类药物耐药的现象，这提醒我们加快新型抗疟药的研发已经刻不容缓。

乙胺嘧啶可杀灭子孢子等红外期疟原虫，适用于初次进入疟区人员的病因性预防，但由于多种原因乙胺嘧啶的生产量日益减少，该药在市场上很难买到，早日建立国家短缺药物管理制度势在必行。

伯氨喹可杀灭间日疟原虫肝细胞内休眠体，用作防止疟疾复发，又称根治药物；伯氨喹还有杀配子体作用，可阻止疟疾传播。伯氨喹类药物在使用时必须注意：孕妇、1 岁以下婴儿、有溶血史者或其家属中有溶血史者应禁用伯氨喹。葡萄糖-6-磷酸脱氢酶（G6PD）缺乏地区的人群，应在医务人员的监护下服用伯氨喹，以免诱发黑尿热等严重并发症。

（2）切断传播途径：主要是防蚊、灭蚊。流行区提倡使用杀虫剂浸泡蚊帐（insecticide-treated nets，ITNs），辅以每年传播季节前杀虫剂室内滞留喷洒，能明显减少传播。为了延缓杀虫剂抗性的出现，必须科学、合理地使用杀虫剂，防止滥用。结合爱国卫生运动和新农村建设，开展清理洼地积水、疏通沟渠等有针对性的环境治理措施，减少幼虫孳生。

（3）保护易感者：在高传播地区野外作业或露宿的人员，应使用驱避剂和（或）使用蚊帐，避免蚊虫叮咬。无免疫力的人群进入疟区时，应于传播季节定期服用抗疟药物，并加强个体防护。

（赵 亚）

第二节 刚地弓形虫

Toxoplasma gondii

Learning guide

After studying this chapter the student should be able to answer the following questions.

1. Describe the life cycle of *Toxoplasma gondii* (*T. gondii*).
2. Why is *T. gondii* so widely spread in the world?
3. What is the definition of opportunistic protozoon parasite?

Key terms

Toxoplasma gondii; toxoplasmosis; opportunistic protozoa; tachyzoite; bradyzoite; tissue cyst; oocyst; pseudocyst; congenital toxoplasmosis; acquired toxoplasmosis; dye test.

刚地弓形虫（*Toxoplasma gondii* Nicolle & Manceaux, 1908）因在刚地梳趾鼠体内发现，且虫

体呈现弓形而得名，也称弓形虫、弓形体或弓浆虫。弓形虫是世界上分布最广泛的寄生虫之一。猫科动物为其终宿主，几乎所有的哺乳动物都可作为其中间宿主。由弓形虫引起的人兽共患弓形虫病（toxoplasmosis）呈世界性分布。人体多呈隐性感染，但在免疫功能低下的宿主，可引起中枢神经系统损伤和全身播散性感染。被视为医学上重要的机会致病原虫（opportunistic protozoa）。孕妇感染弓形虫还可影响胎儿发育，导致流产、早产或先天畸形。此外，弓形虫病还与畜牧业发展关系密切，因此，近年来已引起人们的高度重视。

形态 Morphology

弓形虫生活史较复杂，整个生活史包括滋养体、包囊、裂殖体、配子体和卵囊 5 种形态。其中滋养体和包囊可见于中间宿主和终宿主体内，裂殖体、配子体和卵囊仅见于终宿主体内。

1. 滋养体（trophozoite）　也称速殖子（tachyzoite，It is the asexual stage of rapidgrouth in a number of the *Toxoplasma* trophozoite，which could invade and proliferate in all karyocytes）。主要寄生于中间宿主的有核细胞内，有的散布在宿主的血液、脑脊液及病理渗出液中，呈单个或两个相对排列（Fig. 10－3）。速殖子的大小为（4～7）μm×（2～3）μm，呈不对称的新月形，一端较尖，一端钝圆，一侧扁平，另一侧膨隆。经 Giemsa 或 Wright 染色，核呈紫红色，位于虫体中央或偏后；细胞质呈蓝色；在虫体靠尖端半部有浅红色颗粒，为副核体。电镜下，可见虫体前端有类锥体（conoid）、极环（polar ring）、棒状体（rhoptry）和膜下微管等，这些结构在虫体与宿主细胞发生黏附、定位、侵袭过程中发挥重要作用。在细胞内寄生的速殖子不断增殖，数量有数个至十几个不等，由宿主细胞膜包绕，形似包囊，被称为假包囊（pseudocyst）。

2. 包囊（cyst）　寄生于中间宿主组织内，为圆形或椭圆形，直径小至 5 μm，大的可至 100 μm 以上。包囊最外层为虫体分泌的一层富有弹性的坚韧囊壁，其内包含数个至数千个缓慢增殖的滋养体，称为缓殖子（bradyzoite）。缓殖子在形态上与速殖子相似，但是虫体较小，核稍偏后（Fig. 10－3）。包囊可在宿主组织内长期存活，在一定条件可破裂，释放出的缓殖子又侵入周围的细胞，形成新的包囊。

3. 裂殖体（schizont）　在猫科动物小肠绒毛上皮细胞内发育增殖。成熟的裂殖体为长椭圆形，内含 4～40 个裂殖子（merozoite），以 10～15 个居多，呈扇状排列。裂殖子形如新月状，前尖后钝，较滋养体小。

4. 配子体（gametocyte）　由游离的裂殖子侵入肠上皮细胞发育形成配子母细胞，进而发育为配子体。配子体有雌雄之分。雌配子体呈圆形，成熟后发育为雌配子，其直径可不断增大至 10～20 μm，核呈深红色，较大，胞质深蓝色。雄配子体直径约 10 μm，成熟后形成 12～32 个雄配子。雄配子两端尖细，长约 3 μm。雌、雄配子受精，发育为合子（zygote），而后发育为卵囊。

5. 卵囊（oocyst）　卵囊随猫科动物的粪便排出体外，未孢子化的卵囊为圆形或椭圆形，大小约 10～12 μm，有两层光滑透明的囊壁，囊内充满均匀的小颗粒。成熟的卵囊（孢子化的卵囊）多为椭圆形，大小约为（9～11）μm×（11～14）μm，内含 2 个孢子囊，每个孢子囊含有 4 个新月形子孢子（Fig. 10－3）。

生活史 Life cycle

弓形虫的生活史是典型的循环传播型，生活史需要两类脊椎动物分别作为其终宿主和中间宿主。在猫科动物小肠上皮细胞内完成有性生殖，同时也可在猫的肠外其他组织进行无性增殖，故猫科动物是弓形虫的终宿主兼中间宿主。而在其他脊椎动物和人体内只进行无性增殖，这些脊椎动物和人是弓形虫的中间宿主。弓形虫对中间宿主的选择性极不严格，除人和其他哺乳动物外，鸟类、爬行类、鱼类、禽类等都可作为弓形虫的中间宿主。弓形虫对寄生组织也无明显的特异性，除红细胞外，任何有核细胞均可寄生。

1. 在终宿主体内的发育（Fig. 10－4）　猫或猫科动物捕食中间宿主的内脏或肉类组织时，将弓形虫包囊或假包囊吞入消化道而感染。此外，食入或饮入外界被成熟卵囊污染的食物或水也可被感

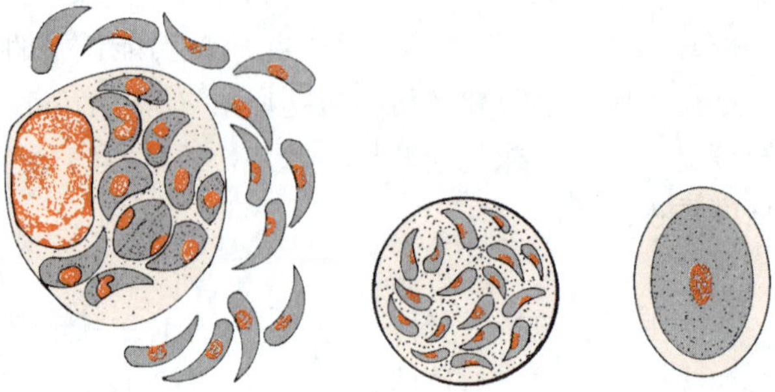

Fig. 10 - 3 Tachyzoite and Pseudocyst (A), Tissue cyst (B) and Oocyst (C) of *T. gondii*

染。包囊、假包囊或卵囊在猫肠内分别释出缓殖子、速殖子和子孢子，主要侵入回肠部的肠上皮细胞内。经3～7天的发育、增殖，虫体在上皮细胞内形成裂殖体，成熟后释出的裂殖子侵入新的肠上皮细胞形成第二、三代裂殖体，经数代增殖后，部分裂殖子发育为雌、雄配子体，继续发育为雌、雄配子，雌、雄配子受精成为合子，最后发育为卵囊，破上皮细胞进入肠腔，卵囊随终宿主粪便排出体外。在适宜的温、湿度环境下，经1～5天后发育为孢子化的卵囊，即为具有感染性的成熟卵囊。猫食入不同发育期的虫体后，排放的卵囊时间有所不同，通常吞食包囊后约3～5天、假包囊5～10天、卵囊约20～24天排出卵囊。一般排囊可持续10～20天，其间排出卵囊数量的高峰时间为5～8天，是传播的重要阶段。卵囊具双层囊壁，对外界抵抗力较大，对酸、碱、消毒剂均有相当强的抵抗力，在室温可生存3～18个月，猫粪内可存活1年。

2. 在中间宿主体内的发育（Fig. 10 - 4，Fig. 10 - 5） 当猫粪中的卵囊及中间宿主肉类中的包囊或假包囊被人、猪、牛、羊和鼠等食入后，在宿主肠道内分别释出子孢子、缓殖子或速殖子，随即侵入肠壁，经血或淋巴进入单核巨噬细胞内寄生。虫体侵入宿主细胞是一个主动的过程，电镜下观察到虫体借前端的类锥体接触宿主的细胞膜，使细胞出现凹陷，再借助棒状体分泌的一种酶，称为穿透增强因子（penetration enhancing factor，PEF），协同虫体主动侵入宿主细胞。此外，虫体也可通过细胞的吞噬作用进入宿主细胞内。寄生于有核细胞内的速殖子以二分裂或内二芽及裂体生殖三种方式不断增殖，当虫体增殖至一定数目时，破裂，速殖子逸出。游离于体液或组织液中的速殖子能作螺旋式转动，可侵入新的有核细胞或随血流扩散至全身，如脑、淋巴结、肝、心、肺和肌肉等组织内继续繁殖、发育形成假包囊。假包囊内的虫体不断增殖直至细胞破裂，如此反复。

在免疫功能正常的机体，部分速殖子侵入宿主细胞后，特别是寄生在脑、眼、骨骼肌内的虫体繁殖速度减慢，并在虫体外产生一层囊壁形成包囊，包囊在宿主体内可存活数月、数年，甚至终身。包囊最终破裂，放出的缓殖子再重新侵入其他健康的有核细胞内，继续缓慢发育增殖。因此，包囊是人体处于隐性感染弓形虫的主要形式和中间宿主之间相互传染的重要根源，同时也是中间宿主传播给终宿主的主要阶段。当机体免疫功能低下或长期应用免疫抑制剂，包囊内的缓殖子可以被激活，导致组织内包囊破裂，释出的缓殖子可进入血流和其他新的组织继续发育、增殖并转变成速殖子及假包囊。

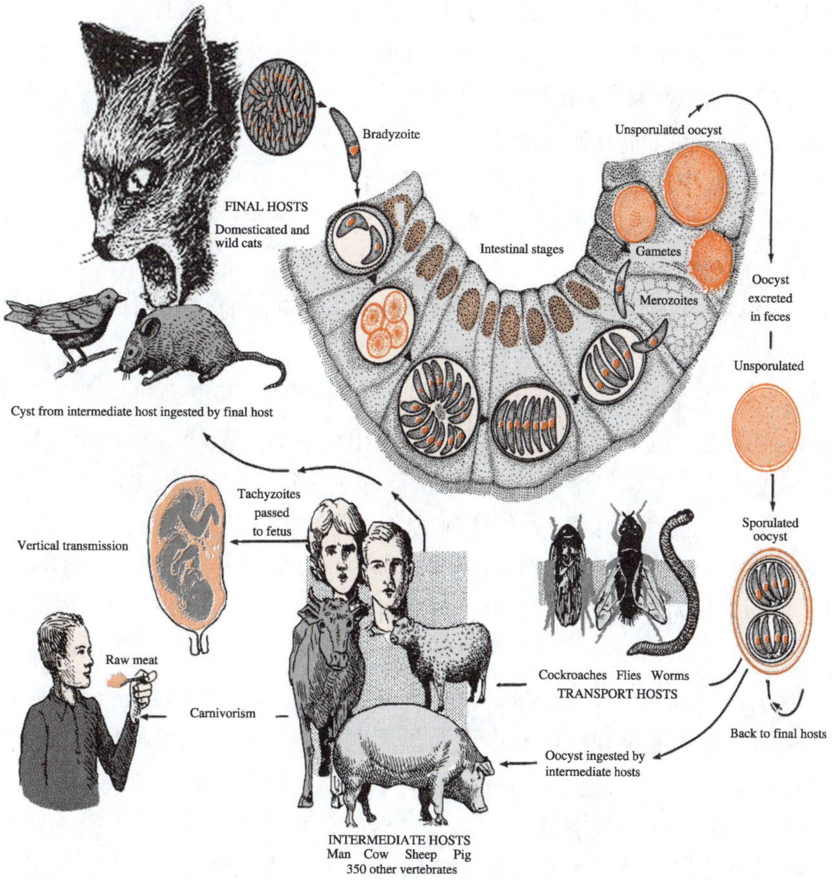

Fig. 10－4　Life cycle and modes of transmission of *T. gondii*

(From Marguardt WC, et al, 2000)

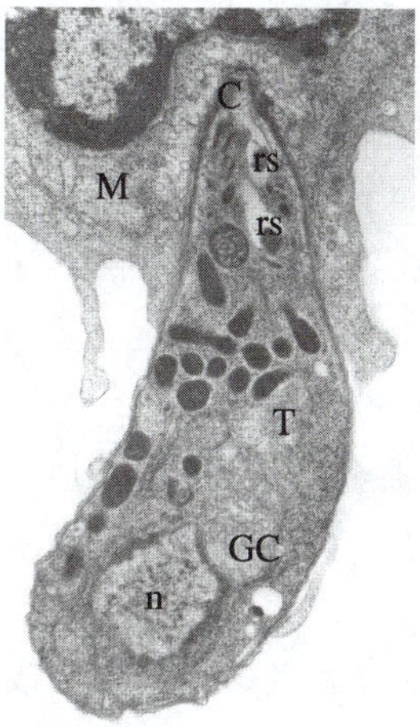

Fig. 10－5　Penetration of a macrophage by a sporozoite of *T. gondii*. The conoid makes contact with the plasma membrane of the cell and the rhoptries begin to empty facilitating entry. Abbreviations: C, conoid; GC, Golgi complex; M, macrophages; n, nucleus; rs, rhoptry contents; T, *Toxoplasma* sporozoite

(From Nichols, et al, 1983)

临床表现和致病机制 Clinical manifestations and Pathogenesis

1. 致病机制

(1) 虫株毒力：根据虫株的侵袭力、繁殖速度、包囊形成与否及对宿主的致死率等，将刚地弓形虫分为强毒株和弱毒株。强毒株的弓形虫繁殖速度快，可致宿主迅速死亡。国际上公认的强毒株代表为 RH 株。弱毒株的弓形虫增殖缓慢，受机体免疫状态的影响，在脑或肌肉等组织形成包囊，以 Beverley 株为其代表。

（2）弓形虫的侵袭力：速殖子是弓形虫的主要致病阶段，以其对宿主细胞的侵袭力和在有核细胞内独特的内二芽殖法增殖破坏宿主细胞。强毒株的弓形虫速殖子繁殖速度极快，在6小时内可使虫体数量增加近千倍，对宿主细胞破坏作用较大。包囊内的缓殖子是慢性感染的主要形式，包囊可因缓殖子的增殖而体积增大，压迫器官而引起功能障碍。当包囊增大到一定程度或因其他因素破裂，游离的虫体诱发迟发型超敏反应，形成肉芽肿、纤维钙化等。

弓形虫的侵袭作用除与虫体毒力有关外，宿主的免疫状态亦起重要作用，因此弓形虫病的严重程度取决于寄生虫与宿主相互作用的结果。

2. 临床表现　人体感染弓形虫大多数处于隐性状态，无明显的症状和体征，呈现高感染率、低发病率的特征。临床上将弓形虫病分为先天性和获得性两类。

（1）先天性弓形虫病（congenital toxoplasmosis）　先天性弓形虫病只发生于初孕妇女，经胎盘血流传染。受染胎儿或婴儿多数表现为隐性感染，有的出生后数月甚至数年才出现症状；也可造成孕妇流产、早产、畸胎或死产，尤以早孕期感染，畸胎发生率高。据研究报道，婴儿出生时出现症状或发生畸形者病死率为12%，而存活中80%有精神发育障碍，50%有视力障碍。先天性弓形虫病的典型症状有脑积水、大脑钙化灶、视网膜脉络膜炎和精神、运动障碍等。此外，可伴有全身性表现，在新生儿期即有发热、皮疹、呕吐、腹泻、黄疸、肝脾肿大、贫血、心肌炎、癫痫等。融合性肺炎是常见的死亡原因。

（2）获得性弓形虫病（acquired toxoplasmosis）　获得性弓形虫病是指出生后由外界获得的感染。其临床表现可因虫体侵袭部位和机体反应性而呈现明显差异，因而无特异症状，须与有关疾病鉴别。患者多数与职业、生活方式、饮食习惯有一定关系。淋巴结肿大是最常见的临床表现之一，多见于颌下和颈后淋巴结。患者常伴有长期低热、乏力、不适、肝脾肿大或全身中毒症状。其次，弓形虫常累及脑和眼等一些重要器官。弓形虫眼病的主要特征以视网膜脉络膜炎多见，临床表现为视力突然下降，婴幼儿可出现对外界事物反应迟钝或斜视、虹膜睫状体炎等，出现视力障碍的同时常伴有全身反应或多器官病变。在免疫功能低下者，常表现为脑炎、脑膜脑炎、癫痫和精神失常。获得性弓形虫病常继发于霍奇金病、淋巴肉瘤、白血病等恶性肿瘤。另外，一些施行器官移植、长期接受免疫抑制剂、放射治疗、细胞毒剂等医源性免疫受损者，先天性或后天性免疫缺陷者（如AIDS患者），孕期妇女等都可使隐性感染状态转为急性重症，使原有病症恶化。据美国疾病控制中心（CDC）报告，在14510例艾滋病患者中并发弓形虫脑病者有508例，大多在2～8个月内死亡。

实验诊断 Laboratory diagnosis

弓形虫病因无特异性临床症状和体征，必须借助于病原学、免疫学和分子生物学检查才能确诊。

1. 病原学检查

（1）涂片染色法：取急性期患者血液、胸腔积液、腹水、脑脊液、骨髓、羊水等离心后的沉淀物，或可疑的病变组织印片，经吉姆萨染色后镜检或用免疫细胞化学法检查虫体。此方法简便，但阳性率不高，易漏检。也可用组织切片经免疫酶学或荧光染色，观察特异性反应，可提高虫体检出率。

（2）动物接种分离或细胞培养法：取上述患者体液的沉淀物，或活组织穿刺物，接种于小白鼠腹腔内，一周后取腹腔液查找速殖子，镜检阴性时需盲目传代至少3次；也可将样本接种于离体培养的单层细胞，直接查找速殖子。动物接种和细胞培养法是一种比较常用的病原检查法。

2. 血清学检查　由于弓形虫病原学检查比较困难且阳性率不高，所以血清学检查仍为目前广泛应用的重要诊断参考依据。常用方法有：染色试验（dye test，DT）、间接血凝试验（indirect hemagglutination assay，IHA）、间接免疫荧光试验（indirect immunofluorescence assay，IFA）和酶联免疫吸附试验（enzyme-linked immunosorbent assay，ELISA）等。其中ELISA是目前最常用的方法之一，现有多种改良法通过检测宿主体内的特异性循环抗原或抗体，用以早期诊断急性感染和先天性弓形虫病。目前，临床上多采用同时检测IgM和IgG的方法来诊断现症感染。

3. 基因诊断 近年来将PCR及DNA探针技术应用于检测弓形虫感染，更具有灵敏性、特异性及早期诊断的意义，并开始试用于临床。特别是应用PCR检测脑脊液和羊水中弓形虫DNA，分别对脑弓形虫病和先天性弓形虫病的诊断有较大意义。但由于基因诊断技术的高度敏感性，操作不当则易产生假阳性。所以最好在一些条件好的实验室，由专业技术人员进行。

另外，在妇女怀孕期间，进行B超检查、羊水或胎血检查，可以了解弓形虫抗体水平的动态变化、胎儿是否在子宫内受感染以及受损情况，以便采取相应措施，预防或减少不良后果的发生。

流行 Epidemiology

1. 流行概况 本病为人兽共患寄生虫病，呈世界性分布。人群感染相当普遍。国外血清学调查人群抗体阳性率为25%～50%，欧洲一些发达国家高达80%以上；估计全世界有5亿～10亿人受弓形虫感染，但绝大多数人是隐性感染。我国属于低感染地区，感染率约在5%～20%。动物感染也很普遍，尤其与人体关系比较密切的家畜（牛、羊、猪、犬、兔等）感染率相当高，可达10%～50%，是人体弓形虫感染的重要传染源，并严重影响畜牧业的发展。

弓形虫感染广泛流行的原因：①弓形虫生活史各阶段均有感染性；②中间宿主广泛，与人体关系密切的家畜均易感染；③可在终宿主之间、中间宿主之间和终宿主与中间宿主之间互相传播；④包囊可在中间宿主组织内长期存活；⑤卵囊排放量大，且对外界抵抗力强。卵囊具有双层囊壁，对酸、碱、消毒剂均具有相当强的抵抗力；在室温下可生存3～18个月，在猫粪便内可存活1年；对干燥和热的抵抗力较差，80℃1分钟即可杀死，因此加热是防止卵囊传播最有效的方法。

2. 流行环节

（1）传染源：动物是弓形虫病的主要传染源，几乎所有的温血动物都可传染弓形虫，一些鸟类和鸡、鸭等也是弓形虫的自然宿主。猫及猫科动物作为弓形虫的终末宿主，其粪便中含有大量卵囊，是重要传染源。人只有经胎盘传播才具有传染源的意义。

（2）传播途径：传播途径有先天性和获得性两种。前者指胎儿在母体经胎盘血而感染。后者主要因食入未熟的含有弓形虫的肉、蛋、未消毒的牛奶而感染；也可经皮肤、黏膜损伤处或经输血、器官移植而感染；接触被卵囊污染的土壤、水源亦为重要的传播途径。节肢动物（蝇、蜚蠊）携带卵囊也有一定的传播意义。

（3）易感人群：人类对弓形虫普遍易感，尤其是胎儿、婴幼儿、肿瘤和艾滋病患者更易感染。免疫缺陷和免疫功能受损患者比正常人易感，隐性感染容易被激活而产生症状。此外，从事动物养殖、畜类屠宰、皮毛加工、兽医等职业的人群感染弓形虫的机会较多。喜生食和半生食动物肉、蛋、奶以及饲养猫类宠物的人群易感染弓形虫。

防治 Treatment，Prevention and Control

加强对家畜、家禽和可疑动物的监测和隔离；加强肉类检疫、饮食卫生管理，宣传和教育群众不吃生或半生的肉、蛋、奶类食品；不养猫类宠物、尤其是孕妇不要接触猫；孕妇要定期作弓形虫常规检查，以防止先天性弓形虫病的发生。

对急性期患者应及时药物治疗，但至今尚无理想的特效药物。磺胺嘧啶（sulfadiazine）与乙胺嘧啶（pyrimethamine）联合使用，对弓形虫速殖子增殖有抑制作用。孕妇宜使用螺旋霉素（spiramycin），其毒性小，组织内分布浓度高。阿奇霉素（azithromycin）、罗红霉素（roxithromycin）被证明均有抗弓形虫作用，可用于各类弓形虫病的治疗。

近年来，国内外进行探索性抗弓形虫病治疗的报道很多。其中我国研究人员将中药用于弓形虫病的实验治疗已取得了一定的进展。实验证明，许多中药或其提取物如甘草、补骨脂、厚朴、青蒿素、蒿甲醚、扁桃酸、松萝酸等，在体外或对细胞内的弓形虫具有明显的杀伤破坏作用，很有希望成为治疗弓形虫病的特效药物。此外，研制高效、安全的弓形虫疫苗无疑是一种好的预防措施。

第三节 隐孢子虫
Cryptosporidium

Learning guide

After studying this chapter the student should be able to answer the following questions.

1. Describe the life cycle of *Cryptosporidium parvum*.
2. What are the main symptoms of cryptosporidiosis?

Key terms

Cryptosporidium; *Cryptosporidium parvum*; cryptosporidiosis; residual body.

隐孢子虫（*Cryptosporidium* spp. Tyzzer，1907）最早由 Tyzzer 在小鼠胃腺上皮细胞内（1907 年）发现并命名。Slavin（1955 年）首先证明其对动物的致病性。对人的致病性是在 1976 年被 Nime 和 Meisel 首次报道。国内韩范等于 1987 年在南京首次发现人体病例。隐孢子虫寄生于人的消化道，可导致免疫功能低下宿主以严重腹泻为特征的隐孢子虫病（cryptosporidiosis）。目前已被世界卫生组织列入最常见的 6 种腹泻病原之一，并于 1986 年将人的隐孢子虫病列为艾滋病的标志性疾病之一。

隐孢子虫属的虫种较多，目前已鉴定了 16 个隐孢子虫有效种和 30 余个基因型。迄今发现能引起人兽共患病的隐孢子虫有 8 个种和 3 个基因型，分别为人隐孢子虫、微小隐孢子虫、犬隐孢子虫、猫隐孢子虫、鼠隐孢子虫、猪隐孢子虫、安氏隐孢子虫、贝氏隐孢子虫，以及鹿基因型、臭鼬基因型、CZB141 基因型，其中，人隐孢子虫和微小隐孢子虫最常见。

形态 Morphology

隐孢子虫生活史有滋养体、裂殖体、配子体、合子和卵囊 5 个发育阶段，各阶段均寄生于宿主胃或小肠的黏膜中，其中卵囊（oocyst）为本虫惟一感染阶段。成熟卵囊的囊壁较厚且光滑、无色，呈椭圆或圆形，直径 4～8 μm，内含 4 个月牙形子孢子（sporozoite）和 1 个残留体（residual body）。残留体呈暗黑色或棕色，由颗粒状物和空泡组成（Fig. 10－6）。未经染色的卵囊很难识别。用改良抗酸法染色后，在被染成蓝绿色背景的标本中，虫体被染成玫瑰色。

生活史 Life cycle

隐孢子虫生活史简单，虫体发育各期均在由宿主小肠上皮细胞膜与胞质间形成的纳虫空泡内进行。繁殖方式包括无性的裂体生殖和孢子生殖及有性的配子生殖，两种繁殖方式在同一宿主体内完成。整个发育过程不需要转换宿主（Fig. 10－7）。

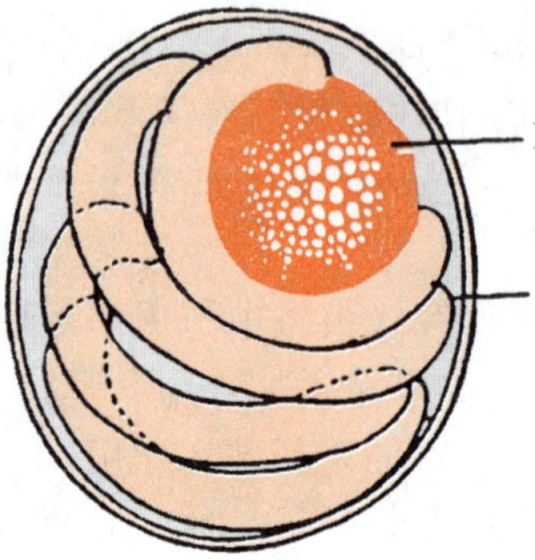

Fig. 10－6 Diagram of the oocyst of a *Cryptosporidium parvum*

卵囊随宿主粪便排出体外后即具感染性，被人和易感动物吞食后，经胆汁和消化酶的作用，囊内的 4 个子孢子逸出，附着于肠上皮细胞微绒毛上，再侵入细胞，在纳虫空泡内进行裂体生殖。子孢子先发育为滋养体，滋养体经 3 次核分裂发育为含有 8 个裂殖子的Ⅰ型裂殖体。裂殖子不断从成熟的Ⅰ型裂殖体被释放出来，再侵入其他上皮细胞；

一部分重新发育为Ⅰ型裂殖体，形成自体感染，为无性生殖阶段；另一部分发育为第 2 代滋养体。第 2 代滋养体经 2 次核分裂发育为Ⅱ型裂殖体。成熟的Ⅱ型裂殖体内含 4 个裂殖子，释出后的裂殖子发育为雌、雄配子体，二者结合后形成合子，开始孢子生殖阶段。合子发育成卵囊，成熟的卵囊含 4 个裸露的子孢子。卵囊有薄壁和厚壁两种类型。薄壁卵囊（约占 20%）只有一层单位膜，其内子孢子逸出后直接侵入肠上皮细胞，进行裂体生殖，也可致宿主自体内重复感染；厚壁卵囊（约占 80%）在肠上皮细胞或肠腔内经孢子化（形成子孢子），在囊内形成 4 个子孢子后，随宿主粪便排出体外。完成整个生活史约需 5～11 天。孢子化的厚壁卵囊在外界环境中抵抗力较强，在低温或常温下可存活数月并保持感染性。

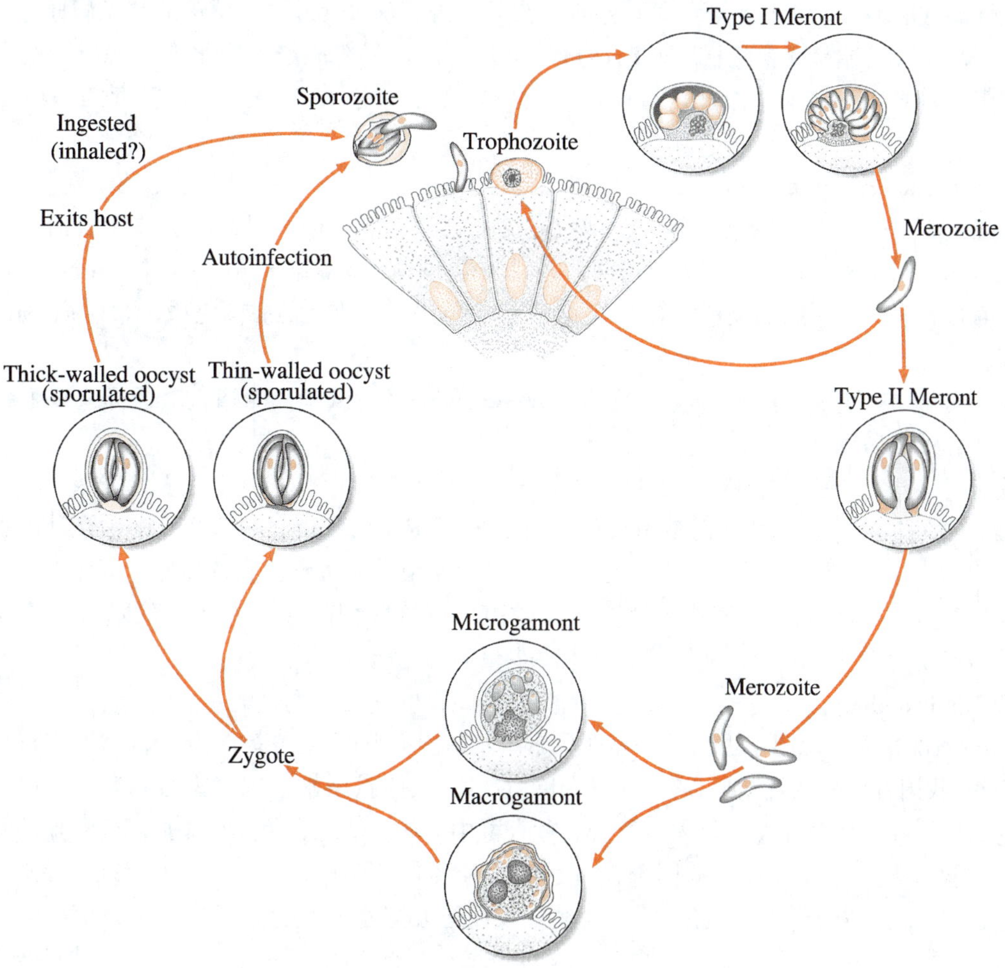

Fig. 10－7 Life cycle of *Cryptosporidium parvum*

（From Debey，et al，1990）

临床表现和致病机制 Clinical manifestations and Pathogenesis

隐孢子虫的致病可能是多种因素共同作用的结果。侵入人体的隐孢子虫寄居于小肠上皮细胞刷状缘形成的纳虫空泡内。空肠近端为感染虫体数量最多的肠段，严重感染者可播散到整个消化道。此外，呼吸道、胆囊和胆管、胰腺、扁桃体等处的上皮细胞也可发现虫体。临床上约有 80%的感染者出现症状，余者为隐性感染。本病潜伏期为 1 周左右。轻度感染者，肠黏膜病理变化并不明显。中度和严重感染者，小肠黏膜表面可出现凹陷，绒毛萎缩、变短、变粗，或融合、移位，甚至脱落消失。由于肠黏膜的上述病理变化破坏了小肠正常生理功能，因而导致消化吸收障碍和腹泻。患者临床症状的严重程度与机体免疫状态有关。依据宿主的免疫功能状态，将本病分为两种类型：

1. 免疫功能正常型隐孢子虫病　感染后，经较短的潜伏期（7～10天）即出现症状。临床常表现为自限性腹泻，为水样便或黏液便，量大，每天数次，可有腹部痉挛性疼痛、恶心、厌食、发热和全身不适等症状。病程一般持续1～2周，症状便逐渐减轻或消退而自愈。极少数病程超过1个月，个别病例持续时间甚至长达42～85天。临床症状平稳后，患者粪便内卵囊的排出仍可持续数周。

2. 免疫功能异常型隐孢子虫病　疾病的发作多为渐进性，但腹泻的程度往往更为严重，粪便量每日可达5～10L。腹泻可长期，甚至持续终生，继而导致营养吸收障碍、体重明显下降等，甚至出现播散性隐孢子虫病，如胆道、胰腺、肝以及呼吸道等肠道外组织器官的隐孢子虫感染。合并肺部感染时可出现呼吸困难、声音嘶哑、喘息或哮喘，双肺可闻及广泛哮鸣音。寄生在胆囊时可引起胆囊炎或硬化性胆管炎。寄生在胰腺及肝时可引起胰腺炎、肝炎，表现严重腹痛、胰腺增大、腹水、血清淀粉酶和碱性磷酸酶增高。尤其重要的是，隐孢子虫是艾滋病病人合并肠道感染的常见病原体，感染后多表现为顽固性腹泻或呈“霍乱样”水泻，每日达数十次，可造成严重脱水、电解质紊乱和营养不良，最终因全身衰竭而死亡。故此，目前国外已把隐孢子虫检查列为艾滋病患者的一项常规检查项目。

实验诊断 Laboratory diagnosis

1. 病原学检查　从病人粪便、胆汁、痰液或支气管灌洗液等标本以及小肠或胆囊活检材料中查卵囊加以确诊。由于未染色的卵囊无色透明，且易与标本中的非特异性颗粒相混淆，故需采用染色方法检查卵囊进行确诊。常用的染色法有：①金胺-酚染色法；②改良抗酸染色法；③金胺-酚改良抗酸染色法等。

2. 血清学检查　用荧光标记单克隆抗体法或酶联免疫吸附试验检测病人粪便卵囊或血清抗体具有高度的特异性和敏感性。

3. 分子生物学方法　微小隐孢子虫和人隐孢子虫的基因组测序已经完成，登录 http://CryptoDB.org 网站可以检索获得两者的基因数据。利用 SSUrRNA、ITS1、ITS2 等基因设计的引物进行普通 PCR 或巢式 PCR 检测粪便中的隐孢子虫基因都具有很高的敏感性和特异性。近年新发展的用生物素等标记的核酸探针结合 PCR 法检测粪便标本中卵囊，可检出最低为0.1pg的隐孢子虫DNA，相当于每克粪便中含有5个卵囊，适用于大样本中少量卵囊的检查。

流行 Epidemiology

1. 流行概况　人体隐孢子虫病呈世界性分布。发达国家人群感染率0.6%～20%，发展中国家为4%～25%。我国各地的调查结果为0.31%～15.21%。人体感染常在饲养家畜的家庭，以及在卫生条件差的家庭、托儿所及儿童医院内流行。高危人群中（如婴幼儿、免疫功能抑制者）血清抗体阳性率从低于20%至超过90%不等。我国调查高危人群的感染率为15%～49%。近年来，在英国、美国均有隐孢子虫腹泻暴发流行的报道。1993年美国发生过几起水源性隐孢子虫病暴发流行，发病人数达40余万人之多。由此可见，隐孢子虫病不仅对免疫功能低下者构成很大威胁，并且对普通健康人的危害也不能忽视。

2. 流行环节

（1）传染源：隐孢子虫是动物源性寄生虫，能够感染包括人在内的240种动物，动物种类有哺乳动物、两栖动物、爬行类、鱼、鸟和昆虫。家畜、野生动物中均有自然感染，反刍动物似最为易感，其中羊、猫、犬、兔和新生小牛等是人类隐孢子虫病的重要传染源。隐孢子虫病人、无临床症状的卵囊携带者，其粪便内可检出大量感染期卵囊，是主要的传染源。

（2）传播途径：人隐孢子虫病通常来源于动物，尽管食物传播也有发生，而大规模感染中的食源性传播仅仅是少数。主要经过水源传播，许多大的暴发流行都追溯到水源被动物粪便污染。大面积的感染多发生在接触了公众水系，如城市自来水，江、河、湖、海岸边的娱乐活动，污染的游泳池等。人-人传播也很普遍，经常发生在家庭和日托中心的护理过程中。主要通过被卵囊污染的手、饮用水和食物吞入感染。医务人员、实验室工作者及与牲畜密切接触人员和兽医均有较多的感染机会。同性恋者之间的肛交可导致本虫的间接传播，是值得重视的一种性传播方式。

（3）易感人群：人对隐孢子虫普遍易感。婴幼儿、接受免疫抑制剂治疗的病人，以及先天或后天免疫功能低下者尤易感染本虫。大量应用多种抗生素，患水痘、麻疹和经常感冒者更为易感。长途旅行以及生活环境改变，如旅途疲劳的人若食入污染食品、饮用污染水常常易感，隐孢子虫是“旅行者腹泻”的重要病原之一。

防治 Treatment，Prevention and Control

隐孢子虫病在人群中传播的主要途径是病人和病畜的卵囊污染水源、食物。加强人、畜粪便的管理，注意个人和饮食卫生是防止本病流行的基本措施。对于免疫功能低下的人群，尤其是艾滋病病人要加强保护。除加强免疫功能外，喝开水（加热 65～70℃，30min 可杀死卵囊）是防止感染的一项重要措施。饮用牛奶也要彻底消毒。目前使用的治疗药物主要是巴龙霉素（paromomycin）、阿奇霉素（azitromycin）、螺旋霉素（spiramycin）、克拉霉素（clarithromycin）。大蒜素治疗免疫功能正常的儿童患者获得较好疗效。

（安春丽）

第四节 其他孢子虫
Other Sporozoans

Learning guide

After studying this chapter the student should be able to answer the following questions.

Describe the life cycle，the clinical manifestations and the laboratory diagnosis of *Sarcocystis*，*Isospora*，*Cyclospora*，*Babesia*.

Key terms

Sarcocystis；sarcocyst；sarcocystin；*Isospora*；*Cyclospora*；*Babesia*.

一、肉孢子虫 *Sarcocystis*

肉孢子虫主要寄生于食草动物，也可寄生于人体，致肉孢子虫病。目前已知寄生于人体的肉孢子虫有 3 种：林氏肉孢子虫（*S. lindemanni* Rivolta，1878），又称人肌肉肉孢子虫，人体感染少见；牛-人肉孢子虫［*S. bovihominis*（Railliet & Lucet，1891）Dubey，1976］，又称人肉孢子虫（*S. hominis*）；猪-人肉孢子虫（*S. suihominis* Taelros & Laarman，1976），又称人猪肉孢子虫（*S. suihominis*）。后两种肉孢子虫均寄生于人的小肠组织，故又统称人肠肉孢子虫，人体感染常见。

形态 Morphology

肉孢子虫生活史中有卵囊（oocyst）、孢子囊（sporocyst）和肉孢子囊（sarcocyst）3 种主要形态。成熟卵囊椭圆形，囊壁薄，内有 2 个孢子囊。孢子囊呈椭圆形，壁双层而透明，内含 4 个子孢子。人肉孢子虫孢子囊大小为（13.6～16.4）μm×（8.3～10.6）μm；人猪肉孢子虫孢子囊大小为 19 μm×13 μm。肉孢子囊在中间宿主的肌肉中呈圆柱形或纺锤形，大小因宿主种类、寄生部位、寄生时间等不同差别很大，通常为（1～5）cm×（1～2）mm，囊内有许多间隔把囊内缓殖子分隔成簇。

囊壁的形态和构造因种而异，是分类的重要依据。

生活史 Life cycle

人肠肉孢子虫生活史为间接型，需要中间宿主。人和犬、猫、黑猩猩等食肉动物为人肉孢子虫和人猪肉孢子虫的终宿主，牛、猪分别为人肉孢子虫和人猪肉孢子虫的中间宿主。终宿主粪便中排出的卵囊或孢子囊被中间宿主食入后，在其小肠内孢子囊中的子孢子逸出，穿入肠壁进入血管，随血流到达全身组织器官。在组织器官的血管内皮细胞中进行裂体生殖，产生的裂殖子侵入肌肉组织，发育为肉孢子囊，内含有许多缓殖子。肉孢子囊多见于中间宿主的横纹肌及心肌。

当中间宿主肌肉中的肉孢子囊被终宿主吞食后，在终宿主小肠内囊壁被蛋白水解酶分解，缓殖子释出，侵入小肠固有层，无需经过裂体生殖就直接发育为雌、雄配子。雌、雄配子结合发育为卵囊。卵囊在小肠固有层逐渐发育成熟。成熟卵囊或卵囊破裂散出的孢子囊随粪便排出（Fig. 10－8）。

人肌肉肉孢子虫中间宿主为人，终宿主目前不明，可能为食肉类哺乳动物、猛禽或爬行类动物。

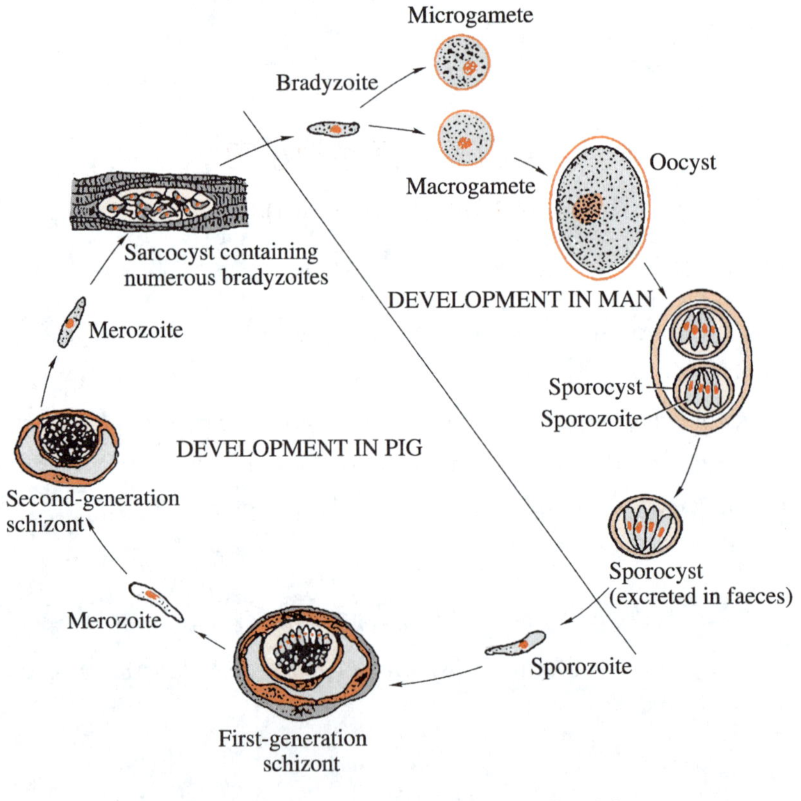

Fig. 10－8 Life cycle of *Sarcocystis suihominis*

临床表现和致病机制 Clinical manifestations and Pathogenesis

人体感染本虫后，多数不表现明显症状或呈自限性。人肠肉孢子虫严重感染者，可引起胃肠功能紊乱和吸收功能障碍，出现间歇性腹痛、腹胀、食欲缺乏、恶心、腹泻等消化道症状，严重者可发生贫血、坏死性肠炎等。人肌肉中感染的人肌肉肉孢子虫肉孢子囊，可破坏所侵犯的肌细胞。随着肉孢子囊的长大可造成邻近肌细胞的压迫性萎缩，并伴肌肉酸痛、皮下肿胀等。一旦肉孢子囊破裂，可释放出一种毒性很强的肉孢子毒素（sarcocystin），作用于神经系统、心、肾上腺、肝和小肠等器官组织，引起病理损害，严重时可致人死亡。

实验诊断 Laboratory diagnosis

人肠肉孢子虫病诊断用粪便检查法，常用硫酸锌漂浮法查找卵囊或孢子囊。人肌肉肉孢子虫病用肌肉活检法查找肉孢子囊。

流行 Epidemiology

肉孢子虫病是一种人兽共患病，常见于牛、羊、马和猪等食草动物，对畜牧业危害严重。人作为中间宿主感染人肌肉肉孢子虫的病例不多见，全世界到目前为止共报告 40 多例，我国报告 5 例。人作为终宿主感染人肠肉孢子虫的报道最多见，该病流行与人们的饮食习惯有直接关系。在我国目前主要流行于云南、广西和西藏等地区，因这些地区有些少数民族有生食猪、牛肉的习惯，肉中的肉孢子囊没经高温杀死而感染人。在以上流行区，文献报道人体自然感染率为 4.2%～62.5%。猪、牛感染该虫比较普遍，各地报道猪的感染率差别较大，从 4.3%～72.1%不等。1987 年云南耿马县调查牛的肉孢子囊阳性率竟高达 92.3%。

防治 Treatment，Prevention and Control

目前尚无特效药物治疗本病，对患者可试用磺胺嘧啶、复方磺胺甲噁唑或吡喹酮等药物治疗，有一定疗效。有报道（2007 年）用乙酰螺旋霉素（0.2 g/次，4 次/d，连服 15d）治愈本病。本病以预防为主，加强猪、牛、羊等动物的饲养管理，加强肉类卫生检疫，不吃生的或未煮熟的肉类。

二、等孢球虫 *Isospora*

等孢球虫广泛寄生于哺乳类、鸟类和爬行类等动物肠道内。寄生于人体的等孢球虫有贝氏等孢球虫（*I. belli* Wenyon，1923）和纳塔尔等孢球虫（*I. natalensis* Elson-Dew，1953）2 种。贝氏等孢球虫人体感染常见；纳塔尔等孢球虫仅在南非发现 2 例人体感染病例，生活史尚不清楚。

形态 Morphology

贝氏等孢球虫卵囊呈长椭圆形，囊壁薄而光滑，大小为（20～33）μm×（10～19）μm。未成熟卵囊内含 1 个大而圆的细胞。成熟卵囊内含有 2 个椭圆形孢子囊，每个孢子囊含有 4 个半月形子孢子和 1 个残留体（residual body）。纳塔尔等孢球虫卵囊大小为（25～30）μm×（21～24）μm，形态结构同贝氏等孢球虫卵囊。

生活史 Life cycle

贝氏等孢球虫生活史为直接型，不需要中间宿主。人因食入成熟卵囊污染的食物或饮水而感染。卵囊进入消化道，子孢子在小肠上段从孢子囊逸出，侵入肠上皮细胞发育为滋养体，经裂体生殖形成裂殖体。裂殖体破裂释出裂殖子，侵入附近的上皮细胞继续进行裂体生殖。经几代裂体生殖后，部分裂殖子形成雌、雄配子体。雌、雄配子体经减数分裂形成雌、雄配子，结合形成合子，发育为卵囊。卵囊落入肠腔，随粪便排出体外。排出体外的卵囊有成熟和未成熟卵囊，未成熟卵囊在外界条件适宜时可发育为成熟卵囊（Fig. 10－9）。

临床表现和致病机制 Clinical manifestations and Pathogenesis

人感染贝氏等孢球虫常无明显症状。有些感染者可出现慢性腹泻、腹痛、厌食等轻微症状，呈自限性，一般不经治疗即可自愈。少数感染严重者可出现发热、持续性或脂肪性腹泻、体重减轻等严重症状，起病急，发展快，甚至可引起死亡。等孢球虫病（isosporiasis）是免疫缺陷（特别是艾滋病）患者腹泻的重要原因。

实验诊断 Laboratory diagnosis

在粪便中发现该虫卵囊即可确诊。一般在感染 20 天后可在粪便中找到卵囊。常用的检查方法为粪便涂片改良抗酸染色法。为提高检出率可用硫酸锌或蔗糖漂浮法浓集卵囊。该虫卵囊微小，易漏检，必要时可在十二指肠引流液中找卵囊，或用小肠黏膜活检，查找发育各期虫体，可显著提高检出率。

流行 Epidemiology

等孢球虫呈世界分布，非洲、南美洲、中东和东南亚等热带和亚热带地区人体感染率较高。随着艾滋病在全球的流行与蔓延，艾滋病合并等孢球虫感染的报道日趋增多，呈上升趋势。美国艾滋病患者中，等孢球虫发病率高达 15%，已被认为是免疫功能受累人群中常见的原虫感染。我国迄今共有

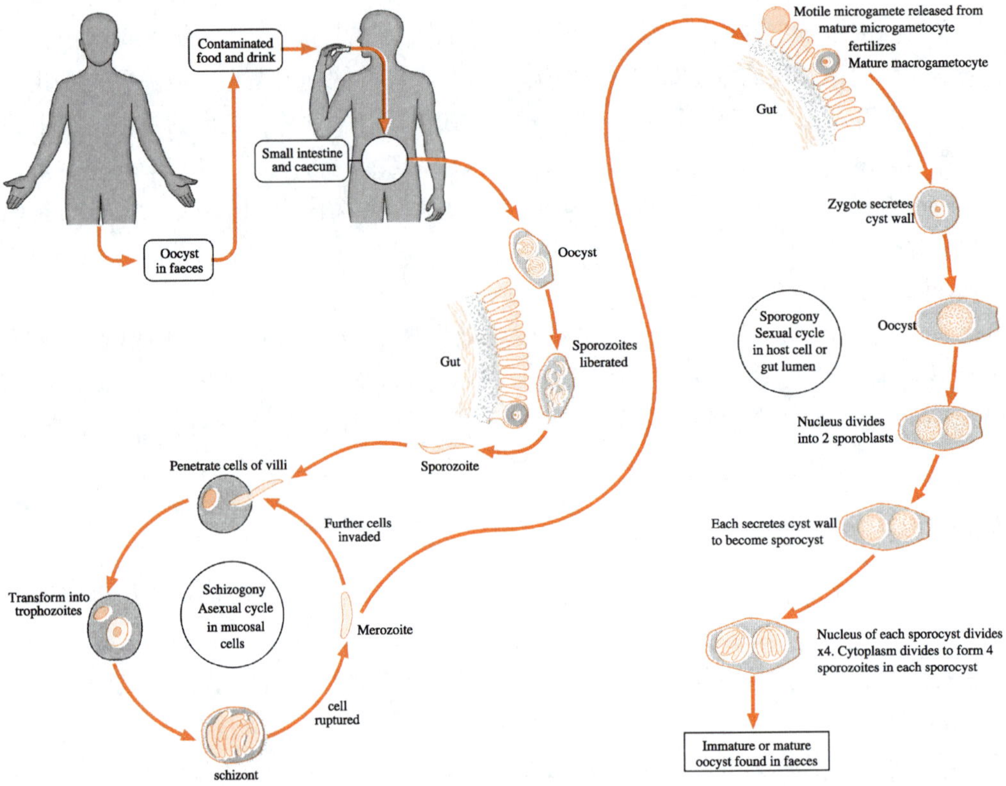

Fig. 10 - 9 Life cycle of *Isospora belli*

(From Chiodini PL, et al, 2001)

39 例报告。

防治 Treatment, Prevention and Control

预防本病应采取综合防治措施。加强预防本病知识的宣传教育，保护易感人群。治疗病人和带虫者以控制传染源。加强粪便管理和无害化处理，保护饮水水源，防止卵囊污染饮水及食物，注意饮水与饮食卫生，预防感染。治疗患者可选用呋喃唑酮、乙胺嘧啶、磺胺嘧啶、复方磺胺甲噁唑、磷酸伯氨喹等药物。

（郭步平）

三、圆孢子虫 *Cyclospora*

圆孢子虫（*Cyclospora* spp.）又称环孢子虫，是一种重要的食源性和水源性病原以及重要的机会性病原。该属虫种较多，现已报道了 19 个有效种。其宿主范围较广，包括爬行类、食虫类、啮齿类、非人灵长类和人类等。1994 年 Ortega 等鉴定了该属中的第一个致病虫种，即卡耶塔圆孢子虫（*C. cayetanensis* Ortega, Gilman & Sterling, 1994）。目前认为，卡耶塔圆孢子虫是惟一能感染人体的环孢子虫。除了人外，卡耶塔圆孢子虫还可感染狒狒、猴等灵长类以及鸡、犬等家畜。由该虫导致的人体圆孢子虫病（cyclosporiasis）更多见于儿童及免疫功能低下人群，目前已经引起研究者的高度重视。

形态 Morphology

圆孢子虫的卵囊分为未成熟（未孢子化的）卵囊和成熟（形成孢子的）卵囊。未成熟圆孢子虫卵囊呈圆球形，直径 8～10 μm，卵囊壁厚度为 113nm，分内外两层，外壁较厚为 63nm，内壁约为

50nm。内含一个桑葚体，直径 6～7 μm，桑葚体有一层包膜，内有 3～9 个直径 2～3 μm 的折光颗粒，呈簇状排列。成熟卵囊内含两个孢子囊，孢子囊呈卵圆形，大小为 4～6 μm，每个孢子囊又有两个子孢子。圆孢子虫卵囊在紫外线照射下卵囊能自发荧光，在 365nm 下发深蓝色荧光，在 450～490nm 下发薄荷绿色光，经改良抗酸染色法染色的卵囊呈暗红色或不着色。

生活史 Life cycle

成熟卵囊经口感染人体，在空肠内消化液作用下脱囊，子孢子逸出并侵入小肠上皮细胞，进行裂体增殖。经历从滋养体到含有 8～12 个裂殖子的成熟裂殖体（Ⅰ型裂殖体，无性裂殖体），裂殖体破裂，裂殖子逸出，再侵入小肠上皮细胞，重复这一过程。经过几轮Ⅰ型裂体增殖后，进行Ⅱ型裂体增殖（有性增殖），每个卵囊内含有 4 个裂殖子。一些侵入小肠上皮细胞的裂殖子形成大（雌）配子体，另一些经几次分裂后形成小（雄）配子体，雌、雄配子体分别发育为雌、雄配子，之后结合形成合子，最后发育成含有折光性颗粒的卵囊，随粪便排出体外，为非感染期卵囊。卵囊排出体外后进一步成熟，囊内子孢子形成，发育为感染期卵囊。在外界环境这个过程要经历数天到数周，适宜温度为 26～30℃。一般认为，粪便中排出的卵囊需要在自然界经过 10 余天时间才能形成子孢子，具有感染性，所以，人与人之间一般不能进行直接传播。

临床表现和致病机制 Clinical manifestations and Pathogenesis

1. 致病机制　圆孢子虫为人兽共患的肠道致病性原虫，主要感染宿主小肠上皮细胞，特别是空肠。该虫引起腹泻等临床症状的确切机制尚不清楚。一般认为圆孢子虫通过不断侵入、破坏宿主的小肠上皮细胞而使宿主产生腹泻，但也有学者根据患者粪便中几乎没有红细胞和白细胞的现象分析，认为其致病作用可能是非侵袭性的。

2. 临床表现　圆孢子虫病的主要症状是腹泻、贫血及营养不良等。潜伏期为 1～11 天，通常持续 7～9 周。免疫功能正常的个体，圆孢子虫感染早期常无自觉症状或自觉症状轻微，或引起宿主自限性腹泻，但免疫抑制者或免疫功能缺陷者的感染率、发病率，以及病情的严重程度、病程等都远远高于、长于免疫功能正常者。HIV 阳性者可出现迁延性或持续性腹泻，严重者腹泻可持续四个月或更长的时间，并可出现反复的痉挛性腹痛、食欲缺乏、体重减轻及低热、肠胀气、恶心、呕吐、乏力、肌痛等症状，甚至导致死亡。严重腹泻者若未及时接受有效治疗，还会表现慢性吸收不良、脱水等症状，甚至虫体还可能扩散至肠外组织。有的发生肺部圆孢子虫病，患者有咳嗽、咯脓性痰、发音困难、消瘦等症状，可从其痰和粪便中能发现圆孢子虫卵囊。少数病例发生胆道系统炎症，亦有并发 Gullain-Barre 综合征和反应性关节炎（Reiter 综合征）等。2 岁以下小儿因为免疫系统发育不完善，易于感染，感染后常可导致迁延性腹泻，对其发育极度不利，易造成发育迟缓等临床症状。

实验诊断 Laboratory diagnosis

病原学诊断，检获圆孢子虫卵囊是确诊本病的可靠依据。

1. 取材　粪便是检获圆孢子虫卵囊的常用标本。此外，小肠引流液、十二指肠或空肠活检标本也可能检查到卵囊。为提高检出率，应分别取 3 天的标本进行检查，要求标本新鲜，或经福尔马林-醋酸乙酯浓缩，或经蔗糖漂浮浓缩。

2. 染色方法　圆孢子虫卵囊的染色方法包括抗酸染色、改良抗酸染色、乳酸酚棉蓝染色、番红-美兰（沙红，沙黄，藏红）染色、金胺-酚改良抗酸染色等。由于检查隐孢子虫也常用此种方法，且两者的外形和大小都很相似，因此在检查时要注意与隐孢子虫区别。

3. 荧光显微镜检查

（1）免疫荧光法：用特异性抗圆孢子虫抗体检查标本，荧光显微镜下圆孢子虫卵囊一般呈绿色荧光。

（2）荧光增强剂染色法：染色试剂及方法同隐孢子虫。在 330～365nm 紫外光下镜检时，圆孢子虫卵囊呈强蓝色荧光；波长为 450～490nm 时，发绿色荧光。

4. 基因检测 用 PCR 等分子生物学方法对于圆孢子虫的虫种鉴定和分子分析非常重要，并在流行病学调查方面有特殊的作用。应用于 PCR 或巢氏 PCR 检测的圆孢子虫靶基因主要包括 18 SrRNA、5.8 SrRNA、ITS-1、ITS-2 等。

流行 Epidemiology

圆孢子虫呈世界范围流行，一般通过水源和食物源传播。最早报道和报道最多的是在南美洲，秘鲁在 3 个卫生机构调查 600 余有腹泻症状人的粪便，感染率高达 29.8%。1996 年，美国、加拿大相继暴发了大规模圆孢子虫病，引起了全球各界关注。目前已报告该虫感染的地区有美洲大陆、澳大利亚、加勒比海地区、英国、东欧、非洲、东南亚、南亚次大陆的近 30 个国家。据美国疾病预防控制中心（USCDC）估计，世界范围内每年将会有 16264 起圆孢子虫感染病例，实际感染人数可能是其 38 倍之多。本病多为散发病例，但近年来很多发达国家和发展中国家都有过大规模的暴发流行，认为与国际间旅游和发达国家从发展中国家进口农产品有关，但 2000 年 12 月德国西南部暴发了一起食源性圆孢子虫病和食用色拉有关。

我国首例人体圆孢子虫感染病例由苏庆平等在福建发现（1995 年）。其后，云南、浙江、安徽、陕西、广东、南京、西安及江苏等地都有本病的报道。不同地区、不同人群的感染率差异较大，普通人群约为 0.25%，免疫低下人群可达 12.36%左右。

防治 Treatment, Prevention and Control

圆孢子虫病是通过被污染的食物或水传播，经口感染。注意食品卫生、养成良好的卫生习惯，如饭前便后洗手，不吃不洁食物，蔬菜、水果食用前一定要彻底清洗，提倡熟食等均可有效地预防该病的传播。圆孢子虫卵囊在 4℃水中可存活 2 个月，37℃水中可存活 7 天，60℃水浴 60 分钟可抑制其脱囊。干燥 15 分钟可使卵囊破裂。卵囊对常规氯消毒的水具有一定的抵抗力，常规浓度的各种消毒剂对该虫卵囊无作用。煮沸消毒最经济、有效，最好饮用开水。

治疗圆孢子虫病的首选药物是甲氧苄啶-磺胺甲噁唑（trimethoprim-sulfamethoxazole），备选药物为喹诺酮类（quinolones）。

四、巴贝西虫 *Babesia*

巴贝西虫（巴贝虫）是一种蜱媒原虫。巴贝虫寄生于哺乳动物的红细胞内引起巴贝西虫病（babesiasis），是人兽共患的动物源性寄生虫病。迄今已发现巴贝虫有 100 多种，其中能感染人的有 10 余种。重要的虫种有微小巴贝西虫（*B. microti*）、分歧巴贝西虫（*B. divergens*），牛巴贝西虫（*B. bovis*）、犬巴贝西虫（*B. canis*）和马巴贝西虫（*B. equi*）等。

形态与生活史 Morphology and Life cycle

巴贝虫可分为小型及大型两类虫种，通常小型（约 2.5 μm 以下）可感染人体。在 Wright-Giemsa 染色的薄血膜涂片中，核呈红色，胞质淡蓝色。虫体呈细小的圆形或卵圆形的环状体（滋养体），进一步发育可呈阿米巴形或梨形，故也称梨浆虫。多重感染时，在一个红细胞内可见发育不同时期的虫体，呈多形性外观，如圆形、卵圆形、环形、杆形、点状、阿米巴状等，其中，最具特征的是双梨形、四联体型等。微小巴贝虫的虫体最小，其主要类型与恶性疟原虫的环状体极相似。

巴贝虫的生活史需要两个宿主，终宿主（传播媒介）是硬蜱，中间宿主为人及多种哺乳动物和鸟类等脊椎动物。生活史至少包括三个增殖期：①在蜱肠中进行配子生殖（gamogony）；②在蜱唾液腺中进行孢子生殖（sporogony）；③在脊椎动物的红细胞内进行裂体生殖（merogony）。

蜱吸食患者或患病动物血液时，配子体随红细胞进入蜱肠道，侵入上皮细胞内发育为配子，两性配子结合后发育为合子继而形成动合子，动合子穿过肠腔进入蜱体腔，通过血淋巴到达蜱全身，不断地分裂增殖。当虫体进入蜱唾液腺细胞时，即经孢子生殖而形成子孢子。当人被含有子孢子的蜱叮咬，子孢子进入人体血液内，黏附并侵入红细胞，以芽殖（budding）或二分裂的形式进行裂体增殖。当红细胞破裂时，裂殖子游离到血液中，再侵入新的红细胞，重复其分裂繁殖。

在宿主红细胞内，大多数裂殖子发育为滋养体，某些滋养体发育为配子体，当被蜱叮咬进入蜱肠内即可发育为配子。在蜱体内的巴贝虫也可经卵传递，进入蜱的卵巢内的虫体在卵内寄生。雌蜱产卵后，随着卵的发育，侵入蜱幼虫的各组织内进行分裂繁殖。除硬蜱叮咬外，人体也可以经输血和经胎盘感染。

临床表现和致病机制 Clinical manifestations and Pathogenesis

巴贝虫的致病主要是通过其在红细胞内寄生繁殖，直接崩解宿主细胞；通过免疫机制造成被感染的红细胞溶解以及脾吞噬功能增强；分泌毒素、激活血管活性物质（如，血管舒缓素），致血管扩张和通透性增高，使血管内液体向外渗出，血液变稠；同时受染红细胞变形能力降低，形态改变，可相互粘连、积聚，阻塞毛细血管；血管舒缓素还可通过激活凝血因子，引起弥散性血管内凝血，导致多器官微循环障碍，组织缺血和坏死。其病理变化主要有肝淤血、肝细胞肿胀及坏死；脾及骨髓增生；脑膜和脑实质充血、水肿；肾肿胀、出血和肾功能损害等。

人巴贝虫病的潜伏期为1～3周，病情严重程度与患者年龄及感染的虫种有关。微小巴贝虫感染者病情较轻，多呈亚临床感染或带虫者。分歧巴贝虫感染则病情较重。慢性患者的原虫血症可持续数月以至数年。急性发病时颇似疟疾，常见临床症状有寒战、间歇发热、出汗、头痛、肌肉和关节疼痛等，还可出现不同程度贫血、脾肿大、黄疸及溶血等。严重感染者可出现低血压、肾衰竭、弥散性血管内凝血、昏迷，甚至死亡。并发症可有细菌感染和成人呼吸窘迫综合征（ARDS）。HIV感染者及脾切除者为巴贝虫的高危病人群，患病后病情重，病死率高。

实验诊断 Laboratory diagnosis

根据到过流行区、蜱叮咬或接触有蜱孳生的地方、近期有输血及脾切除的病史等，可考虑本病的可能性。确诊的依据主要通过外周血涂片，吉姆萨或瑞氏染色后，显微镜下检获虫体。在成熟的红细胞内发现环状或梨形小体，形似恶性疟原虫，如发现排列成十字形的“四联型”小体或篮筐样虫体或大量的红细胞外原虫是颇具诊断价值。血清学试验或用PCR技术检测血液中的巴贝虫DNA或将病人的血液接种到仓鼠或沙土鼠，然后观察接种鼠的原虫血症也可作为诊断手段。

流行与防治 Epidemiology, Treatment, Prevention and Control

巴贝虫的宿主广泛，在亚、欧、美、非四大洲均有分布。人体感染病例报道以美国为多。迄今，该国已报道了上百例人体感染者。此外，许多国家和地区也报告了该病的发生，如埃及、南非、墨西哥以及我国大陆和台湾地区。人群普遍易感，但以从事畜牧业者高发，与职业有一定关系。本病为典型的动物源性疾病，其病原体存在于病畜、啮齿动物以及媒介蜱类中。通过硬蜱在人与动物之间传播。另外，隐性感染的无症状带虫者供血时，也可将本病传染给受血者。

预防本虫感染主要是避免被硬蜱叮咬。还应警惕带虫者作为献血员而造成传播。本病的治疗药物有克林霉素（clindamycin）和奎宁（quinine），两者联合应用效果好，但毒性较明显。重症病例也可用输血/换血疗法。

Summary

Sporozoan belong to the phylum Sporozoa, class Coccidea, which is a group of single cell organisms which are characterized by having a sexual and an asexual generation in the life cycle. Examples of parasitic sporozoans include the malarial parasites, *Toxoplasma*, *Cryptosporidium*, *Sarcocystis*, *Isospora*, *Cyclospora* and *Babesia*, *etc*.

1. All species of sporozoa are very small and obligatory intracellular parasite.

2. The protozoa distinguished by their alternating cycles of asexual reproduction (binary fission, schizogony, sporogony and budding) and sexual reproduction (gametogony, conjugation), which can be completed in one or two hosts.

3. They are transmitted in various ways: some, such as the malaria parasite are transmitted by infected mosquitoes, *Babesia* by infected hard tick, whereas others are transmitted in the feces of an infected host or when a predator eats infected prey.

4. The important medical sporozoa are *Plasmodium* and *Toxoplasma*, which caused respectively the malaria and toxoplasmosis are most common diseases of humans.

5. The *Toxoplasma gondii* and *Cryptosporidium parvum* are major opportunistic pathogens and are potentially fatal in immunocompromised patients.

6. The others, less pathogenic parasites of domestic animals including *Sarcocystis*, *Isospora*, *Cyclospora* and *Babesia* has recently been found to be important causative agents of human of diarrhea, particularly in immunocompromised hosts.

(安春丽)

第十一章　人芽囊原虫
Blastocystis hominis

Learning guide

After studying this chapter the student should be able to answer the following questions.

1. Understand morphology and life cycle of *Blastocystis hominis*.
2. Discuss pathogenicity and laboratory diagnosis of *Blastocystis hominis*.

Key terms

Blastocystis hominis，vacuolated form，granular form，ameba form，multiple fission form.

人芽囊原虫（*Blastocystis hominis* Brumpt，1912）属于色混界（Chromista），色物亚界（Chromobiota），双环门（Bigyra），芽囊纲（Blastocystea）。人芽囊原虫主要寄生于人和其他灵长类动物的回盲部，也广泛寄生于猪、犬、猫、鼠和家禽等多种动物的消化道内。长期以来，人芽囊原虫被误认为是对人体无害的肠道酵母菌。1967 年，Zerdt 根据其超微结构等方面的特点将其归属为原虫。1993 年江静波等将其归入芽囊原虫亚门（Blastocysta）。目前认为，人芽囊原虫是导致人类腹泻的重要机会致病原虫。

形态 Morphology

人芽囊原虫形态多样，在体外培养时可见五种类型（Fig. 11－1）。

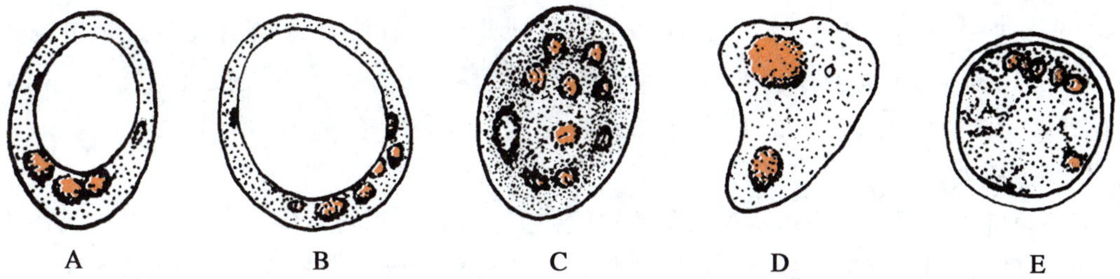

Fig. 11－1　Common morphology of *Blastocystis hominis*.

A：Vacuolated form；B：Big vacuolated form；C：Granular form；D：Ameba form；E：Cyst.

空泡型（vacuolated form）：虫体呈圆形或卵圆形，大小变化较大，直径 2～200 μm，平均 4～15 μm，特征为含一大的中央空泡，并将核推向中央区的边缘，核深染，多在 3 个以上。该型常见于感染者粪便中。

颗粒型（granular form）：由空泡型产生，虫体内充满颗粒状物质，分为代谢颗粒、脂肪颗粒和生殖颗粒。

阿米巴型（ameba form）：外形多变，有伪足突起，虫体可做缓慢移动，内含大小不等的核及三角形或月牙形拟染色体结构。该型多见于急性腹泻病人，认为与致病有关。

复分裂型（multiple fission form）：不多见，其体积最大，具有增殖现象。复分裂过程首先是细胞核不断分裂成许多个核，核与核之间只有少量的细胞质连接，其余的空间为空泡结构。此后，细胞外膜内陷，分裂成多个大小不等的虫体。

包囊型（cyst）：圆形或卵圆形，大小为 3～8 μm，囊壁较厚，含 1～4 个核。

生活史 Life cycle

人芽囊原虫主要寄生在回盲部，其生活史尚不完全清楚。一般认为阿米巴型为致病期，包囊为感染期，推测其生活史可能是包囊—空泡型—阿米巴型—空泡型—包囊。空泡型也可转变为颗粒型和复分裂型。包囊不断随粪便排出，也可在体外成囊。生殖方式有二分裂、内二芽殖、裂体生殖和由生殖颗粒直接发育成子细胞。

临床表现和致病机制 Clinical manifestations and Pathogenesis

一般认为人芽囊原虫致病力较弱，感染后是否发病及症状轻重与虫体数量、机体免疫力等情况有关。多数为无症状带虫者；轻症者表现为间歇性腹泻，可自愈；重症者出现经常性腹泻，粪便为糊状、水样便，甚至黏液血便，并伴有腹痛、腹胀、恶心，还可出现发热、寒战、厌食及乏力等全身症状，症状持续或反复出现，呈慢性迁延性。免疫功能低下者，如 HIV 患者，对该虫较易感，且症状严重，治疗困难。

该病发病机制尚不明确，电子肠镜观察可见肠黏膜片状充血、水肿、糜烂，或伴有深、浅不一，大小不等的溃疡；病理组织切片检查主要为肠黏膜慢性炎症改变和（或）溃疡，可伴有黏膜糜烂、淋巴组织增生和嗜酸性粒细胞浸润；检测肠黏膜组织匀浆中 IL－8、IL－18、GM－CSF 水平均显著升高，且与人芽囊原虫感染度呈正相关，提示人芽囊原虫感染后引发的促炎反应，既可增强宿主的抗虫能力，又可导致肠黏膜免疫病理损伤。

实验诊断 Laboratory diagnosis

病原学检查主要是从粪便中检获虫体，常用方法有粪便直接涂片法、浓集法、碘液染色法、吉姆萨或瑞氏染色法或培养法。要注意与肠道内寄生的各种阿米巴原虫滋养体和包囊、隐孢子虫卵囊、真菌以及一些花粉颗粒、类酵母菌相鉴别。

流行与防治 Epidemiology，Treatment，Prevention and Control

人芽囊原虫呈世界性分布，但各地发病率不尽相同，检出率从 0.7%～30%不等，发展中国家人群感染率较高。1988—1992 年我国首次人体寄生虫调查显示，全国共有 22 个省（区、市）检出人芽囊原虫感染者，平均感染率为 1.284%，估计全国感染人数为 1666 万。近几年各地报道的感染率从 0.02%～32.09%不等，女性高于男性，有明显家庭聚集性。吴国宏等首次报道暴发流行，感染人数达 1122 例，通过污染的水传播。广西检测 1354 例腹泻病人，人芽囊原虫检出率为 18.54%，是引起腹泻的常见肠道原虫。

人芽囊原虫感染途径还未完全清楚，但粪-口传播方式是可以肯定的。通过接触包囊污染的水源和食物是主要感染途径。蝇和蜚蠊有可能是重要的传播媒介。猴、犬、猫、猪、鼠和家禽等是本病的重要保虫宿主和传染源。

本病的防治原则与溶组织内阿米巴病相同。对带虫者或患者应积极治疗，目前常用药物是甲硝唑，但要注意有复发现象。对甲硝唑有抗性虫株可改用替硝唑、复方磺胺甲噁唑等。

Summary

The morphology of *Blastocystis hominis* are complex，including 5 stages：vacuolated form，granular form，ameba form，multiple fission form and cyst. Cyst is infective stage and host is infected by eating food or drinking water contaminated with cysts of *B. hominis*. Trophozoites inhabit the ileocecal junction of humans and other primate. *B. hominis* is a important opportunistic protozoa which cause diarrhea. Diagnosis is based on faecal examination. Metronidazole is commonly used for the treatment of *B. hominis* infection.

（李艳文）

第十二章　纤毛虫
Ciliate

纤毛虫（ciliate）隶属于纤毛虫门（Ciliophora），是原生动物中较大的一个门类，约1万余种。大多数纤毛虫在生活史中的各个阶段都有纤毛。纤毛短而密，遍布虫体周身表面或位于虫体的部分表面，为虫体运动和协助摄食的细胞器。虫体近前端有一明显的胞口，下接胞咽；后端有一个较小的胞肛。具有大核和小核各一，偶见数个小核。以横二分裂进行无性生殖，以接合生殖方式进行有性生殖。多数纤毛虫营自生生活，少数可寄生于无脊椎动物和脊椎动物的消化道内。寄生人体的仅有结肠小袋纤毛虫［*Balantidium coli*（Malmsten，1857）Stein，1862］，属于直口纲（Litostomatea），胞口目（Vestibnlifera），肠袋科（Balantidiidae），是人体最大的寄生原虫。

结肠小袋纤毛虫
Balantidium coli

Learning guide

After studying this chapter the student should be able to answer the following questions.

1. Understand morphology and life cycle of *Balantidium coli*.
2. Discuss pathogenicity and laboratory diagnosis of *Balantidium coli*.

Key terms

Balantidium coli，cytostome，cytopyge，contractile vacuole，cilium.

结肠小袋纤毛虫通常寄生于人体的结肠，具有致病性，偶尔可侵入宿主的肠壁组织形成溃疡，引起结肠小袋纤毛虫痢疾（balantidial dysentery）。猪是重要的保虫宿主和传染源。

形态 Morphology

结肠小袋纤毛虫生活史中有滋养体和包囊两个时期（Fig. 12-1）。

滋养体：呈椭圆形，无色透明或淡灰略带绿色，大小为（30～150）μm×（25～120）μm。全身披有纤毛（cilia），可借纤毛的摆动迅速旋转前进。虫体极易变形，前端有一凹陷的胞口（cytostome），下接漏斗状胞咽（cytopharynx），颗粒食物借胞口纤毛的运动进入虫体。胞质内含食物泡（food vacuole），消化后的残渣经胞肛（cytopyge）排出体外。虫体中、后部各有一伸缩泡（contractile vacuole）用以调节渗透压。苏木精染色后可见一个肾形大核（macronucleus）和一个圆形小核（micronucleus），小核位于大核的凹陷处。

包囊：圆形或近圆形，直径为40～60 μm，淡黄或淡绿色，囊壁厚而透明，染色后可见胞核。

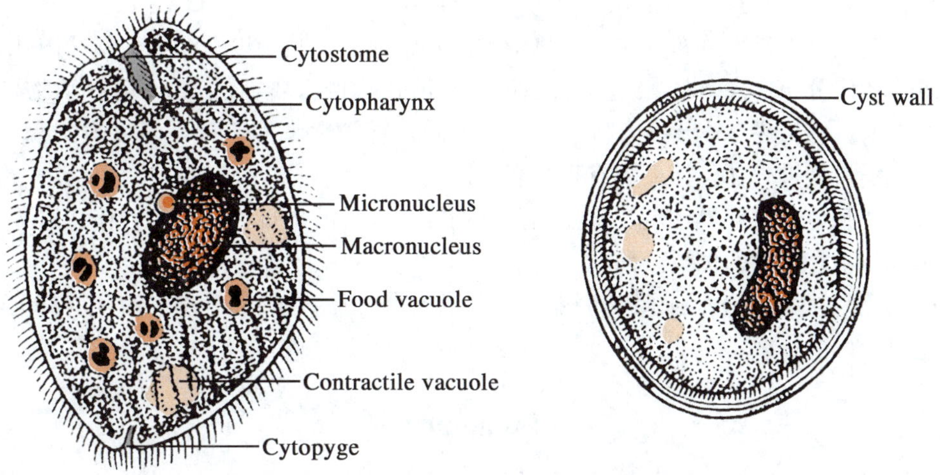

Fig. 12-1 Morphology of *Balantidium coli*

（采自吴观陵，2005）

生活史 Life cycle

包囊是其感染阶段。包囊污染的食物和水经口进入宿主体内，在肠道中受消化液作用后脱囊形成滋养体。滋养体随肠内容物进入结肠寄生，以淀粉、肠壁细胞、细菌等为食。结肠小袋纤毛虫在新宿主体内需要有一段适应共生菌群的时期，尚未适应时，会出现接合生殖现象，一旦适应后，即以横二分裂法大量繁殖。滋养体随肠内容物向结肠下段移行，由于肠内理化环境的变化，水分减少，部分滋养体变圆，并分泌囊壁形成包囊，包囊随成形粪便排出体外。包囊在外界无囊内生殖。滋养体随腹泻粪便排出，在适宜条件下也有可能在外界成囊。在人体寄生时滋养体很少形成包囊，而在猪体内则可形成大量包囊。

临床表现和致病机制 Clinical manifestations and Pathogenesis

1. 无症状型　从排出的粪便中可找到包囊，而临床上无任何症状，是重要的传染源。

2. 慢性型　是最常见的类型，病人症状较轻，如嗜酸性粒细胞增多、局限性结肠炎等。短期轻度腹泻呈周期性，粪便呈粥样或水样，上腹部有阵发性疼痛，回盲部及乙状结肠部有压痛，体重轻度下降。

3. 急性型　发病突然，腹痛、腹泻和黏液便或黏液血便，里急后重明显。严重的可伴有脱水、营养不良及消瘦。

结肠小袋纤毛虫滋养体具有致病性，可侵入肠黏膜及黏膜下组织，借助虫体纤毛的机械运动及分泌透明质酸酶等的作用，破坏宿主肠黏膜及黏膜下组织，引起结肠黏膜炎症、坏死、溃疡而导致痢疾。宿主全身状态，如患有慢性疾病、营养不良、免疫力下降和肠道功能失调时可协同加强其致病性。病理改变类似于溶组织内阿米巴所致的肠道病变。病变部位主要在盲肠和乙状结肠，偶尔累及回肠末段和阑尾，肠黏膜充血、水肿，有时有针尖大小的出血点。病变早期肠黏膜可有直径数毫米的火山口状溃疡，逐渐扩大融合，形成口小底大边缘不整齐的溃疡。与阿米巴性溃疡不同，本病形成的溃疡开口稍大且颈部短粗。溃疡底部一般位于黏膜下层，但在周围肠黏膜内也可见大量滋养体。溃疡间黏膜可正常或水肿、出血，并有淋巴细胞及嗜酸性粒细胞浸润。个别病例虫体可侵犯肠系膜淋巴结、肝、肺、胸膜及泌尿生殖道等。

实验诊断 Laboratory diagnosis

粪便直接涂片查到滋养体或包囊可确诊。由于虫体较大，一般不易漏检。取新鲜粪便并反复送检可提高检出率。必要时亦可采用乙状结肠镜进行活检或用阿米巴培养基进行培养。

流行与防治 Epidemiology，Treatment，Prevention and Control

结肠小袋纤毛虫呈世界性分布，多见于热带和亚热带地区，其中以菲律宾、新几内亚、中美洲等地区最为常见。我国分布广泛，22 个省、自治区均有散在病例报告。已知 30 多种动物可感染此虫，以猪感染较为普遍，感染率 20%～100%。一般认为人体感染常来源于猪，多数病例有与猪接触史，猪粪便污染及蝇类机械携带在传播上具有重要意义。

本虫的滋养体和包囊对外界环境、阳光及消毒剂均有较强的抵抗力，但滋养体在胃酸中很快被杀死，因此，滋养体不是主要的传播阶段。

本病的防治原则与溶组织内阿米巴病相同，但应特别注意猪粪便的管理。治疗的首选药物是甲硝唑，小檗碱也有较好的疗效。

Summary

Balantidium coli inhabits the large intestine of human，monkey and pig. Cyst is the infective stage. The host is infected by eating the food or drinking water contaminated with cysts of *B. coli*. Chronic recurrent diarrhea，alternating with constipation，is the most common clinical manifestation，but there may be bloody mucoid stools，tenesmus，anorexia，nausea，epigastric pain，vomiting and intestinal colic. Diagnosis is based on faecal examination，which reveals mainly trophozoites in acutely infected patients and cysts in chronic cases and carriers. Pigs act as the important reservoir and source of human infection. Metronidazole is the first choose for the treatment of *B. coli* infection.

（李艳文）

第三篇　医学蠕形动物
Medical Helminth

第十三章　医学蠕形动物概述
Introduction to Medical Helminth

Learning guide

After studying this chapter, the student should be able to answer the following questions.

1. What is helminth?
2. What kinds of helminths are closely related to human?

Key terms

helminth; helminthiasis; Platyhelminthes; Nemathelminthes; Acanthocephala.

蠕虫是一类多细胞无脊椎动物，体软，借身体肌肉的收缩与舒张进行蠕形运动，俗称蠕虫（Helminth, a multicellular invertebrate with soft body, proceeding in a wriggling motion through tightening and relaxing of its muscles.）。蠕虫身体左右对称，形态、大小因种而异，体壁都由上皮层和肌肉层组成，体内含有已分化的内部器官，无体腔或仅有假体腔。蠕虫在自然界分布甚广，多数营自生生活，仅少数在动、植物体内或体表营寄生生活。寄生于人体并使人体致病的蠕虫称为医学蠕虫（Medical helminth, a helminth which parasitizes human body and causes diseases.），由蠕虫引起的疾病称作蠕虫病（helminthiasis, a disease caused by helminth.）。

与人类有关的蠕虫种类隶属于扁形动物门（phylum Platyhelminthes）、线形动物门（phylum Nemathelminthes）和棘颚门（phylum Acanthognatha）。

1. 线形动物门　寄生于人体的此类蠕虫，大多属于有线纲和分肠纲，如似蚓蛔线虫、蠕形住肠线虫、毛首鞭形线虫、钩虫和丝虫等。

2. 扁形动物门　寄生于人体的此类蠕虫，主要属于复殖纲，如华支睾吸虫、布氏姜片吸虫、卫氏并殖吸虫和日本血吸虫，以及绦虫纲如链状带绦虫、肥胖带绦虫和细粒棘球绦虫等。

3. 棘颚门　寄生于人体的此类蠕虫，主要属于原棘纲，如猪巨吻棘头虫。

蠕虫依生活史是否需中间宿主可分为两大类：

1. 不需要中间宿主　这类蠕虫在整个发育过程中，不需要中间宿主，它们的虫卵或幼虫直接在外界发育成感染阶段。因食入所污染的食物或接触土壤而感染人体，故又称此类蠕虫为土源性蠕虫，大部分线虫都属于此类，如似蚓蛔线虫等。

2. 需要中间宿主　这类蠕虫在其发育过程中，必须经过中间宿主体内的发育，才能发育至感染阶段，人体感染与中间宿主有密切关系，故又称此类蠕虫为生物性蠕虫，所有吸虫、大部分绦虫和少数线虫属于此类，如丝虫等。

某些寄生于动物的蠕虫，偶尔也可侵入人体，一般不能发育成熟，保持幼虫状态，且无固定的寄生部位，在组织中长期移行造成局部或全身性的病变，称为幼虫移行症，依病变部位不同分为皮肤幼虫移行症和内脏幼虫移行症。

Summary

Helminth is a multicellular invertebrate with soft body, proceeding in a wriggling motion through tightening and relaxing of its muscles. Medical helminth is a helminth which parasitizes human and causes diseases (i. e. helminthiasis). Medical helminth includes trematode, cestode and nematode.

Trematodes belong to members of the phylum Platyhelminthes. The species of trematode parasitizing human are in order Strigeida, Echinostomatida, Plagiorchiida. The important flukes in China are included in five species: *Clonorchis sinensis*, *Fasciolopsis buski*, *Paragonimus westermani*, *Paragonimus skrjabini* and *Schistosoma japonicum*.

Cestodes also belong to phylum Platyhelminthes. They are called tapeworms, which are common in humans and cause cestodiasis. The most important tapeworms are *T. solium*, *T. saginata* and *E. granulosus*.

The important nematodes of phylum Nemathelminthes in China are about ten species, such as *Ascaris lumbricoides*, *Trichuris trichiura*, *Ancylostoma duodenale* and *Necator americanus*, *Enterobius vermicularis*, *Strongyloides*, *Wuchereria bancrofti* and *Brugia malayi*, *Trichinella spiralis*, etc. Albendazole and Mebendazole are the common drugs for most nematodes.

The life cycle of helminth is divided into two types, direct and indirect types. The former does not need intermediate hosts. While the later, biological and original helminth, needs one or two intermediate hosts in its complex life cycle. Therefore, the life cycle of the biological and original helminthes has the character of exchange between asexual and sexual generations. As mentioned above, in flukes, the first intermediate host is a snail in fresh water, and the secondary intermediate host belongs to species of animal in water, such as fishes and crabs. Their typical developmental stages consist of ovum, miracidium, sporocyst, redia, cercaria, encysted metacercaria, metacercaria or junior and adult.

（汪世平）

第十四章　吸　虫
Trematodes

第一节　吸虫概论
Introduction to Trematodes

Learning guide

After studying this section, the student should be able to answer the following questions.

1. What are the main kinds of trematode parasitizing humans in China?
2. Generally, what are the developmental stages of a trematode in its life cycle?
3. Describe the common characters of life cycle about digenetic trematodes.
4. What are the impacts of trematodes on worldwide public health, such as causing both morbidity and mortality?

Key terms

trematode; egg; miracidium; sporocyst; redia; metacercaria; cercaria.

已知可寄生于人体的吸虫（trematode）有210种，属扁形动物门中复殖纲（class Digenea）或称吸虫纲（class Trematoda）的鹦形目（order Strigeida）、棘口目（order Echinostomatida）和斜睾目（order Plagiorchiida），常见的有10余种。

形态 Morphology

1. 成虫（adult）　外观多数呈长舌状或叶状，少数为圆柱形，背腹扁平，两侧对称。大小因种而异，最小者不足1mm，最大者长达80mm。前端具口吸盘（oral sucker），腹吸盘（acetabulum）多位于虫体腹面；吸盘由肌纤维交织而成，具吸附作用，是虫体固着及移动的主要器官。虫体最外表的体被（tegument）（Fig. 14－1）由远端细胞质（distal cytoplasm）层、肌层（muscle layer）与近端细胞质（proximal cytoplasm）层组成，为虫体与宿主相互作用的主要界面，在保护虫体、营养吸收以及免疫逃避等方面发挥着重要的生物学意义；同时也是诊断、疫苗与药物靶点的候选区域，一直为研究的热点。远端细胞质层介于外质膜与基底膜之间，无细胞核结构，含线粒体与分泌颗粒，体棘从此层发出；外质膜通常由2层紧密相连的单位膜构成，故显示7层膜结构，其上含有一些转运葡萄糖、氨基酸等的载体以及各种受体，与营养摄取、生长发育等相关；其内陷可增加营养吸收的面积；其表面结合的糖萼（glycocalyx）与保护虫体、免疫逃避等有关。

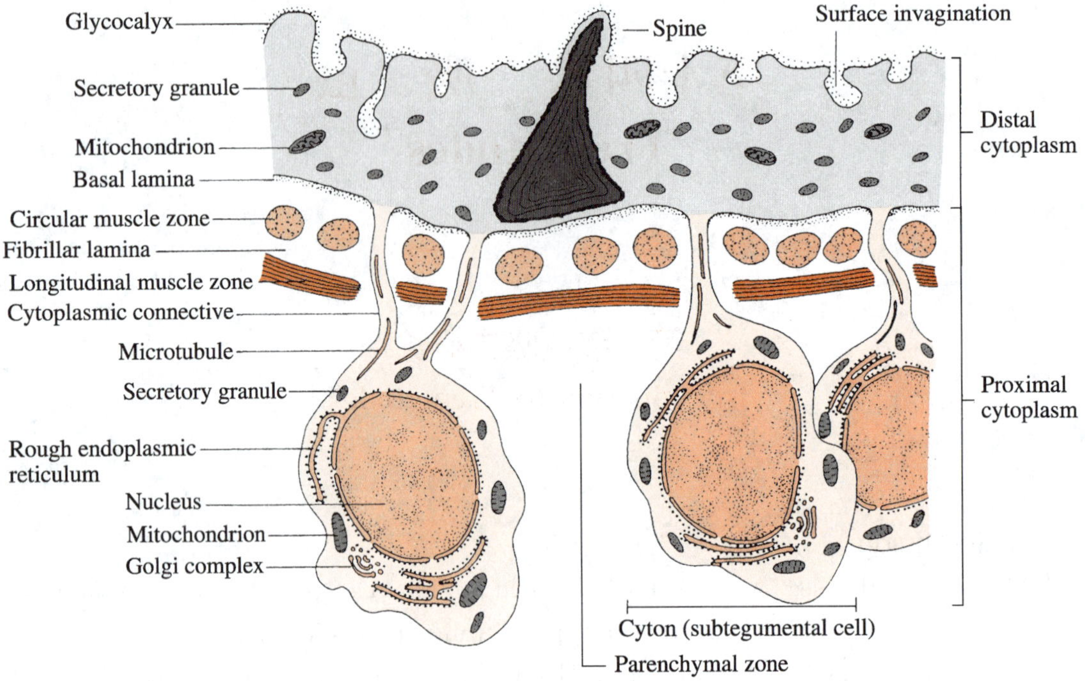

Fig 14－1 Tegument of a digenetic trematode（From Bogitsh JB and Cheng CT，1998）

体被与器官之间充满实质组织，无体腔。消化系统不完全，由口、咽（pharynx）、食道（esophagus）和肠管（intestine）组成，无肛门。口位于口吸盘中央，咽后为甚短的食道，随后分为两肠支，沿身体两侧蜿蜒向后延伸至末端，肠支末端为盲端。排泄系统由焰细胞（flame cell）、毛细管（capillary tubule）、集合管（collecting tube）和排泄囊（excretory bladder）组成。焰细胞与毛细管构成原肾（protonephron）单位，后端的排泄囊以排泄孔（excretory pore）与外界相通。寄生于人体的吸虫，除裂体属吸虫为雌雄异体（dioecism）外，其余均为雌雄同体（hermaphrodite）。雌性生殖系统由卵巢（ovary）、输卵管（oviduct）、受精囊（seminal receptacle）、劳氏管（Laurer's canal）、卵黄管（vitelline duct）、卵黄腺（vitelline gland）、卵模（ootype）、梅氏腺（Mehlis' gland）、子宫（uterus）与生殖孔（genital pore）等组成；雄性生殖系统有睾丸（testis）、输出管（vas efferens）、输精管（vas deferens）、储精囊（seminal vesicle）、前列腺（prostate gland）、射精管（ejaculatory duct）或阴茎（cirrus）、雄性生殖孔及生殖窦（genital atrium）等结构，有的虫种还有阴茎囊（cirrus pouch），裂体吸虫缺阴茎、前列腺和生殖腔（Fig. 14－2）。

2. 虫卵（egg） 多为椭圆形，一端有卵盖，有的无卵盖，如血吸虫卵。卵内含一个卵细胞及许多卵黄细胞，或含一毛蚴。

3. 毛蚴（miracidium） 体表被有纤毛，运动活泼。内含头腺、原肠、胚细胞等。

4. 胞蚴（sporocyst） 呈袋状，体内含有数目不等的胚细胞团，进一步增殖发育为许多雷蚴。有的吸虫有两代胞蚴，即母胞蚴与子胞蚴。

5. 雷蚴（redia） 呈长袋状或圆筒形，体前端有口、咽，后接一囊状原肠。体内含胚细胞团，可发育分化为许多尾蚴。有的吸虫有两代雷蚴，即母雷蚴与子雷蚴。

6. 尾蚴（cercaria） 分体部与尾部。体部含有吸附器官（口、腹吸盘）、消化器官、排泄器官等。消化器官有口、咽、食道和肠支。排泄系统有收集管与排泄囊，还有多种单细胞分泌腺等。尾部长短不一，有的分叉。

7. 囊蚴（metacercaria）呈圆形或椭圆形。外有囊壁，内为虫体，虫体具有口吸盘、腹吸盘、消化道和排泄囊等（Fig. 14－3）。

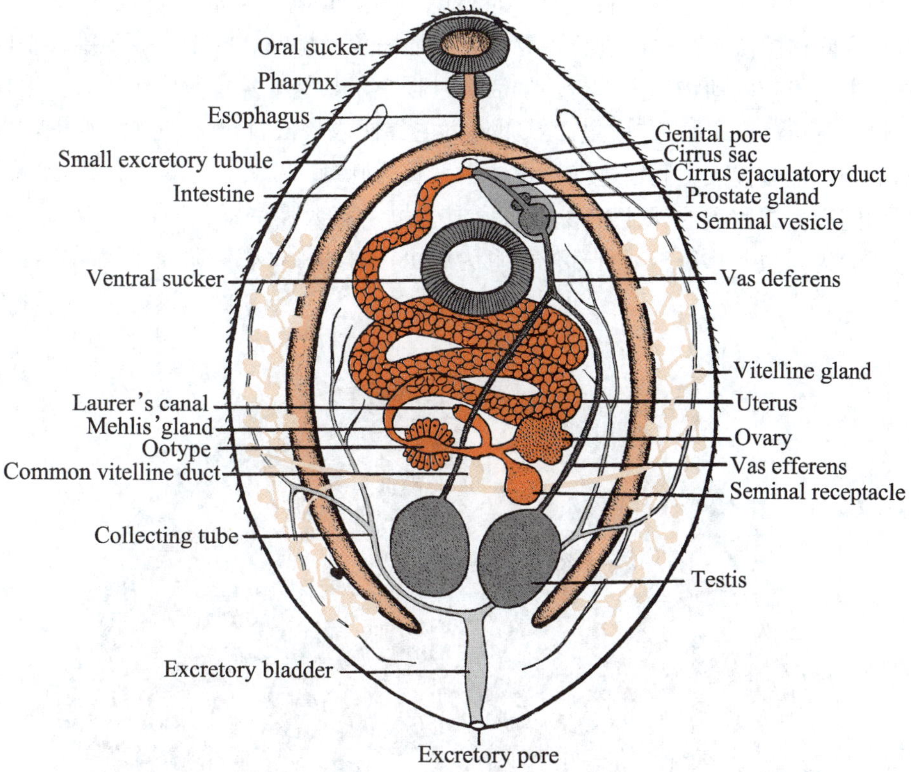

Fig. 14－2 Morphology of adult trematode (From Ichiro Miyazaki, 1991)

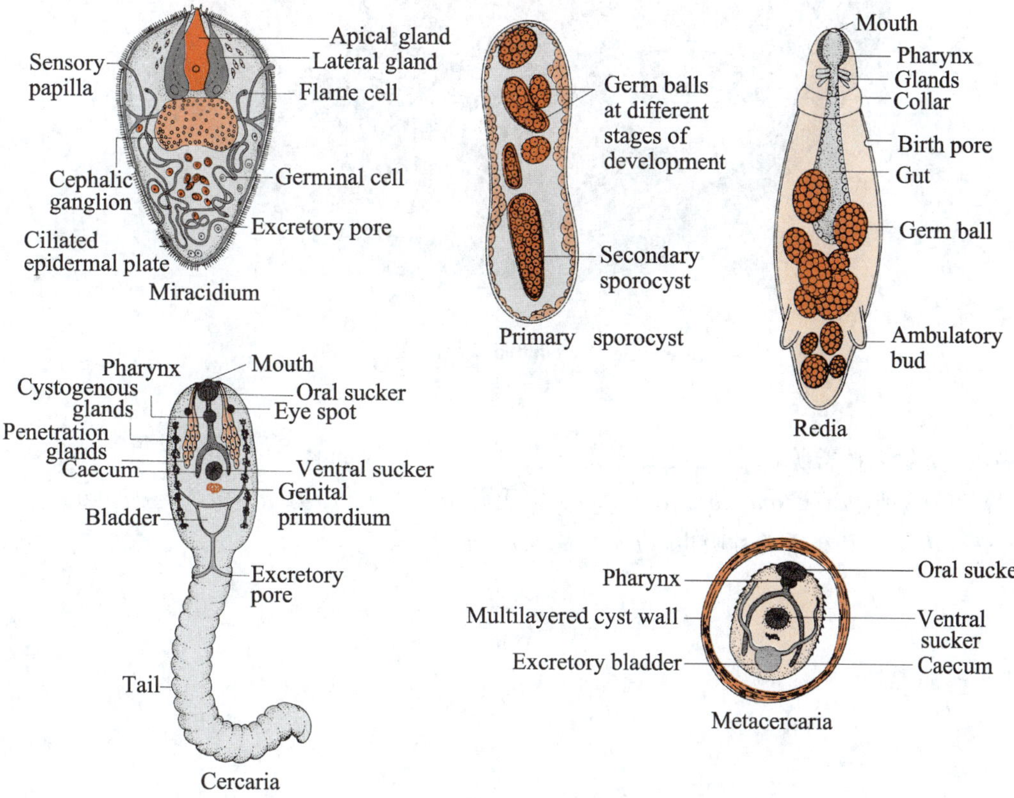

Fig. 14－3 Larval stages of digenetic trematode (From Bogitsh JB and Cheng CT, 1998)

生活史 Life cycle

复殖吸虫的生活史复杂，包括无性世代（asexual generation）与有性世代（sexual generation）。无性世代通常在中间宿主淡水螺体内进行；有些吸虫还需鱼、蝲蛄、溪蟹等作为第二中间宿主。有性世代大多在终宿主人或哺乳动物体内进行。生活史过程中，其基本发育阶段包括卵、毛蚴、胞蚴、雷蚴、尾蚴、囊蚴、童虫（junior）与成虫。虫卵随宿主粪便或痰液排出体外进入水中，多种吸虫的虫卵在水中孵出毛蚴，毛蚴侵入中间宿主淡水螺体内发育为胞蚴、雷蚴、尾蚴，尾蚴成熟后从螺体内逸出，侵入第二中间宿主或附着在水生植物表面形成囊蚴。多数吸虫感染阶段是囊蚴，经口感染终宿主，在消化道脱囊为童虫，移行至适宜部位发育为成虫。有的虫种感染阶段是尾蚴，经皮肤、黏膜感染（Fig. 14－4）。

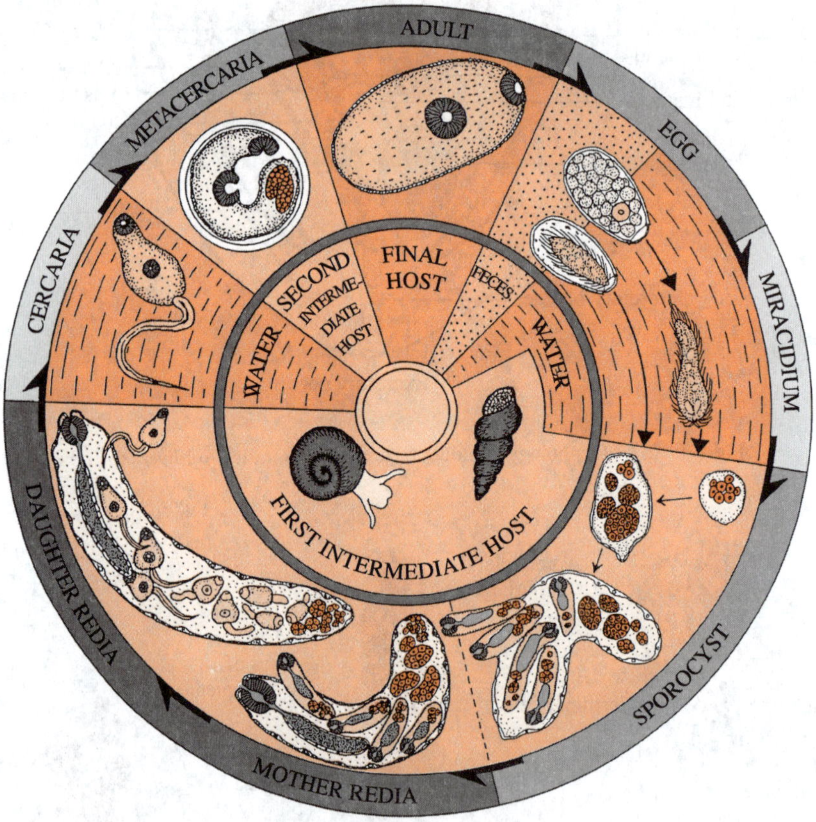

Fig. 14－4 Life cycle of trematodes（From Ichiro Miyazaki，1991）

分类 Classification

在我国，寄生人体常见的复殖吸虫分类见表 14－1，重要的有日本裂体吸虫（*Schistosoma japonicum*）、华支睾吸虫（*Clonorchis sinensis*）、卫氏并殖吸虫（*Paragonimus westermani*）、斯氏并殖吸虫（*P. skrjabini*）和布氏姜片吸虫（*Fasciolopsis buski*）等。

Table 14－1　Classification of common digenetic flukes parasitizing human host

目 Order	科 Family	属 Genus	种 Species	寄生部位 Site of living
斜睾目 Plagiorchiida	后睾科 Opisthorchiidae	支睾属 *Clonorchis*	华支睾吸虫 *C. sinensis*	肝胆管
	并殖科 Paragonimidae	并殖属 *Paragonimus*	卫氏并殖吸虫 *P. westermani*	肺或脑
			斯氏并殖吸虫 *P. skrjabini*	皮下或肝
	异形科 Heterophyidae	异形属 *Heterophyes*	异形异形吸虫 *H. heterophyes*	肠管
鸮形目 Strigeida	裂体科 Schistosomatidae	裂体属 *Schistosoma*	日本裂体吸虫 *S. japonicum*	门静脉系统
		毛毕属 *Trichobilharzia*	包氏毛毕吸虫 *T. paoi*	皮肤
		东毕属 *Orientobilharzia*	土耳其斯坦东毕吸虫 *O. turkestanica*	皮肤
棘口目 Echinostomatida	片形科 Fasciolidae	姜片属 *Fasciolopsis*	布氏姜片吸虫 *F. buski*	小肠
		片形属 *Fasciola*	肝片吸虫 *P. hepatica*	肝胆管
	棘口科 Echinostomatidae	棘隙属 *Echinochasmus*	日本棘隙吸虫 *E. japonicus*	小肠

第二节　华支睾吸虫
Clonorchis sinensis

Learning guide

After studying this section, the student should be able to answer the following questions.

1. How many kinds of hosts does *C. sinensis* have? How does human get infected?
2. Please explain the pathogenesis of clonorchiasis and describe the major symptoms of clonorchiasis.
3. Please list some important laboratory methods for the diagnosis of clonorchiasis.
4. How can the prevalence of clonorchiasis be verified in a special area?
5. How can clonorchiasis be prevented and treated?

Key terms

Clonorchis sinensis; clonorchiasis.

全名为中华分支睾吸虫［*Clonorchis sinensis*（Cobbold，1875）Looss，1907］，简称华支睾吸虫，又称肝吸虫（liver fluke）。该虫1874年McConnell首次在印度加尔各答市一华侨的胆管内检获，且睾丸呈分支状而得名。成虫寄生于人体肝胆管内，引起以肝胆管疾病为主的人兽共患病，即华支睾吸虫病（clonorchiasis），主要分布于中国、日本、越南等东南亚国家和地区；我国有30个省、自治区、直辖市、特别行政区有其病例报道或流行。1982年，湖北省江陵县发掘的战国女尸中发现有大量华支睾吸虫卵，表明该病在我国流行至少有2300年。

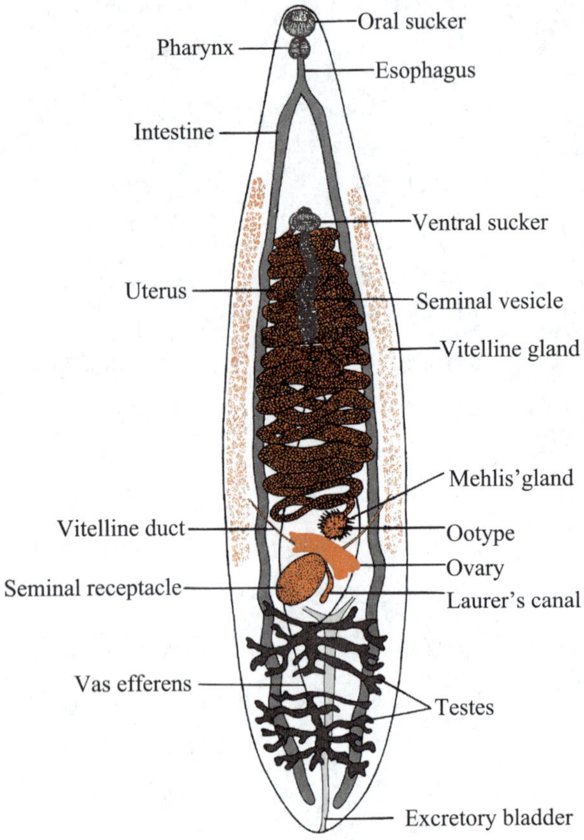

Fig. 14－5 Ventral view of Adult *Clonorchis sinensis*

（From Ichiro Miyazaki，1991）

形态 Morphology

1. 成虫 虫体扁平，前端较细，后端钝圆，体形狭长，形似葵花子仁；半透明，较薄，较柔软；活体时呈肉红色，固定后呈灰白色（Fig. 14－5）。体长10～25mm，体宽3～5mm。具口吸盘和腹吸盘，前者位于虫体前端，略大于位于虫体前1/3后端的后者；吸盘富有肌肉，是附着器官。消化道简单，包括口、咽、食道、肠管。口居于口吸盘中央，下接球形而富有肌肉的咽，咽的直径约0.2～0.3mm；食道短，后接沿虫体两侧平直延伸至后端的两肠支；肠支末端无肛门开口，为盲端。雄性生殖器官包括睾丸1对，在虫体后1/3处前后排列，呈树枝状分支；两睾丸各发出一输出管，向前延伸，约在虫体中部汇合成输精管，再向前逐渐膨大形成储精囊，接射精管开口于腹吸盘前缘的生殖腔；无阴茎袋、阴茎和前列腺。雌性生殖器官包括位于睾丸之前的卵巢1个，边缘分叶；输卵管始于卵巢，远端为卵模，卵模周围有一群单细胞组成的梅氏腺；子宫呈袋状，内常充满虫卵，自卵模始盘绕而上，开口于腹吸盘前缘的生殖腔；受精囊长椭圆形，位于睾丸与卵巢之间，与输卵管相通；受精囊旁有劳氏管，细长，弯曲，开口于虫体背面；滤泡状的卵黄腺分布于虫体两侧从腹吸盘延伸至受精囊水平。排泄囊略呈S形弯曲，两侧分支的集合管收集代谢产物，排泄孔开口于虫体末端。

2. 虫卵 黄褐色，似芝麻状，大小为（27～35）μm×（12～20）μm，平均为29 μm×17 μm。虫卵前端较窄，具一微凸的小盖，盖两侧卵壳增厚，形成肩峰状突起；后端钝圆，有一小疣状突起，称小疣（protuberance）；卵内为一成熟毛蚴（Fig. 14－6）。

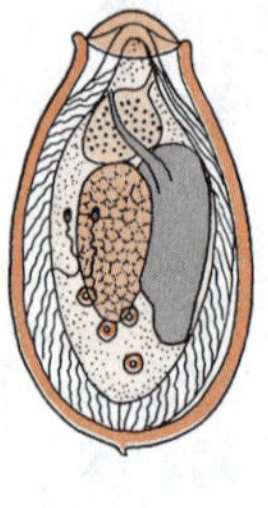

Fig. 14－6 Egg of *Clonorchis sinensis*

生活史 Life cycle

成虫寄生于人和犬、猫和猪等哺乳动物的肝胆管内，虫体数量多时，可在较大的胆管、胆囊甚至胰腺管发现。成虫性成熟后，可自体受精，也可异体受精。

受精卵从生殖孔排出，虫卵随宿主胆汁经消化道随粪便排出体外。虫卵若有机会入水，在水中被第一中间宿主淡水螺［主要是纹沼螺（*Parafossarulus striatulus*）、傅氏豆螺（*Bithynia fuchsianus*）、长角涵螺（*Alocinma longicornis*）］吞食，毛蚴在螺的小肠或直肠内逸出，穿过肠壁移行至肝。在此过程中，一个毛蚴发育成一个胞蚴；一个胞蚴经胚细胞分裂繁殖，发育成许多雷蚴；雷蚴再经胚细胞分裂繁殖，可分批产出5～50条尾蚴。尾蚴成熟后，从螺体逸出，在水中可活1～2天，当遇到第二中间宿主淡水鱼或淡水虾时，尾蚴吸附在淡水鱼、虾的表皮上，分泌透明质酸酶、蛋白水解酶，同时借助尾部的摆动侵入鱼、虾皮下组织或肌肉内。然后，尾蚴体内成囊腺细胞分泌成囊物质，形成囊壁，发育为囊蚴。在适宜水温中，侵入鱼、虾体内的尾蚴约需20～35天便可发育为成熟囊蚴。终宿主因生食或半生食含有活囊蚴的淡水鱼、虾而被感染。囊蚴在终宿主消化道内，经胃蛋白酶、胰蛋白酶和胆汁等消化液的作用，囊壁被软化，囊内幼虫活动加剧，在十二指肠内破囊而出。脱囊后的童虫一般从十二指肠移行至胆总管，然后进入肝的小胆管内发育；童虫也可循血管或穿过肠壁进入腹腔，再侵入肝进入肝胆管内，在感染后1个月左右发育为成虫，并可在粪便中检获虫卵。人体感染成虫的数量差别较大，报道最多者可达21000多条。一般认为成虫在人体内可存活20～30年（Fig. 14－7）。

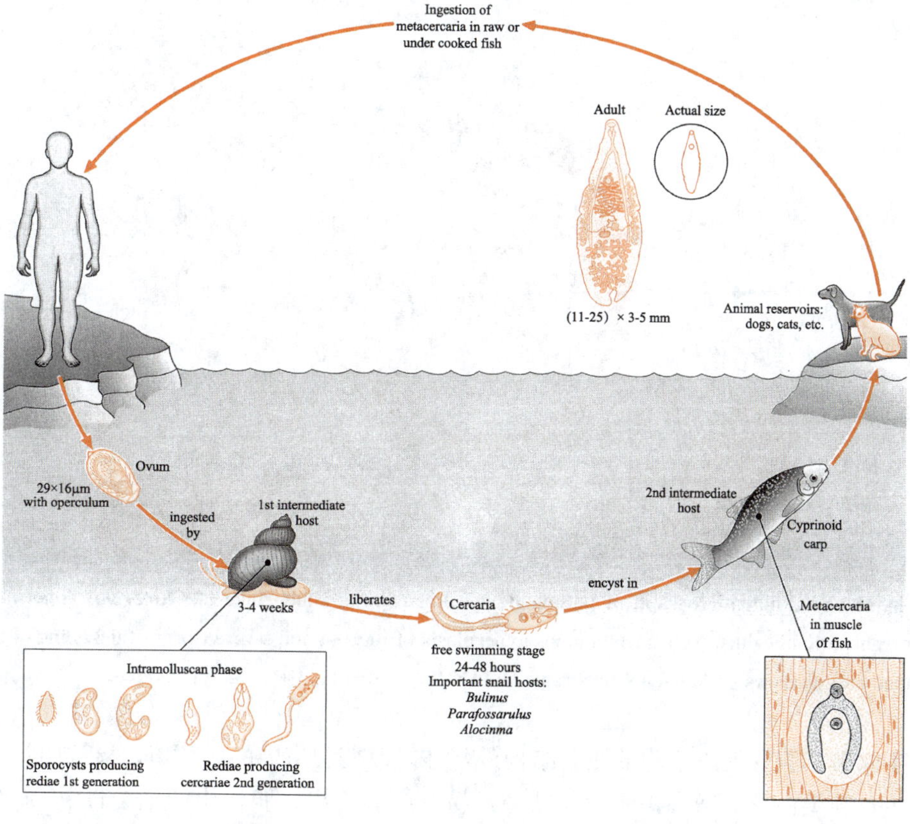

Fig. 14－7 Life cycle of *Clonorchis sinensis* （From Chiodini *et al*，2001）

临床表现和致病机制 Clinical manifestations and Pathogenesis

1. 临床表现 Clinical manifestations　华支睾吸虫病的临床症状因人体感染华支睾吸虫的数量、病程长短、有无重复感染及个体的免疫力而异，可分为急性期与慢性期。

（1）急性华支睾吸虫病　潜伏期一般为30日左右，感染愈重，潜伏期愈短。一次食入大量华支睾吸虫囊蚴可致急性华支睾吸虫病。一般起病较急，首发症状为上腹部或右上腹部疼痛，剑突下触痛明显，肝大，及恶心、食欲缺乏、消化不良、倦怠乏力、头痛、头晕等。疼痛呈持续性刺痛，进餐后加重，厌油腻，可伴有胆道阻塞症状。继而出现寒战、高热（达39℃以上），发热的持续时间长短不一，伴有外周血嗜酸性粒细胞增多。部分病人可有黄疸，血清转氨酶升高，重者出现类白血病反应。

（2）慢性华支睾吸虫病　华支睾吸虫感染临床上常表现为慢性期病变，以肝胆系统症状为主，肝大以左叶大更常见；其次为无症状带虫者，然后表现为全身症状或消化系统症状。晚期患者出现胆囊炎、胆管肝炎、胆结石、肝硬化、腹水、脾大等并发症，可因肝性脑病、消化道出血而死亡。本病可影响儿童的生长发育。

2. 致病机制 Pathogenesis 华支睾吸虫成虫寄生于终宿主次级肝胆管内，虫体机械性运动导致的损伤及其分泌物、代谢产物的毒性或化学性刺激是致病的主要原因。感染的虫体数量少，仅数条至数十条，可无临床症状；重度感染时，成虫数量可达千条以上，充满肝内、外胆管，尤以肝左叶为主。左肝胆管较粗、直，右肝胆管细且斜的解剖结构是造成华支睾吸虫容易进入左肝胆管寄生，引起肝左叶感染重的重要原因。由于虫体机械性运动，导致胆管上皮损伤、脱落、增生，局部腺瘤样增生，胆管壁周围炎性细胞浸润、纤维增生，导致管壁增厚（图 14－8）、管腔狭窄；加上大量虫体寄生引起胆管的机械性梗阻，从而影响胆汁的正常流动而致胆汁淤积。在胆管上皮细胞受损、胆道被虫体阻塞和胆汁淤积的基础上，伴随虫体一起进入胆道的致病菌，可在胆汁流动不畅时大量繁殖，继发细菌感染而引起化脓性胆管炎、胆囊炎，甚至肝脓肿。

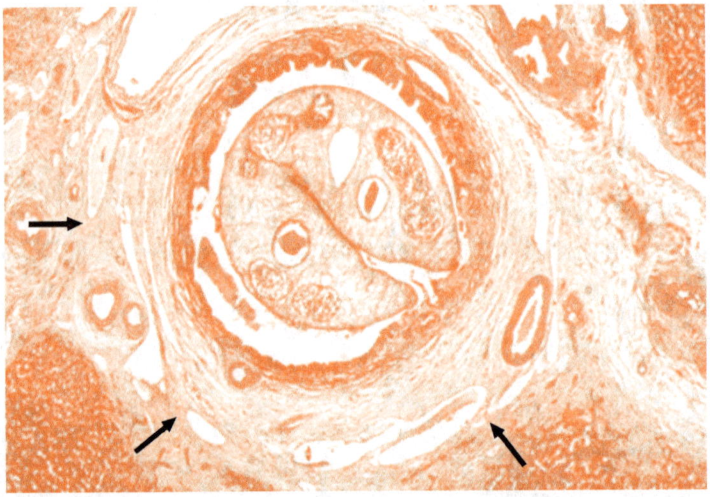

Fig. 14－8 Photomicrograph of pathologic specimen shows adult fluke of *Clonorchis sinensis* in intrahepatic bile duct. Note adenomatous hyperplasia of mucosa and severe fibrous thickening of bile duct wall (arrows). Masson's trichrome stain×40. (From Lim JH *et al*, 2006).

成虫寄生除破坏胆管上皮细胞的正常结构外，亦能改变胆道内的微环境，导致胆管上皮细胞发生杯状细胞化生，糖蛋白分泌增多，胆汁变黏稠，易有结晶析出；胆汁中的细菌性 β-葡萄糖醛酸苷酶活性升高，该酶可将胆汁中的结合胆红素水解为游离胆红素，后者与钙离子结合成难溶于水的胆红素钙，易沉积在胆管中的华支睾吸虫卵、死亡虫体碎片、崩解物以及脱落的胆管上皮细胞表面而逐渐形成胆管或胆囊内胆色素类结石。同时，黏蛋白附着于结石核心表面，起支架和黏附剂作用，促进难溶性胆红素钙的沉积。

此外，华支睾吸虫的寄生，刺激机体免疫系统产生特异性 IgG，继而激活粒细胞释放大量的超氧自由基（O_2^-），一方面作用于胆管中的虫体，损伤虫体；另一方面也可使邻近肝细胞发生脂质过氧化，损伤肝细胞。由于肝细胞受损，肝清除活性氧自由基的能力下降，进一步促进肝细胞的脂质过氧化反应，如此恶性循环，致使外周血中的脂质过氧化物（LPO）不断增多，进一步损害肝功能。至于是否会引起肝硬化，则与感染量、感染次数和感染持续时间的长短有关。少量感染，约 3/4 患者的肝无明显改变，而重度感染者肝的改变较明显。感染初期肝内小胆管扩张，胆管周围嗜酸性粒细胞浸润，纤维组织增生。随着病程的发展，纤维组织渐向肝小叶内延伸，形成假小叶，肝细胞变性坏死，肝小叶中央出现脂肪变性和萎缩，终致肝硬化。

2009 年 2 月，WHO 明确了华支睾吸虫与胆管癌的关系，确定其为致胆管癌 I 类致癌因素。成虫长期机械性运动造成损伤和代谢产物以及华支睾吸虫毒素引起的化学损伤可导致胆管壁上皮细胞脱落、再生、增生、腺瘤样增生，胆管壁结缔组织增生、纤维化而变厚；同时诱导宿主的基因和蛋白质表达谱发生变化；而且虫体的寄生，启动了宿主 Th2 相关细胞因子为主的免疫应答，吸引淋巴细胞、嗜酸性粒细胞、中性粒细胞等炎性细胞浸润；炎性细胞在杀伤虫体的同时，释放活性氧离子（O_2^-）和 NO 等强氧化物质，损害宿主细胞的 DNA，使之发生突变，导致遗传不稳定。在慢性炎症长期存在的状况下，局部细胞不断死亡、脱落、再生，最终发生癌变，引起胆管上皮细胞癌。因此，华支睾吸虫病与原发性肝癌有密切关系。华支睾吸虫感染引起的营养不良和代谢紊乱，脑垂体的功能受损，是患儿生长发育障碍的主要原因。

实验诊断 Laboratory diagnosis

华支睾吸虫病的临床表现常呈非特异性，应注意与肝炎、急性与慢性胆囊炎等相鉴别。注意询问患者是否来自流行区或到过流行区、有无生食或半生食淡水鱼虾史、职业等情况；若是儿童，询问有无抓小鱼烤食等，均有助于本病的诊断。

1. 病原学检查　粪便或十二指肠液中检获华支睾吸虫卵是确诊本病的依据。效果较好的粪检方法包括盐酸乙醚离心沉淀法（酸醚法）、小杯稀释计数法、改良加藤法等。由于华支睾吸虫排卵量少，虫卵小，且粪便中虫卵数波动较大，需反复检查才能检获虫卵。利用十二指肠引流液检查法，收集十二指肠引流物，直接涂片检查，检出率高，但病人痛苦大，故仅适用于部分住院患者。

2. 免疫学检查　目前免疫学方法已被广泛应用于临床辅助诊断和流行病学调查，常用的方法有：①酶联免疫吸附试验（ELISA），在经典的基础上有许多改进，如：Dot－ELISA、ABC－ELISA、McAb－ELISA、G－ELISA、SPG－ELISA 等；②免疫胶体金检测，如：斑点免疫金银染色法（Dot－IGSS）、免疫金渗透法（DIGFA）、免疫层析检测（ICT）等。其中，ELISA 既能检测血清中抗体，又能检测血中循环抗原；ICT 还可应用于无创性的唾液样本，具简便、快速、准确、安全等优点。

3. 影像学检查　影像学检查逐渐成为临床诊断华支睾吸虫病的重要手段，具有较高的临床应用价值。

（1）B 超：对病程较长的慢性华支睾吸虫病患者具有较重要的辅助诊断价值，超声表现主要以肝内胆管扩张，回声增强、管壁增厚为特征；不宜作为早期、轻度感染患者的诊断和考核疗效的方法。

（2）CT 检查：CT 检查对慢性华支睾吸虫病的诊断也具较大价值，主要表现为肝内胆管呈弥漫性均匀扩张、肝外胆管无明显扩张的特征。

（3）内镜逆行胆胰管造影术（ERCP）：可清晰地显示肝内各级胆管中的虫体及胆管的阻塞部位与程度。

4. 分子生物学检查　设计特定的引物进行 PCR 检测，可发现华支睾吸虫感染者的 PCR 产物为 612 bp；实时 PCR 技术正在研究应用于本病的诊断。此外，环介导等温扩增（LAMP）技术具有快速、便捷、特异和灵敏的特点，已有应用于华支睾吸虫病检测的报道。

流行 Epidemiology

1. 分布　华支睾吸虫病主要分布在东南亚的一些国家和地区，如：日本、朝鲜、韩国、越南北部、中国大部分地区以及俄罗斯的少部分地区。我国华支睾吸虫感染呈点状、片状或线状分布。据统计，全国已有 30 个省（包括台湾）、自治区、直辖市以及香港与澳门特别行政区均有该病不同程度的流行或病例报道，估计感染人数达 1249 万；流行较严重的有广东、广西的部分地区以及东北地区朝鲜族居民聚居地。2005 年卫生部公布的第二次全国人体寄生虫病调查结果显示：华支睾吸虫的感染率比 1990 年第一次全国调查结果上升了 75%，其中广东、广西、吉林 3 省（区）分别上升了 182%、164%和 630%。2002—2004 年对广东全省流行区进行分层随机整群抽样调查发现，平均感染率为 16.42%，最高的为 32.69%，其中 3 个县感染率超过 20%，平均每克粪便的虫卵数（EPG）为 359；对广西的调查显示，华支睾吸虫平均感染率为 9.76%，个别地区高达 29.1%，平均 EPG 为 1083。

全国各地的调查资料表明，绝大多数流行区男性的感染率高于女性，个别地区女性的感染率高于男性，部分地区两性的感染率无明显差异。感染华支睾吸虫不受年龄的限制，任何年龄均可被感染，但在个别地区，两者仍呈现一定的关系：各年龄段的感染率随年龄的增长而增高，25～30 岁达到高峰，而后呈下降趋势，形成一波浪形分布。有报道华支睾吸虫的感染具职业特征及呈现一定的家庭聚集性，以商人和干部感染率最高。

2. 流行因素

（1）传染源　能排出华支睾吸虫卵的病人、带虫者和保虫宿主均为该病的传染源。华支睾吸虫病为人兽共患寄生虫病，保虫宿主的种类较多，国内已报道自然感染的有猫、犬、猪、鼠、貂、狐狸、獾、野猫、水獭等 33 种动物，最常见的为猫、犬、猪、鼠。人群感染率高的地区，保虫宿主的感染率也高，且感染度重，一只猫或犬体内可检获数千条虫体。

（2）中间宿主　华支睾吸虫对中间宿主的选择性不强，中间宿主的种类多、数量大。

1）第一中间宿主为淡水螺类：在我国至少有 10 种，主要有纹沼螺、傅氏豆螺、长角涵螺。这些淡水螺类，均为塘堰、沟渠中的小型螺类，适应性强，繁殖能力强。

2）第二中间宿主为淡水鱼、虾：目前发现可作为第二中间宿主的淡水鱼有 139 种，我国有 102 种，主要是鲤科鱼类，如常见的青鱼（*Mylopharyngodon piceus*）、草鱼（*Ctenopharyngodon idellus*）、鲢鱼（*Hypophthalmichthys molitrix*）、鳙鱼（*Aristichthys nobilis*）（也称胖头鱼）、鲤鱼（*Cyprinus carpio*）、鲫鱼（*Carassius auratus*）等；还有一些小杂鱼，如麦穗鱼（*Pseudorasbora parva*）、克氏鲦鱼（*Hemiculter kneri*）等，尤其是麦穗鱼，感染率有的可高达 100%。70%以上的囊蚴分布于鱼的肌肉，每克鱼肉可寄生数个甚至数千个囊蚴。中华长臂虾（*Palaemonstes sinensis*）、细足米虾（*Caridina nilotica gracilipes*）、巨掌沼虾（*Macrobrachium superbum*）等淡水虾中也有华支睾吸虫囊蚴寄生。

（3）感染方式　生食或半生食淡水鱼、虾是感染华支睾吸虫的关键因素，如广东珠江三角洲、香港、台湾等地居民喜食“鱼生”、“鱼生粥”或烫鱼片；东北朝鲜族居民嗜生鱼佐酒；江西、北京、山东等地居民将鱼烧食或烤食；经口叼鱼、污染囊蚴的砧板切熟食等均可致华支睾吸虫感染。在烧、烤、烫或蒸全鱼时，常因温度不够、时间不足或鱼肉过厚等原因，未能杀死囊蚴；饮生水也能造成感染；嬉食小鱼是儿童感染的重要方式。实验证明，厚约 1mm 的鱼肉片中的囊蚴，在 70℃ 及 60℃的热水中，分别需 6 秒和 15 秒才被杀死。囊蚴在醋酸浓度为 3.36%的醋中可存活 2 小时，在含 19.3% NaCl 的酱油中可存活 5 小时。

防治 Treatment，Prevention and Control

1. 加强健康教育　华支睾吸虫病是一种食源性寄生虫病，预防该病的关键是加强健康教育，提高群众、特别是儿童的自我防范意识，不生食或半生食淡水鱼、虾，提倡健康的烹调方法和食鱼习惯，注意将切生、熟食的砧板、刀具等分开。

2. 控制传染源，积极治疗病人和带虫者　加强猫、犬等保虫宿主管理，忌用生鱼、生虾喂养，对感染者进行驱虫治疗或捕杀。治疗病人首选药物为吡喹酮（praziquantel），少数患者治疗期间偶有头昏、头痛、腹泻、恶心等不适，但持续时间多不长，一般不影响治疗，停药后可自行缓解。

3. 加强粪便管理，防止虫卵入水　无害化处理粪便，切忌用新鲜粪便养鱼；改造厕所，防止粪便被雨水冲刷流入鱼池；禁止猪圈直接与鱼池相通。结合渔业生产进行清塘、灭螺，均有利于控制该病的流行。

第三节 布氏姜片吸虫
Fasciolopsis buski

Learning guide

After studying this section, the student should be able to answer the following questions.

1. What is fasciolopsiasis?
2. How can *Fasciolopsis buski* infect human?
3. Describe the life cycle of *F. buski*.
4. Describe the pathogenesis and the clinical manifestations of the fasciolopsiasis.
5. What measures can be taken to prevent and treat fasciolopsiasis?

Key terms

Fasciolopsis buski; fasciolopsiasis.

布氏姜片吸虫（*Fasciolopsis buski*（Lankester，1857）Odhner，1902）简称姜片虫，是寄生于人体小肠的大型吸虫，引起的布氏姜片吸虫病（fasciolopsiasis）也称姜片虫病。1843年，Buski在伦敦船员医院一位印度水手尸体小肠内首次检获该虫；临床上确诊的第一个病例在我国广州（Kerr，1873）。我国早在1600多年前的东晋时期就有对该虫的记载，后在广州出土的明代（公元1513年）古尸内也发现该虫虫卵。

形态 Morphology

1. 成虫　是寄生于人体内吸虫中最大的一种，长椭圆形，虫体背腹扁平，前窄后宽，质地柔软，肥厚而不透明。活体时呈肉红色，固定后呈灰白色，体形似姜片，故名姜片虫。大小为（20～75）mm×（8～20）mm×（0.5～3)mm，常因肌肉伸缩而发生较大变化。口、腹吸盘相距较近，口吸盘位于虫体前端，直径约0.5mm；腹吸盘较口吸盘大4～6倍，肉眼可见，肌肉发达，呈漏斗状。口位于口吸盘中央，前咽短小，咽球形，食道甚短；肠支分左右两支，每支呈4～6处波浪状弯曲向后延伸至虫体末端。睾丸1对，高度分支呈珊瑚状，前后排列于虫体的后半部；长袋状的阴茎袋含有卷曲的储精囊、前列腺环绕的射精管及开口于生殖腔的阴茎，位于腹吸盘后方、子宫背面。卵巢分3支，每支又分细支，呈鹿角状；输卵管自卵巢发出，向左侧行进，分出一支通至体背部的劳氏管；卵模位于卵巢左侧，周围被梅氏腺包绕；子宫盘曲于腹吸盘与梅氏腺之间，开口于生殖腔；卵黄腺颇发达，呈颗粒状分布于腹吸盘至虫体

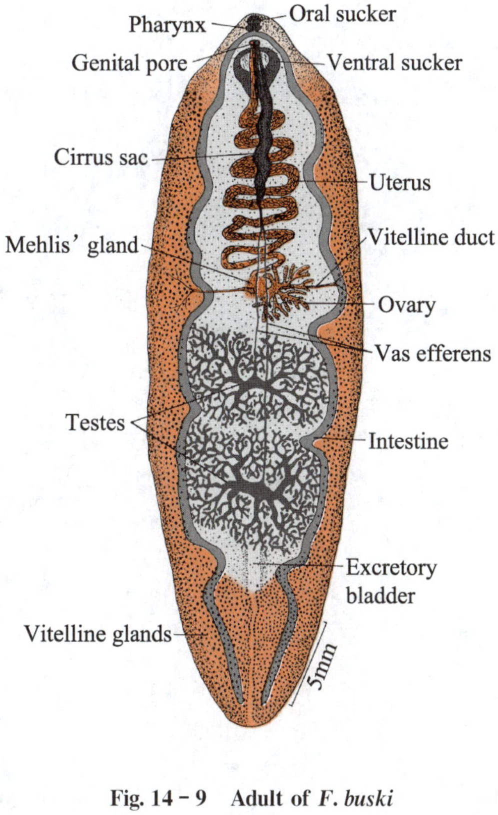

Fig. 14－9　Adult of *F. buski*

（From Ichiro Miyazaki，1991）

后端的两侧；生殖孔位于腹吸盘的前缘，缺受精囊（Fig. 14－9）。

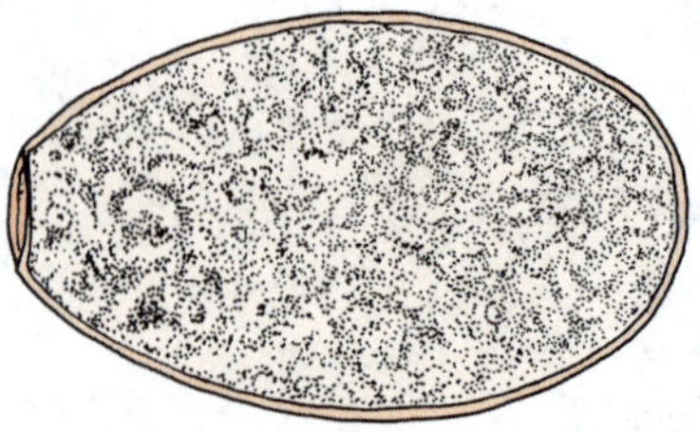

Fig. 14－10 Egg of *F. buski*

2. 虫卵 人体中最大的寄生虫卵，椭圆形，淡黄色，大小为(130～140)μm×(80～85)μm。卵壳薄，厚薄均匀，其内衬以透明的薄膜，与卵壳紧密结合；位于一端的卵盖不明显。卵内含有1个卵细胞与30～50个直径约为19.5 μm的卵黄细胞（Fig. 14－10）。

生活史 Life cycle

成虫寄生于人或猪的小肠内，偶见于大肠。虫卵随粪便排出，若有机会进入水中，在一定温度（27～32℃）下，约经3～7周孵出毛蚴。毛蚴呈长梨形，周身被有纤毛，在水中最长可存活68小时，若遇中间宿主扁卷螺，即可侵入螺体肌肉组织，移行至淋巴间隙进行无性生殖，8天后发育为胞蚴。胞蚴移至肺囊处形成母雷蚴，母雷蚴体内的胚团再发育为若干个子雷蚴，每个子雷蚴在扁卷螺肝内发育为3～8条尾蚴。成熟尾蚴从螺体逸出后，在水生植物如菱角、茭白、荸荠、水芹菜、水葫芦、水浮莲、浮萍、金鱼藻等表面分泌成囊物质形成囊蚴。尾蚴成囊的条件要求不严格，亦可在水中的瓦片、石子或水面成囊。从毛蚴侵入螺体至水生植物上成囊，平均约需49～60天。囊蚴扁平，略呈圆形，在潮湿环境下可存活1年。终宿主人或猪生食带有囊蚴的水生植物即被感染，在小肠上段消化液和胆汁的作用下，囊壁破裂，幼虫脱囊而出，吸附于小肠和十二指肠黏膜，摄取营养物质，约经1～3个月发育为成虫，并开始产卵。成虫在人体内可存活4～4.5年，在猪体内的寿命约为1年。曾有实验表明，尾蚴也可感染猪发育为成虫（Fig. 14－11）。

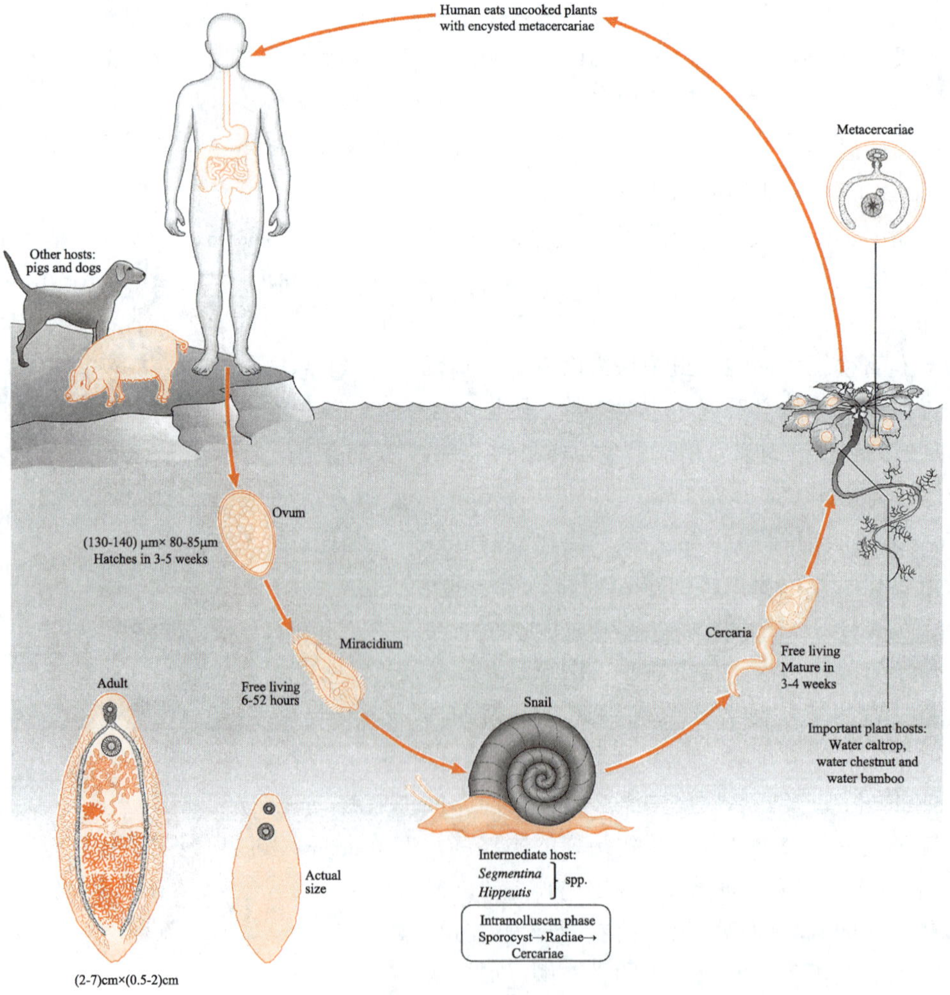

Fig. 14－11 Life cycle of *F. buski*

临床表现和致病机制 Clinical manifestations and Pathogenesis

1. Clinical manifestations 轻度感染者一般无临床症状与体征，偶有上腹部间歇性疼痛。中度感染者常有腹痛、腹泻、食欲缺乏、恶心、呕吐等症状；儿童患者可出现磨牙、睡眠不安等。重度感染者主要表现为营养不良和消化功能紊乱，全身乏力、消瘦、贫血，严重时可产生胸腔积液、腹水、全身水肿，儿童可出现生长发育障碍和智力减退。

2. Pathogenesis 成虫寄生于人体小肠、十二指肠中，严重感染时可累及胃和结肠。由于虫体较大，特别是腹吸盘肌肉发达、吸附力强，可导致被吸附的肠黏膜及其附近组织出现炎症、充血、水肿，严重者可引起出血、溃疡或脓肿；病灶处有淋巴细胞、中性粒细胞和嗜酸性粒细胞浸润。感染数量多时虫体可覆盖肠壁，妨碍肠黏膜的吸收与消化，引起消化功能紊乱，造成清蛋白减少、各种维生素缺乏而导致营养不良，甚至发生肠梗阻。姜片虫的分泌物与代谢产物可引起变态反应和血液中嗜酸性粒细胞增多。

实验诊断 Laboratory diagnosis

实验室检获姜片虫卵或成虫是确诊姜片虫感染的依据，诊断方法包括粪检虫卵和鉴定成虫。

1. 粪便检查 常用检查方法有直接涂片法、沉淀集卵法及改良加藤厚涂片法。用直接涂片法检查三张涂片，检出率为 91.3%；虫卵较少者可采用沉淀集卵法，检出率可达 100%。改良加藤厚涂片法除了有高的检出率外，还可定量，以了解感染度。

2. 成虫鉴定 成虫常随宿主粪便自然排出或偶尔呕出，根据成虫形态特征即可进行诊断。

流行 Epidemiology

1. 分布 主要分布于中国、印度、孟加拉国、老挝、泰国、柬埔寨、越南、马来西亚、印度尼西亚、菲律宾、朝鲜、日本等亚洲的温带和亚热带国家。我国主要流行于中部与南部地区的 19 个省、自治区、直辖市，呈点状分布。2002—2004 年全国人体重要寄生虫病现状调查发现，我国人群的姜片虫感染率为 0.006%～0.15%，个别地区感染率为 0.39%，较 1988—1990 年调查的结果明显下降。人群感染以青少年为多见，感染率以农民为最高。

2. 流行环节

(1) 传染源：姜片虫病为人兽共患寄生虫病，人和猪是主要的传染源，其粪便污染水源是造成该病流行的重要因素。流行区人们习惯以人、猪的新鲜粪便为肥料，含卵粪便容易进入水田、池塘等水域造成水体污染，增加虫卵入水的机会。

(2) 中间宿主与植物媒介：扁卷螺是布氏姜片虫的中间宿主，其存在是该病流行的重要因素之一。现已证实有 13 种扁卷螺可作为姜片虫的中间宿主，常见的有尖口圆扁螺（*Hippeutis cantori*）、半球多脉扁螺（*Polypylis hemisphaerula*）、凸旋螺（*Gyraulus convexiusculus*）、大脐圆扁螺（*Hippeutis umbilicalis*）等，以前两种分布较广，广泛孳生于沼泽、水田、沟渠、池塘、湖泊及河流沿岸地带，适应性强，常栖息于植物叶下。能引起人体感染的主要水生植物媒介有菱角、荸荠、茭白、水芹菜等；可使猪感染的媒介植物主要是水浮莲、青萍、多根浮萍等。

(3) 传播途径：人因生食含有活囊蚴的菱角、荸荠等水生植物，或用牙啃皮是感染姜片虫的主要方式。另据报道，饮用含有活囊蚴的生水也可感染姜片虫，故饮生水是一种不可忽略的感染方式。猪的感染主要是居民用含活囊蚴的水浮莲、浮萍等水生植物作为青饲料喂养所致。

防治 Treatment, Prevention and Control

1. 开展健康教育 预防姜片虫感染，首先要把住“病从口入”关，提倡不生食未经刷洗及沸水烫过的菱角、荸荠、茭白、水芹菜等水生植物，不饮生水，不用被囊蚴污染的生水和青饲料喂猪。

2. 控制传染源 发现病人、病猪应及时进行驱虫治疗，吡喹酮是首选药物，槟榔煎剂、硫氯酚（硫双二氯酚，别丁）也有较好的驱虫效果。

3. 加强粪便管理 保护水源，防止人、猪粪便通过各种途径污染水体。

4. 消灭中间宿主 养殖鸭、鱼等食螺动物，吞食扁卷螺。也可选择药物灭螺，常用药物有硫酸铜、生石灰、硫酸铵等。

第四节 并殖吸虫
Paragonimus

并殖吸虫又名肺吸虫，其典型特征是雌性生殖器官的子宫和卵巢左右并列于虫体中部，雄性生殖器官的1对睾丸左右并列于虫体后部而得名。全世界报道的虫种近50种（包括变种、亚种和同种异名），分布于亚、美、非洲的31个国家；我国发现并报道28种。寄生人体的致病虫种有十余种，根据其病变部位和引起的症状主要分为两种类型，即由卫氏并殖吸虫引起的肺型并殖吸虫病和斯氏并殖吸虫引起的皮下型并殖吸虫病。

一、卫氏并殖吸虫 Paragonimus westermani

Learning guide

After studying this section, the student should be able to answer the following questions.

1. Describe the life cycle of *P. westermani*.
2. Describe the pathogenicity of *P. westermani*.
3. Why are the clinical manifestations of paragonimiasis varied?
4. List some laboratory methods for the diagnosis of paragonimiasis.
5. How can paragonimiasis be prevented?

Key terms

Paragonimus westermani; paragonimiasis.

1877年，Westerman首次在荷兰首都一动物园的印度虎肺内检获成虫；1879年，Ringer在我国台湾检查一葡萄牙人的尸体时首次在人体肺内查见成虫；1880年，Manson在厦门一海关检查一病人时，首次在病人的痰液中发现虫卵；1899年，Braun将其命名为卫氏并殖吸虫［*Paragonimus westermani* (Kerbert，1878) Braun，1899］。由卫氏并殖吸虫引起的卫氏并殖吸虫病（paragonimiasis），又称肺吸虫病。

形态 Morphology

1. 成虫　卫氏并殖吸虫成虫外形呈椭圆形，虫体肥厚，背面隆起，腹面扁平，似半粒黄豆或花生米；大小为（7.5～12)mm×(4～6)mm×(3.5～5.0)mm，长宽之比约2∶1。活体呈红褐色，半透明；固定后呈灰白色。虫体除口吸盘、腹吸盘、生殖孔、排泄孔及其附近体壁外，全身密布单生皮棘。口、腹吸盘大小相近，前者在虫体前端，后者位于体中横线之前。口开口于口吸盘之中，其后咽部接较短的食道；左右两肠支均形成3～4个弯曲，沿虫体两侧延伸至后端，末端为盲端。雌雄同体，雄性生殖器官包括一对分支状睾丸，左右并列于虫体后1/3处两肠支之间。雌性生殖器官有一个分5～6叶、指状卵巢，子宫盘曲成团，与卵巢左右并列于睾丸之前、腹吸盘之后；卵黄腺发达，分布于虫体两侧。排泄囊明显（Fig. 14－12）。

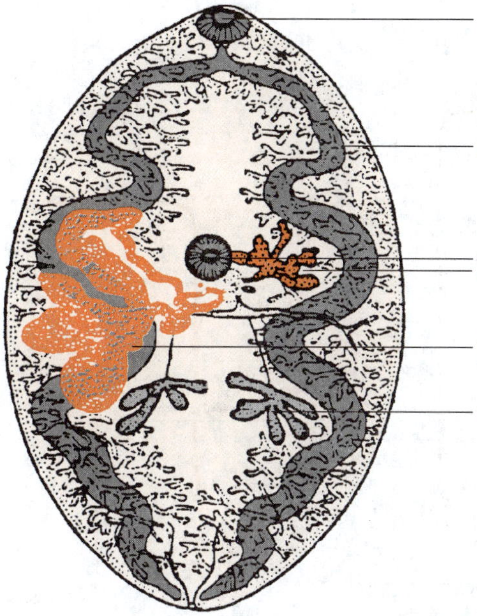

Fig. 14－12 Adult of *P. westermani*

2. 虫卵 椭圆形，金黄色，大小为（85～120）μm×（50～60）μm。卵盖大而明显，略倾斜，常位于虫卵宽的一端；偶有缺盖者。卵壳厚薄不均匀，后端增厚。卵内含 1 个半透明的卵细胞和 10～20 个卵黄细胞及许多颗粒（Fig. 14－13）。

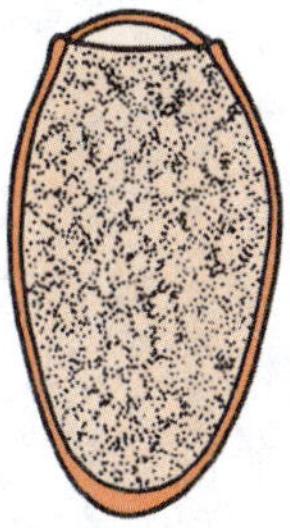

Fig. 14－13 Egg of *P. westermani*

生活史 Life cycle

卫氏并殖吸虫的生活史过程包括卵、毛蚴、胞蚴、母雷蚴、子雷蚴、尾蚴、囊蚴、童虫及成虫等阶段。终宿主是人，保虫宿主为肉食哺乳动物，如犬、猫、狐、狼等。第一中间宿主为短沟蜷；第二中间宿主为溪蟹、石蟹等淡水蟹类和蝲蛄（图 14－14）。

卫氏并殖吸虫成虫寄生于终宿主的肺内，所形成的虫囊往往与支气管相通，所产虫卵经气管随痰或为宿主吞入随粪便排出体外。虫卵若有机会入水，在适宜条件下约经 2～3 周左右发育为毛蚴，毛蚴自卵壳中逸出，在水中活动时遇到第一中间宿主短沟蜷，则侵入其体内，经过胞蚴、母雷蚴、子雷蚴的发育与无性生殖，最后形成许多微尾型尾蚴。尾蚴成熟后从螺体逸出，侵入第二中间宿主淡水蟹或蝲蛄体内，或随螺体一起被第二中间宿主吞食，在肌肉或鳃内发育成球形或类球形囊蚴。囊蚴大小为（320～436）μm×（322～420）μm，具两层囊壁。终宿主食入含有囊蚴的淡水蟹或蝲蛄而感染。在宿主小肠内胆汁和消化液的作用下，囊内幼虫脱囊而出，脱囊后童虫靠腺分泌液及强有力的活动穿过肠壁进入腹腔，于各器官间或在邻近组织及腹壁窜扰；移行过程中虫体逐渐长大，经过 1～3 周，穿过横膈入胸腔至肺形成虫囊，虫囊与支气管相通，约经 60～80 天发育为成虫并产卵。囊内虫体的数目一般为 2 条，有时也可见 2 条以上。童虫在移行过程中亦可侵入脑、皮下、肝等器官与组织，造成异位寄生；异位寄生的虫体成熟时间延长，甚至不能发育成熟、产卵。自囊蚴侵入终宿主至肺发育成熟、产卵，约需 2 个月。成虫寿命 5～6 年，有的长达 20 年之久。

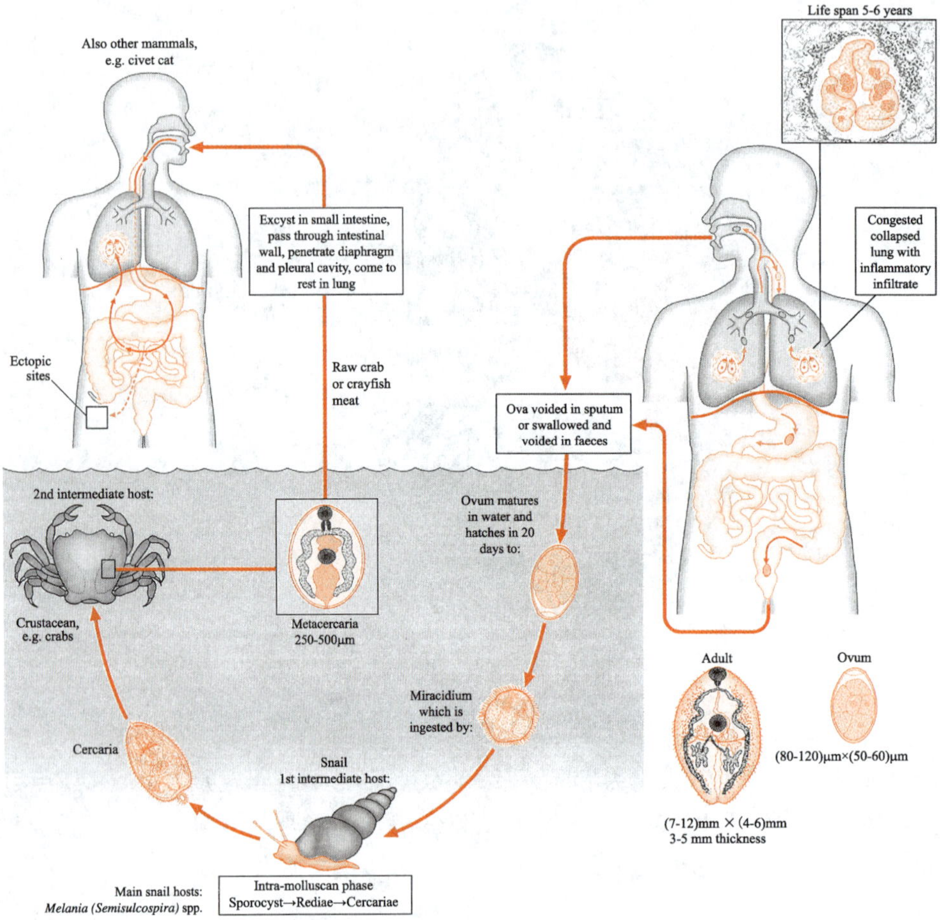

Fig. 14－14 Life cycle of *P. westermani*

（From Chiodini PL，2001）

临床表现和致病机制 Clinical manifestations and Pathogenesis

1. Clinical manifestations 临床上除少数病例表现为急性肺吸虫病外，多数为慢性过程。由于虫体的穿透能力强，对组织的破坏性大，又具有游走特性，故虫体对人体多种组织、多个器官造成不同程度的损伤，临床表现多样而复杂，最常见的类型为胸肺型，其次为脑型、肝型、腹型和皮肤型等。成虫寄生于肺，称胸肺型，多数患者表现为咳嗽、胸闷、胸痛；典型病例有血痰或咳铁锈色痰，痰中常可查见大量虫卵及 Charcot-Leyden 结晶。此型开始时多为干咳，以后咳痰多为白色黏稠状，带腥味；然后转为典型的铁锈色或果酱色血痰，有时可呈烂桃酱样，以晨起为剧。胸部 X 线检查显示肺部有明显改变，易被误诊为肺结核、结核性胸膜炎、肺肿瘤等。脑型患者以儿童多见，主要侵犯大脑，常见颅内高压症、大脑皮质刺激征以及脑组织破坏等导致的症状，如头痛、恶心、呕吐、反应迟钝、癫痫、偏瘫、偏盲等。肝型患者突出表现为肝损害现象，如：乏力、食欲缺乏、低热、肝大、转氨酶升高、清蛋白与球蛋白比例倒置、υ球蛋白与外周血嗜酸性粒细胞显著增高等。腹型患者常出现食欲缺乏、腹痛、腹泻，多有黄色或黄绿色稀便。皮肤型表现为皮下游走性包块或结节，最小的包块也有黄豆大小，有轻微压痛；包块出现的部位以腹部为多见，其次是颈部、四肢、胸背部等。

2. Pathogenesis 在卫氏并殖吸虫生活史中，童虫和成虫在人体组织与器官内移行、寄居造成机械性和化学性损伤，早期可引起组织受损、出血，后可出现中性粒细胞和嗜酸性粒细胞为主的炎性渗出。根据动物实验证明，肺吸虫囊肿的发生、发展过程可分为三期：①脓肿期：此期为组织破坏期（窟穴形成期），童虫或成虫在肺等组织内掘穴、移行并定居于窦道末端后，被窦壁组织与增生的肉芽组织所填塞、包围其中，腔内充满血液、坏死物及脓性渗出液，此时囊壁为出血坏死组织，边界模糊。②囊肿期：随着病情的发展，病灶周围脓肿壁肉芽组织增生，形成一薄层半透明膜状囊壁，囊内含虫体、虫卵、各种炎性细胞及虫体代谢产物组成的赤褐色黏稠性液体。脓肿边缘纤维组织进一步增生形成囊肿期。③纤维瘢痕期：囊肿内虫体死亡或转移至他处，内容物被吸收或通过支气管排出，并被肉芽组织填充，纤维化，最后病灶形成瘢痕或钙化而愈合。

实验诊断 Laboratory diagnosis

卫氏并殖吸虫病的临床诊断应结合流行病学资料、病史、临床表现、病原学、免疫学以及X线、CT、MRI、FDG、PET等影像学检查综合分析诊断。若能从患者体内检获虫卵或虫体是确诊本病的主要依据；但对脑型和内脏型并殖吸虫病，免疫学与影像学检查十分重要。患者若有生食或半生食溪蟹和喇蛄史、并殖吸虫特异性抗体和（或）抗原阳性、嗜酸性粒细胞明显升高，即可考虑本病；若患者还有头痛、癫痫、瘫痪等以及脑型并殖吸虫病相应的影像学表现，可作出脑型并殖吸虫病的临床诊断。

1. 病原学诊断

（1）痰或粪便中虫卵检查：在卫氏并殖吸虫病患者的血痰或粪便中检出其虫卵即可确诊，取24小时痰液检查，为提高检出率可用等量的5%～10%NaOH消化处理痰液，取沉淀检查。

（2）活检：手术摘除皮下包块或结节进行病理检查，可发现童虫（Fig. 14－15）；童虫移行他处时，可根据穴道内凝集的坏死物质、夏科-莱登结晶以及病变区有弥漫的嗜酸性粒细胞浸润等典型病理变化判断，穴道周围一般为嗜酸性肉芽肿；偶尔可查见成虫与虫卵。

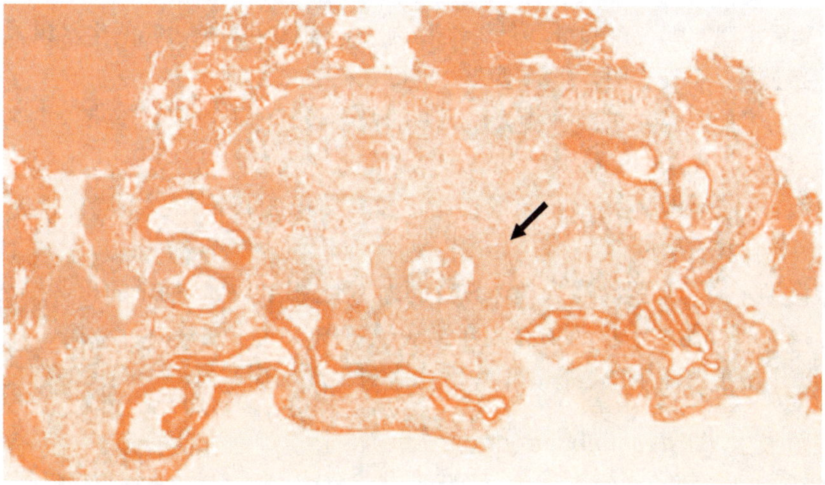

Fig. 14－15　The biopsy demonstrated the larva of *P. westermani* (arrow)
Hematoxylin and eosin staining，×100. （From Sim YS，*et al*，2010）

（3）脑脊液检查：脑型并殖吸虫病患者的脑脊液中偶尔可查到虫卵，嗜酸性粒细胞明显升高。

2. 免疫学诊断　可用于流行病学调查，也是内脏型和脑型并殖吸虫病十分重要的辅助诊断方法，主要有皮内试验、酶联免疫吸附试验、金标免疫渗滤试验、免疫酶染色试验、间接血凝试验、补体结合试验、对流免疫电泳试验等；用夹心法ELISA可检测患者血清中的循环抗原。

3. 影像学检查　X线、B超、FDG、PET等检查对胸肺型、肝型并殖吸虫病以及CT扫描和MRI检查对脑型并殖吸虫病患者均具有较高的诊断价值。

4. 分子生物学方法　可采用PCR或PCR-ELISA等方法检测卫氏并殖吸虫的基因片段进行早期诊断。最近报道，环介导等温扩增（LAMP）技术也可应用于卫氏并殖吸虫病的诊断，具有快速（45分钟可出结果）、特异和灵敏的特点。

流行 Epidemiology

1. 地理分布　卫氏并殖吸虫广泛分布于亚洲、非洲、拉丁美洲和大洋洲的30多个国家和地区，其中以亚洲流行最重，如中国、日本、朝鲜、菲律宾、马来西亚、印度、泰国等国均有报道。我国主要分布于浙江、江西、安徽、山东、辽宁、吉林、黑龙江等27个省、自治区、直辖市。全国第二次重要寄生虫病现状调查显示，血清学阳性率为1.71%。

2. 流行环节　卫氏并殖吸虫患者和保虫宿主是本病的传染源。虫卵可随患者痰液排出，儿童患者如将痰咽下，虫卵可随粪便排出，这些虫卵进入溪水中即可传播本病。感染卫氏并殖吸虫的保虫宿主因其活动范围较广、种类多、数量大，在流行病学上具重要意义。重要的保虫宿主有猫、犬、猪等家畜及虎、豹、狼、狐、豹猫等野生肉食类动物。感染了卫氏并殖吸虫的虎、豹、狼、狐等野生肉食类动物在人、畜罕至的地区构成自然疫源地。

本病的传播与流行需要通过第一中间宿主短沟蜷和第二中间宿主淡水溪蟹、蝲蛄（*Cambaroides* spp.）等动物。其中短沟蜷类包括放逸短沟蜷（*Semisulcospira libertina*）、黑龙江短沟蜷（*S. amurensis*）等。第二中间宿主包括溪蟹（*Potamon* spp.）、华溪蟹（*Sinopotamon* spp.）、拟溪蟹（*Parapotamon* spp.）、石蟹（*Isolapotamon* spp.）、绒螯蟹（*Eriocheir* spp.）等约二十余种蟹，以及东北的蝲蛄。此外，一些淡水虾也可作为中间宿主。这些第一、第二中间宿主常共同栖息于山区、丘陵湍流不急的山溪、小沟中。

卫氏并殖吸虫感染主要是因生食或半生食感染囊蚴的溪蟹、蝲蛄而引起。在我国的不同地区，由于生活习惯不同，食用溪蟹的方式不同，有生、腌、醉与烤、煮等多种方式，前者属于生食，最易感染；后者往往由于烤、煮的时间不够，实为半生食，同样会遭之感染。东北地区的蝲蛄豆腐及蝲蛄酱，是山区居民的美食，属于半生食方式，遭之感染的风险大。也可因食入含卫氏并殖吸虫童虫的猪、野猪、兔、大鼠、鸡、鸭、棘腹蛙、鸟等动物肉类，或饮用囊蚴污染的生水以及使用被囊蚴污染的饮具、食具而受感染。实验表明，尾蚴感染犬也可获得成虫。

人人都有感染的可能，但儿童接触溪蟹和蝲蛄的机会较其他人群多，感染率更高。

防治 Treatment，Prevention and Control

1. 开展健康教育　是预防本病最重要的措施，教育居民尤其是儿童不吃生溪蟹和蝲蛄，不饮用生水，防止囊蚴污染食具、食物等。

2. 防止虫卵污染水源　加强粪便管理，教育病人不要随地吐痰，捕杀病兽，控制传染源。

3. 积极治疗病人　常用的治疗药物有吡喹酮和硫氯酚，吡喹酮具有疗效高、疗程短、毒性低等优点；硫氯酚主要作用于虫体生殖器官，但少数患者可出现头痛、恶心、腹泻的副反应。

二、斯氏并殖吸虫 *Paragonimus skrjabini*

Learning guide

After studying this section, the student should be able to answer the following questions.

1. In what ways can the disease cause by *Paragonimus skrjabini*. be diagnosed?
2. How can the disease caused by *P. skrjabini* be prevented and treated?

Key terms

Paragonimus skrjabini.

斯氏并殖吸虫（*Paragonimus skrjabini* Chen，1959）首先由陈心陶于1935年在果子狸的肺中发现，人是其非正常宿主，主要引起皮下型并殖吸虫病。

形态 Morphology

1. 成虫 虫体狭长，两端较尖，前宽后窄，最宽处在体前1/3或更前处。大小为（11.0～18.5）mm×（3.5～6.0）mm，宽长比例为1∶2.4～1∶3.2。口吸盘位于体前端，腹吸盘位于体前约1/3处，略大于口吸盘。皮棘混生，体前部多为单生体棘，后部多为丛生体棘。卵巢位于腹吸盘的后侧方，其大小及分支数目随虫体成熟程度有关，虫龄越大，卵巢相对越大、分支越细越多。睾丸2个，呈分支状，大小约为2.0 mm×0.8 mm，左右并列于虫体中后部（Fig. 14-16）。

2. 虫卵 卵圆形或椭圆形，稍不对称，平均大小为71 μm×48 μm。卵壳厚薄不均匀，后端增厚。虫卵中含1个卵细胞和9～12个卵黄细胞。

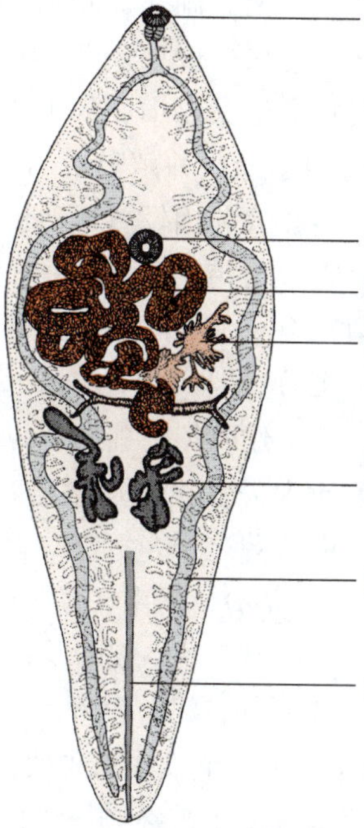

Fig. 14-16 Adult of *P. skrjabini*

生活史 Life cycle

斯氏并殖吸虫的生活史与卫氏并殖吸虫的相似，但人属于斯氏并殖吸虫的非正常宿主，一般不能在人体内发育为成虫，在人体中检出的大多数虫体为童虫。

临床表现和致病机制 Clinical manifestations and Pathogenesis

1. Clinical manifestations 本虫是人兽共患以兽为主的致病虫种。侵入人体的虫体多停留在童虫期，到处移行窜扰，难以定居，造成局部或全身性病变，临床表现为皮肤型或内脏型幼虫移行症。皮肤型为斯氏并殖吸虫病的主要和最常见的临床类型；其发生率可达50%～80%，主要表现为游走性皮下包块或结节，以胸腹部较常见，也见于腰背部、头颈和四肢，以及臀部、腹股沟、面部、眼眶、阴囊、腋窝等处；其边界不清，局部皮肤多为正常，无明显红肿；大小、数目不定，小者如黄豆，大者如鸡蛋，一至数个。切开包块可见隧道样虫穴，有时可查见童虫；镜检可见嗜酸性粒细胞肉芽肿、坏死渗出物及夏科-莱登结晶等。

虫体侵入脏器则表现相应部位的症状和体征。胸肺型以胸痛或咳嗽等呼吸系统症状为主，痰中偶带血丝，通常无虫卵；胸腔积液也较多见，积液量较多，具大量嗜酸性粒细胞。X线检查肺纹理增多，肺部有浸润性、囊状、结节状阴影，胸腔积液及胸膜增厚粘连，甚至发现童虫游走引起的病变移动现象。脑型表现为头痛、头晕、癫痫、偏瘫等症状。腹型以腹痛、腹泻、腹内肿块为主。肝型表现为肝损害症状。心包型以心包膜与附近脏器粘连性病变或心包积液为主要临床表现，类似结核性心包炎。临床上眼型也较多见，虫体侵犯眼周组织、钻入眼眶，可导致一侧眼球凸出、视力障碍、眼球活动受限，也可引起眼睑红肿、疼痛。患者常伴有低热、乏力、食欲缺乏等全身症状；血象检查嗜酸性粒细胞常明显增加。本病因损害的器官不定，且可能同时有多个器官受损，临床表现多样，故临床上误诊率甚高，应特别注意与肺结核、肺炎、肝炎等鉴别。

2. Pathogenesis 由于人不是斯氏并殖吸虫的适宜宿主，故幼虫很少进入肺形成囊肿，因而不能发育成熟、产卵。虫体在体内到处移行穿绕，可引起皮下及多种脏器和组织的病变。

实验诊断 Laboratory diagnosis

斯氏并殖吸虫病的病原学诊断主要为皮下包块或结节活检，检获童虫或可依据穴道病灶典型的病理变化确诊；患者的痰液、粪便以及其他体液均查不到虫卵。免疫学、影像学与分子生物学诊断与卫氏并殖吸虫病的诊断相同。

流行 Epidemiology

1. 分布 斯氏并殖吸虫病在国外至今未见报道。我国主要分布于甘肃、四川、云南、贵州、重庆、陕西、山西、河南、湖北、湖南、广西、广东、江西、福建、浙江等15个省、自治区、直辖市植物茂盛的山区，海拔一般在300～1000米间，沿山涧呈“线”状分布，不相连成片，疫源地具“间断性”特征；各疫源地又以山脉为中心，沿山溪辐射周围地区，具“聚集性”特征。

2. 传染源 由于斯氏并殖吸虫属于兽主人次的并殖吸虫，仅在猫科、犬科等动物体内才能发育成熟并产卵，不能在人体内发育成熟。因此，在流行病学上病兽、病畜是重要的传染源，人体虽可感染、发病，但不能成为传染源。

3. 中间宿主 第一中间宿主为拟钉螺属和小豆螺科部分微小螺类，如泥泞拟钉螺（*Tricula humida*）、微小拟钉螺（*T. minutoides*）、福建拟钉螺（*T. fujianensis*）、小桥拟钉螺（*T. xiaoqiaoensis*）、建欧拟钉螺（*T. jianouensis*）、中国小豆螺（*Bythinella chinensis*）等。它们大多栖息于溪床底质为泥沙、流速缓慢、氧气充足的山涧小溪源头的清水或静水中，附着于枯枝、落叶、岩石之下，或苔藓之中。第二中间宿主为溪蟹，如锯齿华溪蟹（*Sinopotamon denticulatum*）、雅安华溪蟹（*S. yaanense*）、河南华溪蟹（*S. honanese*）、福建马来溪蟹（*Malayopotamom fukienense*）等。终宿主包括果子狸、犬、猫、豹猫、小灵猫等犬科、猫科与灵猫科动物。人是本虫的非正常宿主。野猪、鼠、蛙、鸟、鸡、鸭等可作为本虫的转续宿主。

4. 感染途径 人体感染本虫主要是由于生食或半生食含有囊蚴的溪蟹或含有童虫的野猪肉而感染；生饮山涧溪水或使用被囊蚴污染的炊具、食具等也可能被感染。

防治 Treatment, Prevention and Control

1. 健康教育 积极开展健康教育，改变不良的饮食习惯，不生食或半生食溪蟹或野猪肉，不饮生水以及防止囊蚴污染食具、炊具等。

2. 治疗病人 吡喹酮对该虫有良好的杀灭作用。外科手术摘除皮下包块，兼有治疗及诊断作用。

（董惠芬）

第五节 血吸虫
Schistosomes

Learning guide

After studying this section, the student should be able to answer the following questions.

1. Which species of *Schistosoma* is prevalent in our country? How does human become infected?
2. Why is it considered that the pathological lesions of schistosomiasis are caused mainly by the eggs? How is granuloma formed?
3. How can schistosomiasis be diagnosed and controlled?

Key terms

Schistosoma japonicum; head organ; *Schistosoma haematobium*; penetration gland; *Schistosoma mansoni*; Hoeppli phenomenon; gynecophoric canal; gut associated antigens; soluble egg antigen; membrane associated antigens; circulating anodic antigen; circulating cathodic antigen.

一、日本血吸虫 *Schistosoma japonicum*

日本裂体吸虫（*Schistosoma japonicum* Katsurada，1904），又称日本血吸虫。成虫寄生于人等终末宿主的肠系膜静脉血管内，所致疾病简称血吸虫病。除了日本血吸虫外，还有曼氏血吸虫（*S. mansoni* Sambon，1907）、埃及血吸虫［*S. haematobium*（Bilharz，1852）Weinland，1858］、间插血吸虫（*S. intercalatum* Fisher，1934）和湄公血吸虫（*S. mekongi* Voge，Bruekner & Bruce，1978）均可寄生在人体引起血吸虫病。我国仅有日本血吸虫病流行，祖国医学很早就有类似血吸虫病的记载，在湖南长沙马王堆及湖北江陵出土的西汉古尸体内均查见了日本血吸虫卵，证明血吸虫病已在我国长江流域流行至少 2100 年以上。

形态 Morphology

1. 成虫　雌雄异体，在宿主体内多呈合抱生活。虫体呈圆柱形。扫描电镜下，体表有感觉乳突和小皮棘，主要分布于口吸盘、腹吸盘、生殖孔及雄虫抱雌沟等处。口吸盘位于虫体前端，腹吸盘位于距口吸盘不远的虫体腹面。消化道有口、食道和肠管，无咽，食道被食道腺围绕。在相当于腹吸盘部位附近，肠分为较直的两支，向后延伸至虫体中部又合并为单一的盲管，盲端终止于虫体末端。排泄系统由焰细胞经集合管汇合于虫体末端的排泄囊，再经排泄孔通至体外。

雄虫：乳白色，较粗短，长为 10～22mm，宽为 0.5～0.55mm。口、腹吸盘均发达，突出如杯状。自腹吸盘后虫体两侧增宽并向腹中线内褶，形成一纵行沟槽状结构，雌虫常居于其中，称作抱雌沟（gynecophoric canal）。

雌虫：深褐色，较细长，前细后粗，长为 12～28mm，宽为 0.1～0.3mm。口、腹吸盘等大，且均小于雄虫吸盘。肠管内因含有消化或半消化宿主红细胞后残留的色素而呈深褐色。卵巢 1 个，长椭圆形，位于虫体中部；子宫管状，内含 50～200 个虫卵，位于两肠支之间，开口于腹吸盘下方的生殖孔；卵黄腺分布于虫体后部，围绕单一肠管周围。

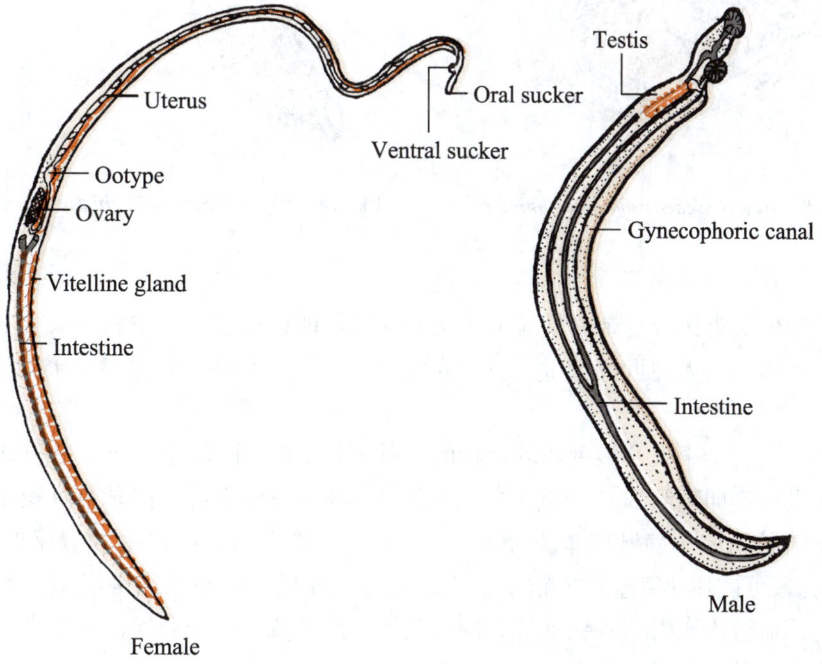

Fig. 14 - 17　Adult of *Schistosoma japonicum*

2. 虫卵 淡黄色，椭圆形或近圆形，成熟虫卵大小平均为 89 μm×67 μm。卵壳厚度均匀，较薄且无卵盖，卵壳一侧有一小棘，称侧棘（lateral spine）。卵壳内壁有一薄层胚膜，内含一成熟的毛蚴，有时可见毛蚴纤毛颤动并在卵内转动，在毛蚴与卵壳的间隙中常见大小不等的圆形或椭圆形油滴状头腺分泌物，为可溶性虫卵抗原（soluble egg antigen，SEA）。粪中检获的虫卵，多为成熟卵。

3. 毛蚴 平均大小为 99 μm×35 μm。自卵中孵出的毛蚴，可利用其周身的纤毛在水中游动，游动时呈长椭圆形，静止或被固定后呈卵圆形、梨形。毛蚴前端略尖，具一锥形顶突（或称钻孔器），其顶端分布有感觉器。一袋状顶腺开口于顶突，另有一对长梨形头腺（或称侧腺）位于顶腺两侧，开口于顶腺口两旁。毛蚴腺体分泌物中含有蛋白质、糖胺聚糖（黏多糖）等，为可溶性虫卵抗原。

4. 尾蚴 血吸虫的尾蚴属叉尾型，长约 280～360 μm，由体部和尾部组成，尾部分尾干和尾叉。尾蚴前端为一头器（head organ），其中央具一单细胞头腺。口位于体前端正腹面，下连食道，在体中部分成两根极短的肠支。腹吸盘位于体后部三分之一处，肌肉发达具较强的伸缩和吸附能力。腹吸盘下方为一生殖原基。腹吸盘两侧分布 5 对单细胞钻腺（penetration gland），左右对称分布，位于腹吸盘之前的 2 对单细胞腺称前钻腺，内含颗粒较粗，为嗜酸性；位于腹吸盘之后的 3 对单细胞腺称后钻腺，内含颗粒较细，为嗜碱性。5 对钻腺管分左右两束，通入头器，并开口于顶端。依靠头器、头腺和钻腺的分泌物及全身肌肉运动的协同作用，尾蚴侵入人和哺乳动物皮肤。

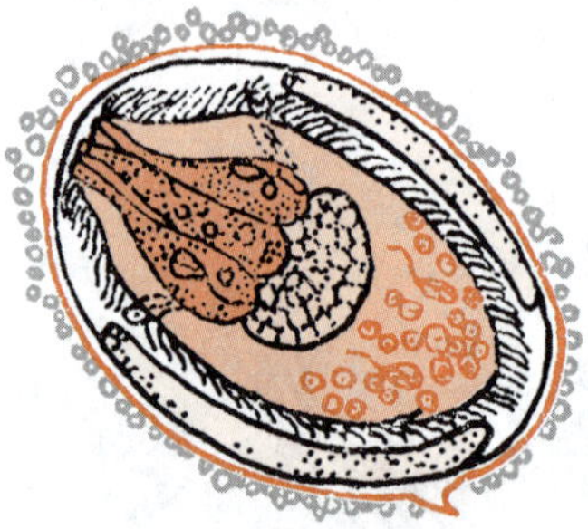

Fig. 14-18 Egg of *Schistosoma japonicum*

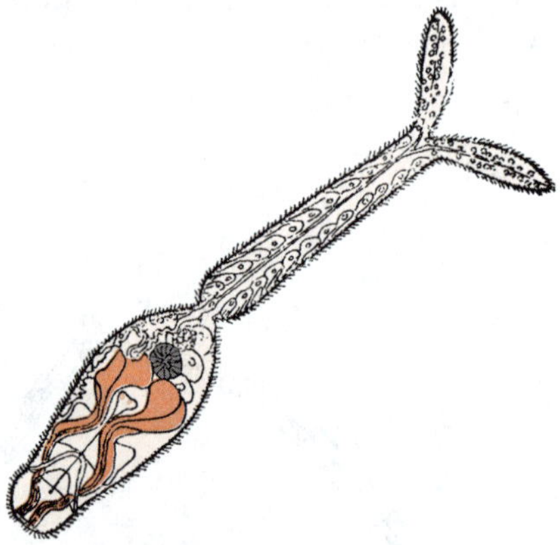

Fig. 14-19 Cercaria of *Schistosoma juponicum*

生活史 Life cycle

日本血吸虫的生活史比较复杂，具有世代交替现象，即包括在终宿主和保虫宿主体内的有性世代和在中间宿主钉螺体内的无性世代。生活史分为成虫、虫卵、毛蚴、母胞蚴、子胞蚴、尾蚴和童虫 7 个阶段。

日本血吸虫成虫寄生于人及多种哺乳动物的门脉-肠系膜静脉系统。雌虫在肠黏膜下层的静脉末梢产卵，每条雌虫日产卵量约 300～3000 个，一部分虫卵随血流至肝门静脉并沉积在肝组织内，另一部分虫卵沉积于结肠肠壁小静脉中。虫卵约经 11 天发育成熟后，卵内毛蚴分泌的可溶性虫卵抗原（SEA）透过卵壳，可破坏血管壁进入宿主组织，引起炎症反应，导致周围组织坏死；沉积于肠壁的虫卵在腹内压力、血管内压力和肠蠕动等共同作用下，随坏死组织向肠腔内破溃进入肠腔，并随粪便排出体外。不能排出的虫卵则沉积在局部组织中，逐渐死亡、钙化。

虫卵随粪便入水，在适宜环境条件下（温度、光线、pH 等），卵内毛蚴不断转动，活动增强，约经 2～32 小时破壳而出，进入水体，利用纤毛呈直线游动。毛蚴在水中可存活 1～3 天，当遇到中间宿主钉螺时，即利用头腺分泌物的溶解作用，并借助纤毛的摆动和身体的伸缩，脱去纤毛板和表皮层，侵入螺体软组织。约经 48 小时在局部血淋巴中形成胞蚴；先形成袋状母胞蚴，其生殖胚团再逐渐发育成为子胞蚴；一个母胞蚴可产生 50 个以上的子胞蚴；子胞蚴脱离母胞蚴后，体内胚团陆续分裂，分批形成大量尾蚴。成熟尾蚴穿破子胞蚴体壁，利用头腺分泌物溶解螺体组织，分批逸出至水中。毛蚴钻入螺体至发育为尾蚴所需的时间常因环境温度而异，在 30℃时，需 42 天；16～17℃时，约需 160 天。

尾蚴逸出螺体后，常倒悬或游动于近岸水面下，如宿主皮肤、黏膜接触含尾蚴的疫水时，经数分钟（甚至 10 秒钟）尾蚴就可利用钻腺分泌物的溶解作用、尾部摆动及体部伸缩，钻入宿主皮肤并脱去尾部及体部皮层，成为童虫。

童虫钻入宿主皮肤、黏膜的小血管或淋巴管后，随血流或淋巴液到右心、肺，穿过肺泡毛细血管到左心进入体循环。大部分童虫经肠系膜动脉、毛细血管网、肠系膜静脉，顺血流到肝门静脉系统分支，童虫在此停留并继续发育后，雌雄童虫合抱移行至肠系膜静脉寄居，逐渐发育成熟并交配产卵。从尾蚴侵入宿主至成虫成熟并开始产卵约需 24 天。成虫寿命一般为 4.5 年，少数可达 30 年或更长。

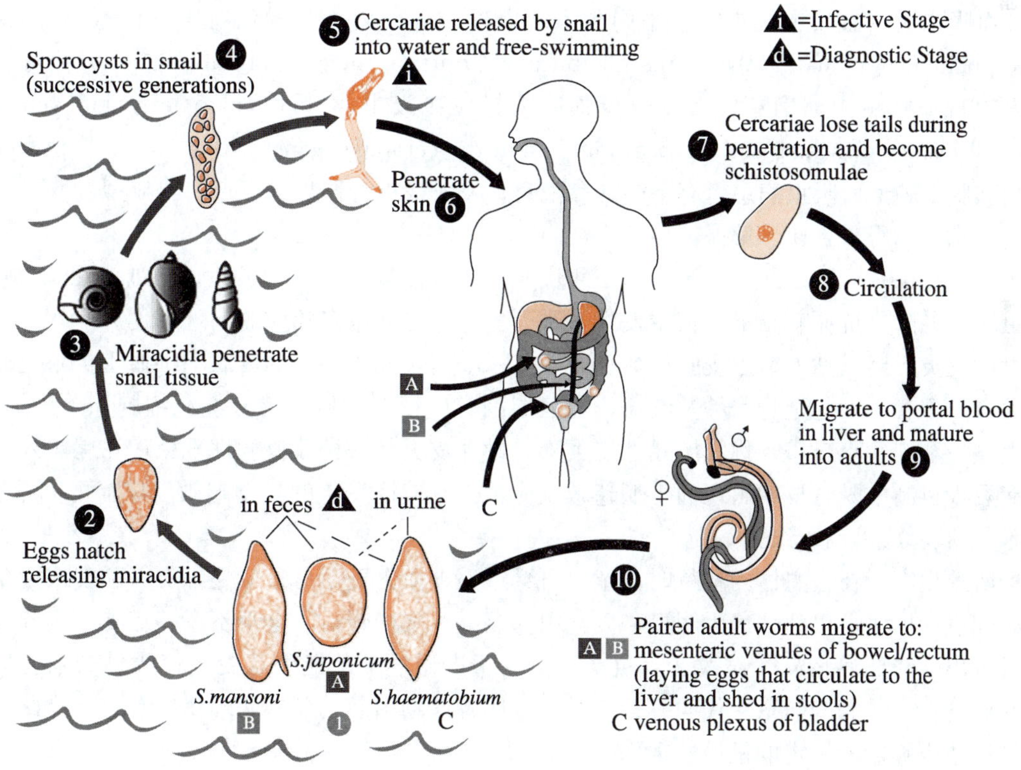

Fig. 14 - 20　Life cycle of *Schistosoma*（From http://www.dpd.cdc.gov）

临床表现和致病机制 Clinical manifestations and Pathogenesis

1. Clinical manifestations　血吸虫病的临床表现与感染度、病程、患者免疫状态及虫卵沉积部位有关，根据临床表现及病理变化可将血吸虫病分为急性、慢性、晚期及异位血吸虫病。

急性血吸虫病　多发生于春夏、夏秋之交，以 7～9 月份最为常见，多见于初次感染者及再次大量感染尾蚴的慢性患者，病人常因游泳、捕鱼捞虾、打湖草、防汛等大面积接触疫水而感染。病人多在感染后 5～8 周出现症状，主要症状有：高热伴有畏寒，体温多在 38～40℃之间，热型以间歇型、弛张型多见，午后体温骤升；食欲缺乏，恶心、呕吐、腹痛、腹泻、黏液血便或脓血便；肝脾肿大；干咳、痰中带血丝、气促、胸痛，X 线胸片可见浸润性阴影；白细胞及嗜酸性粒细胞增多；可伴有荨麻疹、淋巴结肿大、关节疼痛。重症感染者可出现高热持续不退、精神萎靡、贫血、消瘦明显、中性粒细胞增多、黄疸、腹水，甚至死亡。

慢性血吸虫病　常见于急性期症状消失但未经病原治疗者或反复轻度感染而获得部分免疫力的患者，在流行区，绝大多数患者表现为慢性血吸虫病。临床上可分为无症状和有症状两种，患者以无症状为多，此类患者一般健康、劳动力不受影响。有症状患者常有腹痛、腹泻、黏液血便以及轻度肝或脾肿大等症状。

晚期血吸虫病　患者由于长期反复感染或重度感染而未经及时病原治疗，或治疗不彻底，发展为晚期血吸虫病。根据主要临床表现可分为巨脾型、腹水型、侏儒型以及结肠增厚型。巨脾型患者主诉左上腹有肿大的块状物、伴重坠感；脾肿大超过脐平线或横径超过腹中线，质地坚硬、表面光滑，内缘常可扪及明显切迹，患者脾功能亢进。腹水型患者出现门脉高压、腹水，晚期患者可并发上消化道出血、肝性脑病等严重症状而死亡。侏儒型系患者在儿童时期反复感染血吸虫，导致慢性或晚期血吸虫病，从而影响垂体前叶和性腺等内分泌腺的功能；患者身体矮小，面容苍老，第二性征缺如，但智力无减退。结肠增厚型系血吸虫大量虫卵沉积于肠壁，刺激肠壁从浆膜向腹腔增长形成肿块，或从黏膜下层向肠腔突出形成息肉；患者常出现腹痛、腹泻、便秘或腹泻与便秘交替等症状。

异位血吸虫病　血吸虫成虫寄生于门脉系统以外的静脉内称为异位寄生（Heterotopic parasitism，the phenomenon that adult worms inhabit a site outside their usual habitat.），异位寄生的器官或组织内出现血吸虫虫卵肉芽肿者称异位损害或异位血吸虫病（Heterotopic schistosomiasis，the pathological lesions of schistosome egg granuloma in the ectopic organs or tissues.）。异位寄生和损害常见于肺和脑。肺型血吸虫病患者有干咳、黏液痰；X线检查有絮片、斑点、粟粒型病变。脑型患者出现头痛、意识障碍、昏迷、偏瘫等症状。

2. Pathogenesis　血吸虫病是一种免疫性疾病。人或动物感染血吸虫后，在血吸虫尾蚴、童虫、成虫和虫卵等各阶段抗原刺激下，宿主发生一系列免疫应答并诱发相应的病理变化。

尾蚴性皮炎　尾蚴钻入宿主皮肤后数小时至2～3d内，侵入部位的皮肤毛细血管扩张充血，伴出血、水肿，严重者可引起全身水肿及红斑，炎症周围有中性粒细胞、嗜酸性粒细胞和单核细胞浸润，局部出现瘙痒和红色小丘疹，称为尾蚴性皮炎。尾蚴性皮炎是一种免疫病理现象，在尾蚴入侵部位的局部炎症发生机制中既有早期出现的Ⅰ型超敏反应，也有较迟发生的Ⅳ型超敏反应，可能系通过IgE肥大细胞-组胺释放机制所致。

童虫所致损害　在宿主体内移行时，童虫可穿透毛细血管壁，可造成毛细血管破裂或栓塞、局部细胞浸润和点状出血，以肺部最为明显，因此引起咳嗽、痰中带血、全身不适等症状。实验发现，早期感染者可出现肺部症状及X线改变，再次感染的童虫通过肺部能引起更迅速明显的细胞反应。童虫所致的血管炎症性病变与童虫代谢、毒素及死亡崩解产物引起的免疫病理反应有关。除此之外，童虫还可对宿主内脏造成一定的机械性损伤。

成虫所致损害　成虫口、腹吸盘吸附于血管壁，造成寄居部位的血管轻微损害，如静脉炎、静脉周围炎等。成虫代谢产物、分泌物和皮层脱落的表膜等抗原刺激宿主产生相应抗体，形成免疫复合物，可对宿主造成较严重的损害。目前，对血吸虫病贫血发生的机制虽无统一观点，但许多研究证明可能与血吸虫成虫的损害有关。

虫卵肉芽肿　虫卵是血吸虫病的主要致病因子。虫卵主要沉着在宿主的肝及结肠肠壁等部位，所引起的虫卵肉芽肿及其后纤维化是血吸虫病的主要病变。虫卵抗原致敏宿主淋巴系统是肉芽肿形成和增大的必要条件，卵内毛蚴分泌的可溶性虫卵抗原（SEA）经卵壳微孔释放到周围组织中，致敏T细胞，促使释放各种淋巴因子如IL－2、IFN－γ、IL－4、IL－5、IL－10、TFN－α、IL－1以及粒细胞-巨噬细胞集落刺激因子、纤维生成因子等，在这些淋巴因子的作用下，大量的巨噬细胞、嗜酸性粒细胞、成纤维细胞、淋巴细胞聚集于虫卵周围，形成虫卵肉芽肿，又称虫卵结节。

在宿主体内肉芽肿一般经过 4 个阶段：①急性期肉芽肿：急性肉芽肿在虫卵周围出现大量嗜酸性粒细胞浸润，同时伴有许多巨噬细胞。嗜酸性粒细胞变性、坏死、液化而出现脓肿样损害，称为嗜酸性脓肿。组织切片染色，某些虫卵周围所见的红色辐射状物系抗原抗体复合物（Hoeppli phenomenon）。②过渡期肉芽肿：虫卵周围仍有大量炎性细胞浸润，包括巨噬细胞、淋巴细胞、浆细胞、嗜酸性粒细胞、中性粒细胞、类上皮细胞等开始出现。肉芽肿外围由成纤维细胞包绕。③慢性期肉芽肿：虫卵周围出现大量的成纤维细胞和巨噬细胞，坏死组织被清除，虫卵崩解、破裂甚至发生钙化。④瘢痕期肉芽肿：肉芽肿缩小，仅残留卵壳或虫卵消失，肉芽肿周围出现大量胶原纤维，使之纤维化。重度感染者，门脉出现广泛的纤维化，导致典型的干线型纤维化和肝硬化，出现门脉高压症。虫卵肉芽肿的形成是宿主对虫卵的一种免疫效应，有利于破坏和清除虫卵，并使虫卵渗出的抗原局限于虫卵周围，以减少抗原抗体复合物对宿主的损害。但另一方面，强烈的肉芽肿反应可引起宿主组织的破坏，形成瘢痕组织，甚至导致肝硬化和肠壁纤维化等一系列严重病理变化。

循环抗原和免疫复合物　血吸虫寄生于宿主静脉内，童虫、成虫和虫卵的代谢产物、分泌物、排泄物以及虫体表皮不断更新而脱落的表膜，排入血液，构成循环抗原，它是诱导宿主免疫病理变化的重要因子。血吸虫的循环抗原包括肠相关抗原（gut associated antigens，GAA），膜相关抗原（membrane associated antigens，MAA），其中，肠相关抗原包括循环阳极抗原（circulating anodic antigen，CAA）、循环阴极抗原（circulating cathodic antigen，CCA）。CAA 为蛋白多糖，CCA 为糖蛋白，二者均来源于成虫肠道衬细胞，可在宿主的血液和尿液中检测出来。MAA 分布于虫体表面，成虫表面常附有宿主抗原，可以逃避宿主免疫效应的作用。循环抗原与相应抗体结合形成免疫复合物。当免疫复合物形成过多而不能被单核细胞或巨噬细胞所吞噬和清除时，可在宿主组织（血管、关节）内沉积，引起损伤组织的炎症反应。国内外文献普遍认为由于血吸虫虫源性抗原（主要是循环阳极抗原）与其相应抗体所形成的免疫复合物在肾小球毛细血管基底膜沉积，激活补体，引起局部炎症（Ⅲ型超敏反应），导致血吸虫性肾病。

免疫 Immunity

1. 固有免疫　人类对于寄生于人体的 6 种血吸虫均无先天免疫力，但对禽类及某些动物的血吸虫具有一定的固有免疫力，如一些鸟类的血吸虫尾蚴，虽然可侵入人体引起尾蚴性皮炎，但往往不能在人体内发育为成虫。这种固有免疫是人类在长期演化过程中形成的，但这种固有免疫并不牢固。少数人群还偶可感染非人体的哺乳动物血吸虫，如牛血吸虫（*S. bovis*）及麦氏血吸虫（*S. mattheei*）。

2. 适应性免疫

（1）抗原：日本血吸虫在终宿主体内有 3 个不同的发育阶段，即童虫、成虫与虫卵，它们的分泌物、排泄物和裂解产物均为抗原物质，可引起宿主一系列细胞和体液免疫应答。由于每个发育时期所处环境的不同，因而血吸虫抗原具有复杂性、多源性与特异性。依化学成分可分蛋白质、多肽、糖蛋白、糖脂和多糖，而多糖、糖蛋白或糖脂为血吸虫的共同抗原。就来源而言，可分为来自虫体及虫体表膜的体抗原和来自各种腺体分泌物、消化道排泄物等的代谢抗原。按不同的研究目的可分为虫卵抗原和肠相关抗原等，它们是有价值的诊断抗原。此外，血吸虫抗原还具有株、期的特异性，但也存在共同抗原。其中，SEA 和 GAA 是诱导宿主产生肉芽肿的主要因子，也是用于免疫诊断的主要抗原；MAA 是诱导宿主产生保护性免疫的主要抗原。

（2）伴随免疫：伴随免疫是由初次感染的成虫引起、针对再感染的一种免疫力，即宿主初次感染血吸虫后，在成虫存活的情况下对再次感染侵入体内的童虫产生的一定抵抗力。这种免疫力不影响体内已存在的成虫，故成虫能长期存活和产卵。一旦体内活成虫被药物杀灭或清除，这种再感染的抵抗力将随之消失。这种原发感染继续存在，而对再感染具有一定免疫力的现象称为伴随免疫。这种免疫力可通过血清转移，说明效应机制中有抗体成分。这种免疫力开始产生于成虫产卵时，免疫高峰在感染后的第 4 周至第 6 周，攻击的靶对象主要是皮肤型及肺型童虫。

（3）免疫效应机制：人体杀伤进入其体内的血吸虫童虫的主要免疫效应机制是抗体依赖的细胞介

导的细胞毒作用（antibody dependent cell-mediated cytotoxicity，ADCC）。研究结果提示，参与免疫效应的成分有抗体（IgG 和 IgE）、补体和细胞（巨噬细胞、嗜酸性粒细胞、中性粒细胞、血小板），IgE 与嗜酸性粒细胞组成的 ADCC 在抗再感染过程中起主要作用。杀伤童虫是通过抗体桥联将效应细胞如巨噬细胞、嗜酸性粒细胞、中性粒细胞等黏附于日本血吸虫童虫表面，抗体以 Fab 片段与虫体结合，以 Fc 端与补体的受体或细胞膜上的 Fc 受体结合，使效应细胞变平榻并脱颗粒，释放主要碱性蛋白质、过氧化物酶、磷酸酯酶 B 等细胞毒性物质于虫体表面，导致童虫表膜裂损，效应细胞得以侵入虫体，使表皮与肌层分离，童虫表膜通透性改变，表膜泡化，最后死亡。体外实验显示，在特异性抗血吸虫血清存在下，效应细胞均可黏附于童虫表面以杀伤童虫。中性粒细胞对 IgG 的依赖性最大，嗜酸性粒细胞次之，巨噬细胞最小；后两者对 IgE 的依赖性更大。

（4）免疫逃避（immune evasion）：血吸虫成虫能在免疫力正常的宿主体内长期生存，表明血吸虫具有逃避宿主免疫攻击的能力，此种能力是血吸虫与宿主长期共同进化过程中形成的，是寄生虫对宿主的一种适应。血吸虫逃避宿主免疫攻击的可能机制包括：

1）抗原伪装：血吸虫童虫在其发育过程中可以摄取宿主的某些成分，如宿主的血型抗原（A、B 和 H 型）和组织相容性抗原等，并结合于自己体表，掩盖自身表面的抗原决定基，从而逃避宿主免疫系统对其的识别。

2）抗原模拟（antigenic mimicry）：血吸虫具有合成类似宿主抗原的能力，称为抗原模拟，也称分子模拟（molecular mimicry）。这是因为血吸虫具有与特定的寄生宿主相对应的基因，当血吸虫寄生于宿主体内时，在宿主某些因素的刺激下，这些基因就能合成宿主样抗原并在虫体表面表达，使宿主不产生针对这些抗原的效应分子，以逃避宿主的免疫攻击。

3）表面受体（surface receptor）：血吸虫童虫逃避宿主的免疫攻击还与其表面受体有关。研究发现，尾蚴侵入宿主皮肤后的早期童虫体表具有 IgG 的 Fc 受体，IgG 与这些 Fc 受体结合，使 ADCC 失去作用，从而逃避宿主的免疫攻击。

4）封闭抗体：血吸虫童虫表面的糖蛋白抗原具有与虫卵的大分子多糖抗原共同的糖类表位，故宿主产生的针对虫卵大分子多糖抗原的抗体可与再感染童虫表面的糖蛋白抗原发生交叉反应，妨碍抗再感染童虫抗体与童虫的结合，从而影响对再感染童虫的免疫效应，使其逃避了宿主的免疫。

5）虫体的免疫调节作用：血吸虫随发育而对宿主免疫攻击的易感性逐渐降低，被认为是虫体表面抗原表达缺失。即虫体表膜抗原物质自体被外膜不断地丢失或更新，原来的抗原表达缺失，出现一些新抗原的表达，导致对免疫攻击的感受性丧失。发育中的童虫能释放多种蛋白酶和肽酶，以分解结合于虫体表面的 IgG，从而使 ADCC 失去作用；同时，抗体分解过程中产生的小分子肽（Th-Lys-Pro）还可以抑制巨噬细胞、淋巴细胞的功能。血吸虫也可合成一些虫源性分子，如补体蛋白、阿黑皮素原（POMC）等分子，参与免疫反应，以降低宿主的免疫攻击能力。血吸虫还可主动地调整宿主的细胞因子，如 Th1/Th2 因子的平衡而逃避宿主对其的免疫杀伤。

3. 疫苗研究　抗血吸虫病疫苗的研制，已纳入 WHO/TDR 主要热带病防治规划的重点研究内容之一，成为当前血吸虫病研究的热点。血吸虫疫苗分为抗感染疫苗和抗病疫苗两类。抗感染疫苗主要是针对血吸虫童虫或成虫阶段，以抗虫为目的的疫苗，如致弱尾蚴已成功地用于诱导实验动物的抵抗力，免疫动物已证明可获得较高的保护力，但致弱尾蚴制备周期长、材料来源困难、储运不便，且有潜在感染的危险，且抗原成分复杂，可能导致免疫病理或是免疫抑制后果；抗病疫苗主要包括抗虫卵胚胎发育、抗雌虫生殖产卵、抗毛蚴反应、抗免疫病理反应等，以减轻发病、阻断传播为目的的疫苗。日本血吸虫病有多种保虫宿主，尤其是牛在血吸虫病传播中的作用甚为重要，因此，研制兽用血吸虫病传播阻断型疫苗，对减少主要传染源与人、畜感染，具有重要意义。

1）虫源性疫苗：虫源性疫苗包括活疫苗、死疫苗。死疫苗免疫效果不理想，活疫苗包括异种活疫苗和同种活疫苗，后者包括射线和化学致弱尾蚴疫苗。这些疫苗对宿主保护力较高，攻击感染后减虫率可达 70%，甚至 90%以上，但受来源限制，不易保存，难以现场应用等制约；此外，免疫原所致病理损害和安全性问题等也限制了它的应用。

2）基因工程疫苗：曼氏血吸虫（Sm）GST、MAP4、副肌球蛋白和 Sm14 – FABP 被认为是较有前途的疫苗抗原，其中 2 个已进入临床实验。埃及血吸虫病疫苗 Sh28 – GST 也已进入Ⅱ期临床试验。日本血吸虫病疫苗尚处于临床前期研究阶段，被公认有前途的抗曼氏血吸虫 10 余个亚单位候选抗原，在我国已全部于日本血吸虫中国大陆株中获得了克隆和表达，减虫率一般在 20%～40%，减卵率一般在 30%～70%；同时又鉴定了一批较有希望的候选抗原分子。

3）核酸疫苗（DNA 疫苗）：核酸疫苗是近年来发展的新型疫苗，与传统疫苗相比，DNA 疫苗能诱导机体产生全面的免疫应答，既能诱导较持久的体液免疫应答，又可诱导较强而持久的细胞免疫应答，激活 CTL 反应。研制工艺简单，可大量生产、成本低、运输方便。近年来我国进行了研制与动物试验，不同宿主中的减虫率为 0～65%、减卵率为 0～72%不等，其安全性受到人们的关注。

4）天然分子疫苗或合成多肽抗原疫苗：通过分离纯化制备抗血吸虫病天然分子疫苗，或对靶抗原氨基酸序列及其表位进行分析、设计合成分子抗原肽（MAP），诱导保护性反应，动物试验有较好的免疫保护效果。

5）抗独特型抗体疫苗：以抗病原生物的抗体（Ab1）作为抗原免疫动物。抗体的独特型决定簇可刺激机体产生抗独特型抗体（anti-idiotypic antibody，Ab2）。作为抗原的模拟物 Ab2 免疫动物后，产生的抗 Ab2 独特型抗体就与始动抗原结合，从而产生保护作用。这方面的研究仍处于探索阶段。

鉴于单一分子抗原诱导宿主产生的抗血吸虫的保护力偏低，当前趋于选择不同表位的混合抗原，协同杀伤多个发育期 的血吸虫，即所谓的“鸡尾酒”（cocktail）疫苗，以期获得较高的保护力。

血吸虫病疫苗研究虽取得重要进展，但还存在许多问题，如：①除少数抗血吸虫病天然分子疫苗以外，总体来说已知的获选抗原分子诱导的保护力很少超过 40%，要达到实际应用目标还有一定的距离，如何提高疫苗候选抗原的保护力水平是亟待解决的问题。②对血吸虫免疫逃避机制尚不完全清楚，疫苗免疫机制的研究还有待深入。因此，应继续加强与血吸虫病疫苗研制相关的基础研究，特别是人体保护性免疫机制的研究。③单一分子疫苗保护效果低，如何针对血吸虫生活史多个环节设计疫苗，开展多价疫苗，混合疫苗和复合疫苗的研究，也是值得重视的问题。

理想的血吸虫病疫苗应是：①能诱导宿主产生高效的保护性免疫力，其减虫率达 40%以上，或有一定的抗生殖或抗卵胚胎发育的免疫效果（粪卵减少明显）；②至少在两种动物模型能获得稳定的保护性效果；③对人畜安全、无明显的副作用；④能诱导产生保护性细胞免疫和体液免疫应答；⑤疫苗免疫保护性效果在体内持续时间较长（在 1 年以上）；⑥疫苗稳定性好，制备简单，运输及使用方便。随着血吸虫基因组学、蛋白质组学与代谢组学等研究的深入，必将推动血吸虫病疫苗的研制进程。

实验诊断 Laboratory diagnosis

血吸虫病的诊断包括病原学诊断和免疫学诊断两部分，具体操作方法见第五篇“医学寄生虫学实验技术”。

1. 病原学诊断　从患者粪便中检获虫卵或孵出毛蚴以及直肠黏膜组织检查虫卵即可对患者进行确诊，但病原学诊断方法对轻度感染者和晚期血吸虫病人以及经过多年有效防治的流行区人群的诊断效果不很理想，常出现漏检病例。

（1）直接涂片法：急性血吸虫病患者的黏液血便和重感染患者粪便中可检查到血吸虫虫卵，方法简便，但检出率低，约为 20%～30%。

（2）尼龙绢筛集卵法：利用不同孔径的尼龙绢筛，除去粪便中大多数渣滓后，收集含血吸虫卵粪渣镜检，其检出率大大高于直接涂片法，此法常与毛蚴孵化法、NaOH 消化法或甘油透明法联合使用，作为普查血吸虫病的常规方法。

（3）毛蚴孵化法：常采用三角烧瓶法，此法可以提高阳性检出率。还可采用塑料杯顶管改良孵化法或与水洗沉淀法结合使用。

（4）直肠活检：慢性和晚期血吸虫病人肠壁组织增厚，虫卵排出受阻，在粪便中不易查获虫卵，可采用此法进行确诊。对临床怀疑血吸虫病而多次粪检均未查获虫卵者，也可进行直肠镜检查。根据患者肠黏膜内是否沉积虫卵而对患者进行诊断。由于病人组织中虫卵的长期存在，故此法不适于血吸虫病流行区治疗后病人的复查。

2. 免疫诊断 为弥补病原学诊断的不足，近20多年以来，血清学方法取得了显著发展，不但能用作诊断和治疗患者的依据，而且还可作为疫情监测和考核疗效及防治效果的重要手段。

（1）检测血吸虫抗体：血吸虫病人血清中存在特异性抗体，包括IgM、IgG、IgE等，目前检测抗体的常用免疫诊断方法如下：

1）皮内试验（intradermal test，IDT）：本法操作简便，观察结果简易、迅速，常用于大面积人群的普查过筛和预防效果考核。但此法会出现假阳性或假阴性反应，与其他吸虫病产生交叉反应，而且血吸虫病患者治愈后皮试阳性持续多年，不能用于疗效考核。

2）环卵沉淀试验（circumoval precipitin test，COPT）：常用蜡封法和双面胶纸法环卵沉淀试验，可诊断病人及考核疗效，对无血吸虫病史人群或治疗3年以上的血吸虫病患者，若环沉率（阳性反应虫卵数与实际观察虫卵数之比）≥3%，可结合临床表现给予治疗。在血吸虫病流行区，该法可用作综合查病和血清流行病学调查的方法，以进一步清查病人，消灭传染源及考核防治效果。粪检血吸虫虫卵阳性者，COPT阳性符合率为94.1%～100%。

3）尾蚴膜反应（cercarien-huellen reaction，CHR）：此法血吸虫病阳性检出率为79%～100%，具有早期诊断价值，与正常人的假阳性反应与其他血吸虫病的交叉反应率均很低，但与稻田皮炎患者有较高的交叉反应。具有较好的敏感性和特异性，是综合诊断及个案诊断的方法之一，因尾蚴材料等来源问题，难以广泛应用。

4）间接红细胞凝集试验（indirect haemagglutination test，IHA）：粪检虫卵阳性者与IHA阳性符合率为92.3%～100%，卫氏并殖吸虫、华支睾吸虫、旋毛形线虫感染者可出现假阳性反应。IHA操作简单，用血量少，判读结果快，目前在国内已得到广泛应用。在血吸虫病流行区，可作为过筛或综合查病、确定化疗的靶人群以及血清流行病学调查的重要方法。

5）酶联免疫吸附试验（enzyme-linked immunosorbent assay，ELISA）：此法具有较高的敏感性和特异性，并且可以半定量检测相应抗体的水平，阳性检出率为95%以上，已应用于测定患者体内抗体或评价防治工作的效果。近年研制出许多改良方法及其诊断试剂盒，如快速酶联免疫吸附试验（fast-ELISA）、斑点酶联免疫吸附试验（dot-ELISA）等，促进了该法的推广应用。

6）免疫酶染色试验（immunoenzymatic staining test，IEST）：这是一种将环卵沉淀反应与酶染色技术结合产生的新检测方法。该法敏感性和特异性都比较高，但与其他吸虫存在交叉反应，由于操作较复杂，应用范围不广。

7）免疫印迹试验（immunoblotting，western blotting）：是近期由SDS-聚丙烯酰胺凝胶电泳、电转印以及酶联免疫吸附试验三项技术结合形成的一种新的实验免疫学技术。该技术不但能对血吸虫抗原的限定蛋白质组分进行分析和鉴定，而且能检测抗原抗体表达谱来鉴别诊断病人和区分不同病期。敏感性和特异性较高，假阳性率很低，但应用局限于有条件的实验室。

8）其他方法：检测血吸虫特异抗体还有荧光抗体试验（fluorescent antibody test，FAT）、乳胶凝集试验（latex agglutination test，LAT）等方法，均各有优缺点。

（2）检测循环抗原：单克隆技术问世后，检测循环抗原所用试剂大多为抗循环抗原的单克隆抗体，以单克隆抗体包被的酶联免疫吸附试验（如单克隆抗体斑点酶联试验）可检测感染者体内是否存在循环抗原，进行确诊、考核疗效以及估计虫荷。抗原-抗体复合物、抗独特型抗体、单抗探针的优劣会影响循环抗原的检测结果。

（3）综合查病：由于血吸虫病检查方法各有优缺点，因此应根据不同的防治目标采用不同的诊断方法或不同方法的组合，进行综合查病。血吸虫病诊断试剂的标准化和商品化也是今后诊断方法发展的重要方向。

流行 Epidemiology

1. 地理分布　日本血吸虫病流行于中国、菲律宾、印度尼西亚、日本等亚洲国家，泰国曾有病例报道。现除日本等少数国家已控制血吸虫病外，其他国家仍处于流行状态。我国于 1905 年在湖南常德发现首例血吸虫病患者。经建国初期流行病学 调查，血吸虫病流行于广东、广西、福建、江西、浙江、江苏、安徽、湖南、湖北、云南、四川、上海等 12 个省、自治区、直辖市，427 个县（市、区）。经过 50 多年的努力，现有上海、广东、福建、广西、浙江 5 省、自治区、直辖市已经有效阻断了血吸虫病的传播。据 2007 年统计，我国仍有 173 个县 1579 个乡（镇）处于日本血吸虫病的流行状态，估计现有血吸虫病人 515 971 例；现有钉螺面积 372 648.3 hm^2，其中新增钉螺面积 494.7 hm^2；现有耕牛存栏数 1 496 477 头，耕牛存栏数、感染率较 2006 年均有下降。2008 年我国达到血吸虫病疫情控制目标。近几年来，四川、云南、江苏三省分别达到传播控制目标。有关血吸虫病防治的基础研究也已经纳入国家 973 计划。

2. 流行区类型　根据流行病学特点、中间宿主孳生地以及地理环境，可将我国血吸虫病流行区划分为 3 种类型：水网型、湖沼型及山区型。

（1）水网型：主要分布在长江下游与钱塘江之间，即长江三角洲广大平原地区，这里水系纵横，密如蛛网，水流缓慢，岸边杂草丛生，钉螺沿河岸呈线状分布。如浙江、江苏和上海。

（2）湖沼型：分布在长江中、下游两岸大片湖沼地区，主要分布在湖北、湖南、安徽、江西、江苏等省的长江沿岸和湖泊周围，存在大片冬陆夏水的洲滩，钉螺分布面积大，呈片状分布，如洞庭湖、鄱阳湖，为当前我国血吸虫病流行的主要地区。

（3）山区型：分布于山间及丘陵，主要在我国南部，如福建、广西、四川、云南等地，钉螺严格按水系分布，分布面积不大，但分布范围广。根据地形特征又可分为平坝型、丘陵型、高山型 3 种类型。

3. 流行环节

（1）传染源：日本血吸虫病是人兽共患病，其传染源为人、多种家畜及野生动物，现已发现自然感染的动物分属 7 个目、28 属、40 余种。在家畜中有黄牛、山羊、马、猪、犬、家兔等；野生动物中有野兔、家鼠、野猪、猴、野鼠等，其中牛、羊、猪、犬及野鼠为主要的动物传染源。

（2）中间宿主：钉螺是日本血吸虫的唯一中间宿主，为水陆两栖淡水螺，一般孳生于气候温暖，土质肥沃，杂草丛生，水流缓慢的洲滩、湖汊、河畔、水田、草滩等处，以藻类和腐败植物为食，寿命一般为 1～2 年。

（3）传播途径：造成血吸虫病传播的重要环节为：含血吸虫卵的粪便入水，中间宿主钉螺的存在，人、畜接触疫水。粪便污染水源的方式包括用新鲜粪便施肥、在河沟内洗刷粪桶、动物粪便入水等。当水体中存在感染血吸虫的阳性钉螺时，即成为疫水，对人、畜均具有感染性。流行区人群因生产劳动（如耕种水田、捕鱼捞虾、割湖草、防汛等）和生活活动（如洗衣、游泳等）而感染。人和动物感染血吸虫的途径主要是通过皮肤感染，口腔黏膜次之。

（4）易感人群：不论何种性别、年龄和种族，人类对日本血吸虫均有易感性。在多数流行区，一般以 11～20 岁人群感染率最高。

（5）流行因素：影响日本血吸虫病流行的因素包括自然因素和社会因素。自然因素主要包括影响日本血吸虫生活史和钉螺的自然条件，如地理环境、气温、降水量、土壤等因素。社会因素是指影响血吸虫病流行的政治、经济、文化、生产活动、生活习惯等，例如环境卫生、经济水平、卫生状况和卫生保健制度、生活方式、流动人口和水利建设等都直接影响血吸虫病的流行。

防治 Treatment, Prevention and Control

我国血吸虫病流行严重，流行因素复杂，当前血吸虫病防治工作的方针是综合治理，科学防治，对流行区居民要普查普治，人畜同步化疗，并注意做好疫情监测和巩固工作。

1. 查治病人、病畜，消除传染源　对流行区居民有计划地进行普查，可根据实际情况采用综合查病方法。积极治疗病人、病畜，以控制、消除传染源。治疗药物首选吡喹酮，其疗效高、疗程短、毒性低，使用方便。另外，奥沙尼喹对曼氏血吸虫病有较好的疗效，且价格不高。美曲磷脂对埃及血吸虫病有效，是吡喹酮的替代药。对晚期患者在接受中药调理后，再杀虫治疗或外科手术治疗。病畜可用吡喹酮、硝硫氰胺、精制美曲膦酯等治疗。

2. 控制和消灭钉螺　易感地带灭螺是切断传播途径，防止感染的重要环节。灭螺应采取综合性措施，结合兴修水利、治理湖滩、改造水田等土埋灭螺；利用龟、蛙、蟹、鲤鱼等天敌灭螺；也可用氯硝柳胺、溴乙酰胺、贝螺杀等化学药物灭螺。

3. 加强粪便管理，做好个人防护　粪便管理应结合农村卫生建设规划，不用新鲜粪便施肥，不随地大便，改厕改水，推广贮粪池、沼气池，并加强家畜管理，防止畜粪污染水源。减少与疫水接触的机会，水中作业时应采取防护措施，如穿防护靴、防护裤，或在皮肤上涂搽防蚴宁、氯硝柳胺脂剂等。

4. 加强健康教育，开展卫生知识宣传　提高人群的卫生知识水平，改变不良卫生习惯和生产、生活方式，增强自我保护意识，提高健康水平。

二、曼氏血吸虫 *Schistosoma mansoni*

曼氏血吸虫分布于阿拉伯半岛、埃及 、中东、西非、中非、东南非、马尔加什、巴西、委内瑞拉和加勒比海的一些岛屿。曼氏血吸虫雄虫大小为（6～14）mm×1.1mm，表皮有疣状结节，多在背侧，结节上有皮棘，睾丸 6～9 个；雌虫大小为（7～17）mm×0.16mm，卵巢位于中线之前，子宫内虫卵常为 1 个。成虫寄生于肠系膜静脉及痔静脉丛。虫卵大小为（112～182）μm×（45～73）μm，长卵圆形，一侧有长而大的刺，随宿主粪便排出体外。

曼氏血吸虫病主要由雌虫在宿主组织内产卵，引起宿主脏器内炎性和纤维化损害，其主要受累器官为肠、肝、肺。由曼氏血吸虫病引起的肠损害为结肠息肉、病灶性纤维化和炎症，对肝的影响表现为干线型纤维化，大多数肝血吸虫病患者脾肿大。此外，曼氏血吸虫肾损害以及由曼氏血吸虫卵沉积所致的肺动脉炎引起的肺循环高压和肺心病也见于文献报道。实验室检查到曼氏血吸虫卵可作为确诊依据，外周血检常见嗜酸性粒细胞增多；结肠息肉患者可用乙状结肠镜、结肠镜进行诊断，此外，还可通过超声显像等进行辅助诊断。奥沙尼喹和吡喹酮均可用于治疗曼氏血吸虫病。

三、埃及血吸虫 *Schistosoma haematobium*

埃及血吸虫主要分布于非洲、马尔加什和中东。埃及血吸虫雄虫大小为（10～15）mm×（0.75～1）mm，表皮有小结节；睾丸 4～5 个。雌虫大小为（16～20）mm×0.25mm；卵巢位于中线之后；子宫内虫卵数为 10～30 个。成虫寄生于膀胱静脉及骨盆静脉丛。虫卵大小为（83～187）mm×（40～73）μm，纺锤形，一端有小刺，随宿主尿排出体外。根据组织学定量方法可将埃及血吸虫病分为活动期与非活动期两类。活动期患者尿中有大量虫卵排出；非活动期患者尿中虫卵极少，且大多已死亡，或尿中无虫卵。根据对埃及血吸虫病患者所作尸体解剖发现成虫与虫卵在人体泌尿生殖系统超过半数，分布如下表。

Table 14 - 2　The distribution of adults and eggs in the patients of schistosomiasis haematobia

Tissue	Percentage of adult（%）	Percentage of eggs（%）
Bladder		48
Ureter and genitals	5	19
Mesenteric vein and portal vein	47	
Intestine	19	
Liver	5	
Lung	0.2	16

埃及血吸虫病主要受累器官为膀胱，沙斑是膀胱最普通的病理损害，也是埃及血吸虫病的特殊病征，沙斑呈黄色或褐色，由于大量虫卵集积在黏膜中，病灶看上去粗糙，同样的损害也可见于输尿管，尤以膀胱三角区和近输尿管口最常见。在埃及血吸虫病流行区血尿、蛋白尿两项指标被认为是埃及血吸虫病感染的一种征象。埃及血吸虫病诊断除采集尿液检查外，还可通过静脉尿路造影、膀胱肾盂造影、超声显像、CT 等进行辅助诊断。美曲膦酯和吡喹酮被推荐用于大规模治疗埃及血吸虫病。

在非洲和西亚，不少国家同时有埃及血吸虫和曼氏血吸虫的分布。曼氏血吸虫、埃及血吸虫成虫、虫卵如下图所示。

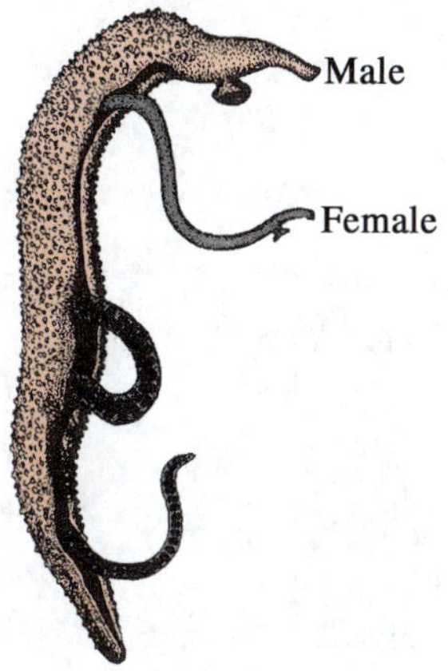

Fig. 14 - 21　Female and male of *S. mansoni*

（From Ichiro Miyazaki，1991）

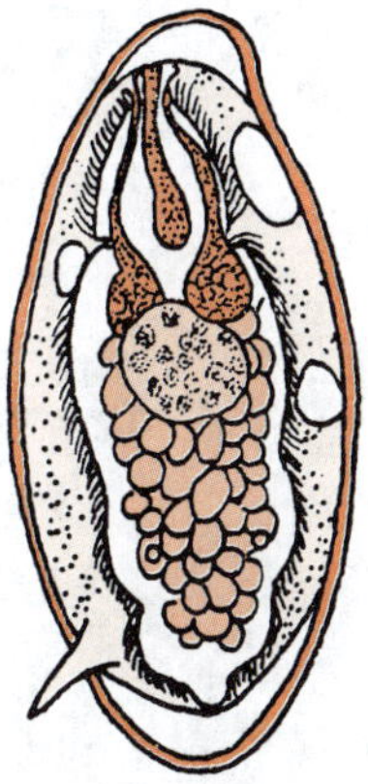

Fig. 14 - 22　Egg of *S. mansoni*

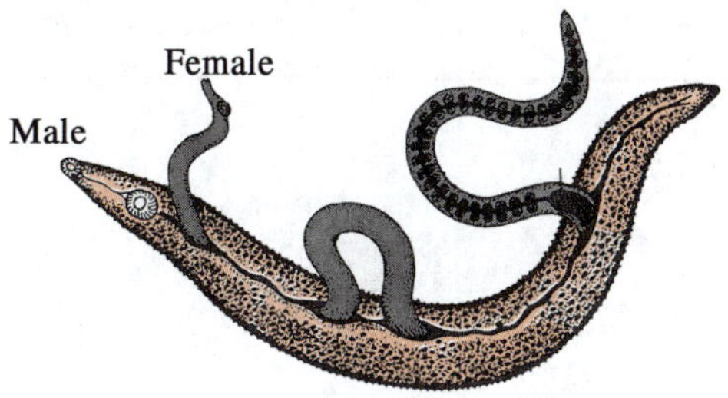

Fig. 14 - 23　Female and male of *S. haematobium*

（From Ichiro Miyazaki，1991）

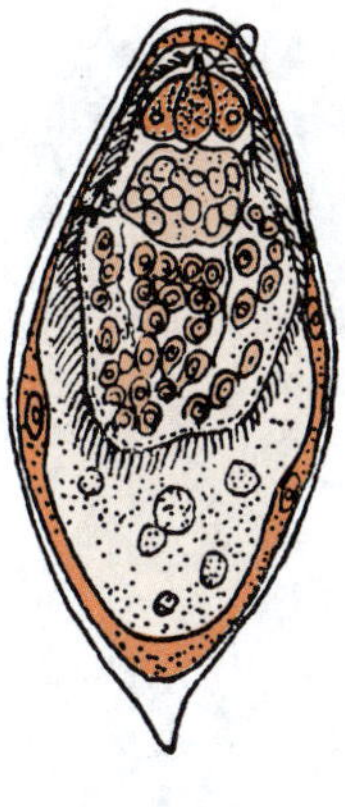

Fig. 14 - 24　Egg of *S. haematobium*

现将寄生于人体的 3 种血吸虫列表进行比较。

Table14-3 Differentiating features of the three major human species of *Schistosoma*

		S. japonicum	*S. mansoni*	*S. haematobium*
Male worm	Size (mm)	(9～22)×(0.5～0.55)	(6～14)×1.1	(10～15)×(0.75～1)
	Tegument	Covered with minute acuminate spines	Covered with more conspicuous tuberculations	Covered with minute tuberculations
	Number of testes	6～9	3～14	4～5
	Gut	Reunite in the posterior half of the body. The posterior caecum is short.	Reunite in the anterior half of the body. The posterior caecum is long.	Reunite at the middle of the body. The posterior caecum is short.
Female worm	Size (mm)	(12～28)×(0.1～0.3)	(7～17)×0.16	(20～26)×0.25
	Tegument	Covered with minute acuminate spines	Covered with minute tubercles	Smooth
	Location of ovary	Near the midpoint of the body	In the anterior half of the body	In the posterior half of the body
	Number of eggs contained in the uterus	≥50	1～2	10～100
Egg	Size (μm)	(70～105)×(50～80)	(112～182)×(45～73)	(83～187)×(40～73)
	Morphological characteristics	Round to oval, minute lateral spine	Elongate oval, prominent lateral spine	Spindle-shaped, small lateral spine
	Discharged in	Feces	Feces	Urine
Habitat		Superior mesenteric vein and its branches	Inferior mesenteric vein and its branches	Veins of the vesical and pelvic plexuses
Site of pathological changes		Mainly in liver and bowel wall	Mainly in liver and bowel wall	Urinary bladder and reproductive system
Intermediate snail host		*Oncomelania* spp.	*Biomphalaria* spp.	*Bulinus* spp.
Reservoir host		Various domestic and wild animals	Baboon, monkey, field mouse, etc.	Field mouse, baboon
Global distribution		Asia (China, Japan, Philippines, Indonesia)	Africa, Latin America, west Indian archipelago	Africa, West Asia, Portugal

第六节　毛毕吸虫与东毕吸虫
Trichobilharzia and *Orientobilharzia*

Learning guide

After studying this section，the student should be able to answer the following questions.

1. How is cercarial dermatitis produced?
2. How to prevente the occurrence of cercarial dermatitis?

Key terms

cercarial dermatitis；*Trichobilharzia*；*Orientobilharzia*.

毛毕属（*Trichobilharzia*）血吸虫如包氏毛毕吸虫（*T. paoi*）、集安毛毕吸虫（*T. jianensis*），成虫寄生在鸭，虫卵随鸭粪排至外界，中间宿主为椎实螺（*Lymnaea*），尾蚴发育成熟后自螺体逸出，尾蚴为有眼点的叉尾蚴，分布在水中各处，但以水面下较多。东毕属（*Orientobilharzia*）血吸虫如土耳其斯坦东毕吸虫（*O. turkestanica*）、程氏东毕吸虫（*O. cheni*），成虫寄生在牛、羊等家畜体内，中间宿主也是椎实螺，尾蚴形态、大小与日本血吸虫尾蚴相似，尾蚴常分布在水面下数厘米处，渐渐下降，然后又上升。当人体皮肤接触到田、沟水内的上述尾蚴，则能感染，引起尾蚴性皮炎。

形态 Morphology

毛毕属尾蚴　以包氏毛毕吸虫尾蚴为例，具眼点一对，体部大小为（202～279）μm×（64～93）μm，尾干（249～322）μm×（38～47）μm，尾叉（172～193）μm×（21～26）μm。腹吸盘圆形，具小刺。有5对单细胞穿刺腺，腺管延伸至前端，开口处无小刺。

东毕属尾蚴　以土耳其斯坦东毕吸虫尾蚴为例，体部大小为（130～165）μm×（35～46）μm，尾干（175～193）μm×（23～38）μm，尾叉（63～84）μm×（9～11）μm。体部与尾部都被小刺，腹吸盘位于虫体后部。有4对单细胞穿刺腺，腺管开口于口吸盘两侧，开口处有小刺。

生活史 Life cycle

毛毕吸虫和东毕吸虫的生活史包括在终宿主内的有性世代和在中间宿主体内的无性世代。

禽、畜类宿主的粪便中虫卵入水，孵出毛蚴；毛蚴感染中间宿主椎实螺，经1～2个月发育后，成熟尾蚴从椎实螺逸出、入水，尾蚴侵入禽、畜类终宿主体内，发育为成虫，分别寄生在鸭、牛、羊等动物的门静脉。毛毕属吸虫主要以家鸭为终宿主，东毕属吸虫多以黄牛为终宿主。中间宿主为椎实螺中的罗卜螺属（*Radix*）和土埚属（*Galba*）。这些螺繁殖力强，广泛分布于水田、沟渠等地。人与含毛毕吸虫和东毕吸虫尾蚴的疫水接触可感染，但人不是这类血吸虫的适宜宿主，因此，人体皮肤内仅有幼虫寄生，不能发育为成虫。

临床表现和致病机制 Clinical manifestations and Pathogenesis

主要表现为尾蚴性皮炎（cercarial dermatitis），初期为局部痒、刺痛感，后有小斑点，并逐渐变成米粒大小的红色丘疹，在一两天内丘疹可发展为绿豆大小，周围有红晕，有时可连成风疹团。如搔破皮肤，还可引起继发性感染，甚至发生淋巴管炎和淋巴结炎。初次感染，局部皮肤有组织溶解现象，重复感染则出现巨噬细胞和中性粒细胞浸润。

尾蚴性皮炎是禽类与畜类血吸虫尾蚴侵入人体皮肤所引起的一种变态反应性病变。人体接触疫水时，成熟尾蚴即可侵入皮肤，尾蚴的分泌物和虫体死亡的崩解产物作为抗原刺激机体产生体液和细胞免疫。尾蚴腺体分泌物是诱发病变的原因，而局部皮肤的炎症反应属于Ⅰ型和Ⅳ型超敏反应。

流行 Epidemiology

我国尾蚴性皮炎分布地区广泛，主要分布于吉林、辽宁、上海、江苏、福建、广东、湖南、四川等地，传染源主要是牛和家鸭，人体感染主要是在稻田劳动或放养牛、鸭时接触疫水所致。因此保虫宿主、媒介螺蛳和人的生产、生活活动等几个环节结合在一起，是尾蚴性皮炎流行的基本原因。各地气候条件，媒介螺蛳生态、尾蚴发育时间以及劳动方式不同，故各地皮炎流行季节也有所差别。在辽宁，感染季节较短，自 5 月下旬至 6 月上旬为高峰，7 月下旬逐渐消失；在四川，感染季节在 3～10 月，而高峰在 5 月。

防治 Treatment，Prevention and Control

防治尾蚴性皮炎应根据各地的实际情况采取有效措施。

1. 加强粪便管理，控制传染源　以牛为传染源的流行区，应远离稻田放牧，牛粪和鸭、鹅等禽粪经处理后再施肥，防止污染水体。

2. 灭螺以切断传播途径　结合农业施肥，喷洒农药，进行灭螺。常用灭螺药物有：氨水、氯硝柳胺等。

3. 加强健康宣传，做好个人防护　在流行季节下田劳动时应使用防护剂，常用松香软膏、邻苯二甲酸二丁酯软膏等。

4. 积极治疗病人　由于尾蚴性皮炎为自限性疾病，如无继发性感染，一般几天可自愈。治疗原则以消炎、止痒和防止继发性感染为主。一般可用薄荷炉干石洗剂、酒精等止痒剂，也可用中药煎水止痒，伴有继发性感染者可涂搽甲紫或碘酊。

第七节　其他吸虫
Other Trematodes

一、肝片形吸虫 *Fasciola hepatica*

肝片形吸虫（*Fasciola hepatica* Linnaeus，1758）简称肝片吸虫，主要寄生在牛、羊等家畜肝胆管内的大型吸虫，偶尔可在人体寄生，引起片形吸虫病（fascioliasis）。散发性流行于世界各地，是一种畜主人次型的寄生虫病。在我国，肝片吸虫病散发于 15 个省（市），其中以甘肃省为最高。人因生吃水生植物、喝生水或半生食含肝片吸虫童虫的牛肝、羊肝而感染。

成虫呈叶片状，活时棕红色，死后为青灰色。虫体长为 20mm～50mm，宽 8mm～13mm。虫体前端有明显突出的头锥。口吸盘位于头锥前端，腹吸盘稍大，位于头锥基部。肠支分别向体侧分支，形成呈树枝状的侧支。睾丸 2 个，高度分支，前后排列于体中部；卵巢较小，位于睾丸前侧。成虫寄生在牛、羊及其他哺乳动物肝胆管内，产出的虫卵随胆汁流入肠道，混在粪便中排出体外，在适宜温度的水中，发育为毛蚴。毛蚴孵出后侵入中间宿主椎实螺（我国主要是截口土蜗）体内，经胞蚴、母雷蚴、子雷蚴和尾蚴等阶段的发育与繁殖。成熟的尾蚴逸出螺体，附着在水生植物或其他物体表面上形成囊蚴。终宿主因食入囊蚴而感染。囊蚴内的后尾蚴在小肠内逸出，穿过肠壁，经腹腔，侵入肝，也可经肠系膜静脉或淋巴管进入胆道。整个生活史过程约 10～15 周。每条成虫的日产卵量为 20 000 个左右。成虫在人体可存活长达 12 年。卵呈长椭圆形，淡黄褐色，大小为（135～190）μm×（78～104）μm，壳薄，一端有小盖，卵内含有 1 个卵细胞和许多卵黄细胞。

肝片吸虫的后尾蚴、童虫和成虫均可对宿主产生损害。后尾蚴和童虫穿过肠壁，经腹腔，侵入肝的移行过程造成的机械性损害和化学性刺激，可引起肠壁出血，损伤性肝炎。成虫的机械性刺激及其代谢产物的化学刺激可引起慢性胆管炎、胆管上皮增生以及慢性肝炎和贫血等。

肝片吸虫感染者的临床表现可分为急性和慢性病期。也有少数为无症状携带者。以检查粪便或十二指肠引流液发现虫卵为确诊依据。卵应与姜片吸虫卵、棘口吸虫卵相鉴别。胆管手术等发现虫体也可确诊。对急性病人、胆道阻塞患者及异位寄生的病例，可采用免疫学检查进行辅助诊断。人体肝片吸虫病预防的关键是做好卫生宣传，使人们认识到生食媒介植物和动物内脏的潜在危害。治疗药物主要有硫氯酚（别丁）和吡喹酮等。

二、异形吸虫 Heterophyids

异形吸虫（Heterophyids）属异形科（Heterophyidae Odhner，1914），成虫主要寄生于鸟类，其次是哺乳类动物，也可寄生于人类。异形吸虫成虫寄生在宿主的小肠内，可引起腹痛和腹泻等消化道症状。虫卵异位寄生于肠外组织时，可引起相应器官的临床症状。

成虫体形微小，体长一般为0.3～0.5 mm，最大可达2～3 mm，体表有鳞棘。除有口吸盘和腹吸盘外，多数虫种还有生殖吸盘，可单独存在或与腹吸盘相连构成腹殖吸盘复合器。前咽明显，食道细长，肠支长短不一。睾丸1～2个，贮精囊明显，无阴茎袋。卵巢位于睾丸前，受精囊明显。虫卵小，内含毛蚴；除台湾棘带吸虫的卵壳表面有格子样花纹外，其他各种异形吸虫虫卵形态相似，而且与后睾科吸虫的虫卵相似，难以鉴别。在华支睾吸虫病流行区，一些异形吸虫虫卵往往被误判断为华支睾吸虫虫卵。异形吸虫第一中间宿主为多种淡水螺，第二中间宿主种类繁多，主要是淡水鱼，两栖类的蛙也可作为第二中间宿主。终宿主主要为食鱼鸟类及哺乳动物（犬、猫、鼠、狐狸等）。成虫寄生于宿主小肠，虫卵随宿主粪便排出，在水中被第一中间宿主淡水螺吞食，在螺体内经胞蚴、雷蚴发育、增殖为尾蚴，尾蚴侵入第二中间宿主体内形成囊蚴，终宿主吞食被囊蚴感染的第二中间宿主后，囊蚴在小肠内发育为成虫。

异形吸虫成虫寄生于小肠，病理损伤范围主要局限在肠壁黏膜层及黏膜下层，很少波及整层肠壁。异形吸虫病的症状与感染轻重、虫卵栓塞部位有关，感染轻或无虫卵栓塞时，可无明显症状；反之，出现食欲缺乏、消化不良、乏力、呕吐、腹痛、腹泻和便中带血或带黏液等症状。大部分病人嗜酸性粒细胞数增高，少量病人还可同时伴有发热、脉搏加快、白细胞数增高等。病原学诊断常用粪便检查方法，可采用血清学方法进行辅助诊断。异形吸虫病的治疗以吡喹酮为首选药。

三、棘口吸虫 Echinostomes

棘口科（Echinostomatidae）吸虫是一大类分布很广，种类繁多的中、小型吸虫，是家禽、鸟类和哺乳类常见的寄生虫，有的也寄生人体。呈世界性分布，人体感染多见于亚洲的韩国、中国、泰国、印度尼西亚、菲律宾和印度，有些地区已成为一种流行的肠道寄生虫病。在我国有20种棘口吸虫，分别隶属于棘口亚科（Echinostomatinae）、棘隙亚科（Echinochasminae）和低颈亚科（Hypoderainae）。

棘口吸虫的第一、二中间宿主分别为淡水贝类和鱼类。其发育过程分为虫卵、毛蚴、胞蚴、雷蚴、尾蚴、囊蚴和成虫等阶段。虫卵在适当的湿度下发育成毛蚴，毛蚴在第一中间宿主内发育成为胞蚴，胞蚴形成大量母雷蚴，母雷蚴逐渐移至螺的肝发育成许多子雷蚴，子雷蚴胚团陆续分裂，分批形成尾蚴。

主要传染源是被感染的鸭、鸡、鸟类、犬、猫和鼠类等动物。人和禽、畜吞食含有囊蚴的螺蛳、鱼以及蛙类时，则造成本病的感染和传播。一般认为人体感染主要因食入未煮熟的含有该类吸虫囊蚴的淡水螺和鱼，感染者多有特殊的饮食史，在流行区这种特殊饮食习惯与感染的关系更明显。

临床表现和危害与感染度有关，一般来说虫荷越大症状越严重，也与个体差异有密切相关，表现为乏力，腹泻和上腹痛；重感染者出现全身乏力、消瘦、腹痛和水肿甚至死亡。粪便检查发现虫卵，可以作出诊断。但由于多种棘口吸虫的形态近似，常不易定种，因而需驱虫获得虫体后，根据成虫形态确诊。可用吡喹酮进行治疗。

Summary

Trematodes belong to the phylum of Platyhelminthes. All trematodes parasitized humans belong to class Trematoda. The flukes are among the most common and abundant of parasitic worms, second only to nematodes in their distribution. Their development occurs in at least two hosts, the first a mollusk or, very rarely, an annelid. Many species include a second and even a third intermediate host in their life cycles. Several species cause economic losses to society through infections of domestic animals, and others are medically important. These medical trematodes include the following species.

1. *Clonorchis sinensis* is a kind of liver fluke, occurring in large areas of China, Japan, Korea and Vietnam. *C. sinensis* passes its life cycle in three hosts: (1) definitive hosts including human, pig, dog, cat and rat. (2) first intermediate hosts including suitable species of operculate snails. (3) second intermediate hosts including freshwater fish of the family Cyprinidae. Dogs and cats are the most important reservoir hosts. Human infection results from the consumption of raw or undercooked fresh-water fish containing the encysted metacercariae. Adult worms live mainly in the intrahepatic bile ducts. The worms cause proliferative and inflammatory reactions in the biliary epithelium of the bile ducts, followed by encapsulating fibrosis of the ducts. Adenocarcinoma may arise from the hyperplastic bile duct mucosa in chronically infected persons.

2. *Fasciolopsis buski* is a giant intestinal fluke found in China, Vietnam, Thailand, part of Indonesia, Malaysia, and the Indian subcontinent. The definitive hosts are man and pigs. Pig serves as reservoir of infection for man. The intermediate hosts are snails of the genera *Segmentina* and *Hippeutis*, whereas aquatic vegetations serve as aquatic plant media. Infection is acquired by ingestion of the metacercariae, encysted on fresh-water vegetations. The drug praziquantel, which seems an almost ideal platyhelminthicide, can be used for fasciolopsiasis treatment.

3. *Paragonimus westermani* is the best-known of the lung flukes affecting humans, and with the widest geographic range. The definitive hosts are man, wolf, fox, tiger, leopard, cat, dog and monkey. The first intermediate hosts are fresh-water snails of the genera *Semisulcospira* and *Brotia*. The second intermediate hosts are fresh-water crayfishes or crabs. Infection results from the ingestion of raw or insufficiently cooked crayfishes or fresh-water crabs, in which the encysted metacercariae stage occurs. The adult worms reside usually in the cystic cavities in the lungs of man and other definitive hosts. In addition, they may also become lodged in ectopic sites, including liver, intestinal wall, peritoneum, pleura, mesenteric lymph nodes, brain, heart, muscles and subcutaneous tissue of the groin. The clinical manifestations in these cases depend on the organ involved.

4. *Paragonimus skrjabini* passes a life cycle similar to *P. westermani*. As human is not a suitable definitive host for this parasite, migration of the larval in skin or viscera leads to formation of skin nodules or lesion of organs, hence the relevant clinical features.

5. *S. japonicum*, *S. mansoni* and *S. haematobium* are three major species of schistosomes, which cause the majority of human infections. The schistosomes differ in a number of ways from other trematodes. They are diecious. Eggs are non-operculated. Cercariae have bifid tails. The

Oncomelania snail is the only intermediate host of *S. japonicum*. Pathological lesions of various schistosomes are caused mainly by the eggs deposited in various tissues. Host immune response to antigens excreted from embryonated eggs results in the formation of granulomas that in chronic infections lead to fibrotic changes. The clinical manifestations of schistosomiasis (esp. infection with *S. japonicum*) are characterized chiefly by recurrent daily fever, gastrointestinal symptoms, hepatosplenomegaly, hemoptysis, urticaria, anemia, eosinophilia, etc. In advanced cases, liver cirrhosis, ascites, bleeding of upper digestive tract are seen. Acute or chronic cerebral involvement may occur due to embolism of eggs or heterotopic parasitism. Laboratory diagnosis can be made by detection of the characteristic ova or miracidia in the stool or biopsy material obtained through the proctoscope after compression or sectioning, or by immunodiagnostic techniques.

6. There are another kinds of fluke, which mainly parasitize livestock instead of human, including *Trichobilharzia* fluke, *Orientobilharzia* fluke, *Fasciola hepatica*, heterophyids, echinostomes, etc. The main clinical manifestations of *Trichobilharzia* fluke and *Orientobilharzia* fluke is cercarial dermatitis, while the others are fatigue, diarrhea and abdominal pain.

（汪世平）

第十五章 绦 虫
Cestodes

第一节 绦虫概述
Introduction to Cestodes

Learning guide

After studying this chapter the student should be able to answer the following questions.

1. What's the general characteristics of cestodes?
2. What are the metacestodes of cestodes?
3. What are the main distintions of orders Pseudophyllidea and Cyclophyllidea?

Key terms

Cestode; tapeworm; scolex; neck; strobila; immature proglottid; mature proglottid; gravid proglottid; proglottid; microthrix; calcareous body; Pseudophyllidea; Cyclophyllidea.

绦虫（cestode）或称带虫（tapeworms）属于扁形动物门（phylum Platyhelminthes）绦虫纲（class Cestoidea）。寄生于人体的绦虫种类很多，分属于多节绦虫亚纲（subclass Eucestoda）假叶目（order Pseudophyllidea）和圆叶目（order Cyclophyllidea）。

形态 Morphology

1. 成虫　白色或乳白色，背腹扁平，带状。虫体由许多节片（proglottid）前后连接而成，节片数根据虫体的种类少则3～4节，多达数千节。虫体长度差别甚大，几毫米至数米不等。虫体自前向后为头节（scolex）、颈部（neck）和链体（strobila）(Fig. 15－1)。

头节1个，最小，其上有附着器官（holdfast），附着器官的形态亦因种而异。假叶目绦虫头节呈梭形或指状，在背、腹面中央各有一沟槽样吸槽（grooves）；吸槽是表面结构，附着能力较弱，主要功能是移动。圆叶目绦虫的头节多呈球形，顶端有4个吸盘（sucker），吸盘中央有圆形隆起，称为顶突（rostellum），顶突周围有小钩围绕；吸盘除有固着吸附作用外，也有虫体移动的功能。颈部最细，不分节，具有生发细胞（germinal cell），链体的节片由此向后芽生（budding）。链体是由前后相连的节片构成。根据节片生殖器官的发育程度，分为幼节（immature proglottid）、成节（mature proglottid）和孕节（gravid proglottid）。幼节：是靠近虫体颈部的一些较细小的节片，其内的生殖器官尚未发育成熟。成节：位于幼节之后的节片，其内生殖器官已发育成熟。绦虫为雌雄同体（monoecism），每一成节内均有雌、雄生殖系统各一套。雄性生殖系统中睾丸（testis）数个至数百个，呈圆形滤泡状，散在分布于节片中，靠近背面；每一睾丸发出一输出管（vas efferens），汇合成输精管（vas deferens），延伸入阴茎囊（cirrus pouch），输精管继续延伸为射精管（ejaculatory duct），末端为阴茎（cirrus），开口于总生殖腔（common genital atrium）。雌性生殖系统有一个卵巢（ovary），

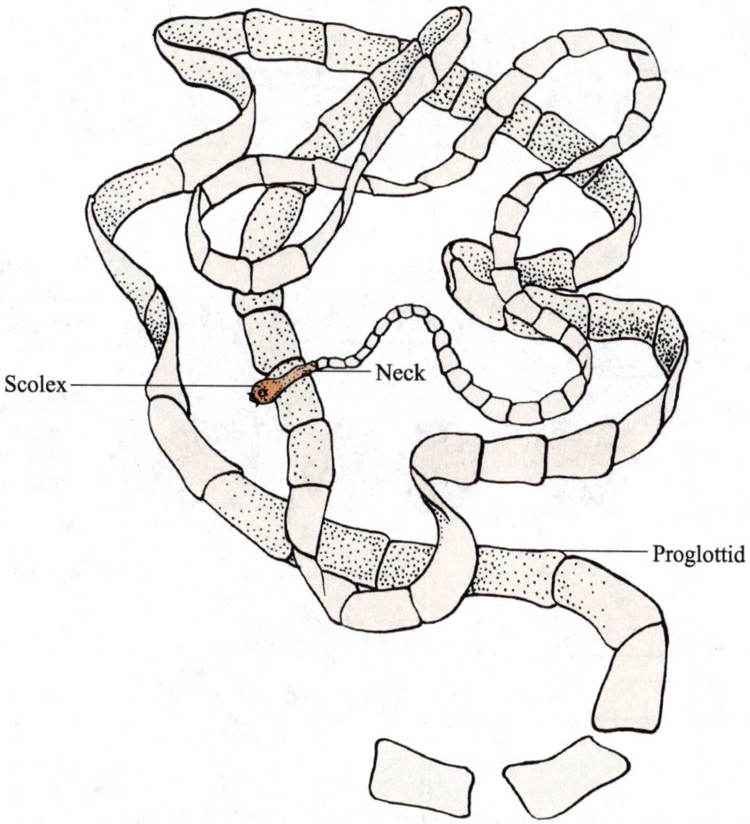

Fig. 15 - 1 The three major regions of generalized eucestode

(From Bogitsh BJ, et al, 2005)

大都分成左右两叶，位于节片中轴腹面后部；卵黄腺（vitelline gland）或是众多的滤泡状体，均匀分散于节片中，或聚集为单一的致密实体，位于卵巢后方，由卵黄腺发出的卵黄小管（small vitelline duct）汇集成卵黄总管（common vitelline duct），其与输卵管（oviduct）相连后，膨大形成卵模（ootype）再与子宫相通；子宫（uterus）呈管状（盘曲折叠成"髻"）或囊状，有或无子宫孔。孕节由成节发育而成，位于链体后部，节片体积较大，长度明显大于宽度，子宫内充满虫卵。假叶目绦虫孕节除子宫内充满虫卵以外，其他生殖器官均无明显退化；虫卵通过子宫孔产出后节片衰老，可自链体脱落，称为假离解（pseudoapolysis or anapolysis）。圆叶目绦虫孕节子宫充满虫卵，发育膨大，并且向两侧发出子宫侧枝（lateral branch），其他生殖器官均萎缩退化；节片可单节或5～6节相连自链体脱落；虫卵通过脱落节片的活动受挤压、破裂而散出。成熟或衰老的节片脱落后，又有新的节片不断从颈节长出，使虫体得以保持一定的长度。

绦虫的体壁结构：

绦虫体壁分两层，即皮层及皮下层（tegument and subcutaneous layer）。皮层最外面有许多微小指状胞质突起，称微毛（microthrix）；微毛遍被整个虫体，包括吸盘表面；微毛顶端为小棘样尖端，可擦伤宿主肠上皮细胞，营养物质外渗，有利绦虫的营养吸收，并可抵抗宿主肠蠕动而引起的虫体移位（Fig. 15 - 2）。

皮层内层为较厚的胞质区（cytoplsamic region），有大量空泡。胞质区下是皮层的最内层，线粒体密集。整个皮层部分无细胞核。皮层与皮下层间由基膜（basal membrane）截然分界。皮下层在基膜下，由表层肌（superficial muscle）组成，包括环肌（circular muscle）、纵肌（longitudinal muscle）和少量斜肌（oblique muscle），均为平滑肌（smooth muscle）。它们包绕虫体的全部实质器官，并贯穿整个链体。节片成熟或衰老后，节片间的肌纤维逐渐退化，导致孕节自链体脱落或假离解。肌

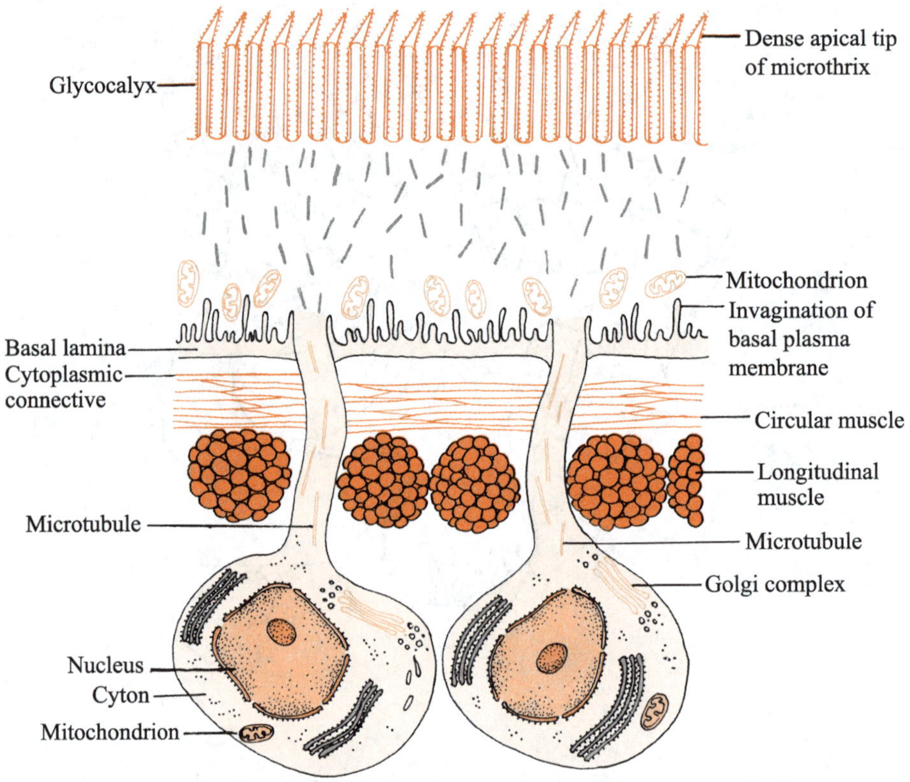

Fig. 15－2 Tegument of a cestode（From Bogitsh BJ and Cheng TC，1998）

层下实质（parenchyma）中有大量电子致密细胞，称为核周体（perikaryon）。核周体通过若干连接小管（trabeculae）穿过表层肌和基膜通向皮层。核周体的核具有双层膜，核的外壁与内质网（endoplasmic reticulum）联结。核周体分泌的蛋白类晶体、脂或糖原小滴进入皮层，促进其更新。绦虫的实质组织中散布着许多石灰小体（calcareous body）或石灰颗粒（calcareous corpuscle），这是绦虫的特征性结构，被认为具有缓冲绦虫体内代谢所产生的酸性物质的作用。绦虫无体腔，无消化道，体壁与内部器官间由实质组织填充。营养物质由皮层吸收。

2. 虫卵　形态因种而异。假叶目绦虫虫卵有卵盖，排出时卵内有一个卵细胞和许多卵黄细胞。圆叶目绦虫虫卵无卵盖，排出时卵内幼虫称六钩蚴（onchosphere or hexacanth）。

生活史 Life cycle

绦虫成虫大多寄生于脊椎动物的消化道中，生活史复杂，均需中间宿主。在中间宿主体内寄生的绦虫幼虫称为中绦期（metacestode）。中绦期的形态因种而异，常见以下几种类型：囊尾蚴（cysticercus）、棘球蚴（hydatid cyst）、泡球蚴（alveolar hydatid cyst）或多房棘球蚴（multilocular hydatid cyst）、似囊尾蚴（cysticercoid）、裂头蚴（plerocercoid）及原尾蚴（procercoid）等（Fig. 15－3）。

寄生于脊椎动物消化道中的成虫自子宫孔排出虫卵或虫卵随孕节脱落排出体外。假叶目绦虫的发育过程与吸虫相似，虫卵入水后才能继续发育，需要两个中间宿主。卵在水中发育并孵出幼虫，称为钩球蚴（coracidium），钩球蚴在水中游动；遇到第一中间宿主甲壳纲（Crustacea）的桡足类动物，被吞食后在其体内发育成原尾蚴；第二中间宿主常为鱼或蛙等脊椎动物，在其体内原尾蚴发育成为裂头蚴，裂头蚴侵入终宿主，发育为成虫。圆叶目绦虫在发育过程中，不需要水体环境，只需要一个中间宿主，有的种类也可以不需要中间宿主，幼虫及成虫在同一宿主体内完成生活史；虫卵为感染阶段，内含六钩蚴的虫卵进入中间宿主，发育成中绦期；中绦期作为感染时期，进入终宿主体内发育为成虫。

分类（Classfication）重要医学绦虫的分类见表（Table 15－1）。

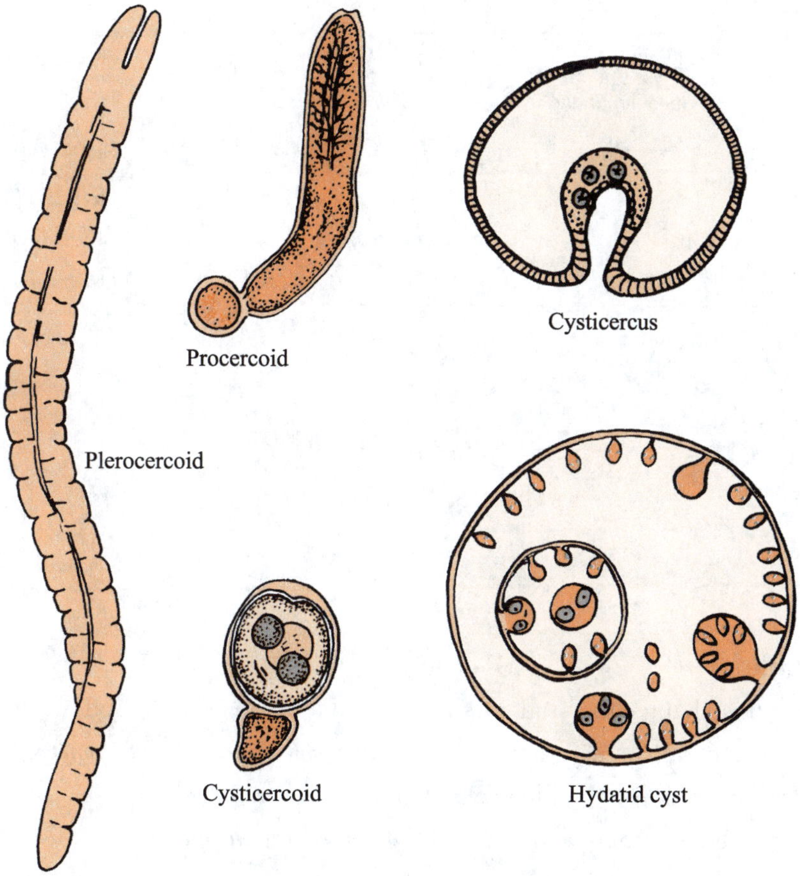

Fig. 15 - 3 Larvae of Cestodes

Table 15 - 1 Classfication of Important Medical Cestodes

目 (Order)	科 (Family)	属 (Genus)	种 (Species)
假叶目 Pseudophyllidea	双叶槽科 Diphyllobothriidae	迭宫属 *Spirometra*	曼氏迭宫绦虫 *S. mansoni*
		裂头属 *Diphyllobothrium*	阔节裂头绦虫 *D. latum*
圆叶目 Cyclophyllidea	带科 Taeniidae	带属 *Taenia*	链状带绦虫 *T. solium*
			肥胖带绦虫 *T. saginata*
			亚洲带绦虫 *T. asiatica*
		棘球属 *Echinococcus*	细粒棘球绦虫 *E. granulosus*
			多房棘球绦虫 *E. multilocularis*
	膜壳科	膜壳属	微小膜壳绦虫

续表

目（Order）	科（Family）	属（Genus）	种（Species）
	Hymenolepididae	*Hymenolepis*	*H. nana*
			缩小膜壳绦虫 *H. diminuta*
	复孔科 Dipylidiidae	复孔属 *Dipylidium*	犬复孔绦虫 *D. caninum*

第二节 曼氏迭宫绦虫
Spirometra mansoni

Learning guide

After studying this chapter the student should be able to answer the following questions.

1. What are the general characteristics of adult and sparganum of *Spirometra mansoni*?
2. What's the main point of the life cycle of *Spirometra mansoni*?
3. Which is the infective route and mode of *Spirometra mansoni*?
4. How many types of sparganosis are there?
5. How to control sparganosis?

Key terms

Spirometra mansoni; plerocercoid; sparganum; sparganosis; groove; praziquantel; albendazole.

曼氏迭宫绦虫（*Spirometra mansoni*，Joyeux and Houdemer ，1928）又称曼氏裂头绦虫（*Diphyllobothrium mansoni*，Cobbold，1882），也称孟氏裂头绦虫。成虫主要寄生于猫、犬的小肠，偶然寄生在人体。中绦期幼虫-裂头蚴（sparganum or plerocercoid）可在人体寄生，引起曼氏裂头蚴病（sparganosis mansoni），其危害远较成虫为大。

形态 Morphology

1. 成虫　体长60～100cm，宽0.5～0.6cm。头节较细小，长约1～1.5mm，宽0.4～0.8mm，指状或梭形，其背、腹面各有一条纵行的吸槽（grooves）。链体的节片一般宽度大于长度，但后端的节片长宽近乎相等。成节与孕节结构基本相似，均有雄性和雌性生殖器官各一套。睾丸泡状，约有320～540个，散布在节片的两侧；输出管在节片的中央汇合成输精管，然后弯曲向前并膨大成储精囊和阴茎，再通入节片前部中央腹面的圆形雄性生殖孔。卵巢分两叶，位于节片后部，自卵巢中央伸出短的输卵管，其末端膨大为卵模，卵模外有梅氏腺包绕；卵膜与子宫连接；子宫位于节片中部，螺旋状盘曲，紧密重叠，基部宽大而顶端窄小，呈发髻状，子宫孔开口于阴道口之后；阴道为纵行的小管，其月牙形外口即为雌性生殖孔，位于雄性生殖孔下方；卵黄腺散布在实质的表层（Fig. 15－4）。

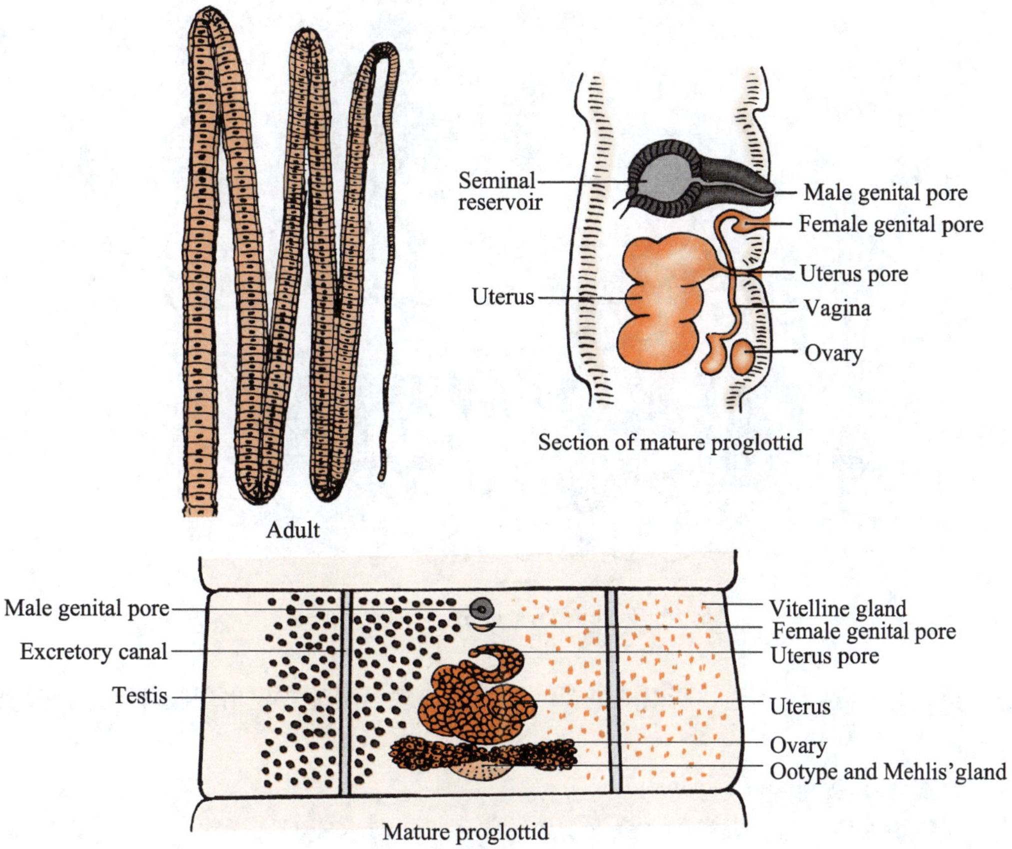

Fig. 15－4 Adult of *Spirometra mansoni*

2. 虫卵 椭圆形，两端稍尖，长 52～76μm，宽 31～44μm，浅灰褐色。卵壳较薄，一端有卵盖，卵内有一个卵细胞和多个卵黄细胞（Fig. 15－5）。

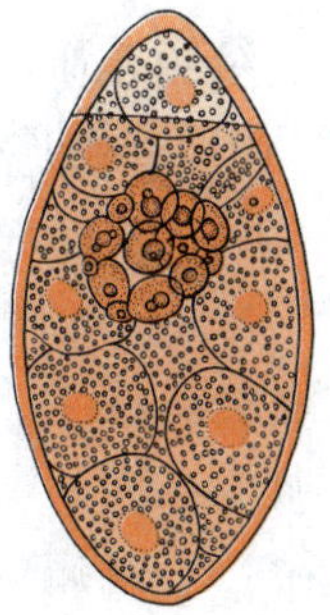

Fig. 15－5 Egg of *Spirometra mansoni*

3. 幼虫 称为裂头蚴。乳白色，长带状，不分节，有横纹。约 300mm×0.7mm 大小。体前部稍膨大，最前端有一唇状凹陷，末端钝圆。

生活史 Life cycle

成虫寄生于猫、犬、虎、豹等食肉动物的小肠，人体偶有寄生。卵自子宫孔产出，进入水中发育。当水温适宜时，卵细胞分裂发育，约经 3～5 周发育为钩球蚴（coracidium）并孵出，在水中游动。水中钩球蚴被第一中间宿主剑水蚤（*Cyclops*）吞食后，在其血腔内发育为原尾蚴（procercoid）。一个剑水蚤血腔内原尾蚴可达 20 多个。含原尾蚴的剑水蚤被第二中间宿主蝌蚪吞食，在蝌蚪体内发育成裂头蚴。裂头蚴具很强的收缩和移动能力，当蝌蚪发育为蛙时，便移居到蛙的肌肉，尤其是腿部肌肉。受感染的蛙如被非正常宿主（蛇、鸟类或猪等）吞食后，裂头蚴穿过肠壁，进入腹腔，移居到身体的各个部位寄生。裂头蚴不能在其体内发育为成虫。蛇、鸟或猪等这些非正常宿主是曼氏迭宫绦虫的转续宿主。终宿主猫、犬等动物捕食含裂头蚴的第二中间宿主或转续宿主后，裂头蚴在其小肠内逐渐发育为成虫。一般在感染约 3 周后，终宿主粪便中即可检出虫卵。成虫在猫体内寿命约 3.5 年（Fig. 15－6）。人除偶尔做为其终宿主外，亦可做为该绦虫的第二中间宿主、转续宿主。

临床表现和致病机制 Clinical manifestations and Pathogenesis

1. 临床表现

（1）曼氏迭宫绦虫病（disease of *Spirometra mansoni*） 曼氏迭宫绦虫成虫偶尔寄生于人体小肠

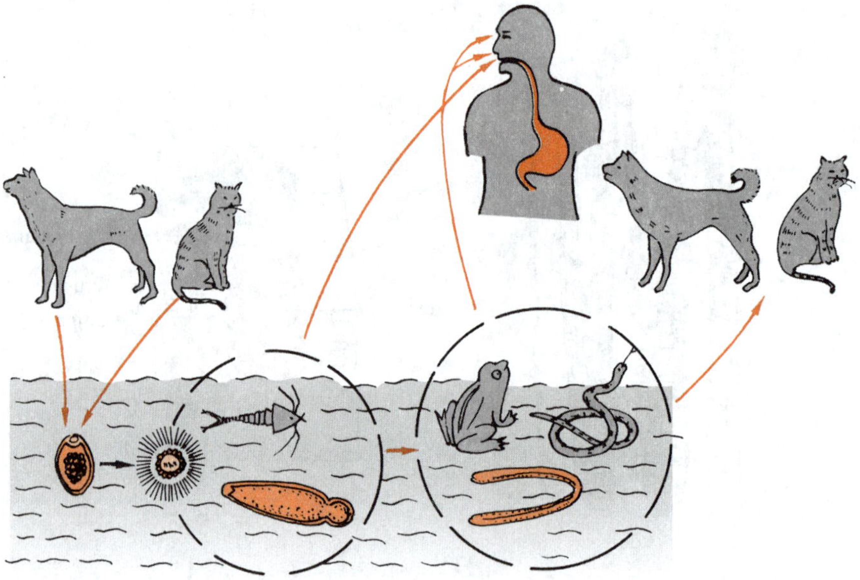

Fig. 15－6 Life cycle of *Spirometra mansoni*

引起。由于虫体对人致病力不强，所以感染者一般临床表现不明显或仅出现腹部不适、微痛，恶心，呕吐等较轻微消化道症状。

（2）裂头蚴病（sparganosis mansoni）

裂头蚴寄生于人体引起裂头蚴病。裂头蚴病较为多见，对人体的危害较大。对我国已报道的 472 例病例分析，裂头蚴在人体常见的寄生部位依次是：眼、四肢、躯干、皮下、口腔颌面部和内脏。寄生的虫体数量 1～10 余条不等。根据裂头蚴寄生的部位和临床表现，可将裂头蚴病分为以下 5 型：

1）眼裂头蚴病（eye sparganosis）最常见，常累及眼睑或眼球。裂头蚴累及眼睑，表现为眼睑红肿、结膜充血、畏光、流泪、奇痒或有虫爬感，眼睑部可有肿物或包块。裂头蚴侵入眼球时，可有眼球凸出、运动障碍，严重者出现视力下降，甚至失明。临床常误诊为睑腺炎（hordeolum or stye）、急性葡萄膜炎（acute uveitis）、眼眶蜂窝组织炎（orbit cellulitis）、肿瘤（cancer）等。

2）皮下裂头蚴病（subcutaneous sparganosis）可累及四肢、胸壁、乳房、腹壁、生殖器官以及全身各处。寄生部位可出现游走性皮下结节（fugitive subcutaneous nodule），皮下结节呈圆形、柱形或不规则条索状，大小不一，直径约 0.5～5.0 cm，病变局部瘙痒、肿胀，有虫爬感、间歇性或持续性疼痛（或触痛）。临床常被误诊为肿瘤，如乳腺肿瘤、睾丸肿瘤等。

3）口腔颌面部裂头蚴病（cancrum oris and maxillofacial region sparganosis）常在口腔黏膜或颊部皮下出现硬结，直径约 0.5～3.0cm，患处红肿，发痒或有虫爬感（crawling sensation）等，并多有“小白虫”（裂头蚴）逸出史。

4）脑裂头蚴病（brain sparganosis）表现酷似脑瘤，常有头痛（headache）头晕（dizziness）、恶心、呕吐（vomiting）等脑占位性病变症状，重者可有昏迷（coma）、癫痫（epilepsy）、瘫痪（paralysis），甚至死亡。

5）内脏裂头蚴病（visceral sparganosis）罕见，临床表现因裂头蚴移行而定，有的经消化道侵入腹膜，有的经呼吸道咳出，有的侵犯脊髓、椎管、尿道和膀胱等处，引起较严重的后果。还有裂头蚴寄生于肺的病例报告。

2. 致病机制　成虫偶然寄生于人体，可因虫体的机械性刺激及其代谢产物的化学性刺激作用引起肠壁组织程度不同的损伤，致曼氏迭宫绦虫病（disease of *Spirometra mansoni*）。

裂头蚴侵入人体后，穿过肠壁，进入腹腔，在腹腔脏器中寄生，或经宿主体内移行至肌肉、皮下及其他组织器官中寄生，引起组织损害。主要病理变化为受累部位形成嗜酸性肉芽肿囊包（eosinophilic granuloma capsule），致使局部肿胀，甚至发生脓肿。囊包直径约1～6cm，具囊腔，其内可见渗出液、炎细胞浸润及盘曲的裂头蚴。

实验诊断 Laboratory diagnosis

1. 病原学检查（etiological examination） 成虫寄生可从粪便中检出节片或虫卵确定诊断。

裂头蚴病可通过活检，从病灶中检出裂头蚴（询问病史具有一定的参考作用）。

2. 免疫学检查（immunologic test） 用裂头蚴抗原进行各种免疫学检查以辅助诊断。另外，由于多种绦虫具有共同抗原，也有用猪囊尾蚴抗原检测血清中抗裂头蚴抗体的报道。

流行 Epidemiology

1. 分布 曼氏迭宫绦虫分布很广，但成虫寄生于人体并不多见，国外仅见于日本、俄罗斯等少数国家。在我国，仅有20多例报道，分布在上海、广东、台湾、四川和福建等地。

裂头蚴病多见于东亚和东南亚各国，如日本、韩国等。我国已有数千例病例，程度不同地分布在广东、吉林、四川、浙江、福建、湖南、海南、广西、江苏、云南、贵州、湖北、江西、河南、新疆、安徽、辽宁、上海、河北、北京、台湾、山东等22个省、自治区、直辖市。

2. 流行因素 与人的饮食习惯和习俗有关。

人体感染途径（infective route）有两种，即裂头蚴或原尾蚴经皮肤或黏膜侵入和误食裂头蚴或原尾蚴。

感染方式（infective mode）归纳有以下几类：

局部贴敷生蛙肉 为主要的感染方式，约占感染者半数以上。在我国有些地区，民间传说蛙肉具清凉、败火解毒作用，因此常用生蛙肉贴敷伤口、治疗疖疮或外伤，包括眼、口、外阴等部位。若蛙肉中有裂头蚴即可经伤口或正常皮肤、黏膜侵入人体。

生食或半生食动物肉 蛙、蛇、鸟、两栖类或爬行类等动物均可作曼氏迭宫绦虫的第二中间宿主或转续宿主，民间有吞食活蛙治病，以及食生的或没煮熟的肉类之习惯，裂头蚴进入小肠，穿过肠壁入腹腔，然后移至其他部位寄生。

误食感染的剑水蚤 饮用生水或游泳时误吞河、湖、塘水，使受感染的剑水蚤有机会进入人体。据报道，原尾蚴可直接经皮肤或经眼结膜侵入人体。

防治 Treatment, Prevention and Control

移风易俗，讲究卫生，改变不良的饮食习惯 不用蛙肉贴敷伤口、不食生的或未煮熟的动物肉、不饮生水以防感染。

药物治疗 驱除成虫可用吡喹酮（praziquantel）、阿苯达唑（albendazole）等药物。裂头蚴主要靠手术摘除。

第三节 链状带绦虫
Taenia solium

Learning guide

After studying this chapter the student should be able to answer the following questions.

1. What are the characteristics of the morphology of *Taenia solium*?
2. What are the characteristics of life cycle of *Taenia solium*?
3. What's the cysticercosis? How can human be infected?
4. How to diagnose taeniasis and cysticercosis?

Key terms

Taenia solium; cysticercus cellulosae; cysticercosis; taeniasis solium; bladder worm; internal-autoinfection; external-autoinfection; heteroinfection; mebendazole; albendazole; praziquantel; BCMS.

链状带绦虫（*Taenia solium* Linnaeus，1758）因猪为其中间宿主，所以又称为猪带绦虫或猪肉绦虫（pork tapeworm）；又因头节的固着器官除吸盘外，还有顶突及小钩，所以又有有钩绦虫（armed tapeworm）之称。在祖国医学书籍中称其为“寸白虫”或“白虫”。公元 217 年《金匮要略》中即有“白虫”的记载。公元 610 年隋代巢元方的《诸病源候论》中将“白虫”列为“九虫”之一，并有“白虫长一寸，子孙转大，长至四五尺，亦能杀人”和“寸白虫，九虫之一也，长一寸，而色白，形小扁”之描述。链状带绦虫的幼虫为猪囊尾蚴（cysticercus cellulosae）或称囊虫（bladder worm）。

链状带绦虫成虫寄生于人的小肠，可引起猪带绦虫病（taeniasis solium）。囊尾蚴除寄生于猪、野猪体内以外，也可寄生于人体各组织器官，引起囊尾蚴病（cysticercosis），或称囊虫病。囊尾蚴病对人体健康的危害程度远大于猪带绦虫病。

形态 Morphology

1. 成虫　乳白色，扁平带状，体长 2～4m，节片约有 700～1000 个，较薄、乳白色、略透明（尤其是孕节，透过体壁可见其内的生殖器官）。

头节：略呈球形，直径约 0.6～1.0mm，其上除有 4 个吸盘外，还有顶突，顶突上有大小相间排列的两圈小钩 22～50 个，内圈小钩比外圈小钩稍大。

颈部：纤细，直径仅约头节之半，长约 5～10mm。

链体：近颈部短而宽的节片为幼节，体中部近方形的为成节，末端的孕节则为长大于宽的长方形。每一节片侧面有一生殖孔，略突出，不规则地分布于链体两侧。每一成节具雌、雄生殖器官各一套。雄性生殖器官睾丸约 150～200 个，分布于节片的两侧；输出管汇集成输精管，横向走行至节片中部，经阴茎囊开口于生殖腔。雌性生殖器官卵巢位于节片后 1/3 的中央，分三叶，除左右两大叶外，在子宫与阴道之间另有一中央小叶；卵黄腺位于卵巢后方；子宫长袋状，末端闭锁，纵行于节片中央。孕节除子宫外，其他生殖器官均已萎缩、退化；子宫内充满虫卵，并向两侧发出子宫侧枝，呈不规则树枝状，每侧子宫侧枝数为 7～13 支，每一孕节内的虫卵一般可达 3 万～5 万个（Fig. 15-7）。

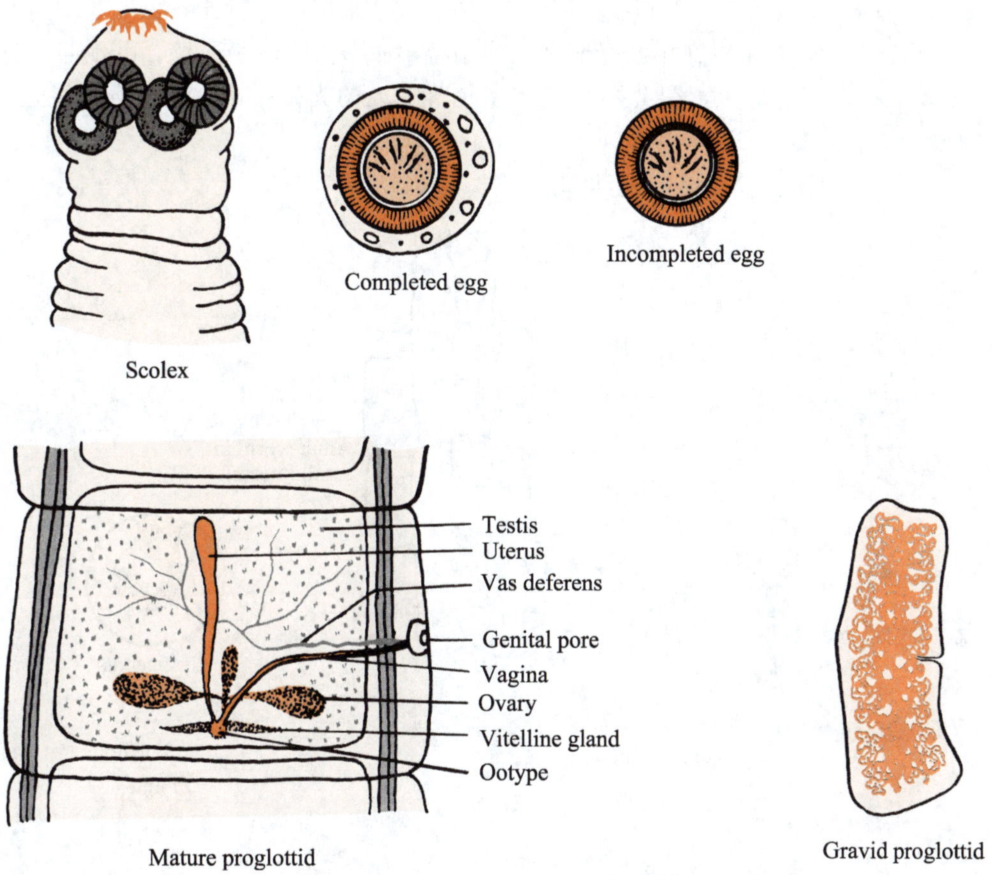

Fig. 15－7 *Taenia solium*

（采自吴观陵，2005）

2. 虫卵　由外向内为卵壳、胚膜及六钩蚴（onchosphere）。卵壳很脆，易破碎，卵自孕节散出后，多已脱落，成为不完整虫卵。已脱去卵壳的虫卵呈球形或近球形，直径 31～43μm；胚膜较厚，棕黄色，由许多棱柱体组成，在光镜下呈放射状条纹；胚膜内六钩蚴呈球形，直径约 14～20μm，有 3 对小钩（Fig. 15－7）。

3. 幼虫　称囊尾蚴，俗称囊虫。如黄豆大小［5mm×(8～10mm)］，为白色半透明的囊状物，囊内充满透明的囊液。囊壁（cyst wall）分两层，外为皮层，内为间质层。囊壁上长有一向囊内翻卷、收缩的头节。头节受胆汁刺激作用后可翻出，其形态结构同成虫头节（Fig. 15－8）。

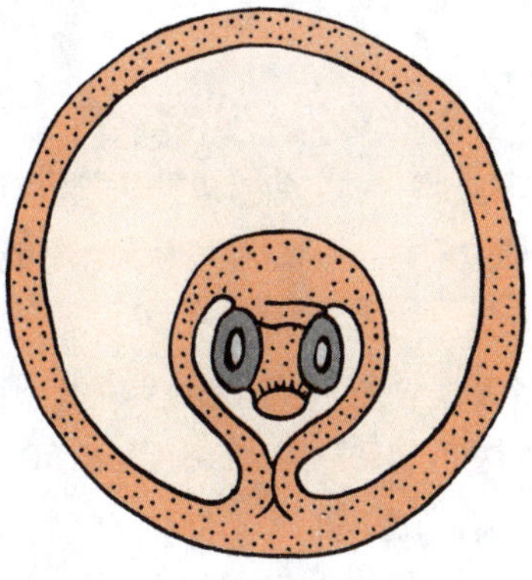

Fig. 15－8　cysticercus cellulosae

生活史 Life cycle

人是链状带绦虫的唯一终宿主，猪是中间宿主。人也可以作其中间宿主。

成虫寄生于人的小肠，以头节的吸盘及小钩附着在肠壁上。虫体后端的孕节单节或 5～6 节自链体脱落，随粪便排出。孕节或由于孕节碎裂后散出的虫卵被猪吞食后，在消化液的作用下，胚膜破裂，六钩蚴在小肠孵出，然后钻入肠壁，随血或淋巴进入血液循环到达各组织器官。到达肌肉组织的虫体小钩消失，中间液化，逐渐形成头节，约经 10 周左右，囊尾蚴发育成熟。囊尾蚴在猪体内寄生的部位以股内侧肌最多，其次为深腰肌、肩胛下肌、咬肌、腹内斜肌、膈肌、心肌、舌肌等。囊尾蚴还可以寄生于脑、眼、肝等器官。被囊尾蚴寄生的猪俗称为“痘猪”，猪肉则被称为“痘肉”或“米猪肉”、“米糁肉”等。当人食入生的或未煮熟的“痘肉”后，囊尾蚴在小肠受胆汁的作用翻出头节，附着于肠壁，由颈部不断地长出节片，约经2～3个月发育为成虫，孕节不断从链体脱落随人的粪便排出。成虫寿命可达25年以上(Fig. 15-9)。

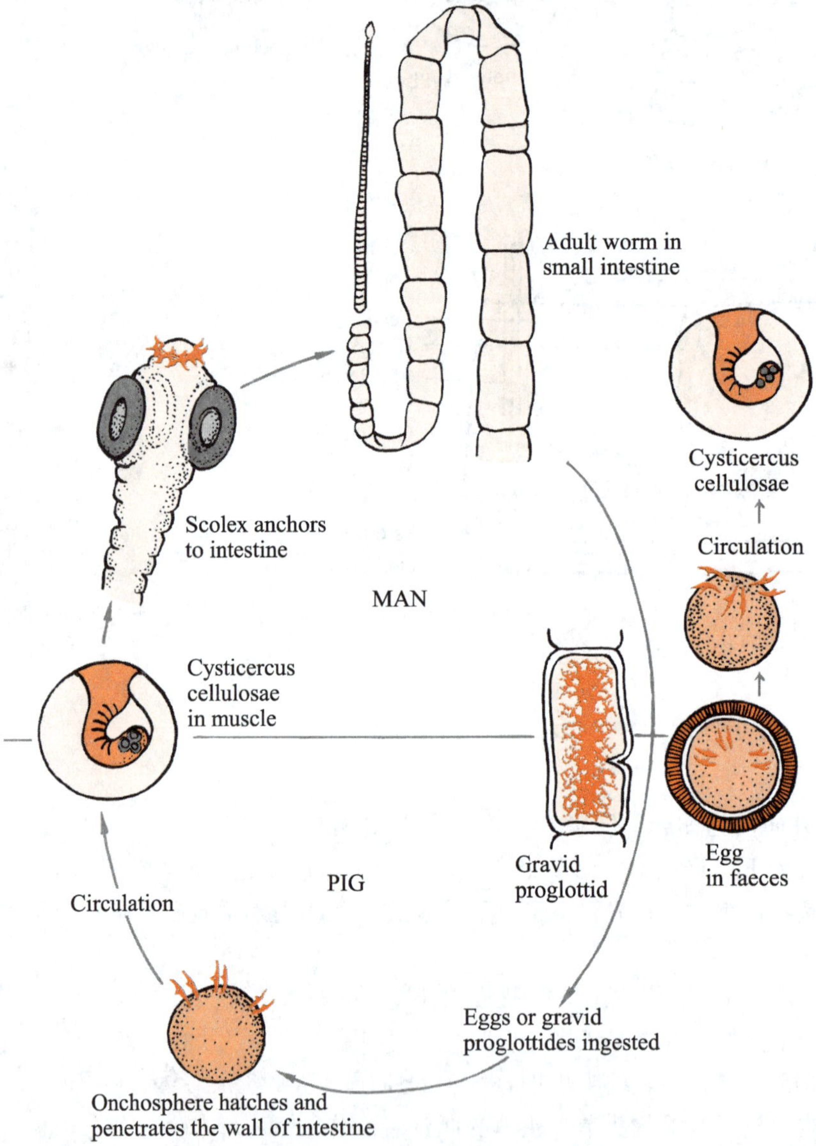

Fig. 15-9 Life cycle of *Taenia solium*

当人误食虫卵或孕节后，虫卵在人体内发育成囊尾蚴。此时人为猪带绦虫的中间宿主。

临床表现和致病机制 Clinical manifestations and Pathogenesis

1. 临床表现

(1) 猪带绦虫病或猪肉绦虫病 (taeniasis suis or taeniasis swine)：临床症状比较轻微，粪便中发现节片是患者求医最常见的原因。部分患者有上腹或全腹隐痛、消化不良、腹泻、恶心、呕吐、贫血、体重减轻等症状。少数患者出现头痛、头晕、乏力、失眠、神经系统症状等。也可因头节固着肠壁而致局部损伤、穿破肠壁或引起肠梗阻。

(2) 囊尾蚴病：根据虫体寄生的部位分为：

1) 皮下及肌肉型囊尾蚴病 (subcutaneous and muscle form of cysticercosis) 又称皮肌型囊虫病，

由囊尾蚴寄生于皮下或肌肉组织而引起，最常见。表现为皮下结节（subcutaneous nodules），1个至数千个不等，黄豆粒大小，直径0.5～1.5cm，活动性好、与周围组织不粘连，无压痛，无炎性反应及无色素沉着。躯干和头部较多，四肢较少，常周期性出现，并可逐渐消失。病人一般无症状，重症感染者可有肌肉酸痛、胀痛、麻木、无力。

2）脑型囊尾蚴病（brain form of cysticercosis）：又称脑囊虫病，由囊尾蚴寄生、压迫脑组织，使其出现炎症、软化及水肿等病理变化而引起。此型多见，占囊尾蚴病的60%～80%，且危害最重。发病时间以感染后一个月至一年最为多见，最长可达30年。临床表现则因虫体的寄生部位、寄生数量、发育程度不同，以及宿主反应性不同而复杂、多样，有的可终生无症状，有的可突然致死。常见的临床表现有头痛、头晕、癫痫发作、颅压增高、脑膜刺激征和神经精神症状等。据此，将脑囊尾蚴病归纳为以下类型：①癫痫型（epileptic type）：多由囊尾蚴寄生于大脑皮质运动区而引起。表现为癫痫的全面性发作、部分性发作、各种复杂性发作，发作的频次和持续的时间不定。发作后常遗留一时性肢体瘫痪、颅神经麻痹或失语等症状。此型最常见。北京首都医科大学宣武医院神经内科报道1400例脑囊尾蚴病例癫痫型占40.1%，吉林大学白求恩医学院寄生虫学研究室、第一医院神经内科报道307例神经系统囊尾蚴病人150例属此型，占48.86%。②软脑膜型（cerebral pia mater form of cysticercosis）：又称蛛网膜下腔型。虫体经第四脑室进入、寄生于蛛网膜下腔。表现以急性或亚急性脑膜刺激征为特点，出现头痛、恶心、呕吐、体温升高，或颅压增高等。此型约占脑囊尾蚴病的9.2%。③脑实质型（brain parenchyma form of cysticercosis）：囊尾蚴寄生于脑实质内，数量多，部位广，脑损害呈弥漫性。表现有颅压增高、精神神经症状，如头痛、呕吐、视盘水肿和进行性精神异常、智能低下。④脑室型（brain ventricles form of cysticercosis）：多因囊尾蚴寄生于侧脑室或广泛地寄生在第三脑室、第四脑室等部位所致。此型囊尾蚴病以颅压增高为主要表现。Brun征是第四脑室囊尾蚴病的特有症状。病人出现强迫体位，当头部转动时，突发性眩晕、恶心、呕吐，甚至呼吸困难、呼吸骤停。⑤混合型（mixed form of cysticercosis）：以上各型囊尾蚴病可同时存在，甚至互相转化。若同时兼有上述两型临床表现时，即为混合型。此型病变复杂，症状多样，占脑囊尾蚴病的29.9%。

3）眼型囊尾蚴病（eye form of cysticercosis）囊尾蚴可寄生于眼的任何部位，但以玻璃体及视网膜下为多见。轻者表现为视力障碍，视物有黑影，呈团块状、条索状等。囊尾蚴在眼内存活的时间为1～2年，重者可因虫体死亡，组织反应强烈而引起眼痛剧烈、眼球萎缩、失明。

2. 致病机制　成虫寄生于人小肠，以头节的固着器官吸盘、小钩等吸附于肠黏膜上以及虫体体表微毛的作用等引起肠黏膜损伤，使肠道微生物得以侵入组织，引起炎症反应。自链体上脱落的孕节收缩、活动加强或虫体结团和虫体代谢产物的毒性作用引起消化功能紊乱、某些神经系统症状和变态反应是猪带绦虫病的主要致病原因。

囊尾蚴寄生于人体，引起囊尾蚴病。囊尾蚴在人体寄生部位很广，常见的寄生部位有皮下、肌肉、脑、眼等组织器官。也有寄生在心脏、舌、口腔以及肝、肺、腹膜、唇、乳房、子宫、脊髓、骨等处的报道。囊尾蚴寄生于组织器官内，压迫组织，使其萎缩、变性。囊虫通过囊壁渗出囊液，诱发变态反应。虫体周围有炎性反应和少量的组织坏死，并形成一层纤维性被膜，将虫体包绕起来。组织的病理变化及损害程度因虫体寄生的部位、数量而异。囊尾蚴在人体可存活数年，终至钙化、死亡。囊尾蚴死亡后，症状不一定完全消失。

危害程度及临床表现因囊尾蚴寄生部位和数量的不同而异。猪带绦虫病和囊尾蚴病可单独发生，也可同时存在。据统计，囊尾蚴病患者当中，约有半数有或曾患过猪带绦虫病。

实验诊断 Laboratory diagnosis

1. 病原学诊断　猪带绦虫病　询问有无食“痘肉”和排节片的病史，通过粪便中检出节片及虫卵而确定。

虫卵的检查：采用粪便直接涂片法或离心沉淀技术检查确定。在光学显微镜下观察，由于猪带绦虫卵与牛带绦虫卵形态上难以鉴别，故只能报告有带绦虫卵。

孕节的检查：采用组织压片法。检查时，取孕节置于两张载玻片之间、压紧后在光亮处观察或置立体显微镜下观察。亦可通过驱除的虫体头节、成节、孕节的检查确定虫种。此检查法要注意防止污染。

囊尾蚴病 比较困难，尤其是脑囊尾蚴病。

皮下及肌肉型囊尾蚴病可以活检皮下结节，查出虫体确定诊断。在其他类型的囊尾蚴病患者伴有皮下结节的也非常多见，因此仔细检查有无皮下结节对囊尾蚴病的诊断十分必要。

2. 影像学诊断 是诊断脑囊尾蚴病的重要手段。脑囊尾蚴病可用 CT 和 MRI 等检查。CT 影像改变主要有脑积水、脑膜肥厚、脑内大小不等囊状低密度影、多灶性钙化、环状强化等。MRI 征象有脑积水、脑内多发灶或单发灶。结合症状如癫痫、颅压增高和精神症状等确诊。

眼囊虫病用眼底镜检查较易发现虫体。

3. 免疫学诊断 具有重要辅助诊断价值。目前常用的免疫学方法有：（1）间接红细胞凝集试验（IHA），简称间接血凝试验；（2）酶联免疫吸附试验（ELISA）；（3）斑点酶联免疫吸附试验（Dot-ELISA）；（4）酶联免疫印迹实验（EITB）。以上几种方法阳性率都很高，均在 90％以上。还可用单克隆抗体技术以及重组抗原等进行免疫学和分子生物学诊断。

流行 Epidemiology

1. 分布 猪带绦虫在全世界分布广泛，但感染率一般不高。主要流行于欧洲、中美一些国家及东南亚等国，如前南斯拉夫、捷克、墨西哥、尼日利亚等国。在我国，猪带绦虫的流行较为普遍，涉及全国 27 个省、自治区、市，主要在黑龙江、吉林、山东、河北、河南、云南和广西等省、自治区、市流行。一般感染者以青壮年和男性为主，在省内外就医的吉林省 4504 例囊尾蚴病人中，青壮年占 65.59％，男性占 66.34％，女性占 33.66％。猪囊尾蚴病的流行多与猪带绦虫病分布一致，凡是猪带绦虫发病率高的地方，人体和猪体囊尾蚴感染率也高。

2. 流行因素 与食肉的方法、人粪便的处理、猪的饲养方法有重要关系。

广西、云南的少数地区有生食或半生食猪肉的习俗，如“生皮”、“剁生”、“噢嚅”等均系用生猪肉制作；熏肉或腌肉不再经火蒸煮。另外，“生片火锅”、“过桥米线”、“沙茶面”等都是将生肉在热汤中稍烫后食用。有的地区虽无特殊食肉习俗，只因炒食、肉馅蒸煮时间过短未将囊尾蚴杀死而感染。或因囊尾蚴污染菜刀、砧板而感染猪带绦虫。

囊尾蚴的感染是虫卵被误食所致，人体感染囊尾蚴的方式有三种：①自体内感染（internal autoinfection）：患者体内有成虫寄生，因某种原因引起胃肠逆蠕动（antiperistalsis）如反胃、呕吐时，自链体脱落的孕节被逆反入胃中，经消化液作用，虫卵散出，相当于食入大量虫卵而引起的感染。②自体外感染（external autoinfection）：患者有成虫寄生，孕节随粪便排出时，散出的虫卵污染其手指，经肛门—手—口途径而引起的感染。③异体感染（heteroinfection）：也称外来感染（extrinsic infection），感染来源于外界。环境污染，虫卵通过蔬菜、饮食或饮水等被人误食而引起的感染。因此，因个人卫生习惯不良误食虫卵也是感染的重要因素。猪带绦虫卵在外界可存活较长时间，4℃左右能活一年，－30℃和 37℃时，分别能活 3～4 个月和 7 天左右。70％酒精、酱油和食醋对其几乎无作用。但 2％碘酒和 100℃高温可杀死虫卵。

流行区居民不习惯使用厕所、随地大便、厕所修建不善或采用连茅圈（直接建在猪圈之上的厕所），造成环境污染，增加人、猪的感染机会。

猪的感染是因为流行区猪的饲养方法不当，多为放养、散养，使猪极易吃到环境中或连茅圈内有孕节的粪便而受染。各地猪的感染率高低（1％～30％或 > 30％）不等。

防治 Treatment, Prevention and Control

根据猪带绦虫的生物学特性和流行病学特点，采取综合性防治措施进行防治，包括加强卫生宣传教育，不吃生肉或半生肉，改变不良的饮食习惯；加强粪便管理、防止环境污染；改进猪的饲养方法、提倡圈养、废除连茅圈，防止猪的感染；加强肉类检疫、不让"痘肉"流入市场；治疗病人等。药物：吡喹酮、阿苯达唑、甲苯咪唑（mebendazole）等对猪带绦虫病及囊尾蚴病均有较好的疗效。槟榔（betel nut）、南瓜子（cucurbita-nut）、硫酸镁（magnesium sulfate）法（BCMS）为多年来采用的有效的驱虫方法。即南瓜子、槟榔各 60～80g，南瓜子炒熟去皮，槟榔制成煎剂（约 250ml）。驱虫时，清晨空腹顿服南瓜子仁，1 小时后服槟榔煎剂，半小时后再服 20～30g 硫酸镁。多数患者在服药后 5～6 小时之内即排出完整的虫体。若气温较低，只有部分虫体排出时，可用温水坐浴，让虫体慢慢排出，切勿用力拉扯，以免拉断虫体、头节留在体内和造成污染。驱除的虫体和坐浴用过的水要妥善处理，以免虫卵污染环境，引起播散。若虫体断折，头节未能驱下，应嘱病人 2～3 个月后复查，如粪便中又有孕节排出，应再行药物驱虫。脑囊尾蚴病人的药物治疗，一定要在医生的指导下住院治疗。

第四节 肥胖带绦虫
Taenia saginata

Learning guide

After studying this chapter the student should be able to answer the following questions.

1. What are the main distinctions of *Taenia saginata* and *T. solium*?
2. What are the characteristics of life cycle of *T. saginata*?
3. What's pathogenesis of *T. saginata*?
4. What are the main points of diagnosis and epidemiology of *T. saginata*?

Key terms

Taenia saginata；cysticercus bovis；cellophane swab；anal swab.

肥胖带绦虫（*Taenia saginata* Goeze，1782）中间宿主是牛，又称牛带绦虫或牛肉绦虫（beef tapeworm），其头节固着器官仅为 4 个吸盘，无顶突及小钩，所以又称无钩绦虫（unarmed tapeworm）。也曾被称为肥胖带吻绦虫。在我国古代医书中也称其为白虫或寸白虫。

形态 Morphology

1. 成虫　外部形态与猪带绦虫相似（Fig. 15－10），但虫体长度、节片厚薄、头节固着器官及内部器官结构特点等有很大差异，主要区别如下（Table. 15－2）。

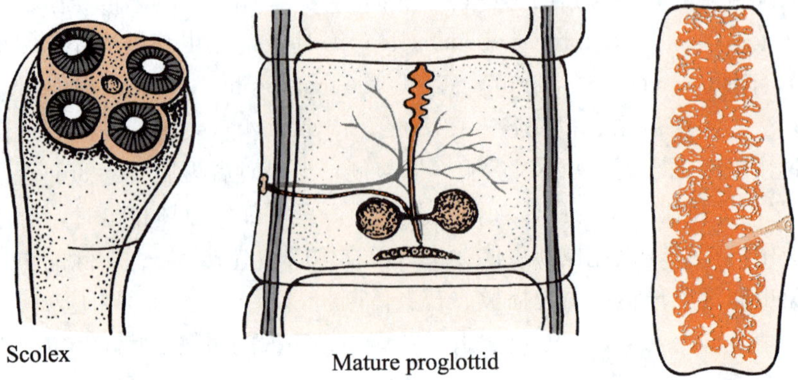

Fig. 15 - 10 ***T. saginata***

Table 15 - 2 The Main Distinctions of *Taenia saginata* and *T. solium*

	Taenia saginata	*Taenia solium*
Length	4～8m	2～4m
Proglottid	1000～2000，thicker，no transparent	700～1000，thiner，nearly transparent
Scolex	nearly square，1.5～2.0mm in diameter four suckers，without hooks	spherical，1.0 mm in diameter four suckers，a rostellum with hooks
Mature proglotiid	ovary with 2 lobes，shorter and smaller forks in anterior uterus	ovary with 3 lobes
Gravid proglotiid	15～30 uterus lateral branches with forks at the end	7～13 uterus lateral branches
Cysticercus	parasitized in cattle	caused the cysticercosis of man

2. 虫卵 与猪带绦虫卵相似，不能区别，故统称带绦虫卵。

3. 牛囊尾蚴（cysticercus bovis） 略小于猪囊尾蚴，头节与其成虫头节相似，有4个吸盘。

生活史 Life cycle

人是牛带绦虫唯一的终宿主。成虫寄生在人的小肠，以吸盘吸附于肠壁。孕节脱落，随粪便排出或自动从肛门逸出，孕节或孕节散出的虫卵被牛食入，卵内六钩蚴即在其小肠内孵出，然后钻入肠壁，随血循环到周身各处，尤其在肌肉组织内发育成为牛囊尾蚴。人食生的或未充分煮熟的含牛囊尾蚴的牛肉经口感染，囊尾蚴在消化液的作用下，头节自囊内翻出，并吸附于肠壁，经8～10周发育为成虫。从囊尾蚴食入至发育为成虫约需2～3个月。成虫寿命可达20年以上。人不能作牛带绦虫的中间宿主（Fig. 15 - 11）。

临床表现和致病机制 Clinical manifestations and Pathogenesis

牛带绦虫寄生于人体，通过表皮吸取小肠内的大量营养物质，引起牛带绦虫病（taeniasis bovis）。患者一般无明显症状，在流行区，感染较重者一般可出现消化道症状，如腹部不适、消化不良、恶心、腹胀、腹泻或体重减轻等。由于牛带绦虫节片较肥厚，活动力较强、几乎所有患者都有孕节自动从肛门逸出的病史和肛门瘙痒的症状。

另外，脱落的节片偶然还可引起阑尾炎、肠腔阻塞等并发症。

实验诊断 Laboratory diagnosis

与猪带绦虫感染的实验诊断方法基本相同。询问病史，包括食牛肉习惯及排节片史等。粪检虫卵、肛门拭子法（anal swab）或透明胶带拭子法（cellophane swab）检查虫卵，检出机会均较猪带

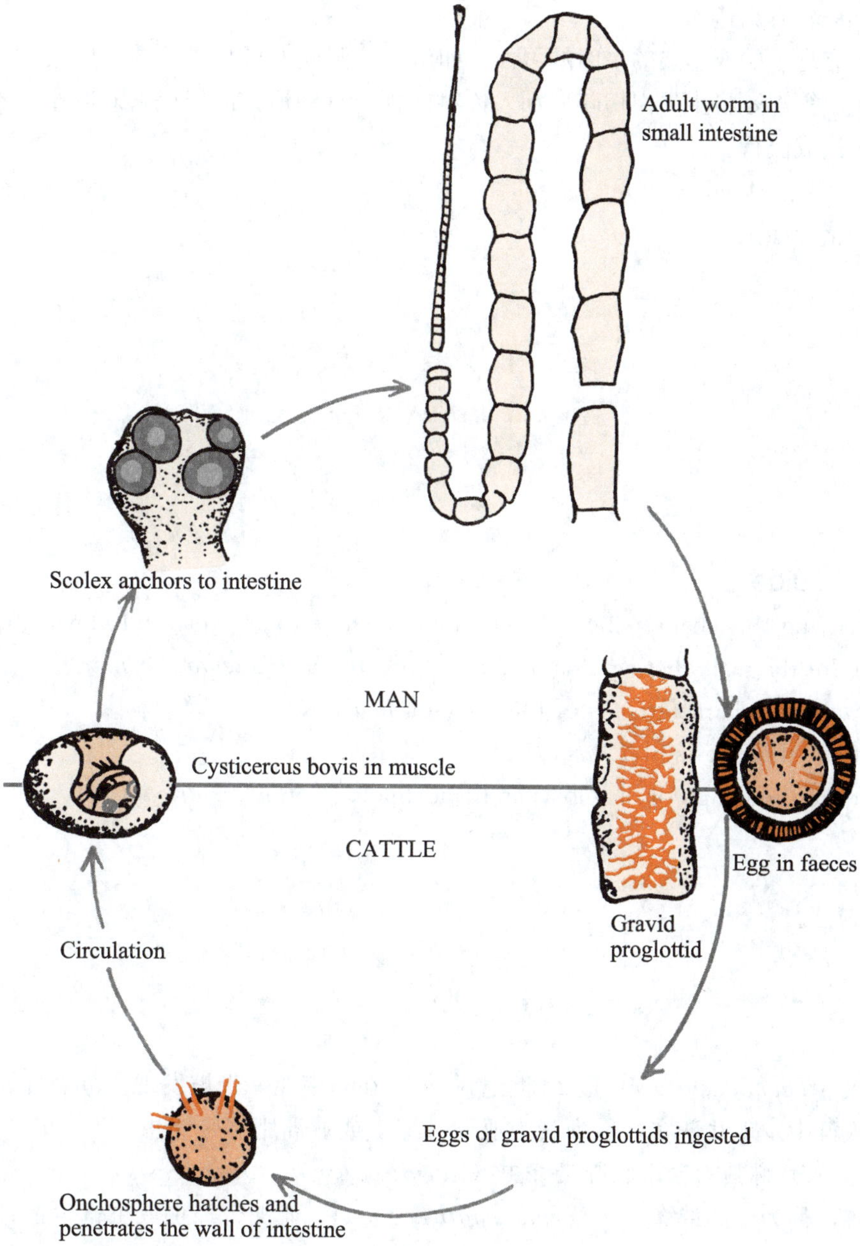

Fig. 15－11 Life cycle of *T. saginata*

绦虫高。检出孕节，并根据子宫侧枝数确定虫种。

流行 Epidemiology

1. 分布　牛带绦虫呈世界性分布，在食牛肉，尤其是在有吃生的或不熟牛肉习惯的地区和民族中更易流行。一般地区仅有散在感染。我国有 20 多个省、自治区、市都有散在分布的牛带绦虫病患者，但在很多少数民族农牧区呈地方性流行，如新疆、内蒙古、西藏、云南、宁夏、四川、广西、贵州及台湾等。其中西藏的感染率最高，可达 70％以上。患者多为青壮年，男性稍多于女性。

2. 流行因素　主要是病人和带虫者的粪便污染牧场（草）和水源，居民食用牛肉的方法不当以及炊具（菜刀、砧板等）的污染。

流行区牛的放牧非常普遍，而当地农牧民常在田间、牧场及野外排便，造成牧场、水源等环境污染。牛带绦虫卵抵抗力很强，在外界环境中能存活 8 周或更长的时间，因此，牛极易因吃到虫卵而感染。在广西和贵州的一些少数民族地区，因为人畜共居一楼，牛吃到人从楼上直接排到楼下牛圈里的粪便而感染，感染率可高达40%。

流行区居民有吃生的或不熟的牛肉的习惯，如苗族、侗族人喜欢吃的“红肉”、“腌肉”，傣族人喜欢吃的“剁生”等都是将生牛肉切碎后加入佐料即食。有些地方的居民喜欢吃半生不熟的“烧烤”等，招致感染，造成流行。

防治 Treatment, Prevention and Control

防治原则同猪带绦虫。

第五节 亚洲带绦虫
Taenia asiatica

Learning guide

After studying this chapter the student should be able to answer the following questions.

1. What are the main distinctions of *Taenia asiatica* and *Taenia saginata*?
2. What are the characteristics of life cycle of *T. asiatica*?
3. What's pathogenesis of *T. asiatica*?
4. What are the points of diagnosis and epidemiology of *T. asiatica* ?

Key terms

Taenia asiatica.

亚洲带绦虫（*Taenia asiatica*）是20世纪80年代在东南亚一带被发现。范秉真等（1986）首次在台湾的土著人群中发现并证实，称为其为亚洲带绦虫或亚洲肥胖带绦虫（*Taenia saginata asiatica*）。Murrel（1991）称其为台湾肥胖带绦虫（*Taenia saginata taiwanensis*）。Eom等（1993）的研究认为是一新种，称为亚洲带绦虫（*Taenia asiatica* sp. n）。亚洲带绦虫成虫寄生在人的小肠，引起亚洲带绦虫病（Asia taeniasis; taeniasis asiatica）。张莉莉等（1995）首次报道了我国云南省的病例。

形态 Morphology

1. 成虫 长带状，乳白色，体长3～4m，链体约由200～500个节片组成。头节圆形或锥形，有一个尖的顶突（cuspidal rostellum），但无小钩，有4个吸盘。成节近方形，内有睾丸400～600个，散布于节片背面。卵巢分两叶，大小不一；卵黄腺位于节片后缘；生殖孔囊状，不规则地排列在节片的侧缘。孕节长1.0～2.0cm，宽0.5～1.0cm，子宫主干有侧枝，大约18支（16～21支），侧枝上有更多的分支，平均81.4支（51～99支），孕节常有后缘突出物（posterior protuberance）。

2. 虫卵 椭圆形，棕黄色，直径约为35.7μm（33.8μm ～40.0μm）。卵壳薄，易破碎。卵内有六钩蚴，大小约20μm×17μm。

3. 幼虫 亦称囊尾蚴。椭圆形或近似圆形，乳白色，半透明，大小为（2.09～2.14）mm×（1.98～2.01）mm，可见凹入的头节。头节直径1mm左右，上有两圈小钩。囊壁外表面有小的疣状物。

生活史 Life cycle

人是唯一的终宿主，成虫寄生在人的小肠。猪、牛、羊、猴等是中间宿主，囊尾蚴主要寄生在内脏器官，如肝、网膜、浆膜及肺。

成虫在人的小肠寄生，以头节附着在肠壁。孕节随粪便排出。猪、牛、羊、猴等吞食人粪便中排出的孕节或散布在粪便中的虫卵，在小肠上段，六钩蚴孵出，钻入肠壁，进入血流，被带至周身，在肝、网膜、浆膜及肺等处发育为囊尾蚴。人食入活的囊尾蚴而感染。

临床表现和致病机制 Clinical manifestations and Pathogenesis

1. 临床表现　常见的症状有腹泻、上腹部疼痛、食欲增加或缺乏、呕吐、肛门瘙痒等。Fan（1992）的调查显示在1258例患者中，各种临床症状所占比例分别为腹泻18%（222例）、腹痛45%（564例）、食欲增加30%（374例）、恶心46%（584例）、肛门瘙痒77%（963例）、有排节片史95%（1200例）、头晕42%（523例）、头痛26%（321例）、虚弱17%（210例）、饥饿感16%（200例）、便秘11%（135例）等。张莉莉等（1995）报道云南兰坪地区的1例亚洲带绦虫病患者有排节片史，常感觉肛周不适，或有节片逸出，腹部隐痛等症状。

未见亚洲带绦虫囊尾蚴病的报道。

2. 致病机制　成虫寄生在小肠，对肠道的刺激症状较为明显。致病机制似牛带绦虫。

实验诊断 Laboratory diagnosis

询问病史，患者来自流行区，有生食猪肝或其他动物内脏的病史及典型的临床症状可提供诊断线索。

1. 病原学诊断　粪便检查孕节或虫卵。

2. 免疫学诊断　血清抗体滴度（ELISA法）在感染后第185天达到高峰，滴度最高的是孕节抗原，最低的是幼节抗原。米帕林治疗3个月后，抗体滴度逐渐降低。

流行 Epidemiology

1. 分布　主要分布在东南亚，如韩国、泰国、缅甸、印度尼西亚、菲律宾等国。

我国的调查显示，亚洲带绦虫病遍布台湾省11个县的山区。约有27000例，感染率高达7%～37%（1982—1992）。云南省、贵州省近年来已有感染的正式报道。

2. 流行因素　与传染源的存在、适宜的中间宿主及人嗜食生的动物内脏的习俗有关。

传染源：体内有亚洲带绦虫寄生的人，不断地排出节片，污染环境，造成中间宿主的感染。

中间宿主：猪、野猪、羊、牛、猴等多种动物因牧草、饲料、饮水的污染，食入虫卵而感染。

感染途径：当地居民认为猪肝、猪肠及其他动物的肠、胃等味美、有营养，生食可以治疗贫血、痴病等，因此造成感染。我国调查发现云南省96%的人嗜食生猪肝。Cross等观察到台湾土著人食山羊、猴、鹿、野猪、其他啮齿动物肉和内脏时，从不熟食，这种特殊的饮食习惯在亚洲带绦虫病的传播中起重要的作用。

防治 Treatment，Prevention and Control

治疗患者，减少传染源。加强卫生宣传，使当地居民了解生食动物内脏如猪肝的危害性。加强家畜内脏的检查，不使病畜内脏流入市场。提倡使用厕所，防止人的粪便污染环境和家畜的饲料，家畜圈养，预防猪和牛的感染。

治疗方法和所用药物　驱除肠道成虫吡喹酮最有效，氯硝柳胺和甲苯咪唑有一定的疗效。也可用槟榔、南瓜子、硫酸镁法（BCMS法）驱虫治疗。

（李淑红）

第六节 细粒棘球绦虫
Echinococcus granulosus

Learning guide

After studying this chapter the student should be able to answer the following questions.

1. What is the structure of the hydatid cyst?
2. Describe the clinical manifestations and pathogenesis of the echinococcosis.
3. How can echinococcosis be diagnosed?

Key terms

Echinococcus granulosus; hydatid cyst; protoscolex; brood capsule; daughter cyst; granddaughter cyst; laminated layer; germinal layer; hydatid fluid; hydatid sand; echinococcosis; hydatidosis; hydatid disease; PAIR.

细粒棘球绦虫（*Echinococcus granulosus* Batsch，1786）又称包生绦虫。成虫寄生在犬科食肉动物，幼虫即棘球蚴（hydatid cyst）寄生于羊、牛、马等草食动物，亦可寄生于人体引起棘球蚴病（hydatid disease，hydatidosis）或称包虫病（echinococcosis）。棘球蚴病是一种严重危害人类健康和畜牧业生产的人兽共患寄生虫病 。

形态 Morphology

1. 成虫　是绦虫中最小的虫种之一，长 2～7mm，平均 3.6mm。由头节、颈节和链体组成。头节呈梨形，具有顶突和四个吸盘；顶突伸缩力强，其上有两圈大小相间的小钩，约 28～48 个，放射状排列；顶突顶端有顶突腺（rostellar gland），其分泌物具有抗原性。链体有幼节、成节及孕节各一节，偶或多一节。节片长均大于宽。成节中生殖器官的分布与带绦虫相似。孕节最长，约占虫体全长的 1/2，子宫向两侧伸出不规则的分支和侧囊，内含虫卵 200～800 个（Fig. 15 - 12)。

2. 虫卵　与链状带绦虫、肥胖带绦虫卵相似，在光镜下难以区别。

3. 幼虫　即棘球蚴，为圆形或椭圆形的囊状虫体。大小从直径不足 1 厘米至数十厘米不等，与寄生时间、部位和宿主的种类有关（Fig. 15 - 13)。

棘球蚴为单房性囊，由囊壁和内含物（原头蚴、生发囊、子囊、囊液）组成。

囊壁分两层，外层为角皮层（laminated layer）或称角质层，乳白色，半透明；厚约 1mm，似粉皮状，较脆、易破；无细胞结构，呈多层纹理状，具通透性，并对生发层有保护作用。内层为生发层（germinal layer）也称胚层，紧贴角皮层，较薄，约 20μm，具细胞结构。由此层向囊内长出内含物。内含物包括：

原头蚴（protoscolex）：椭圆形或圆形，大小为 170μm×122μm，为向内翻卷的头节，与成虫头节的区别在于体积小且无顶突腺。

生发囊（brood capsule）：也称育囊，是仅有一层生发层的小囊，直径约 1 mm，有一小蒂与生发层相连，在生发囊内壁上可长出 5～30 个原头蚴。

子囊（daughter cyst）：可由母囊的生发层直接长出，也可由原头蚴或生发囊发育而成。子囊结

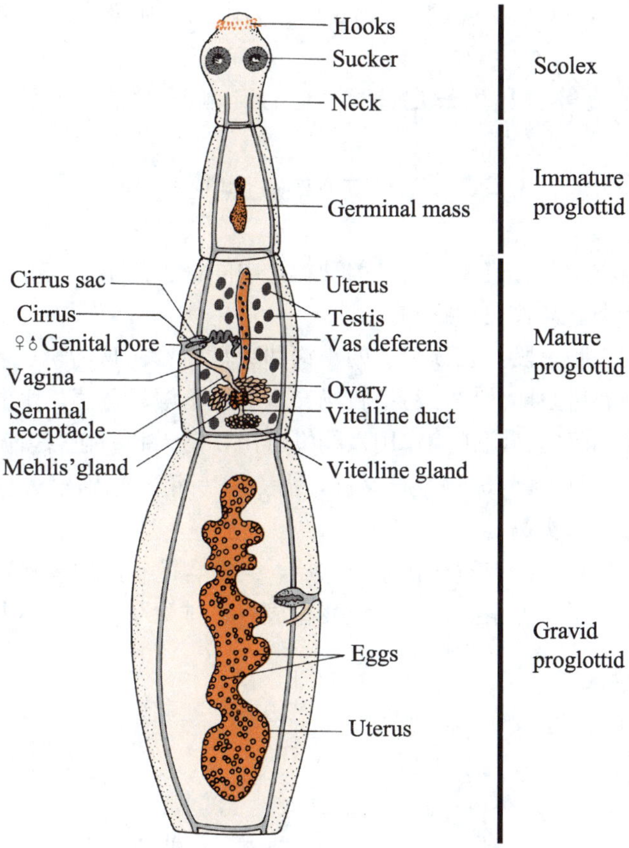

Fig. 15－12 Adult of *Echinococcus granulosus*

(From Bogitsh BJ and Cheng TC，1998)

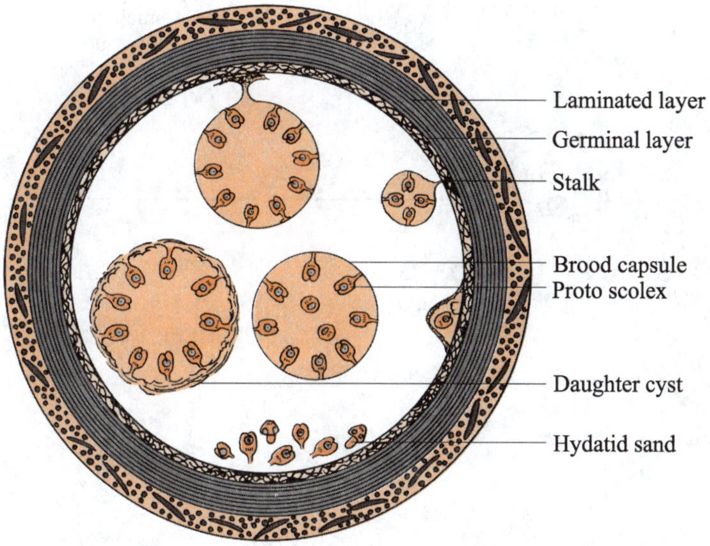

Fig. 15－13 Hydatid cyst of *Echinococcus granulosus*

构与母囊相似，囊壁有角皮层和生发层，囊内也可长出原头蚴、生发囊以及与子囊结构相似的孙囊(granddaughter cyst)。

棘球蚴液（hydatid fluid)：囊腔内的液体称为棘球蚴液。为无色透明或略带黄色的液体，比重

1.01～1.02，pH 6.7～7.8，内含多种蛋白质、肌醇、卵磷脂、尿素及少量糖、无机盐和酶类。棘球蚴液具有很强的抗原性。

原头蚴、生发囊和子囊等可从生发层脱落，悬浮于棘球蚴液中，统称为棘球蚴砂（hydatid sand）。

有的棘球蚴囊内无原头蚴、生发囊等，称为不育囊（infertile cyst）。

生活史 Life cycle

细粒棘球绦虫的终宿主是犬、狼和豺等食肉动物；中间宿主是羊、牛、马、猪、鹿等偶蹄类草食动物，也可感染某些啮齿类、灵长类动物和人。

成虫寄生于终宿主的小肠上段，以顶突上的小钩和吸盘固着在肠黏膜上。孕节和虫卵随宿主粪便排出，孕节活动力强，破裂后虫卵散出，污染牧场、畜舍、土壤、蔬菜、水源及动物皮毛等。中间宿主（包括人）误食后，在小肠内经消化液作用六钩蚴孵出，钻入肠壁血管，随血循环到达肝、肺等器官，经 3～5 个月发育为棘球蚴。棘球蚴生长缓慢，需 5～10 年才达到较大程度。棘球蚴囊内可有数千至数万个，甚至数百万个原头蚴。

棘球蚴随被抛弃的患病牲畜内脏被终宿主食入后，其所含的每个原头蚴都可发育为一条成虫，故终宿主小肠内的成虫可达成千上万条。从感染至发育成熟、排除孕节约需 8 周时间，成虫寿命约 5～6 个月（Fig. 15 - 14）。

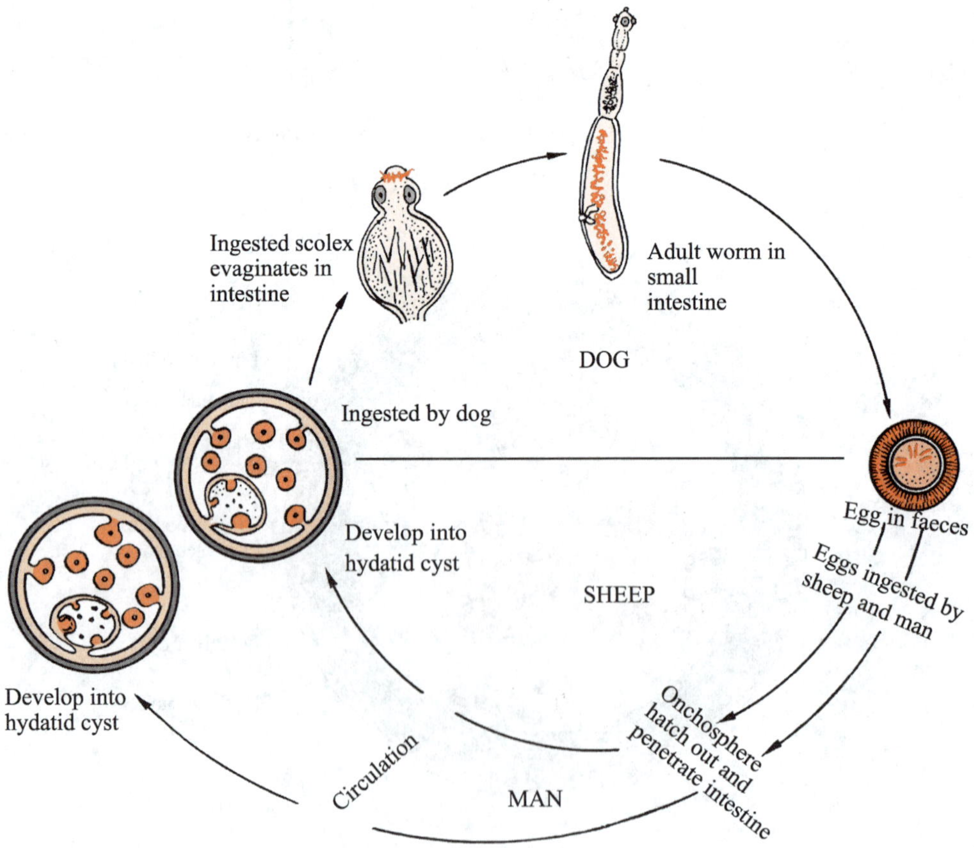

Fig. 15 - 14 Life cycle of *Echinococcus granulosus*

临床表现和致病机制 Clinical manifestations and Pathogenesis

棘球蚴病或称包虫病，对人体的危害以机械性损害为主。其危害的严重程度取决于棘球蚴的大小、数量、寄生部位及有无并发症。

棘球蚴在人体可寄生于任何部位。据我国新疆 15298 例病例分析，棘球蚴最常见的寄生部位为肝（69.9%），其次为肺（19.3%），再次是腹腔（3%）。原发于肝转移至其他器官的占 5.3%，其他部位分别是：脑、脾（各占 0.4%）、盆腔、肾（各占 0.3%）、胸腔、骨（各占 0.2%）、肌肉、胆囊、子宫（各占 0.1%）以及皮肤、眼、卵巢、膀胱、乳房、甲状腺等（占 0.4%）。棘球蚴在肺和脾内生长较快，在骨组织内生长较慢，巨型棘球蚴多见于腹腔。人体棘球蚴多为单个，多个者约占 20%。棘球蚴病的临床表现复杂，主要有：

1. 局部压迫和刺激症状　由于棘球蚴不断生长，对寄生的器官及邻近器官产生挤压，受累部位有轻微疼痛和坠胀感。肝棘球蚴病常有肝大、肝区疼痛。肺棘球蚴病可有胸痛、咳嗽、咯血、呼吸急促等呼吸道症状。脑棘球蚴病的症状与脑瘤相似，可引起头痛、恶心、呕吐及癫痫等。骨棘球蚴病常发生于血管丰富的不规则骨骼，如骨盆、椎体中心和长骨干骺端等，易造成骨折。

2. 毒性和过敏反应　棘球蚴液渗出或溢出可引起毒性或过敏反应，常见有食欲缺乏、消瘦、贫血、发育障碍、恶病质、荨麻疹、哮喘、血管神经性水肿等。若棘球蚴液多量渗出或囊肿破裂可引起过敏性休克，甚至死亡。

3. 并发症　由于外伤或穿刺致棘球蚴囊破裂，可造成继发性感染，如肝棘球蚴破入腹腔可致急性弥漫性腹膜炎或继发腹腔棘球蚴病；破入胆道引起胆道梗阻和急性炎症，出现胆绞痛、寒战、高热和黄疸等。肺棘球蚴破裂至支气管，患者可咳出大量囊液，内含原头蚴、子囊或角皮碎片等。

实验诊断 Laboratory diagnosis

询问病史　了解患者是否来自或曾经去过流行区及与犬、羊等动物或其皮毛接触史等，对诊断有一定参考意义。

影像学检查　如 X 线、B 超、CT、MR 及同位素扫描等对本病的诊断与定位有很大帮助，但要注意与非寄生虫性肝囊肿相鉴别。

免疫学试验　是常用的辅助诊断方法。主要有包虫皮内试验（Casoni test）和血清学检查法，如亲和素－生物素－酶复合物酶联免疫吸附试验（ABC－ELISA）、斑点酶联免疫吸附试验（Dot－ELISA）和间接血凝试验（IHA）等。应在皮内试验阳性的基础上，再加 2～3 项血清学试验，以提高诊断的准确率。

病原学检查　可采用诊断性穿刺检查，该法以往虽为本病禁忌，但近年来的研究和临床实践证明，在 B 超引导下准确定位穿刺，可诊断和治疗棘球蚴病。操作时严防棘球蚴液外溢造成继发感染和过敏性休克。若从术中获得的棘球蚴液、胸腔积液、腹水或从尿、痰液中检获棘球蚴碎片或原头蚴即可确诊。

流行 Epidemiology

细粒棘球绦虫和棘球蚴病几乎遍布世界各大洲，流行区多为畜牧业发达的国家和地区。

在我国主要分布于西北广大农牧区，即新疆、青海、甘肃、宁夏、西藏、内蒙古和四川 7 省、自治区；其次是陕西、山西和河北部分地区；另外，东北三省、河南、安徽、山东、湖北、贵州和云南等省有散发病例。迄今全国已有 25 个省、自治区、直辖市证实当地有感染病人，全国受棘球蚴病威胁的人口约 5000 余万人，每年因棘球蚴病手术的病例约 2000 例。目前，我国已成为世界上人、畜棘球蚴病最严重的国家之一。

细粒棘球绦虫有广泛的宿主适应性，在自然界野生动物中流行于狼和多种反刍动物之间，在牧区流行于犬和羊、牛之间，人与这些动物或受污染的环境密切接触可造成感染。人普遍易感，流行区人群患病率为 0.6%～4.5%，学龄前儿童最易感（新疆 15289 例病人中，15 岁以下者占 32.1%）。家犬的感染率为 7%～71%，绵羊的感染率为 3.3%～90%。随着西部大开发战略的实施，对本病的防治日益成为重要的任务。

流行的主要因素：

1. 虫卵污染环境　牧区犬感染较重，犬粪中含大量节片和虫卵。虫卵随动物的活动及尘土、风、水的播散污染环境。虫卵对外界低温、干燥及化学药品有很强的抵抗力。在2℃水中能活2.5年，在冰中可存活4个月，在严冬（－12℃～－14℃）仍保持感染力，在－50℃还可短期存活；在干燥环境中可生存11～12天；一般常用的化学消毒剂不能杀死虫卵。

2. 人与家畜及环境密切接触　儿童、成人与家犬密切接触，易受感染。成人可因剪羊毛、挤羊奶、加工皮毛而感染，也可通过食入被虫卵污染的水、蔬菜或其他食物而受染。

3. 病畜内脏处理不当　牧民常用家畜内脏喂犬或将病死的家畜抛尸野外，任犬、狼吞食，造成犬、狼的感染，进而又加重羊、牛的感染，使流行更为严重。

防治 Treatment，Prevention and Control

应采取综合性防治措施：

1. 加强卫生宣传教育　普及棘球蚴病知识，注意个人防护，饭前洗手，不喝生水，不吃生菜，以防感染。

2. 加强犬的管理　定期为家犬、牧犬驱虫，捕杀野犬，控制传染源。

3. 加强屠宰卫生管理　严格处理病畜及其内脏，提倡深埋或焚烧，严禁乱抛或喂犬。

4. 治疗病人　棘球蚴病的治疗首选外科手术，据我国2万例以上棘球蚴病手术病例统计，治愈率达95%～98.4%。术中应注意务必将虫囊取尽以防继发感染和过敏性休克。不适于手术治疗的或早期（较小）的棘球蚴病可用药物治疗，阿苯达唑效果很好。

近年来，世界卫生组织推荐的包虫病治疗方法中，PAIR疗法，即在B超指引下穿刺虫囊，抽尽囊液，注入95%酒精杀死虫体，然后抽出注入的液体，术后配合药物治疗，对较大的单房型棘球蚴病疗效显著。

第七节　多房棘球绦虫
Echinococcus multilocularis

Learning guide

After studying this chapter the student should be able to answer the following questions.

1. How can human be infected with alveococcosis?
2. What is the character of the pathogenesis of alveolar hydatid?
3. How can alveococcosis be prevented and controlled?

Key terms

Echinococcus multilocularis；alveolar hydatid；alveococcosis；multilocular hydatid disease；alveolar hydatid disease.

多房棘球绦虫（*Echinococcus multilocularis* Leuckart，1863）成虫主要寄生于狐，其幼虫泡球蚴或称多房棘球蚴（alveolar hydatid）主要寄生于野生啮齿类动物，也可寄生人体，引起泡球蚴病（alveococcosis）亦称泡型包虫病（alveolar hydatid disease）或称多房性包虫病（multilocular hydatid disease）。本病是一种严重的人兽共患寄生虫病。

形态 Morphology

1. 成虫 外形和结构与细粒棘球绦虫相似。但虫体更小，体长 1.2～3.7mm，有 4～5 个节片。头节有 4 个吸盘，顶突有 13～34 个小钩。成节生殖孔位于节片中部偏前，睾丸数较少，26～36 个，分布在生殖孔后方。孕节内子宫呈囊状，无侧囊，内含虫卵 187～404 个（Fig. 15－15）。

2. 虫卵 形态与细粒棘球绦虫卵相似，光镜下难以区别。

3. 幼虫 即泡球蚴或称多房棘球蚴，呈淡黄色或白色，为形状不规则的囊泡状团块，由无数大小囊泡相互连接聚集而成，呈浸润性生长。囊泡圆形或椭圆形，直径多为 0.1～1mm。囊泡多以外生性出芽生殖向周围组织侵蚀，少数也可向内芽生形成隔膜而分离出新囊泡。囊壁由角皮层和生发层组成，外壁角皮层较薄且常不完整。人体内的泡球蚴囊内只含胶状物而无原头蚴。（Fig. 15－15）

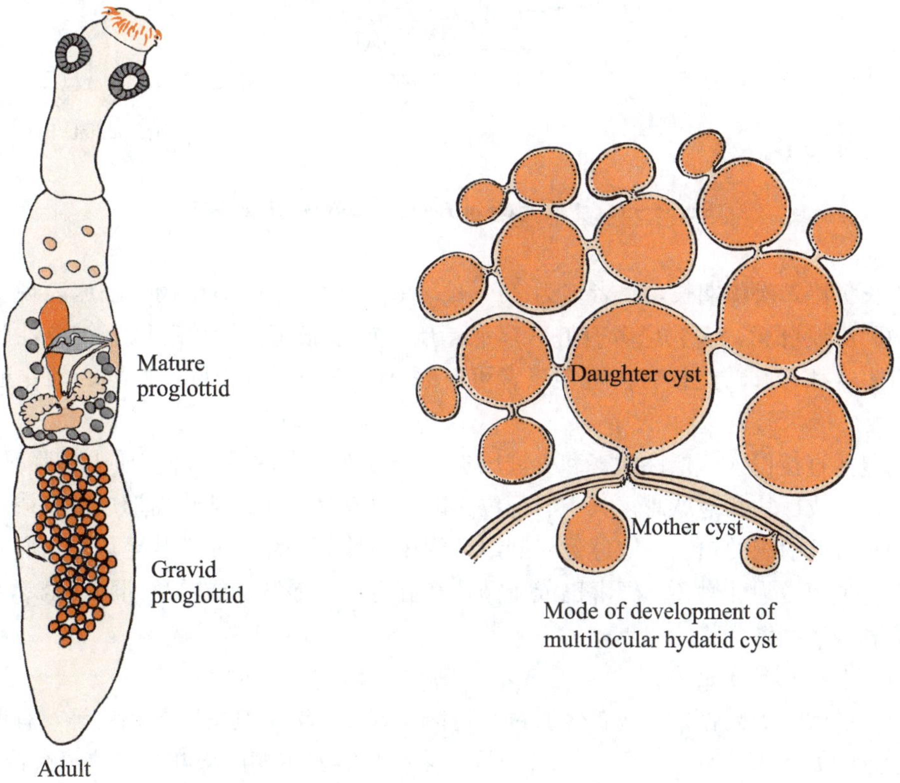

Fig. 15－15 ***Echinococcus multilocularis***

生活史 Life cycle

多房棘球绦虫的终宿主主要是狐，其次是犬、狼、獾和猫等。有本虫寄生的终宿主体内，同时可有细粒棘球绦虫寄生。中间宿主以野生啮齿类动物为主，如田鼠、麝鼠、旅鼠、仓鼠、大沙鼠及褐家鼠等。我国报道的还有黄鼠、鼢鼠、长爪沙鼠、兔、牦牛及绵羊等。

终宿主吞食含泡球蚴的鼠类或其他动物脏器后，约经 45 天，原头蚴在其小肠内发育为成虫，其孕节和虫卵随粪便排出。鼠类常因食入终宿主粪便中的虫卵而感染，虫卵在中间宿主体内逐渐发育为泡球蚴。人由于误食虫卵而感染（Fig. 15－16）。

临床表现和致病机制 Clinical manifestations and Pathogenesis

泡球蚴病比棘球蚴病更严重，病死率高，有“虫癌”之称。泡球蚴病几乎均原发于肝。肺、脑等其他部位的泡球蚴病多由肝通过血循环转移所致。

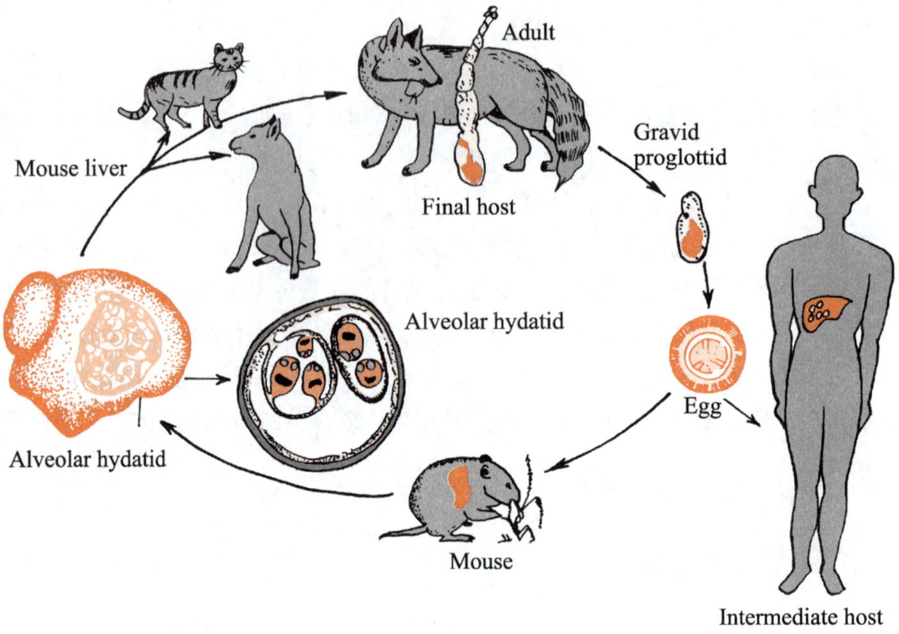

Fig. 15－16 Life cycle of *Echinococcus multilocularis*

泡球蚴生长缓慢，潜伏期长，患者多为20～40岁的青壮年。肝泡球蚴病临床表现主要是右上腹部缓慢增长的肿块或肝大，多数患者有肝区疼痛、压迫或坠胀感；触诊肝区有结节性肿块，质地较硬；几乎所有患者都有肝功能损害。晚期患者可有恶病质现象，可因肝性脑病、消化道大出血而死亡。

致病作用包括直接侵蚀、毒性损害和机械压迫三个方面。泡球蚴在肝实质内呈弥漫性浸润生长，并波及整个肝，形成巨块状泡球蚴，其中心部位常因缺血发生坏死、液化而形成空腔或钙化；此过程产生的毒素加重了肝组织的损害；泡球蚴对肝组织的压迫使其萎缩、变性甚至坏死；肝内外胆管受压和侵蚀，可引起黄疸。泡球蚴还可经淋巴或血循环在肝内广泛播散，或转移到肺和脑等部位，引起相应的呼吸系统和神经系统症状。

实验诊断 Laboratory diagnosis

询问病史 了解病人是否来自或曾经去过流行区及与狐、犬或其皮毛接触史等，有助于诊断。

影像学检查 如X线、B超、CT、MR及同位素扫描等对本病的诊断与定位很有帮助。

免疫学试验 有重要的参考价值。这是由于泡球蚴周围无纤维组织被膜，虫体抗原易进入血液。用泡球蚴特异性多肽抗原Em2的ELISA方法已被WHO推荐使用，也可利用Em18免疫印迹法检出患者血清中特异性抗体。

流行 Epidemiology

多房棘球绦虫和泡球蚴病分布较局限，主要流行于北半球的寒冷地区及冻土地带。从加拿大北部、美国阿拉斯加州，直至日本北海道、俄罗斯西伯利亚，遍及北美、欧、亚三大洲。

泡球蚴病自1965年在新疆首次报道以来，全国累计报告病例逾690例，分布在宁夏、青海、新疆、甘肃、四川、西藏、黑龙江、北京、陕西、内蒙古10个省、自治区、直辖市。全国有3个地理流行区：一是中西部6个省、自治区，包括宁夏、陕西、甘肃、四川、青海及西藏；二是西部流行区，点状分布于新疆，多在北疆；三是东北流行区，主要分布在黑龙江和内蒙古。

多房棘球绦虫在野生动物中存在，形成自然疫源地，成为人类感染的来源。流行区农牧民在猎狐、养狐、加工和买卖毛皮时误食虫卵而感染；虫卵污染土壤、蔬菜和饮水也可造成人的感染；虫卵抗寒能力强，犬粪中的虫卵可耐－40℃严寒，冬季农牧民以融化的冰雪作为饮用水也是受染方式之一。

防治 Treatment, Prevention and Control

加强卫生宣传教育，注意个人防护，搞好个人卫生和饮食卫生，防止虫卵入口。

灭狐、野犬和野鼠，对家犬进行定期驱虫是根除传染源的重要措施。

加强屠宰卫生管理，病死的牦牛、绵羊等动物尸体、内脏严禁喂犬或乱抛，应深埋或焚烧。

泡球蚴病的治疗以手术为主，将泡球蚴连同被损害的部分宿主器官一并切除。早期诊断、早期手术是治疗成功的关键。药物治疗可用阿苯达唑、甲苯咪唑和吡喹酮等。

第八节　微小膜壳绦虫
Hymenolepis nana

Learning guide

After studying this chapter the student should be able to answer the following questions.

1. What are the characteristics of the morphology of *Hymenolepis nana*?
2. What is specific in the life cycle of *Hymenolepis nana*?
3. How can hymenolepiasis nana be prevented and controlled?

Key terms

Hymenolepis nana; cysticercoid; *Ctenocephalides canis*; *Xenopsylla cheopis*; *C. felis*; *Tenebrio molitor*; *T. obscurus*; *Tribolium ferrugineum*; auto-infection.

微小膜壳绦虫［*Hymenolepis nana*（V. Siebold，1852）Blanchard，1891］又称短膜壳绦虫。成虫寄生于鼠类和人的小肠，引起微小膜壳绦虫病（hymenolepiasis nana）。

形态 Morphology

1. 成虫　为小型绦虫，体长 5～80mm，平均 20mm。头节呈球形，直径约 0.13～0.4mm；有 4 个吸盘；中央有一个可以伸缩的顶突，顶突上有 20～30 个小钩，单圈排列。颈部细长。链体节片数约 100～200 个，最多可达 1000 个，所有节片均宽大于长并由前向后逐渐增大。成节中有 3 个圆球形睾丸，横列于节片中部；卵巢呈分叶状，位于节片中央，其后方有球形卵黄腺。孕节的子宫呈袋状，其内充满虫卵（Fig. 15－17）。

2. 虫卵　圆形或椭圆形，大小为（48～60）μm ×（36～48）μm，无色透明。外有很薄的卵壳，内有一层胚膜，胚膜的两端稍隆起并各发出 4～8 根丝状物（极丝）；胚膜内含有一个六钩蚴（Fig. 15－17）。

生活史 Life cycle

微小膜壳绦虫既可以不经中间宿主，也可以经中间宿主完成生活史（Fig. 15－18）。生活史有三个类型：

1. 直接感染和发育　成虫寄生在鼠类或人的小肠内，脱落的孕节或虫卵随宿主粪便排出体外，若被另一宿主吞食，虫卵在其小肠内经消化液作用六钩蚴孵出，然后钻入肠绒毛，经 3～4 天发育为似囊尾蚴（cysticercoid）。6～7 天后，似囊尾蚴破肠绒毛回到肠腔，以头节上的吸盘和小钩固着在肠壁上，

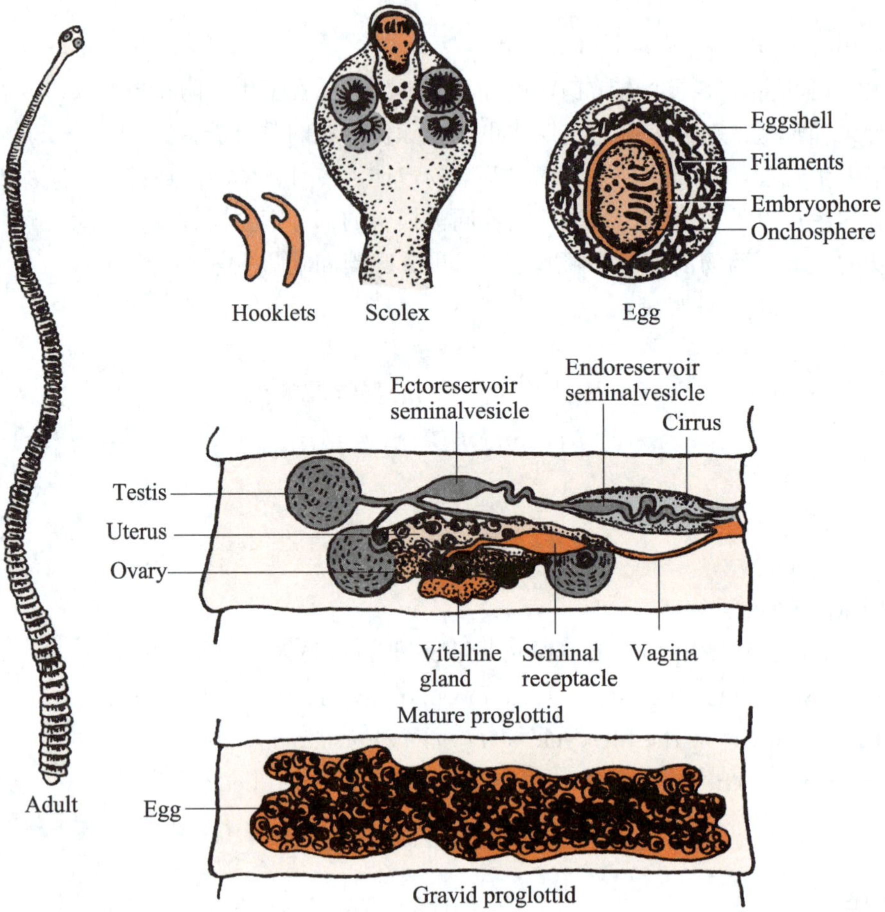

Fig. 15-17 ***Hymenolepis nana***

逐渐发育为成虫。自食入虫卵至发育为成虫并排出孕节或虫卵，约需 2～4 周，成虫寿命约4～6周。

2. 经中间宿主发育　微小膜壳绦虫虫卵如果被中间宿主吞食，六钩蚴在其血腔内发育为似囊尾蚴，鼠类或人因误食含有似囊尾蚴的中间宿主而感染，似囊尾蚴在小肠内孵出头节，固着于肠壁，发育为成虫。已证明犬蚤（*Ctenocephalides canis*）、印鼠客蚤（*Xenopsylla cheopis*）、猫蚤（*C. felis*）等多种蚤类的幼虫，以及多种面粉甲虫（*Tenebrio molitor*，*T. obscurus*）、赤拟谷盗（*Tribolium ferrugineum*）等可作为微小膜壳绦虫的中间宿主。

3. 自体内重复感染（auto-infection）　若孕节在宿主肠道内停留时间较长，可直接在肠中被消化而释出虫卵，虫卵在肠内孵出六钩蚴，然后钻入肠绒毛发育为似囊尾蚴，再回到肠腔发育为成虫。即在同一宿主肠道内完成其整个生活史，造成自体内重复感染。微小膜壳绦虫是唯一能够在同一宿主体内完成生活史的绦虫。国内曾报道一患者经连续 3 次驱虫共排出 37482 条虫体，这种情况显然与自体内重复感染有关。

临床表现和致病机制 Clinical manifestations and Pathogenesis

人体感染微小膜壳绦虫数少时，一般无明显症状；感染严重者，尤其是儿童，可有消化系统与神经系统症状，如恶心、呕吐、食欲缺乏、腹痛、腹泻以及头晕、头痛、烦躁、失眠等。少数患者可出现皮肤瘙痒和荨麻疹等过敏症状。有些患者感染很重，但可无任何临床表现。

致病作用主要是由于成虫头节上的吸盘、小钩和体表的微毛对宿主肠壁的机械性损伤以及虫体的毒性分泌物所致。在虫体附着部位，肠黏膜坏死，有的可形成深达肌层的溃疡，并伴有淋巴细胞和中性粒细胞浸润。

新近研究发现，人体感染这种绦虫后，可出现嗜酸性粒细胞增多，血液黏度增加，同时也产生特

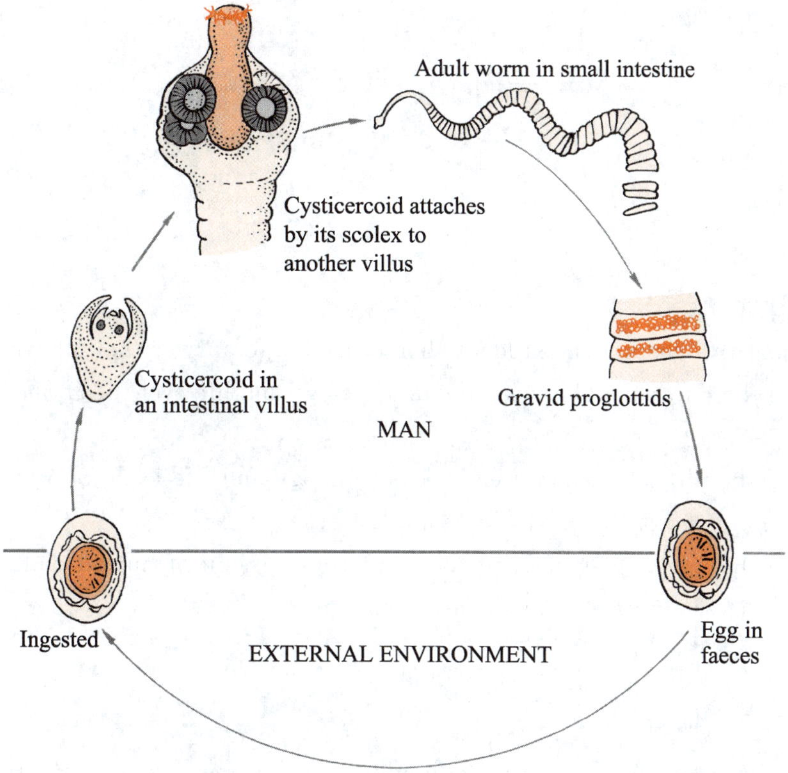

Fig. 15-18 Life cycle of *Hymenolepis nana*

异性抗体 IgM 和 IgG 等，这些免疫球蛋白能损伤和破坏新入侵的六钩蚴，具有一定的免疫保护作用；同时体内致敏的 T 细胞对虫体的生长也有显著的抑制作用，故宿主的免疫状态对该虫的感染和发育影响很大。使用类固醇激素治疗造成的免疫抑制，可引起宿主体内的似囊尾蚴异常增生和播散，而大多数重度感染者又都曾有过使用免疫抑制剂的病史，因此，在临床进行免疫抑制治疗前应先驱除该虫。

实验诊断 Laboratory diagnosis

粪便检查发现虫卵或孕节即可确诊。采用水洗沉淀法或饱和盐水浮聚法可提高检出率。

流行 Epidemiology

微小膜壳绦虫呈世界性分布，在温带和热带地区较多见。国内分布于 17 个省、自治区、直辖市。全国平均感染率为 0.045%，以新疆最高（2.201%），广东、广西最低（0.002%）。新疆的乌鲁木齐、伊宁和喀什三市感染率分别高达 8.78%、11.38%和 6.14%。儿童的感染率较高。

微小膜壳绦虫生活史可以不需中间宿主，由虫卵直接感染人体，因此，该虫的感染主要与个人卫生习惯有关。虫卵自孕节散出后即具有感染性，在粪、尿中存活时间较长。如在坐便器中可存活 8.5 小时，但虫卵对干燥抵抗力较弱，在外界环境中很快就失去感染性，因此，主要通过直接接触粪便或通过厕所、污染的便盆，虫卵经手一口感染人体，造成传播。偶然误食含有似囊尾蚴的中间宿主是感染的另一原因。免疫功能低下或缺陷者可造成自体内重复感染。鼠类在本病的流行上具有重要的保虫宿主的作用。

防治 Treatment, Prevention and Control

彻底治疗病人、消灭鼠类，控制传染源。驱虫治疗可用吡喹酮或阿苯达唑，亦可选用槟榔一南瓜子等。

加强卫生宣传教育，养成良好的卫生习惯；加强营养，提高机体的免疫力。

（张唯哲）

第九节 其他绦虫
Other Cestodes

Learning guide

After learning this chapter the student should be able to answer the following questions.

1. What are the differences between the morphology and life cycle of *Hymenolepis diminuta* and *Hymenolepis nana*?

2. What are the differences between the morphology and life cycle of *Spirometra mansoni* and *Diphyllobothrium latum*?

3. What are the infective stages and routes of transmission of human diphyllobothriasis latum, hymenolepiasis diminuta and dipylidiasis caninum?

Key terms

Hymenolepis diminuta; hymenolepiasis diminuta; onchosphere; cysticercoid; *Diphyllobothrium latum*; diphyllobothriasis; coracidium; procercoid; plerocercoid; *Dipylidium caninum*; dipylidiasis.

一、缩小膜壳绦虫 *Hymenolepis diminuta*

缩小膜壳绦虫（*Hymenolepis diminuta* Rudolphi，1819）又称长膜壳绦虫，是鼠类常见的寄生虫。成虫偶然寄生于人体，引起缩小膜壳绦虫病（hymenolepiasis diminuta）。

形态 Morphology

1. 成虫　成虫的外形和结构与微小膜壳绦虫基本相同，但较长，大小为（200～600）mm×（3.5～4.0）mm。800～1000个节片，全部节片都是宽大于长。头节呈球形，直径0.2～0.5mm；顶突凹入，不易伸缩；有4个吸盘，无小钩。生殖孔开口于链体一侧边缘的中央，大多位于同侧。成节有睾丸3个，偶多至4、5个。孕节内的子宫呈袋状，四周向内凹陷呈瓣状，边缘不整齐，充满虫卵（Fig. 15-19）。

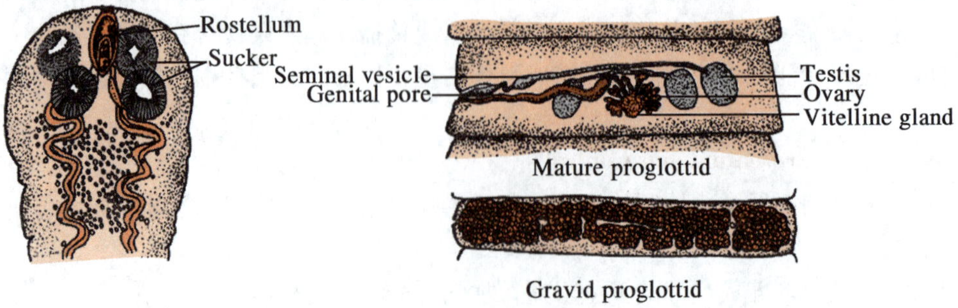

Fig. 15-19 ***Hymenolepis diminuta***

2. 虫卵　圆形或类圆形，大小为（70～85）μm×（60～80）μm，黄褐色。卵壳稍厚，胚膜两端无隆起和丝状物，卵壳和胚膜之间有透明胶状物；内有六钩蚴（onchosphere）（Fig. 15－19）。

生活史 Life cycle

与微小膜壳绦虫的生活史相似，但发育必须经过中间宿主昆虫。

成虫寄生在终宿主的小肠，脱落的孕节和虫卵随粪便排出体外。虫卵被中间宿主（节肢动物）吞食后，六钩蚴在其肠中孵出，穿过肠壁至血腔内，约 7～10 天发育为似囊尾蚴（cysticercoid）。大约有 20 多种节肢动物可作为本虫的中间宿主，包括蚤类、甲虫、蜚蠊、倍足类和鳞翅目节肢动物，以大黄粉虫（*Tenebrio molitor*）、谷蛾（*Tinea granella*）、具带病蚤（*Nosopsyllus fasciatus*）和印鼠客蚤（*Xenopsylla cheopis*）多见。

人或鼠吞食含有似囊尾蚴的中间宿主，似囊尾蚴在肠腔内经 12～20 天发育为成虫。

临床表现和致病机制 Clinical manifestations and Pathogenesis

人体感染数量少时，一般症状轻微。感染严重者可出现胃肠道和神经系统症状，如头痛、失眠、恶心、腹胀、腹痛等。严重者可出现眩晕、精神痴呆或恶病质。

该虫的致病作用主要是机械损伤和毒性作用。在虫体附着部位，肠黏膜充血、水肿，甚至坏死，有的可形成溃疡。

实验诊断 Laboratory diagnosis

诊断方法同微小膜壳绦虫。从患者粪便中查到虫卵或孕节可确诊，水洗沉淀法或浮聚浓集法均可提高检出率。

流行 Epidemiology

缩小膜壳绦虫在鼠类极为普遍，但人体感染比较少见。人体感染的报告约数百例，散布于亚洲、欧洲、南美洲、澳大利亚、南非、美国、前苏联等。国内人体病例报道仅百余例，分布达 25 个省、自治区、直辖市，均为散发病例。患者无自体内重复感染情况，故寄生的虫数一般较少，最多的曾驱出 40 条成虫。也有家庭聚集性感染的报道。

防治 Treatment，Prevention and Control

防治原则基本与微小膜壳绦虫相同，只是在预防措施上更应注意严格粮食仓库管理、消灭仓库害虫和灭鼠等，同时加强宣传教育，注意个人卫生和饮食卫生。治疗病人的方法和药物同微小膜壳绦虫病。

二、阔节裂头绦虫 *Diphyllobothrium latum*

阔节裂头绦虫（*Diphyllobothrium latum* Linn，1758）也称阔节绦虫（broad tapeworm）或鱼绦虫（fish tapeworm）。成虫主要寄生于多种犬科食鱼动物（犬、猫、虎、狐、水獭、水豹、海豚等），也可寄生于人体的小肠，引起阔节裂头绦虫病（diphyllobothriasis）。其裂头蚴寄生于各种鱼类。

形态 Morphology

1. 成虫　成虫外形和结构均与曼氏迭宫绦虫相似，属大型绦虫。体长 3～10m，分头节、颈节及链体三部分，共有 3000～4000 个节片。头节细小，匙形，长 2～3mm，宽 0.7～1.0mm，头节上的固着器官为背、腹面内凹的吸槽，用以固着于宿主肠壁及移动。颈节细长而窄，仅一节，长 5～10mm。成节呈宽而扁的矩形，大小为（2～4）mm ×（10～12）mm，内含雌、雄性生殖器官。睾丸腺泡状，约 750～800 个；雄性生殖孔和阴道口共同开口于节片前部腹面的生殖腔。卵巢分两叶，位于体后1/3处的腹侧；卵黄腺为许多小泡，位于睾丸腹侧；子宫位于体节中央，呈玫瑰花样，开口于生殖腔之后。孕节较宽，长 2～4mm，宽 10～12mm，最宽 20mm，但末端孕节长宽相近。孕节结构与成节基本相同（Fig. 15－20）。

2. 虫卵　近卵圆形，浅灰褐色，大小为（55～76）μm×（41～56）μm。卵壳较厚，前端有一明显的卵盖，后端有一小棘。虫卵排出时，卵内已有发育的胚胎（Fig. 15－21）。

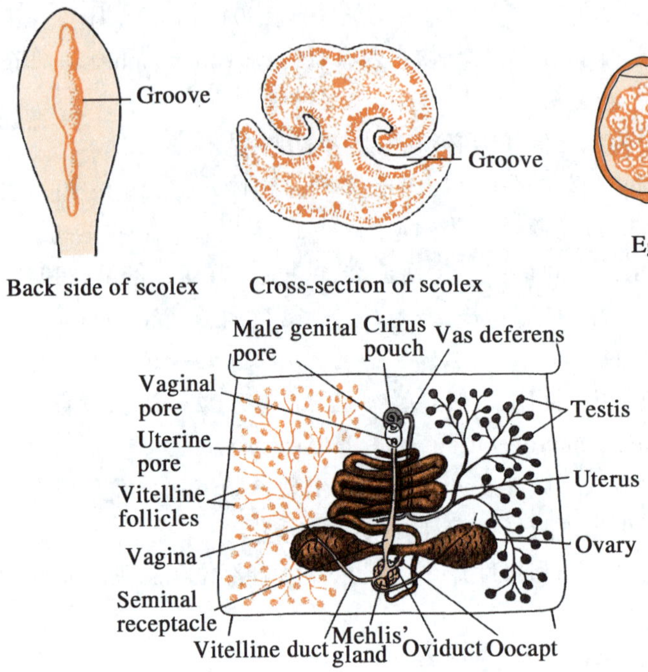

Fig. 15 - 20 ***Diphyllobothrium latum***

(From Roberts LS and Janovy J, 2009)

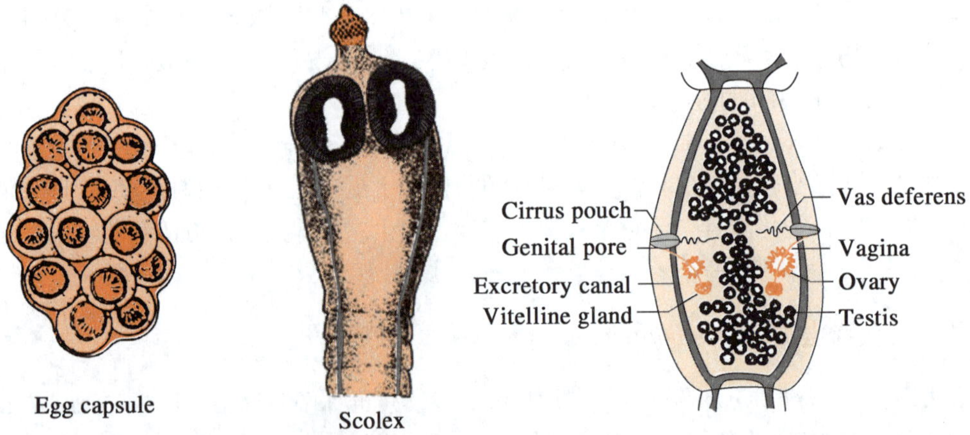

Fig. 15 - 21 ***Dipylidium caninum***

(采自陈心陶，1960；徐岌南，1965)

生活史 Life cycle

与曼氏迭宫绦虫相似。不同之处是其第二中间宿主为淡水鱼类，人是其主要终宿主。

成虫寄生在人及食肉动物（犬、猫、熊、狐等）的小肠内。虫卵自子宫孔产出，随宿主粪便排出体外，在适宜的15～25℃水中，经1～2周发育成熟，孵出钩球蚴（coracidium）。第一中间宿主剑水蚤吞食钩球蚴后，在其血腔内经过2～3周发育为原尾蚴（procercoid）。第二中间宿主鱼类食入感染的剑水蚤后，原尾蚴钻入鱼的肠壁，移行至肌肉或其内脏发育为裂头蚴（plerocercoid）。裂头蚴可随鱼卵排出。当大的肉食鱼类吞食小鱼或鱼卵后，裂头蚴可侵入大鱼的肌肉和组织内继续生存。终宿主吞食感染有裂头蚴的鱼时，裂头蚴以头节附着于肠壁，经5～6周发育为成虫。完成整个生活史约需2～3个月。成虫寿命约5～13年。

临床表现和致病机制 Clinical manifestations and Pathogenesis

由于成虫寄生在人体肠腔内一般不引起特殊的病理变化，多数感染者无临床症状。少数可出现疲倦、无力、四肢麻木、腹泻与便秘交替、饥饿感等轻微症状。因虫体较大，偶然可扭结成团，导致肠或胆道梗阻，甚至出现肠穿孔。还有裂头蚴寄生人体肺部或腹膜外的个别病例报道。除此之外，患者可出现运动失调、感觉异常和深感觉缺失等神经系统紊乱现象，严重者甚至失去工作能力。

成虫寄生在人体小肠内，除可引起一般带绦虫所致的损害外，少数阔节裂头绦虫病人会并发恶性贫血，可能与绦虫代谢产物损害了机体的造血机能和虫体大量消耗宿主的维生素 B_{12} 有关。

实验诊断 Laboratory diagnosis

主要依靠粪便中查虫卵确诊。

流行 Epidemiology

阔节裂头绦虫主要分布在亚寒带和温带地区，在吃生的和未煮熟的鱼肉的国家感染率高，主要在北欧、中欧及波罗的海沿岸、美国和加拿大。俄罗斯病人最多，约占世界该病人数的一半以上。北加拿大的爱斯基摩人感染率最高（83%），其次是前苏联（27%）和芬兰（20%～25%）。我国仅有 10 例报道。

人体感染都是由于误食含裂头蚴的生鱼或未熟的鱼所致。流行区人粪污染河、湖等水源是导致流行的重要原因。

防治 Treatment，Prevention and Control

应加强宣传教育，不吃生鱼或未熟的鱼。

加强对犬、猫等动物的管理，避免粪便污染水源。

驱虫方法同其他绦虫，对贫血患者应补充维生素 B_{12} 及适量的硫酸亚铁。

三、犬复孔绦虫 *Dipylidium caninum*

犬复孔绦虫（*Dipylidium caninum* Linnaeus，1758）是犬、猫体内常见的寄生虫，经蚤类传播，偶可寄生于人体，引起复孔绦虫病（dipylidiasis）。

形态 Morphology

1. 成虫 长为 10～15 cm，约有 200 多个节片。头节近似菱形，横径 0.3～0.4 mm；顶突呈棒状，发达，可伸缩，其上有排成 1～7 圈约 60 个玫瑰刺状小钩；有 4 个吸盘。颈节细短，幼节短而宽，往后渐近方形。成节和孕节均为长方形。每个成节都有雌、雄生殖器官两套，每侧各有 1 个生殖孔对称地分列于节片两侧缘的近中部。成节有睾丸 100～200 个，各经输出管、输精管通入左右两个贮精囊，开口于生殖腔；卵巢位于排泄管附近，分叶状卵黄腺位于其后。孕节子宫呈网状，内有若干个储卵囊，每个储卵囊内含 2～40 个虫卵（Fig. 15 - 21）。

2. 虫卵 圆形或卵圆形，透明，直径为（35～50）μm×（27～48）μm。具有两层薄的卵壳，内含六钩蚴（Fig. 15 - 21）。

生活史 Life cycle

成虫寄生于犬、猫小肠内，孕节自链体单个或数节一起脱落，从肛门逸出或随粪便排出，并沿地面蠕动。孕节破裂后虫卵散出，卵被中间宿主蚤类幼虫食入，在其肠内孵出六钩蚴，钻过肠壁进入血腔。约在感染后 30 天，当蚤幼虫经蛹羽化为成虫时发育成似囊尾蚴。随着成蚤到终宿主犬、猫体表活动，31～35℃体温有利于似囊尾蚴进一步成熟。一个蚤体内的似囊尾蚴可多达 56 个，受染的蚤活动迟缓，甚至很快死亡。当终宿主犬、猫舔毛时吞食到病蚤，似囊尾蚴在其小肠内释出，经 2～3 周发育为成虫。人因与猫、犬接触，误食含有似囊尾蚴的病蚤而感染。犬栉首蚤（犬蚤）（*Ctenocephalides canis*）、猫栉首蚤（猫蚤）（*Ctenocephalides felis*）和致痒蚤（*Pulex irritans*）是重要的中间宿主。

临床表现和致病机制 Clinical manifestations and Pathogenesis

人体感染后临床表现主要与感染的虫体数量有关。一般无明显症状，部分儿童可出现食欲缺乏、消化不良、腹部不适或不同程度的腹痛、腹泻、肛门瘙痒及烦躁不安等症状。

实验诊断 Laboratory diagnosis

诊断主要依靠粪便检查，发现虫卵或孕节即可确诊。

流行 Epidemiology

犬复孔绦虫广泛分布于世界各地。犬和猫的感染率很高，狐和狼等也有感染。但人体犬复孔绦虫病比较少见，常出现在儿童。全世界至今报道 200 例左右。国内的犬复孔绦虫病分布在北京、辽宁、广西、广东、四川、山西、山东、安徽、台湾、福建等 12 个省（区、市），仅有数例报告，除 2 例为成人外，其余均为婴幼儿，最小的为出生 33 天的婴儿。这可能是因为儿童与犬、猫接触机会较多的缘故。

防治 Treatment，Prevention and Control

防治原则同膜壳绦虫。即及时治疗患者、灭蚤和注意个人卫生。饲养犬、猫的家庭尤应注意定期给动物灭蚤和驱虫，消除传染源，以防人体受感染。

（刘爱芹）

Summary

In China there are more 10 species tapeworm parasitized in the human. Among them *Taenia solium*，*Taenia saginata*，*Echinococcus granulosus*，*Taenia asiatica* and *Hymenolepis nana* are not only the commonest but also the most important ones. The adult and the larva of the tapeworm are parasitic. Adult tapeworm parasitize in the intestinal tract and cause a slight or serious the digestive disorders which is called the taeniasis. Larvae of *Echinococcus granulosus* and *Echinococcus multilocularis* parasitize in human. For *Spirometra mansoni* the stage parasitizing in human is mainly larva. For *Taenia solium* not only the adult but also the larva parasitizes human.

Larvae have a variety of species eg. cysticercus，hydatid，cysticercoid and plerocercoid and so on. Larva may occur in different organs of human and the damage caused by larva is more serious than that of adult.

The laboratory diagnosis of tapeworm infection is that eggs，gravid proglottid and worm body is found in faeces. The diagnosis of larval infection is sometimes difficulty but immunologic test and physical image method can be used.

Infection of tapeworm is generally caused by ingesting egg or larvae except sparganum of *Spirometra mansoni*. Therefore majority of tapeworm belongs to food-source parasite.

The transmission and prevalence of tapeworm infection are related to residents' economic condition，productive style especially habit of food and drink. Therefore social customs of resident in the epidemic areas is vital factors in spreading the diseases.

To control the parasitic diseases it is very important that hygiene education is developed and harmful habit is changed.

Tapeworm infection of intestine can be treated with method of BCMS and mebendazole. Treatment of larval infection can use albendazole, praziquantel.

The differences between Pseudophyllidea and Cyclophyllidea, and the comparisons among 6 species cestode are described in the table 15 - 3 and 15 - 4.

Table 15 - 3 Differences between Pseudophyllidea and Cyclophyllidea

	Pseudophyllidea	**Cyclophyllidea**
Scolex	fusiform or finger-like a pair of longtudinal grooves	spherical four suckers with or no rostellum and hooks
Mature proglottid	uterus with uterus pore vitelline gland scattered	no uterus pore mass
Gravid proglottid	same as mature proglottid	primary genitalia have atrophied completely and occupied by uterus filled with eggs
Egg	ovoid, operculated, does not contain any embryo, needs to enter water	non-operculated, contain an onchosphere, needs not to enter water
Intermediate host	two	one

Table 15 - 4 Comparison of 6 Species Cestodes

Species	Final host	Intermediate host	Parasitic site of man	Infective stage	Infective mode	Pathogenesis	Laboratory diagnosis
Spirometra mansoni	dog, cat, tiger, man	1st: cyclopes 2nd and paratenic host: frog, snake, bird, pig and man	adult: small intestine larva: subcutaneous tissues, viscera, eye, etc	sparganum and (or) procercoid	ingestion of meat with larva, or larva penetrates by wound, or eye	sparganosis	biopsy
Taenia solium	man	pig and man	adult: small intestine larva: subcutaneous tissues, eye, brain and muscle	cysticercus cellulosae, egg	via oral	taeniasis solium cysticercosis	teamiasis: examination of gravid proglottid cysticercosis: biopsy, CT, immunologic test
Taenia saginate	man	cattle	intestine	cysticercus bovis	via oral	taeniasis bovis	examination of gravid proglottid, egg
Taenia asiatica	man	pig, cow, sheep, monkey, etc.	intestine	cysticercus	via oral	taeniasis asiatica	examination of gravid proglottid, egg
Echinococcus granulosus	dog, wolf	cow, sheep camel, man	larva: liver, lung and brain	egg	via oral	echinococcosis	CT, X-ray, immunologic test
Echinococcus multilocularis	animal in canine family and cat family	rodent, cow, sheep, man	larva: liver, lung	egg	via oral	echinococcosis alveolaris	immunologic test, CT

（李淑红）

第十六章　线　虫
Nematodes

第一节　线虫概述
Introduction to Nematodes

Learning guide

After studying this chapter, the student should be able to:

1. Describe the major morphological characteristics of nematodes.

2. Describe and compare two types of life cycles of nematodes, and identify the development stage which is infective to human.

3. Define the main pathogenic factors of nematodes.

Key terms

nematode; class Nematoda; protocoele or pseudocoelom; cuticle; copulatory bursa; copulatory spicule; hypodermis; vitelline membrane; fertilization membrane; chitinous layer; lipid layer; ascaroside layer; egg; larva; adult worm; molting; soil-transmission nematodes; direct development type; bio-source nematodes; indirect development type; parasitic burden.

线虫（nematode）属于线形动物门的有线纲（class Adenophorea）和分肠纲（class Secernentea），种类繁多，全球约有 1 万余种。绝大多数线虫营自生生活，广泛分布于水和土壤中，仅少数营寄生生活。在我国，可寄生于人体并导致疾病的有 35 种，其中重要的有似蚓蛔线虫（简称蛔虫）、钩虫、蠕形住肠线虫（简称蛲虫）、旋毛形线虫（简称旋毛虫）、粪类圆线虫、丝虫及广州管圆线虫等。

形态 Morphology

1. 成虫（adult）　虫体多呈圆柱形或线形，体不分节，两侧对称。前端一般较钝圆，后端逐渐变细。不同种类的虫体大小相差较大，大者可达 1 m 以上（如麦地那龙线虫），小者需借助显微镜才能看见（如粪类圆线虫）。多数寄生线虫在 1～15 cm 之间。雌雄异体（sexual dimorphism），雌虫较雄虫大，雌虫尾部较尖直，雄虫尾部多向腹面弯曲或膨大呈伞状。在线虫体壁与消化道之间的腔隙，无上皮细胞，故称原体腔（protocoele）或假体腔（pseudocoelom），腔内充满液体，内部器官浸浴其中，成为组织器官间交换营养物质、氧和代谢产物的介质。由于原体腔液处于封闭的体壁之中，具有流体静压的特点，能将肌肉收缩施加的压力向各方传递，对线虫的运动、摄食、排泄和维持体态等均具有重要作用。

(1) 体壁（body wall）：线虫的体壁自外向内由角皮层、皮下层、纵肌层组成。

角皮层（cuticle）由皮下层分泌形成，无细胞结构，含蛋白质（角蛋白、胶原蛋白）、糖类及少量类脂等化学成分，并含有某些酶类，具有代谢活性。角皮层覆盖虫体表面，具有弹性，是虫体的保护层。表面光滑、有横纹，虫体前后端或体表常有角皮层增厚而形成的乳突、唇瓣、嵴、刺、翼膜、口矛、交合伞（copulatory bursa）、交合刺（copulatory spicule）等结构，这些结构分别与感觉、运动、附着、交配等生理活动有关，同时也是鉴别虫种的重要依据。

皮下层（hypodermis）由合胞体组成，无细胞界限，其主要功能是分泌形成角皮层。该层含丰富的糖原颗粒、线粒体、内质网及酯酶等。在虫体的背面、腹面和两侧面的中央，皮下层向内增厚、突出，形成4条皮下纵索，分别称背索（dorsal cord）、腹索（ventral cord）和侧索（lateral cord）。

纵肌层（longitudinal muscle）由单层排列的肌细胞组成，被纵索分为4个区，2个亚背区和2个亚腹区。肌细胞由可收缩纤维和不可收缩的细胞体组成，可收缩纤维邻接皮下层，呈垂直排列，含肌球蛋白（myosin）和肌动蛋白（actin），二者的协同作用使肌肉收缩与松弛；细胞体突入原体腔，内含核、线粒体、内质网、糖原和脂类等，是能量的重要储存部位。根据肌细胞的大小、形状和数量可分为3种肌型：肌细胞多而长的称多肌型（polymyarian type），如蛔虫；肌细胞大而少的称少肌型（meromyarian type），如钩虫；肌细胞细而密的称细肌型（holomyarian type），如毛首鞭形线虫（简称鞭虫）。3种肌型的鉴别有利于组织内虫体横切面的辨认。

（2）内部器官（internal organs）

消化系统：包括消化管和腺体。消化管由口孔（mouth）、口腔（oral cavity）、咽管（pharyngeal tube）、中肠（midgut）、直肠（rectum）和肛门（anus）构成（Fig. 16－1），是完全的消化道，呈简单直管状。口孔位于头部顶端，周围常有唇瓣包绕。不同虫种的口腔形状不一，有的虫种口腔变大，形成口囊（buccal capsule），其中可含有齿状或矛状结构，用以虫体附着。咽管通称食道，呈圆柱形，下段常有膨大部分，其形状和数目是分类的依据之一。咽管与中肠连接处有3叶活瓣，以控制食物的流向。多数线虫的咽管壁肌肉内有3个咽管腺，背咽管腺1个，较长，开口于口腔中；亚腹咽管腺2个，开口于咽管腔中。腺体分泌物中含有帮助消化食物及具有抗原性的各种酶，如淀粉酶（amylase）及蛋白酶（protease）等。雄虫的直肠通入泄殖腔（cloaca），雌虫的直肠经肛门通向体外，肛门位于虫体末端的腹面。

生殖系统：雌、雄生殖器官均为细长盘曲的管状结构（Fig. 16－1）。雄虫的生殖系统为单管型。由睾丸（testis）、输精管（vas deferens）、储精囊（seminal vesicle）、射精管（ejaculatory duct）及交配附器组成。睾丸的末端与储精囊相连，通入输精管，射精管开口于泄殖腔。有些虫种在射精管处有一对腺体，能分泌黏性物质，交配后栓塞雌虫阴门。雄虫尾端多有1个或1对角质交合刺，可自由伸缩，其形状和大小是线虫的分类依据之一。雌虫多有2套生殖系统，称为双管型，分别由两个卵巢（ovary）、输卵管（oviduct）、受精囊（seminal receptacle）、子宫（uterus）、排卵管组成。多数虫种在输卵管近端有一受精囊，其远端与子宫相连，卵母细胞在受精囊内与精子结合受精。2个排卵管汇合形成阴道（vagina），开口于虫体腹面的阴门，阴门的位置依虫种而异，但均在虫体腹面肛门之前。

2. 虫卵　线虫卵无卵盖，一般为卵圆形，卵壳多为淡黄色、棕黄色或无色。在排出体外时有的线虫卵含有一个尚未分裂的卵细胞，如蛔虫卵；有的卵细胞正在分裂中，如钩虫卵（4个或8个卵细胞）；有的已发育成蝌蚪期胚胎，如蛲虫卵；有的虫卵胚胎在子宫内已发育成熟，产出时即是幼虫，如卵胎生的丝虫和旋毛虫。线虫卵的卵壳主要由3层组成，外层来源于受精卵母细胞的卵膜，称为卵黄膜（vitelline membrane）或受精膜（fertilization membrane），在光学显微镜下不易看到；中层为壳质层（chitinous layer）或壳质蛋白层，具有一定硬度，能抵抗机械压力。内层为脂层（lipid layer）或蛔甙层（ascaroside layer），具有调节渗透作用的功能，能阻止虫卵内水分的丢失，防止虫卵过快干燥死亡，同时可阻止外界一些化学性物质对卵细胞的毒害作用。蛔虫卵的卵壳除了以上3层外，还外附一层由子宫壁分泌物形成的、较厚的蛋白质膜（albuminoid membrane）。

生活史 Life cycle

1. 线虫的发育　线虫的发育分为虫卵、幼虫、成虫3个基本阶段。不同线虫胚胎发育的时间、场所及所需条件不同。某些线虫卵在适宜条件下（温度、湿度、氧）能在外界环境中发育成熟，并孵

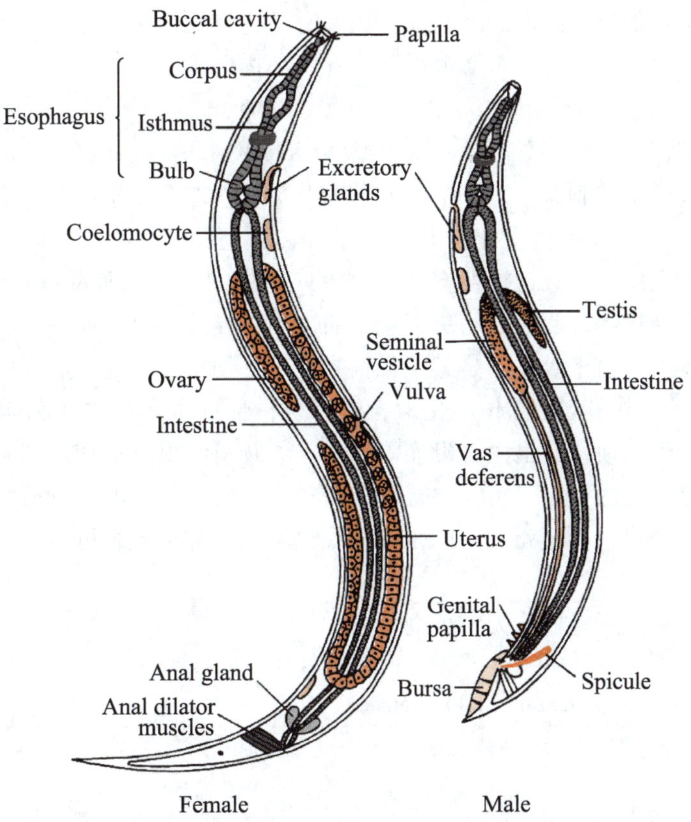

Fig. 16 - 1 Nematode organ systems (From Schmidt GS, 2000)

化出幼虫。孵化时，由于幼虫的运动及其分泌的酶（酯酶、壳质酶、蛋白酶）的作用，破坏卵壳，使水分浸入，卵内压力增高，卵壳破裂，幼虫逸出；有些虫卵是在外界先发育至感染期，进入宿主后在宿主肠道内特殊环境条件（温度、二氧化碳和氧化还原电位等）刺激下，加之卵内幼虫分泌的含有多种酶类孵化液的作用，使幼虫孵出。线虫对人的感染期，有的是虫卵，有的是幼虫。

寄生人体的线虫，其幼虫发育是在人体内不断的移行过程中完成。除了蛲虫和鞭虫的发育无组织内移行直接在肠腔中完成外，其他如蛔虫、钩虫、粪类圆线虫等肠道线虫和旋毛虫等线虫的幼虫发育，均有在组织内的移行和发育过程。线虫幼虫的这一组织内移行特征与其引起的病理损害和临床表现有关。

幼虫发育过程中最显著的特征是蜕皮（molting）。蜕皮时，在旧角皮下逐渐形成一层新角皮，其旧角皮在幼虫分泌的含有酶的蜕皮液侵蚀下，由内向外逐层溶解，导致破裂而被蜕去。线虫幼虫通常蜕皮 4 次，第 2 次蜕皮后发育为感染期幼虫（infective larvae），第 4 次蜕皮后进入成虫期。线虫释放的蜕皮液（exsheathing fluid），可能是一种重要的变应原（allergen），可诱发宿主产生超敏反应，如蛔虫性哮喘等。

2. 生活史类型 根据线虫生活史过程中是否需要中间宿主，可将其分为两大类。

土源性线虫（soil-transmission nematodes）发育过程中不需要中间宿主，也称为直接发育型（direct development type）。肠道线虫（intestinal nematodes）多属此型，但各种线虫之间仍有差别。如蛲虫卵产出后不久即具有感染力；而蛔虫、鞭虫卵需在外界发育一段时期才成为感染期虫卵；钩虫、东方毛圆线虫卵则在外界孵出幼虫并发育至感染期幼虫。土源性线虫卵和幼虫需在温暖、湿润、荫蔽和氧分充足的外环境中生长发育。

生物源性线虫（bio-source nematodes）发育过程中需要中间宿主，也称为间接发育型（indirect development type），血液与组织寄生线虫（The blood-and tissue-dwelling nematodes）多属此型。幼虫先在中间宿主体内发育为感染期幼虫后，再经节肢动物叮咬或经口感染人，寄生在组织内，如丝虫、旋毛虫等。外界环境因素可通过对中间宿主的生长、发育、生殖和种群数量的影响而间接影响生物源性线虫的生长发育。如丝虫的微丝蚴在蚊体内发育的适宜温度为20～30℃和75%～90%的相对湿度，温度过高或过低以及干燥等都可影响微丝蚴在蚊体内的发育。

临床表现和致病机制 Clinical manifestations and Pathogenesis

线虫对人体的危害程度与线虫的种类、寄生数量（或称虫荷，parasitic burden）、发育阶段、寄生部位、虫体的机械和化学性刺激，以及宿主的营养及免疫状态等因素有关。

1. 幼虫致病作用　幼虫进入宿主体内并在宿主体内移行过程中可造成相应的组织或器官损害。如钩虫的感染期幼虫侵入皮肤可致钩蚴性皮炎；蛔虫或钩虫的幼虫经肺部移行时，可引起肺部损害，甚至引起蛔蚴性或钩蚴性哮喘；旋毛虫幼虫寄生于肌肉内可导致肌炎。而一些寄生于犬、猫等食肉动物的线虫幼虫进入人体后，由于人体不是其正常宿主，这些幼虫可引起皮肤或内脏幼虫移行症。

2. 成虫致病作用　成虫在寄生部位因摄取营养、机械性损害和化学性刺激以及免疫病理反应等可导致宿主营养不良、组织损伤、出血、炎症等病变。如肠道线虫可损伤局部肠黏膜，引起出血及炎性反应；丝虫可致淋巴系统的损害。组织内寄生线虫对人体的危害一般较肠道线虫严重，如旋毛虫幼虫侵犯心肌可导致心力衰竭、甚至死亡；广州管圆线虫寄生于神经系统可造成脑、脊髓的严重损害。

分类 Classification

重要的医学线虫以有无尾感器分为2个纲（Table 16－1）。

Table 16－1　Classification of important medical nematodes

纲 Class	目 Order	科 Family	属 Genus	种 Species
分肠纲 Secernentea	杆形目 Rhabditida	粪圆科 Strongyloididae	粪圆线虫属 *Strongyloides*	粪类圆线虫 *S. stercoralis*
		小杆科 Rhabditidae	同小杆线虫属 *Rhabditella*	艾氏小杆线虫 *R. axei*
	圆线目 Strongylida	钩口科 Ancylostomatidae	钩口线虫属 *Ancylostoma*	十二指肠钩口线虫 *A. duodenale*
				犬钩口线虫 *A. caninum*
				锡兰钩口线虫 *A. ceylanicum*
				巴西钩口线虫 *A. braziliense*
			板口线虫属 *Necator*	美洲板口线虫 *N. americanus*
		膨结科 Dioctophymidae	膨结线虫属 *Dioctophyma*	肾膨结线虫 *D. renale*
		毛圆科 Trichostrongylidae	毛圆线虫属 *Trichostrongylus*	东方毛圆线虫 *T. orientalis*
		管圆科 Angiostrongylidae	管圆线虫属 *Angiostrongylus*	广州管圆线虫 *A. cantonensis*
	蛔目 Ascaridida	蛔科 Ascarididae	蛔线虫属 *Ascaris*	似蚓蛔线虫 *A. lumbricoides*
			弓首线虫属 *Toxocara*	犬弓首线虫 *Toxocara canis*
				猫弓首线虫 *Toxocara cati*

续表

纲 Class	目 Order	科 Family	属 Genus	种 Species
		异尖科 Anisakidae	异尖线虫属 *Anisakis*	简单异尖线虫 *Anisakis simplex*
	尖尾目 Oxyurida	尖尾科 Oxyuridae	住肠线虫属 *Enterobius*	蠕形住肠线虫 *E. vermicularis*
	旋尾目 Spirurida	颚口科 Gnathostomatidae	颚口线虫属 *Gnathostoma*	棘颚口线虫 *G. spinigerum*
		筒线科 Gongylonematidae	筒线虫属 *Gongylonema*	美丽筒线虫 *G. pulchrum*
		吸吮科 Thelaziidae	吸吮线虫属 *Thelazia*	结膜吸吮线虫 *T. callipaeda*
		盘尾科 Onchocercidae	吴策线虫属 *Wuchereria*	班氏吴策线虫 *W. bancrofti*
			布鲁线虫属 *Brugia*	马来布鲁线虫 *B. malayi*
			罗阿线虫属 *Loa*	罗阿罗阿线虫 *Loa loa*
			盘尾线虫属 *Onchocerca*	旋盘尾线虫 *Onchocerca volvulus*
		龙线科 Dracunculidae	龙线虫属 *Dracunculus*	麦地那龙线虫 *D. medinensis*
有线纲 Adenophorea	嘴刺目 Enoplida	毛形科 Trichinellidae	毛形线虫属 *Trichinella*	旋毛形线虫 *T. spiralis*
		鞭形科 Trichuridae	鞭虫属 *Trichuris*	毛首鞭形线虫 *T. trichiura*
			毛细线虫属 *Capillaria*	肝毛细线虫 *C. hepatica*

（王中全）

第二节　似蚓蛔线虫
Ascaris lumbricoides

Learning guide

After studying this chapter, the student should be able to:

1. Describe the major morphological characteristics of the adult and egg of *Ascaris lumbricoides*, and determine which development stage is usually diagnostic for infection.

2. State the characteristics of the life cycle of *A. lumbricoides* and indicate which one is infective stage.

3. Determine which stage of the adult and larva can cause more serve lesions to human, why? What are the common complications of ascariasis?

4. Define the epidemiological factors related to the wide distribution of *A. lumbricoides* infection in the world.

Key terms

Ascaris lumbricoides；ascariasis；fertilized egg；unfertilized egg；albuminoid membrane；decorticated eggs；infective egg；ascaris pneumonia；Löffler's syndrome；biliary ascariasis.

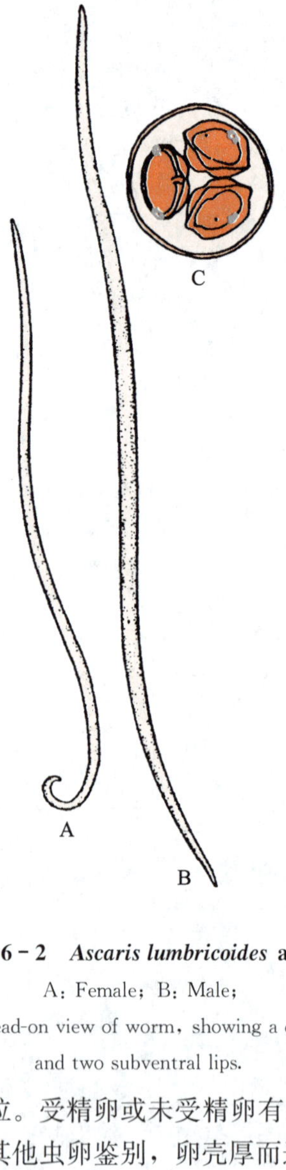

Fig. 16-2 *Ascaris lumbricoides* adults

A：Female；B：Male；

C：Head-on view of worm，showing a dorsal and two subventral lips.

似蚓蛔线虫（*Ascaris lumbricoides* Linnaeus，1758）简称人蛔虫或蛔虫，是人体最常见的寄生虫之一。成虫寄生于小肠，可引起蛔虫病（ascariasis）。我国古代医书中已有关于蛔虫的记载，称之为"蛟"或"蚘"。蛔虫分布广泛，感染率高，多数蛔虫感染者无明显症状，但少数感染者可出现各种蛔虫并发症。

形态 Morphology

1. 成虫　长圆柱形，形似蚯蚓，头部较尖细，尾部较钝圆，活时淡红色或微黄色，死后呈灰白色。体表有细横纹，虫体两侧有两条明显的侧线。口孔位于虫体顶端，周围有3片排列呈"品"字形的唇瓣（Fig. 16-2），唇瓣内缘具有细齿，外缘有感觉乳突和头感器。口腔下连食道、肠管。雌虫明显大于雄虫，雌虫长20～35cm，甚至达40cm以上，最宽处直径为3～6mm；雄虫长15～31cm，最宽处直径为2～4mm。雌虫消化道末端开口于肛门，雄虫则通入泄殖腔。雌虫生殖系统为双管型，盘绕在虫体后2/3部分的原体腔内，阴门位于虫体腹面前、中1/3交界处。雄虫生殖器官为单管型，尾部向腹面弯曲，末端有一对镰刀状的交合刺。

2. 虫卵　人体排出的蛔虫卵有受精卵（fertilized egg）和未受精卵（unfertilized egg）。受精卵呈短椭圆形，大小为(45～75)μm×（35～50）μm，卵壳厚而均匀，卵壳分为3层，自外向内分别是受精膜、壳质层、蛔甙层，但在光学显微镜下难以分清。卵壳外有一层由虫体子宫分泌物形成的蛋白质膜（albuminoid membrane），表面凹凸不平，被胆汁染成棕黄色。卵内含有1个大而圆的卵细胞，在其两端与卵壳之间有半月形空隙，随着卵细胞的分裂发育，半月形空隙逐渐消失。未受精卵呈长椭圆形，棕黄色，大小为（88～94）μm×（39～44）μm，卵壳与蛋白质膜均较受精卵薄，无蛔甙层，卵内含有许多大小不等、折光性较强的颗粒。受精卵或未受精卵有时可脱去蛋白质膜，成为卵壳透明的脱蛋白膜卵（decorticated egg），应与其他虫卵鉴别，卵壳厚而透明是脱蛋白膜蛔虫卵的主要特征（Fig. 16-3）。

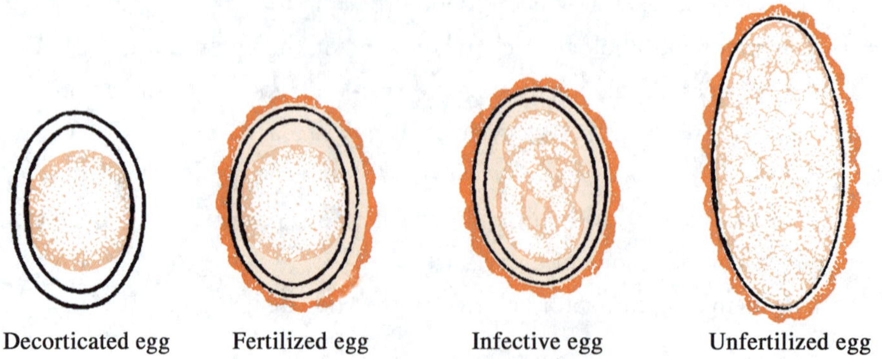

Fig. 16-3 *Ascaris lumbricoides* eggs

生活史 Life cycle

蛔虫生活史为直接发育型，不需要中间宿主，包括虫卵在外界土壤中发育、幼虫在人体内移行与发育以及成虫在小肠内寄生 3 个阶段。

成虫寄生于人体小肠内，雌、雄成虫交配后产卵，卵随宿主粪便排出体外，只有受精卵才能进一步发育。在潮湿、荫蔽、氧气充分的泥土中，适宜温度（21～30℃）下，约经 2 周，受精卵内卵细胞即可发育为幼虫，1 周后，卵内幼虫经第 1 次蜕皮发育为感染期虫卵（infective egg）（Fig. 16－4）。

人因误摄入被感染期虫卵污染的食物或水而感染。在宿主小肠内，卵内幼虫释放孵化液（含酯酶、壳质酶及蛋白酶），消化卵壳，幼虫破壳逸出。幼虫侵入肠黏膜和黏膜下层，钻入静脉或淋巴管，经肝、右心到达肺部，穿过肺泡毛细血管进入肺泡，在此经 2 次蜕皮后，沿支气管、气管逆行至咽部，随吞咽进入消化道，在小肠内经第 4 次蜕皮后，再经数周发育为成虫（Fig. 16－4）。幼虫在移行过程中也可随血流到达其他器官，一般不能发育为成虫，但可造成器官的损害。自虫卵感染人体到雌虫开始产卵约需 60～75 天，1 条雌虫每天产卵约 24 万个，成虫在人体内的寿命一般为 1 年左右。

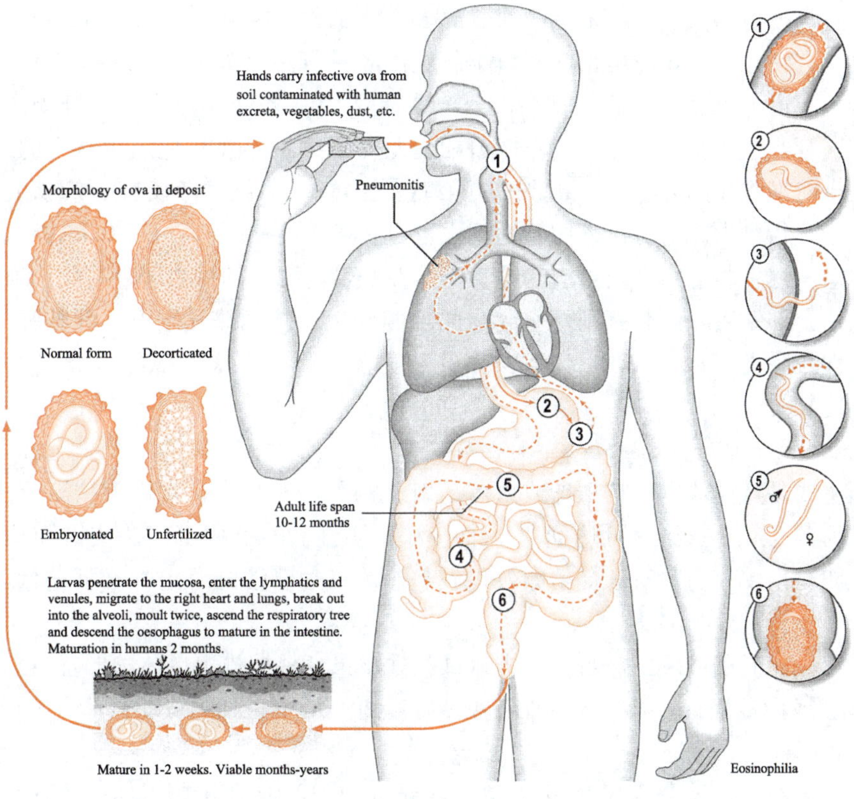

Fig. 16－4　Life cycle of *Ascaris lumbricoides*

①The infective egg；②The hatched larva escaping from the broken egg shell；③Larva；④Larva migrating to intestine；⑤Larvae develop into adults (male and female) in intestine；⑥Egg passed out in feces

(From Chiodini PL，2001)

临床表现和致病机制 Clinical manifestations and Pathogenesis

蛔虫幼虫和成虫对人均有致病作用，但成虫为主要致病阶段。

1. 幼虫致病作用　幼虫经肝、肺等组织移行，可引起机械性损伤。尤其是在肺部移行穿过肺泡毛细血管时，引起点状出血以及嗜酸性粒细胞为主的炎性浸润，同时，幼虫的代谢产物及死亡虫体的分解产物还可引起宿主局部或全身的超敏反应。严重感染引起蛔虫性肺炎（ascaris pneumonia），亦称为 Löffler's syndrome，临床表现为咳嗽、哮喘、痰中带血、呼吸困难、发热及血液中嗜酸性粒细胞增高等。多数病例于发病后 4～14 天可自愈。有时幼虫还可侵入脑、肝、脾、肾、眼和甲状腺等器官，引起异位损害。也有幼虫通过胎盘进入胎儿体内寄生的报道。

2. 成虫致病作用

成虫的主要致病作用有掠夺营养、损伤肠黏膜、引起变态反应及其钻孔习性引起的并发症。

掠夺营养和破坏肠黏膜影响吸收　患者可出现消化道症状，如食欲缺乏、消化不良、腹泻、恶心、呕吐、间歇性脐周痛等；儿童患者常有神经精神症状，如惊厥、夜惊、磨牙，偶有异嗜症等。台湾省一男童曾有手术取出1806条蛔虫的记录。蛔虫以小肠内的半消化食物为营养，加之蛔虫唇齿机械性损伤及虫体代谢产物的化学刺激可致肠黏膜损伤，影响人体对蛋白质、脂肪、糖类及维生素A、B_2和C的吸收，大量寄生时可致宿主营养不良、发育障碍。

超敏反应　患者可出现荨麻疹、皮肤瘙痒、结膜炎、血管神经性水肿、过敏性紫癜、中毒性脑病等，可能是由于蛔虫变应原被人体吸收，引起IgE介导的超敏反应。

并发症　蛔虫对人体最主要的危害是引起并发症。蛔虫在小肠内寄生时一般处于安静状态，一旦其寄生环境发生变化，如病人发热、肠功能紊乱、摄入过多辛辣刺激性食物、使用麻醉剂或服用不足量的驱虫药物时，可引起蛔虫骚动。当小肠内有大量虫体寄生时，虫体相互扭结成团，堵塞肠管，可引起机械性肠梗阻，梗阻部位以回肠末端或回盲部多见，少数严重患者可并发肠套叠、肠扭转甚至肠坏死等。因蛔虫具有钻孔习性，故可钻入开口于肠腔的各种管道（如胆管、胰腺管和阑尾），甚至钻入肝，不仅可引起胆道蛔虫症（biliary ascariasis）、蛔虫性胰腺炎、阑尾炎以及肝蛔虫病，甚至可上窜阻塞气管、支气管，造成窒息，也可引起尿道和生殖器官蛔虫病及其他组织器官的蛔虫卵肉芽肿。胆道蛔虫症是临床上最常见的并发症，占严重并发症的64%，多数患者仅有1条成虫前半部钻入胆总管，尾部仍在十二指肠内。有时侵入胆管的蛔虫也可多达10～20条，由于Oddi括约肌与胆总管痉挛发生剧烈胆绞痛，继发胆道感染，可引起胆管炎。在胆管内死亡的蛔虫碎片与蛔虫卵都可成为胆结石的核心。若虫体全部钻入肝内胆管则可引起化脓性胆管炎，甚至并发蛔虫性肝脓肿、胆道大出血、胆囊破裂、胆汁性腹膜炎等。蛔虫亦可引起肠穿孔和急性腹膜炎，病死率可达15%。蛔虫病的严重并发症多见于重度感染的儿童。

实验诊断 Laboratory diagnosis

病原学诊断主要是从粪便中检查虫卵或虫体。由于蛔虫产卵量大，常用直接涂片法检查虫卵，1张涂片的检出率为80%，3张涂片可达95%。直接涂片阴性者，可用沉淀法或饱和盐水浮聚法，浮聚法对受精蛔虫卵检出率较高，对未受精卵效果较差。改良加藤法既可定性又可定量，且操作简单、方便。

粪便中未检出虫卵而疑似蛔虫病者，可进行试验性驱虫，根据排出虫体的形态鉴别。胆道蛔虫症者可采用腹部B超或内镜检查。疑为蛔蚴性肺炎或哮喘者，痰中查到蛔虫幼虫即可确诊。

流行 Epidemiology

蛔虫呈世界性分布，估计全球有10亿人感染，据2001—2004年全国人体重要寄生虫病调查，我国人群的蛔虫感染率平均为12.72%，以贵州省的感染率最高（42.41%），其次为湖南（30.82%）、四川（27.65%）、湖北（26.86%）、广西（23.26%）及重庆（20.91%），估计全国蛔虫感染人数为8593万。人群感染的特点是农村高于城市，儿童高于成人。农村12岁以下儿童为高感染人群。粪便内含受精蛔虫卵者为传染源。蛔虫感染普遍的主要原因有：

1. 生活史简单，不需中间宿主；

2. 雌虫产卵量大；

3. 用未经处理的人粪施肥和随地大便使虫卵污染土壤及蔬菜，鸡、犬、蝇类可机械性携带虫卵；

4. 不良卫生行为，人接触被虫卵污染的泥土、蔬菜，经口食入黏附在手指上的感染期卵，或食用被虫卵污染的生菜、泡菜和瓜果等而受到感染；

5. 虫卵对外界环境抵抗力强，在荫蔽的土壤中或蔬菜上，虫卵可活数月至2年以上，在无氧的条件下也可存活2～3个月。由于卵壳蛔甙层的保护作用，食用醋、酱油或腌菜、泡菜的盐水均不能杀死虫卵。人群感染蛔虫的季节与当地气候、生产活动等因素有关，主要在春、夏季节。

防治 Treatment, Prevention and Control

1. 普查普治，减少传染源 对患者和带虫者进行驱虫治疗，是控制传染源的重要措施。目前常用驱虫药物为阿苯达唑、甲苯咪唑和三苯双脒，均有较好的疗效。学龄儿童可采用集体服药，驱虫时间宜在感染高峰期之后的秋、冬季节。由于重复感染机会多，故在流行区应每隔半年～1 年驱虫 1 次。胆道蛔虫症保守疗法无效时可用内镜取出虫体，其他严重并发症主要靠外科手术治疗。

2. 管好粪便，切断传播途径 对粪便进行无害化处理，可用粪尿混合堆肥法、沼气池发酵等方法杀灭粪便中的蛔虫卵。在用干粪做肥料的地区，可采用泥封堆肥法，3 天后粪堆内温度可达 52℃或更高，可杀死蛔虫卵。

3. 健康教育，避免感染 加强卫生宣传教育，普及卫生知识，注意饮食卫生、个人卫生和环境卫生。不随地大便，做到饭前便后洗手，不喝生水，不生食未洗净的瓜果和生菜，以及灭蝇，避免食入感染期蛔虫卵。

第三节 弓首线虫

Toxocara

Learning guide

After studying this chapter, the student should be able to:

1. Describe the characteristics of the life cycle of *Toxocara* and indicate which one is infective stage.
2. State the main manifestations of human toxocariasis.
3. Define how to prevent toxocariasis.

Key terms

Toxocara; toxocariasis; *Toxocara canis*; *Toxocara cati*; visceral larva migrans; ocular larva migrans.

弓首线虫（*Toxocara*）是犬、猫类常见的肠道寄生虫，其幼虫能在人体内移行，引起严重的内脏幼虫移行症（visceral larva migrans）和眼幼虫移行症（ocular larva migrans）。

一、犬弓首线虫 *Toxocara canis*

犬弓首线虫［*Toxocara canis*（Werner，1782）Johnston，1916］，又称犬弓首蛔虫、犬蛔虫，寄生于家犬、其他犬科动物或人体，引起弓首线虫病（toxocariasis）。该虫是引起人体内脏幼虫移行症（visceral larva migrans）的首位病原体，呈世界性分布，我国各地也均有犬感染此虫的报道。

形态 Morphology

1. 成虫 与人蛔虫相似，但虫体较小。虫体前端向腹面弯曲，两侧有后延伸的颈翼，颈翼上有粗横纹（Fig. 16－5）。口唇分三叶，缺间唇，食道简单；咽管后端无肌质球，在食道与肠管连接处有 1 个小胃。雄虫长 5～11cm，后端卷曲，两侧有尾翼；肛门前后有若干对乳突；一对交合刺等长。雌虫长9～

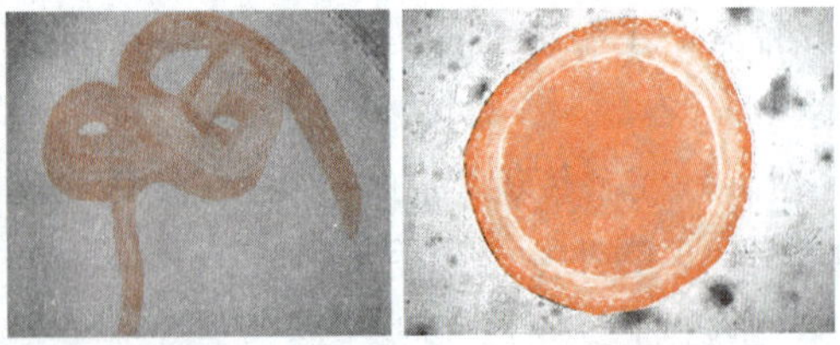

Fig. 16-5 Adult and egg of *Toxocara canis*

18cm，阴门位于虫体中部之前，子宫总管甚短。

2. 虫卵 短椭圆形或近球形，大小为（65～68）μm×（64～72）μm。卵壳厚，表面有许多点状凹陷（Fig. 16-5）。

生活史 Life cycle

犬弓首线虫的生活史与人蛔虫的相似。成虫寄生在犬小肠内，产出的大量虫卵随犬的粪便排出体外，在外界适宜的环境中，经5～6天发育为含幼虫的感染期卵。当幼犬吞食了感染期卵后，幼虫在小肠内孵出，钻入肠黏膜和黏膜下层的静脉或淋巴管随血流入肺，穿过肺泡毛细血管进入肺泡，在此停留一段时间并蜕皮2次后，沿支气管、气管逆行至咽部，随吞咽进入消化道，在小肠内再次蜕皮后发育为成虫。从幼犬吞食感染期卵至在小肠内发育为成虫约需4～5周。

当成犬（尤其是曾感染过此虫已获得免疫力的成犬）吞食感染期卵后，幼虫不能完成在肺内的移行过程，而是进入其他器官和组织，幼虫在该处停止发育，长期呈休眠状态，但对其他食肉动物具有感染性。如果感染有该虫的成年母犬妊娠，在妊娠后期休眠的幼虫被宿主的激素激活，再次进行血液循环，经胎盘侵入胎犬的血流，经肺部移行至小肠。犬弓首线虫还可经乳汁传播，故幼犬的感染非常普遍。鼠类可作为其转续宿主，犬也可因捕食鼠类而感染。

临床表现和致病机制 Clinical manifestations and Pathogenesis

人是犬弓首线虫的非正常宿主，人误食感染期卵后，幼虫不能在人体内发育为成虫，而是长期停留在幼虫阶段。幼虫的致病主要是引起超敏反应，反应强度及持续时间与感染剂量有关。

1. 内脏幼虫移行症 幼虫在人体内移行到肝的最多，其次是肺、脑及眼等部位，刺激组织形成嗜酸性肉芽肿，嗜酸性肉芽肿是犬弓首线虫引起的内脏幼虫移行症的主要病理损害。主要表现是发热、肺部症状、肝大及嗜酸性粒细胞增多。患者初期可出现发热、乏力、食欲缺乏、体重减轻，数月内可反复发作。幼虫侵入肝，可出现恶心、呕吐、肝区疼痛、肝大（80%）及压痛，肝表面可见灰白色结节；病理切片可见嗜酸性肉芽肿，内有犬弓首线虫幼虫、大量嗜酸性粒细胞及夏科-莱登结晶（Charcot-Leyden's crystals）；还可出现脾大、淋巴结肿大等。幼虫侵入肺部，主要表现为Löffler's syndrome，表现为发热、咳嗽、痰中带血、呼吸困难及外周血嗜酸性粒细胞增多等。幼虫侵入脑部，可引起头痛、癫痫、全身痉挛等神经系统症状，甚至脑出血，表现为瘫痪、嗜睡、深度昏迷甚至死亡。偶可引起嗜酸性脑膜脑炎；实验室检查可发现脑脊液混浊，呈血性或黄色。

2. 眼幼虫移行症（ocular larva migrans） 较少见，但后果严重，主要见于儿童，病变多为单眼，有时幼虫可从眼眶钻出。常表现为慢性肉芽肿性眼炎或视网膜炎、视神经盘水肿及虹膜睫状体炎等；在眼底可见视网膜溃疡、溃疡周围色素沉着，有时伴有玻璃体混浊，亦可出现视网膜脱落。表现为视力下降、斜视、白色瞳孔，甚至突然失明。眼部感染偶可为亚临床型，眼内肉芽肿因被误诊为视网膜母细胞瘤而施行不必要的眼球摘除术。眼幼虫移行症通常并不伴有内脏病变。

实验诊断 Laboratory diagnosis

由于犬弓首线虫幼虫在人体内不能发育到成虫与产卵，而是在人体内到处窜扰，故人体弓首线虫病的病原学诊断非常困难，对疑似病例，可采用肝、肺等脏器穿刺或手术取标本进行病理切片，在嗜酸性肉芽肿内发现犬弓首线虫幼虫即可确诊，但应注意与人蛔虫、猫弓首线虫幼虫鉴别。

血清学检查对本病的诊断具有重要价值，目前诊断效果较好的是应用犬弓首线虫幼虫的排泄分泌抗原，通过ELISA或Western blot，检测抗犬弓首线虫的特异性抗体。

流行 Epidemiology

犬弓首线虫分布广泛，世界各地犬的感染率为5%～80%以上，美国成犬与幼犬的感染率分别达20%与98%。我国辽宁省盘山县幼犬的感染率达96%。犬弓首线虫感染率高的主要原因是雌虫产卵量大，虫卵对外界抵抗力强以及幼虫在母犬体内长期存活。

人体弓首线虫病在世界各地已有近千例报道，由于本病诊断困难，很多病人被误诊或漏诊，文献报道的病人数可能仅是实际病人数的冰山一角。血清学调查表明，美国1～11岁儿童的犬弓首线虫感染率为4.6%～7.3%，但社会经济状况低下的黑人儿童的感染率达30%，在发展中国家儿童的感染率达50%～80%。我国成都市区与郊县儿童的感染率分别为2.1%与17.7%。犬粪中的虫卵污染环境，特别是公园、娱乐场所的地面与草地，当儿童爬行时可通过污染的手指食入虫卵而感染。如在美国密歇根州2个公园内1/3的土壤样本都被虫卵污染，巴尔的摩市146个私人住宅的花园与庭院11%的土壤样本也都含有感染期虫卵。本病的高发年龄主要是1～3岁的儿童。

防治 Treatment, Prevention and Control

1. 治疗患者　人体的局部病变可手术取虫。内脏幼虫移行症通常只在确诊后对严重患者给予治疗，甲苯咪唑（mebendazole）与阿苯达唑（albendazole）均有较好疗效。

2. 治疗病犬　对犬特别是幼犬进行定期驱虫，以减少传染源。

3. 环境卫生　公共场所禁止犬入内，及时清理与处理犬粪；公园内儿童玩耍的沙坑不用时应使用尼龙布覆盖，以防犬粪污染。

二、猫弓首线虫 *Toxocara cati*

猫弓首线虫［*Toxocara cati*（Schrank，1788）Brumpt，1927］，又称为猫弓蛔虫或猫蛔虫，寄生于猫、猫科动物及人体，引起的疾病也称为弓首线虫病（toxocariasis）。猫弓首线虫是猫的一种常见的肠道寄生虫，呈世界性分布，我国各地均有报道。该虫幼虫亦偶可感染人体，引起内脏幼虫移行症。

形态 Morphology

成虫外形与犬弓首线虫很相似，虫体比犬弓首线虫小近一半，雄虫长3～6cm，雌虫长6.5～15cm。虫体前端向腹面弯曲，颈翼很宽，在颈翼后端突然收回；单侧颈翼呈箭头状，后缘与虫体几乎成直角；两侧的颈翼合起来看整个颈翼呈梨形，颈翼上有横纹。咽管后端有肌质球。雄虫尾端有乳突，有一对不等长的交合刺，长为1.7～1.9mm。雌虫的子宫总管甚长。虫卵近球形，直径为65μm×70μm；卵壳较薄，表面有许多点状凹陷。

生活史 Life cycle

猫弓首线虫的生活史与犬弓首线虫的相似，但生活史相对简单。当猫食入感染期虫卵后，幼虫在小肠内孵出，钻入肠壁血管或淋巴管，随血流经肝、肺、气管移行后，再返回小肠内发育为成虫。虫卵被猫食入至在小肠内发育为成虫约需8周。若感染期虫卵被犬、羊、鸡、蚯蚓及蜚蠊等食入后，幼虫在这些动物体内不能发育为成虫，但可长期存活；当猫或猫科动物食入含有幼虫的这些转续宿主后，幼虫移行侵入胃壁，不经肝、肺移行即可发育为成虫。若猫经乳汁感染，幼虫亦不经肝、肺移行即可发育为成虫。与犬弓首线虫不同的是，猫弓首线虫不能经胎盘先天传播。

临床表现、致病机制和实验诊断 Clinical manifestations, Pathogenesis and Laboratory diagnosis

猫弓首线虫的致病机制与临床表现与犬弓首线虫相似，人也是猫弓首线虫的非正常宿主，幼虫不能在人体内发育为成虫，而是停留在幼虫阶段，引起内脏幼虫移行症与眼幼虫移行症。在人体内偶可发现成虫。

实验诊断同犬弓首线虫。

流行和防治 Epidemiology, Prevention and Control

猫弓首线虫病的流行主要是由于感染期幼虫储存在母猫的组织器官中，并在妊娠后期开始活动，然后在整个泌乳期随乳汁排出，幼猫因摄入乳汁中的幼虫而感染。人体感染猫弓首线虫病主要是误食感染期虫卵，流行因素与犬弓首线虫相似。目前全世界约有18例人体感染猫弓首线虫病的报道。

防治措施与犬弓首线虫病相同。

（崔　晶）

第四节 毛首鞭形线虫
Trichuris trichiura

Learning guide

After studying this chapter the student should be able to answer the following questions.

1. Define the following key terms
   trichuriasis
   polar plugs
2. What are the characteristics of the life cycle of *Trichuris trichiura*?
3. What is the pathogenesis of *Trichuris trichiura* and how to control it?

Key terms

Trichuris trichiura；trichuriasis；polar plugs.

毛首鞭形线虫（*Trichuris trichiura* Linnaeus，1771）简称鞭虫（whipworm），成虫主要寄生在盲肠，引起鞭虫病（trichuriasis）。

形态 Morphology

1. 成虫　体形似马鞭，前 3/5 细长，无色，其内咽管细长，由一串较大的杆状细胞组成的杆状体包绕；后 2/5 粗短，呈灰白色（带粉红色），内含肠管和生殖器官，口简单，无唇。雌虫较大，长 3.5～5cm，尾端钝直，有肛门开口，阴门位于虫体粗大部前端的腹面。雄虫稍小，长 3～4.5cm，尾端向腹面呈环状弯曲，有交合刺一根，外有可伸缩的交合刺鞘。雌、雄成虫生殖器官为单管型（Fig 16－6）。

2. 虫卵　纺锤形，呈黄褐色，大小为（50～54）μm×（22～23）μm。卵壳较厚，两端各有一透明极塞（polar plug）。卵内含有一尚未分裂的卵细胞（Fig 16－6）。

生活史 Life cycle

成虫主要寄生在盲肠，虫数多时亦可在阑尾、结肠、直肠，甚至回肠下段寄生。雌虫与雄虫交配后雌虫产卵（3000～7000 个/日），虫卵随粪便排出体外。在泥土中温、湿度适宜的条件下，约经 3 周即可发育为感染期卵。虫卵随污染的食物、蔬菜或饮水等经口进入人体。在小肠内幼虫自卵壳极塞处孵出，然后移至结肠，侵入肠黏膜发育，约经 10 天幼虫重新回到肠腔，发育为成虫。成虫以其细长的前端插入肠黏膜吸取营养，而虫体后端则游离于肠腔。从食入感染期虫卵至成虫发育成熟并产卵约需 3 个月。在人体鞭虫的寿命为 4～8 年。

临床表现和致病机制 Clinical manifestations and Pathogenesis

鞭虫病的临床表现一般与寄生虫数有关。轻度感染者多无明显症状，只在粪便检查时发现虫卵。严重感染时，患者可出现头晕、下腹部阵发性疼痛、腹胀、慢性腹泻（黏液腹泻或血性腹泻）、粪便隐血或带鲜血、消瘦、贫血、生长发育迟缓等。儿童重度感染可导致直肠水肿、脱垂，多见于营养不良或并发肠道致病菌感染的病例。少数患者可出现全身症状，如发热、荨麻疹、嗜酸性粒细胞增多、四肢水肿等。

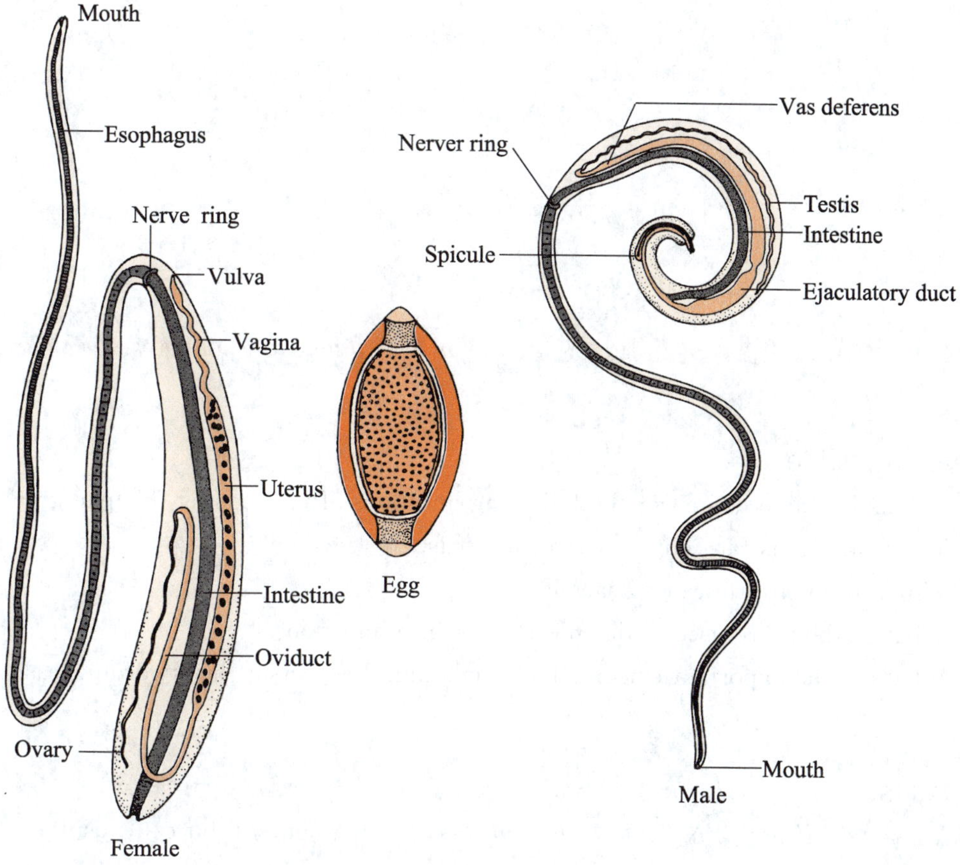

Fig. 16-6 ***Trichuris trichiura***

成虫以细长的前端侵入肠黏膜、黏膜下层、甚至肌层，摄取组织液和血液为食。当寄生虫数目较多时，由于虫体的机械性损伤和分泌物的刺激作用，可致肠黏膜组织充血、水肿或出血等慢性炎症反应。因为虫体穿入肠黏膜，可继发细菌感染；虫体若进入阑尾腔，可诱发阑尾炎。少数患者可有细胞增生、肠壁组织明显增厚，形成肉芽肿等病变。鞭虫引起的低色素性贫血见于长期、重度感染的患者，然而贫血是由于营养不良和损伤的结肠黏膜出血引起，与虫体摄食血液无关，因为每条鞭虫造成的失血量仅为 0.005ml/d。

实验诊断 Laboratory diagnosis

粪便检查，检获鞭虫卵为实验诊断依据。轻度感染者粪便中虫卵少，用粪便直接涂片法发现虫卵困难，可采用沉淀集卵法、饱和盐水和硫酸锌浮聚法及改良加藤法提高检出率。虫卵少容易漏诊，需仔细检查。

流行 Epidemiology

鞭虫呈世界分布，全世界鞭虫感染者约有 10.5 亿。据 2001—2004 年全国人体重要寄生虫病调查，我国人群平均感染率为 4.63%。虫卵在干燥条件和寒冷环境不能存活，故多见于温暖、潮湿的热带和亚热带地区。鞭虫多与蛔虫同时存在，但不及蛔虫感染率高。无保虫宿主，人是唯一的传染源。婴幼儿食土习惯常是其感染的重要原因。鞭虫感染直接与环境卫生差和使用未经无害化处理的粪便施肥有关。

防治 Treatment，Prevention and Control

病人和带虫者用药物治疗，消除传染源。常用的驱虫药物有阿苯达唑（孕妇和婴儿禁用）和甲苯咪唑。

搞好环境卫生，注意个人卫生和饮食卫生，加强水源管理和粪便管理，避免使用未经无害化处理的人粪施肥。

（汤自豪）

第五节 钩 虫

Hookworms

一、十二指肠钩口线虫和美洲板口线虫 *Ancylostoma duodenale* and *Necator americanus*

Learning guide

You should be able to answer the following questions after studying this paragraph.

1. What pathogens can cause hookworm disease?
2. Why can hookworm cause anaemia?
3. What methods are used to diagnose hookworm infection?
4. What are the important epidemiologic and clinical aspects of hookworm disease?

Key terms

Ancylostoma duodenale; *Necator americanus*; copulatory bursa; buccal capsule; rhabditiform larva; filariform larva; ground itch; zinc sulfate floatation; formalin-ether concentration technique; saturated salt floatation technique; allotriophagy; hookworm disease; hookworm dermatitis; ancylostomiasis duodenalis; necatoriasis americana.

寄生人体的钩虫主要有十二指肠钩口线虫（*Ancylostoma duodenale* Dubini，1843）和美洲板口线虫（*Necator americanus* Stiles，1902），分别简称十二指肠钩虫和美洲钩虫。该两种钩虫寄生人体小肠，主要在空肠，引起钩虫病（hookworm disease），其主要临床症状是缺铁性贫血。

形态 Morphology

1. 成虫　虫体细长约1 cm，呈乳白色。十二指肠钩虫稍长于美洲钩虫。十二指肠钩虫头端与尾端均向背侧弯曲，呈“C”形；美洲钩虫头端向背侧弯曲，尾端则向腹侧弯曲，呈“S”形。

虫体顶端有一发达角质口囊（buccal capsule）。十二指肠钩虫口囊呈扁椭圆形，其腹侧缘有钩齿（teeth）2对，背侧缘有一对瘤状突起。美洲钩虫口囊呈椭圆形，其腹侧缘有板齿（cutting plates）1对，背侧缘有一对小板齿（Fig. 16－7）。

雄虫末端膨大形成交合伞（copulatory bursa），由肌性辐肋支撑，依其所在部位分别称背辐肋、侧辐肋和腹辐肋。肋的类型（特别是背辐肋）是鉴定虫种的特征结构。消化道和生殖道均开口于交合伞，有一对交合刺。雄性生殖系统为单管型，而雌性生殖系统为双管型。阴门位于虫体中部略前（美洲钩虫）或略后（十二指肠钩虫）。

钩虫成虫长度、钩齿或板齿的数量和排列、雄虫交合伞、雌虫阴门的位置可用于鉴别该两种钩虫。十二指肠钩虫与美洲钩虫成虫的形态鉴别要点见 Table 16－2。

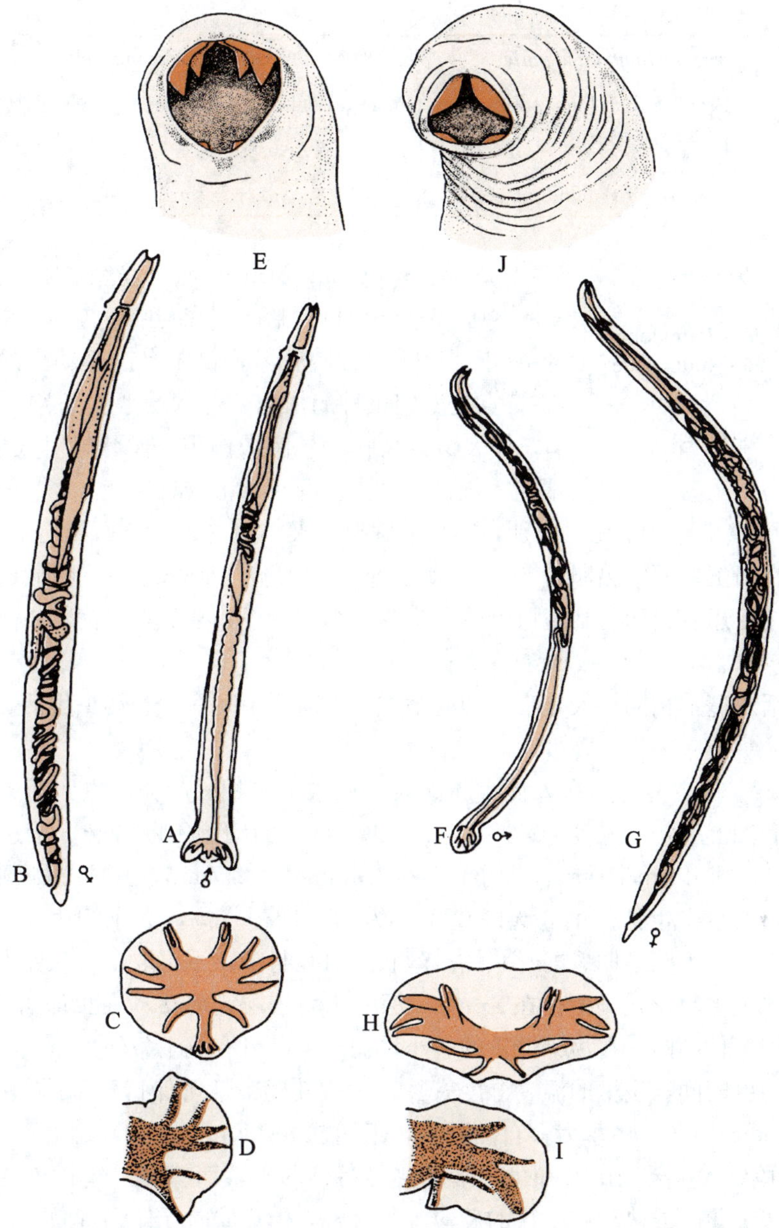

Fig. 16-7 Adult *Ancylostoma duodenale* and *Necator americanus*

A. duodenale A: Male; B: Female; C and D: Copulatory bursa; E: Buccal capsule.

N. americanus F: Male; G: Female; H and I: Copulatory bursa; J: Buccal capsule.

Table 16-2 Differential Characteristics of *Ancylostoma duodenale* and *Necator americanus*

	Ancylostoma duodenale	*Necator americanus*
Shape	Head continues in the same direction as curvature of body	Head curved opposite to curvature of body, giving hooked appearance to anterior end
Length		
Female (mm)	(10～13) ×0.60	(9～11) ×0.40
Male (mm)	(8～11) ×0.45	(7～9) ×0.30
Buccal capsule	Two pairs of curved ventral teeth	A pair of ventral semilunar cutting plates

续表

	Ancylostoma duodenale	*Necator americanus*
Bursa of male	Broader than long, dorsal ray tripartite	Long, wide and rounded, dorsal ray bipartite
Caudal spine in female	Present	Absent
Vulva	Posterior to middle of body	Anterior third to middle of body

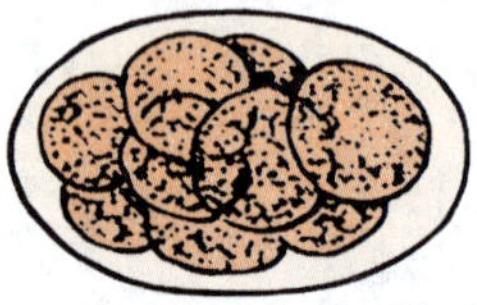

Fig. 16-8 Hookworm egg

2. 丝状蚴（filariform larva） 丝状蚴大小为（0.5～0.7）mm×0.025mm。口孔封闭，在与咽管连接处的腔壁背面和腹面各有1个口矛或称咽管矛，口矛有助于幼虫的穿刺作用，其形态特点是鉴定虫种的依据。丝状蚴咽管细长，约为虫体长的1/5。体表覆盖鞘膜，具保护作用。丝状蚴对人体具有感染能力，故也称感染期蚴（infective larva）。

3. 虫卵 两种钩虫虫卵几乎无法区别，卵呈椭圆形，大小为（56～76）μm×（36～40）μm。卵壳薄，无色透明。在新鲜粪便中虫卵为2～8个细胞阶段，细胞与卵壳之间有明显透明空隙，如粪便搁置时间稍长或在便秘患者，卵内细胞可继续分裂为多细胞阶段，甚至发育为幼虫（Fig. 16-8）。

生活史 Life cycle

两种钩虫的生活史基本相同。人是唯一的终宿主，不需要中间宿主。钩虫生活史可分为土壤和宿主两个发育阶段。

1. 土壤发育阶段 成虫多寄生在人体小肠上段，雌雄虫交配、产卵，虫卵随粪便排出体外，在温暖（25～30℃）和潮湿（相对湿度60%～80%）的土壤中卵细胞不断分裂，迅速发育为幼虫并孵出第Ⅰ期杆状蚴（rhabditiform larva），大小约为0.23mm×0.017mm，其前端钝圆，口腔窄长，以细菌和有机物为食，营自生生活。第3天蜕皮1次为第Ⅱ期杆状蚴，大小约为0.4mm×0.029mm。第4天再蜕皮1次，发育为感染期蚴即丝状蚴。丝状蚴口孔封闭，不再取食。从卵发育到丝状蚴的时间约需5～10天。绝大多数丝状蚴生存在1～2cm深的土壤表层，多活动在虫卵孵化约50cm半径的范围内。丝状蚴有聚集性倾向，在污染严重的一小块泥土上，可有成千条幼虫。丝状蚴对外界环境抵抗力较强，保存活力的时间与土壤的温、湿度有关，一般其感染性可保持6～9周，在气候条件适宜时丝状蚴可存活15周或更久。冬季大多自然死亡，不能越冬（Fig. 16-9）。

2. 宿主发育阶段 人主要因生产和生活活动接触污染的土壤而感染。丝状蚴有明显的向温性和向湿性，对接触、二氧化碳或热均有明显的反应。当接触人体皮肤时受体温刺激，丝状蚴活动力明显加强，借助机械作用和酶的化学作用，经毛囊、汗腺口或破损皮肤钻入人体。丝状蚴在穿刺皮肤期间分泌透明质酸酶，分解表皮内透明质酸，有利钩蚴在表皮移行。

丝状蚴钻入皮肤后，在皮下组织移行，进入小静脉或淋巴管，随静脉循环经右心到肺部，大部分幼虫穿破毛细血管进入肺泡，借助于小支气管、支气管上皮细胞纤毛摆动向上移行至咽，被吞咽，经食管、胃、到达小肠，再经2次蜕皮后发育为成虫。部分十二指肠钩虫幼虫感染后可在某些组织内迁延移行，经过一段时间后（可长达200天以上）才陆续进入小肠发育成熟。

成虫借口囊内钩齿或板齿咬附肠黏膜，以血液、组织液、肠黏膜细胞为食。钩虫吸血时分泌多种抗凝肽使血液不易凝固。其分泌物、排泄物如一些酶类还可抑制宿主的炎症反应和免疫反应，从而防止钩虫从肠腔中排出。

除主要经皮肤感染外，十二指肠钩虫还可经口感染。食入的丝状蚴可经口腔和食管黏膜侵入血管，经上述途径移行到肠腔发育为成虫。被吞食的丝状蚴如未被胃酸杀死，也可直接在小肠内发育成熟。另外，某些动物（兔、小牛、小羊和猪等）可作为钩虫的转续宿主，人若生食这些动物的肉类也有感染的可能。钩虫偶然还可通过胎盘和母乳感染。

丝状蚴从侵入皮肤，移行到小肠发育成熟、交配、产卵，直至粪便发现虫卵约需5周。如遇迁延

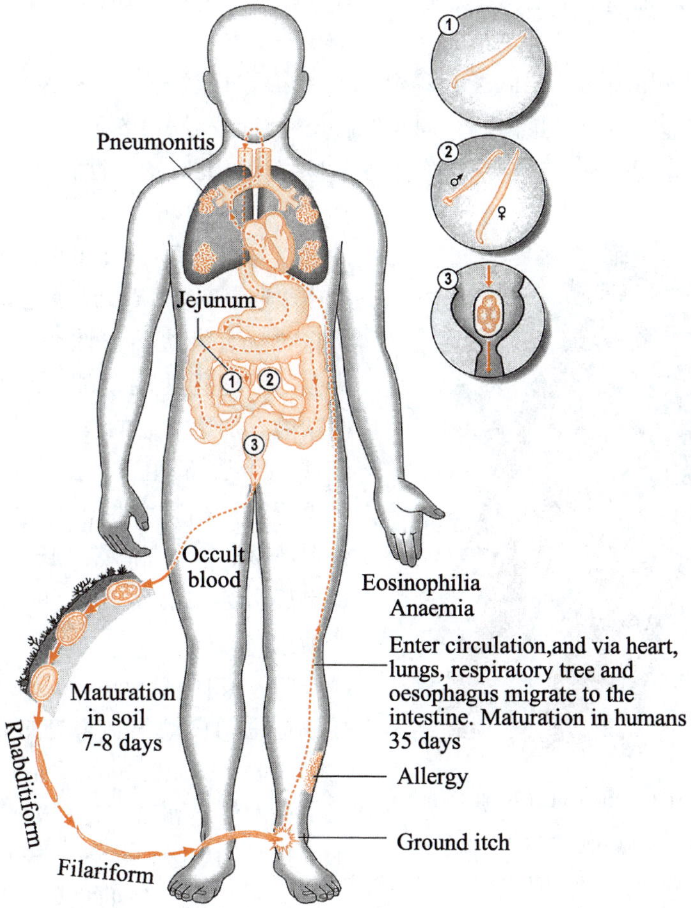

Fig. 16－9 Life cycle of *Ancylostoma duodenale* and *Necator americanus*

(From Chiodini *et al*. 2001)

移行时其潜伏期可以是6～10个月或更长时间。雌虫产卵数因虫种、虫数和虫龄而不同，每条十二指肠钩虫平均产卵量为10000个～30000个/日，美洲钩虫为5000个～10000个/日。一般以感染12～18个月时产卵最多，冬季有时会出现短期停止排卵的现象。十二指肠钩虫成虫寿命为6～7年，美洲钩虫成虫寿命为5～6年，有的可达15年。但在重复感染的人体内成虫寿命短。

临床表现和致病机制 Clinical manifestations and Pathogenesis

按致病虫种将钩虫病分为十二指肠钩虫病（ancylostomiasis duodenalis）和美洲钩虫病（necatoriasis americana）。十二指肠钩蚴引起皮炎较多，成虫导致的贫血也较严重，同时还是引起婴幼儿钩虫病的主要虫种。但这两种钩虫的主要致病机制和临床症状相似。人体感染钩虫后是否出现临床症状与侵入丝状蚴的数量，在小肠寄生的虫数，人体的健康状况、营养条件和免疫力有密切关系。钩虫寄生均可造成不同程度的损害，其表现形式有两种：一是小肠内有钩虫成虫寄生，但无任何临床症状者，称为钩虫感染（hookworm infection）或称带虫者（carrier）；二是由于钩虫寄生引起不同程度贫血的临床症状和体征者，称为钩虫病。

1. 幼虫致病

（1）钩蚴性皮炎（hookworm dermatitis）：丝状蚴钻入皮肤时，运动活跃，数分钟至1小时即可引起钩蚴性皮炎，俗称“土痒疹”（ground itch）、“粪毒”等。由于机械性穿刺和化学性分泌物的作用，引起移行性创伤和皮炎，主要症状有奇痒（intense itching）和烧灼、针刺感，皮肤出现红斑和水肿，随后形成丘疹和疱疹，往往有继发性细菌感染。如无继发性感染，大约在2周内皮炎的症状自动消退。

皮疹常见部位有足趾或手指之间、足背、手背、踝部、手腕等部位皮肤，也可发生在人体与泥土接触的其他部位。

（2）肺部损害（pulmonary lesions）：一般来讲肺部损伤较轻，大多为一过性。移行的幼虫穿破肺毛细血管，进入肺泡，造成微量出血，同时伴有炎性细胞浸润，导致支气管炎和支气管肺炎，患者可出现咳嗽、咯血、哮喘，常伴有畏寒、发热等全身症状，此时嗜酸性粒细胞明显增多。

2. 成虫致病

（1）肠道病变及症状：成虫利用口囊和钩齿或板齿吸咬、破坏肠黏膜，造成散在出血点和小溃疡，严重时可有大块出血性瘀斑，偶尔出现肠黏膜大量出血，引起肠功能紊乱，影响小肠消化与吸收营养的功能，加速贫血的发生（Fig. 16－10）。主要临床表现为上腹部疼痛、食欲缺乏、胃肠胀气、腹泻。严重感染可出现急性消化道出血，有时被误诊为消化道溃疡、急性和慢性肠炎等疾病，应引起注意。钩虫病引起的消化道出血以柏油样便、血便或血水便为主。

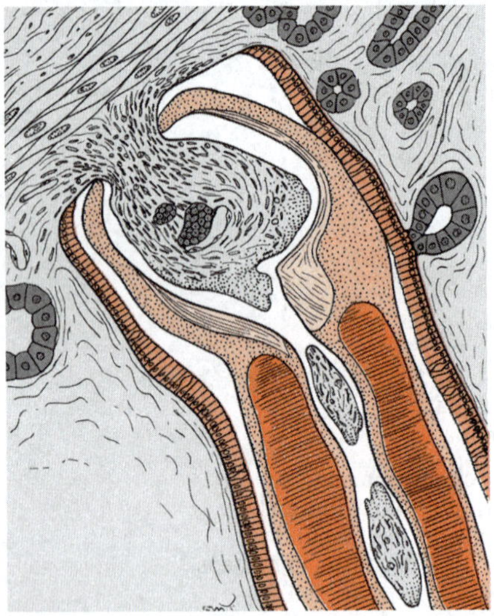

Fig. 16－10 Sagittal section of a hookworm feeding in the intestine of the host. The worm takes in mouthful of intestinal mucosa, pinches it off, and swallows it, all through the muscular action of the esophagus.

（From Marguardt *et al*. 2000）

（2）贫血（anemia）：钩虫的主要危害在于成虫导致宿主的慢性失血而造成的贫血，是钩虫病主要的临床表现。贫血的发生取决于钩虫的种类、数量、宿主铁的储备和需求量以及膳食中可利用铁的含量。十二指肠钩虫吸血量多，故其危害性大于美洲钩虫。慢性失血是铁丢失的主要原因，轻度和中度钩虫感染者若饮食中有足够的铁、矿物质和蛋白质，可无明显症状。如果从食物中摄取的铁量不足，即使中度感染也可导致贫血。由于铁的缺乏，血红蛋白合成的速度比新生成红细胞的速度慢，所以钩虫病贫血的特点是缺铁性(iron deficiency anemia）小细胞低色素性贫血。

钩虫寄生引起患者慢性失血的原因主要有：①口囊和牙齿吸咬肠黏膜时，由于机械性和蛋白酶的破坏作用，导致肠黏膜损伤；钩虫还分泌抗凝肽，使血液不易凝固，伤口不断渗血；②虫体吸入的血迅速经其消化道排出，形成唧筒样作用，这部分失血量称为吸血量。钩虫吸血时，吸血量与渗血量大致相同；③钩虫吸血时有经常更换咬附部位的习性（每天可达4～6次），更换吸血部位后原伤口仍然在渗血。应用放射性同位素^{51}Cr标记实验，测得每日每条十二指肠钩虫造成的失血量为0.14～0.26ml，而美洲钩虫为0.02～0.10ml。

钩虫贫血一般为慢性过程，但有时病情严重，血红蛋白降至5g/dl或更低。患者临床表现有皮肤蜡黄、结膜和皮肤苍白、眩晕、乏力以致劳动力减退，严重者有心悸、气短、面部和下肢水肿以及其他贫血性心脏病的症状和体征。

3. 异嗜症（allotriophagy） 少数钩虫患者可出现喜食一些粗硬物品，如生米、生豆、煤渣、泥土、瓦片、炉灰等，称为异嗜症。其发生原因不明，可能与铁质的耗损有关。患者经驱虫治疗和补充铁剂，症状可迅速消失。

实验室诊断 Laboratory diagnosis

钩虫病的病原学诊断主要依赖粪便中检查虫卵或经钩蚴培养法检出幼虫。常用的病原学诊断方法有：

1. 生理盐水直接涂片法（direct fecal smear examination） 方法简单，适用于感染度较高的地区。但检出率低，轻度感染者常容易漏诊。

2. 饱和盐水浮聚法（saturated salt floatation technique）、硫酸锌漂浮法（zinc sulfate floatation）和甲醛-乙醚浓集法（formalin-ether concentration technique） 其中饱和盐水浮聚法操作较简单，是诊断钩虫感染最常用的方法，检出率是直接涂片法的5～6倍。

3. 钩蚴培养法（culture method for hookworm larvae） 20～30℃温箱培养5～6天，观察活的钩蚴并可鉴别虫种。检出率与饱和盐水浮聚法相似。可用于流行病学调查。

未固定保存的粪便放置24小时以上，幼虫可从卵中孵出，需注意与粪类圆线虫区别。在同一份粪便中既有钩虫卵又有杆状蚴可能是钩虫感染或混合感染；如果仅有杆状蚴应怀疑粪类圆线虫，但必须记住混合感染常见。

流行 Epidemiology

钩虫感染和钩虫病呈世界分布。据近期报告，全球钩虫感染人数约为5.76亿，仅在撒哈拉以南的非洲钩虫感染人数约为1.98亿，感染人数占当地人口的29%。根据2001—2004年全国寄生虫病调查，我国钩虫感染者为3千9百万。除青海、黑龙江和吉林三省外，其他省、自治区、直辖市均有钩虫感染和流行，但主要流行在温暖、潮湿的地区，海南、广西和四川，感染率分别为33.18%、19.67%和18.01%。北方以十二指肠钩虫为主，南方以美洲钩虫为主，但两种钩虫混合感染极为普遍。由于大力开展土源性蠕虫的防治工作，钩虫总的感染率较1990年下降了63.7%。

影响钩虫传播的因素主要有：传染源和易感者的存在，温暖、潮湿的气候，人们的生活条件和卫生习惯以及种植农作物的方式等。

钩虫病人和带虫者是钩虫病的唯一传染源，用未经无害化处理的粪便施肥或随地大便是土壤污染的主要形式。

人的感染取决于土壤污染的程度和皮肤接触土壤的机会。在种植桑树、玉米、红薯、甘蔗、棉花和蔬菜等旱地农作物时，如采用未经无害化处理的粪便施肥，其环境又适于虫卵和幼虫的发育，人们在田间徒手、赤足操作则极易感染。

环境条件包括温度、雨量和沙质土壤的存在。钩虫卵及幼虫在外界发育需要适宜的温度和湿度，因而各地感染季节差别较大。十二指肠钩虫幼虫的适宜温度为22～26℃，美洲钩虫为31～34.5℃。钩虫病多流行在年平均降雨量大于1200mm的热带和亚热带地区。低于0℃或高于40℃时卵和幼虫迅速死亡，平均温度低于10℃时土壤中虫卵将不能孵化。

防治 Treatment, Prevention and Control

对钩虫病的防治要采用综合性防治措施，主要包括控制传染源、加强粪便管理和无害化处理、加强宣传教育、注意个人防护。

1. 治疗钩虫病患者和带虫者以控制和减少传染源。钩虫卵在10℃以下不能孵化，因此在温带地区普查普治应放在冬春季，避免重复感染。常用药物有阿苯达唑和甲苯咪唑，或复方甲苯咪唑和复方阿苯达唑。贫血严重者需服用铁剂，并补充蛋白质和维生素C纠正贫血。对钩蚴性皮炎可用15%噻苯唑（thiabendazole）软膏涂敷于患处。

2. 加强粪便管理是控制钩虫病传播的重要措施。教育群众不要随地大便，不用新鲜粪便施肥，建立密封式沼气池和三坑式沉淀密封厕所等杀死虫卵。

3. 注意个人防护个人防护是防止感染的重要环节。在流行区提倡机械化操作，尽量减少皮肤与泥土直接接触的机会，必要时手、脚涂擦防护剂，如1.5%左旋咪唑硼酸酒精溶液，或15%噻苯唑软膏。在流行区，要加强对易感人群，尤其对学龄期儿童卫生知识的教育。

（沈际佳）

二、犬钩口线虫 *Ancylostoma caninum*

Learning guide

You should be able to answer the following questions after studying this paragraph.

1. What pathogens can cause cutaneous larva migrans?
2. Why can *Ancylostoma caninum* cause cutaneous larva migrans?
3. What are the clinical manifestations of cutaneous larva migrans?

Key terms

Ancylostoma caninum；cutaneous larva migrans；creeping eruption.

犬钩口线虫［*Ancylostoma caninum*，（Ercolani，1859）Hall，1913］，简称犬钩虫，外形似十二指肠钩虫，但较粗大。寄生在犬、猫、狐、狼、熊、美洲郊狼及其他食肉类的肠道内。犬钩虫是一种人兽共患寄生虫，往往引起幼虫移行症（cutaneous larva migrans，CLM）或伴随其他钩虫引起肠道感染。

形态 Morphology

1. 成虫　活时为淡红色，半透明，死后呈灰白色。口囊宽大，呈圆形或椭圆形。其腹侧缘有 3 对腹齿，外侧一对最大，向内依次变小（Fig. 16－11，A）。雄虫大小为（11.0～13.0）mm×（0.34～0.39）mm；交合刺长 0.73mm～0.96mm，平均 0.86mm；交合伞宽大，其侧瓣宽 0.45～0.49mm，各腹肋均较细长，背肋末端分为 3 支；交合刺尖直且较短，约 0.6～0.9mm（Fig. 16－11，B）。雌虫稍大于雄虫，大小为（14.0～20.5）mm×（0.50～0.56）mm；尾部后端逐渐尖细，有尾刺。

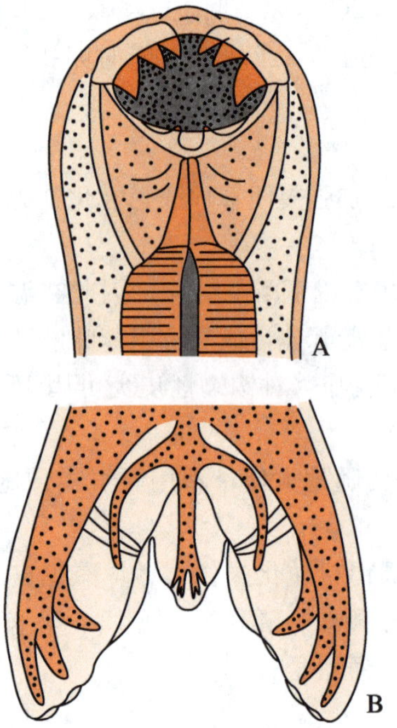

Fig. 16－11　Adult A. *caninum*

A：Buccal cavity；B：Copulatory bursa.

（From Marquardt *et al*，2000）

2. 虫卵　犬钩虫虫卵呈椭圆形，大小为（55～72）μm×（34～45）μm，平均 62μm×39μm。卵壳较薄，无色透明。卵内通常含 4 个细胞，卵壳与卵细胞之间有明显空隙。粪便放置过久时，卵内细胞可继续分裂成 8 细胞期或桑葚状。

3. 杆状蚴　杆状蚴大小约为 0.27 mm×0.018 mm。虫体前端钝圆，后端尖细。体壁透明。口腔细长，有口孔，咽管为典型的杆状形。

4. 丝状蚴　丝状蚴大小为 0.56 mm×0.023mm。体表覆有鞘膜，口孔封闭，有口矛。咽管细长，约占虫体的 1/ 5，咽管末端球状部分不甚明显。尾尖细。

生活史 Life cycle

犬钩虫的生活史及在犬体内的发育过程与人钩虫十分相似。犬钩虫虫卵随犬、猫或狼等动物粪便排出，在土壤中孵出第Ⅰ期杆状蚴。在蜕皮为第Ⅱ期杆状蚴之前以土壤中的微生物为食。第Ⅱ期杆状蚴在土壤中蜕皮，发育为不进食的具有感染性的丝状蚴。犬或其他动物接触含有犬钩虫丝状蚴的土壤或沙滩时，丝状蚴经皮肤侵入宿主发育为成虫。丝状蚴也可以感染人体，但一般不能发育为成虫，偶可经气管—食管途径移行到肠道发育为成虫，但发育不正常。

临床表现和致病机制 Clinical manifestations and Pathogenesis

幼虫钻入人体皮肤数小时内，局部皮肤就会出现发红、瘙痒及丘疹等症状。幼虫从丘疹处开始移行，可出现弯曲前进的线状红色疹，周围组织出现炎症和水肿，引起皮肤幼虫移行症（Fig. 16－12）。幼虫每天移行数厘米，几天后受损皮肤的炎症逐渐消退，并干燥形成瘢痕。由于移行过程伴剧烈瘙痒，搔抓可引起继发性感染。幼虫侵入皮肤后还可能移行到深部组织（肺）引起肺炎，也可从痰液中排出。在此过程中，患者会出现外周血嗜酸性粒细胞增多症，并在其痰液中检查出大量嗜酸性粒细胞和夏科-莱登晶体。侵入人体的幼虫，也可以在人体小肠发育为成虫，引起腹部不适，如腹痛、胃肠炎等。犬钩虫不同于其他肠道钩虫，它不引起慢性血液丢失和贫血，可导致嗜酸性粒细胞增多性肠炎。

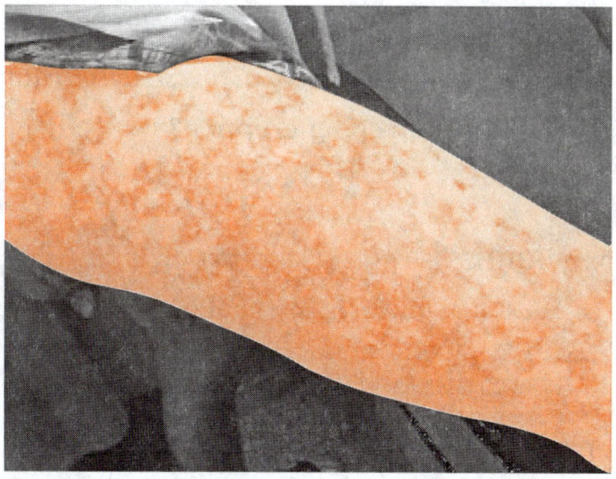

Fig. 16－12 Massive numbers of lesions typical of hookworm associated CLM

（From Bowman *et al*，2010）

犬钩虫侵入人体是丝状蚴通过机械作用、分泌的蛋白酶溶组织的作用及其逃避宿主细胞免疫和体液免疫综合作用的结果。成虫分泌的透明质酸酶可加速钩虫分泌的生物活性物质（抗凝剂、血管活性物或免疫调节肽等）的扩散，干扰宿主凝血和血小板集聚，改变了宿主肠道绒毛周围酶系，以利于寄生虫的生存。同时透明质酸酶的组织溶解和黏膜损害作用，可能与引起肠炎的病理有关。

实验室诊断 Laboratory diagnosis

犬钩虫在人体内虽然偶尔能发育为成虫，但发育不正常，因此感染后粪便中没有虫卵。首先应询问患者有无接触史，同时检查患者有无 CLM 症状，患者外周血或痰液中嗜酸性粒细胞可增多，在痰液中还偶可查到幼虫，需注意与其他寄生虫鉴别，如巴西钩口线虫也可导致 CLM。因局部虫体数量少，很难发现，故不推荐做活检。可用 ELISA 等免疫学方法检测病人血清中循环抗原或抗体以辅助诊断。

流行 Epidemiology

犬钩虫呈世界性分布，是所有钩虫中分布最广、数量最多的一种，以热带和亚热带较为普遍。主要寄生于犬、猫等食肉动物，偶然寄生人体。随着家庭养犬越来越普遍，特别是在卫生状况不好的农村，养犬会造成钩虫感染等人兽共患病的流行。绝大多数患者因接触潮湿或沙质土壤中的幼虫而导致感染。

防治 Prevention，Treatment and Control

犬及猫科动物喜好在一些易于幼虫生长、发育的沙滩及沙质地排便。具体的防范措施包括使犬和猫远离沙滩并定期给犬和猫驱虫。人类要注意个人防护，不要赤脚接触沙滩或土壤，与犬和猫等接触后要洗手。

治疗常用药物为阿苯达唑、甲苯咪唑、噻嘧啶和伊维菌素等。匍行疹症状的治疗可应用抗组胺药、止痒剂、镇静剂及（或）局部麻醉剂。

（任翠平 沈际佳）

三、巴西钩口线虫 *Ancylostoma braziliense*

Learning guide

You should be able to answer the following questions after studying this paragraph.

1. What pathogens can cause cutaneous larva migrans?
2. Why can *Ancylostoma braziliense* cause cutaneous larva migrans?
3. What is creeping eruption?

Key terms

Ancylostoma braziliense；cutaneous larva migrans；creeping eruption；

巴西钩口线虫［*Ancylostoma braziliense*，（Gomez de Faria，1910）Brocca，1951］，简称巴西钩虫。一种猫、犬体内最常见的钩虫，成虫寄生在猫、犬、狐等食肉动物的小肠内，偶可寄生人体小肠。人体感染主要是其三期幼虫侵入皮肤，引起皮肤幼虫移行症（cutaneous larva migrans，CLM）。

形态 Morphology

1. 成虫　巴西钩虫有明显颈弯，口囊呈长椭圆形，在腹侧具有一对三角形腹齿。巴西钩虫雄虫体长 5.0～7.5mm，交合刺较小，侧面观为长圆形；雌虫大小为 6.5～9.0mm，生殖道较粗短，有尾刺，阴门位于虫体后 1/3 处。

2. 虫卵　巴西钩虫虫卵大小为（71～95）μm×（41～45）μm。

生活史 Life cycle

巴西钩虫成虫寄生在犬、猫的小肠，虫卵随粪便排出，在外界适合条件下 1～2 天后发育为杆状幼虫，5～10 天后发育为三期幼虫，即是巴西钩虫的感染期，感染期幼虫可在外界适合条件下存活 3～4周。当适宜宿主接触土壤时，感染期幼虫经皮肤侵入宿主，然后进入血管或淋巴管，随血流经右心至肺，穿过肺微血管进入肺泡，上移行至咽，随吞咽至食管，经胃移行到小肠发育为成虫。感染期幼虫也可以侵入人体皮肤，但侵入人体的幼虫很少进入血液和淋巴液中，而是在真皮下挖掘“隧道”，造成局部感染，引起皮肤幼虫移行症。

致病机制及临床表现 Clinical manifestations and Pathogenesis

幼虫感染的对象以儿童多见，侵入皮肤最常见的部位是足、臀部和外生殖器，但身体的其他部位均可感染，钻入后每天移行几厘米，引起皮肤幼虫移行症，症状与犬钩虫极相似。幼虫侵入皮肤几个小时内，局部皮肤即有针刺、奇痒和烧灼感，继而出现小出血点、丘疹或小疱疹。幼虫从丘疹处开始移行，由于其移行蜿蜒、弯曲，皮疹呈匐行线状，故可出现特征性弯曲前进的线状匐行疹（creeping eruption）；周围组织出现炎症和水肿，匐行疹可存在数周至数月，剧痒，但有自限性，搔抓可引起继发性感染。部分幼虫侵入皮肤后可能移行到肺部引起肺炎，并可从痰液中排出，痰液中可检测出大量嗜酸性粒细胞和夏科-莱登晶体，同时患者可能会出现外周血嗜酸性粒细胞增多。

实验室诊断 Laboratory diagnosis

首先应询问患者有无接触暴露史，同时检查其皮肤有无典型的线状隧道。患者可有嗜酸性粒细胞增多（外周血或痰液），在痰液中偶可查见幼虫，但需注意与其他寄生虫的鉴别，如犬钩口线虫也可导致 CLM。因局部虫体量少，很难发现，故不推荐做活组织检查。可用聚合酶链反应（PCR）检测及鉴定人体组织内的幼虫以确诊。

流行与防治 Epidemiology，Prevention and Treatment

巴西钩虫多见于气候温暖的农业区或滨海地区，主要分布在非洲、中美洲的圭亚那、巴西以及我国的福建、广东、四川、贵州、陕西、台湾等省。人们常因生产或野营等活动而感染。对巴西钩虫引起的 CLM 的防治要注意个人防护以防止感染，加强对猫、犬等动物粪便管理及无害化处理等。尽管 CLM 是自限性的感染，但由于引起严重不适和继发性细菌感染，仍需积极抗寄生虫和对症治疗，推荐使用阿苯达唑、甲苯咪唑等药物。

（刘 淼 沈际佳）

第六节 蠕形住肠线虫
Enterobius vermicularis

Learning guide

After studying this chapter the student should be able to answer the following questions.

1. Briefly describe the life cycle of *Enterobius vermicularis*.
2. Why are pinworms most common in young children?
3. Discuss the significance of pinworm infection and enterobiasis.
4. What method is used to diagnose pinworm infection?
5. How can enterobiasis be prevented and controlled?

Key terms

Enterobius vermicularis；enterobiasis；cephalic alae；anal swabs；cellophane tape.

蠕形住肠线虫［*Enterobius vermicularis*（Linnaeus，1758）Leach，1853］又称蛲虫（pinworm）。成虫寄生于人体回盲部，可引起蛲虫病（enterobiasis）。本病流行遍及全世界，儿童感染率高于成人，尤以幼儿园、托儿所及学龄前儿童感染率为高。

形态 Morphology

1. 成虫 虫体细小，浅黄白色。角皮具横纹，头端角皮膨大，形成头翼（cephalic alae）。口孔周围有 3 片小唇瓣，无口囊；咽管末端膨大呈球状，称咽管球（pharyngeal bulb）。雌虫长 8～13mm，宽 0.3～0.5mm，略呈长纺锤形，前、后端较细，中部膨大，尾部直而尖细，尖细部分约占体长 1/3。生殖器官为双管型，阴门位于虫体前 1/3 处腹侧正中线上。肛门位于虫体后 1/3 处腹侧正中线上。雄虫相当小，长 2～5mm，宽 0.1～0.2mm，虫体尾端向腹侧卷曲，有尾翼及数对乳突，末端有 1 根交合刺；生殖器官为单管型，泄殖腔开口于虫体尾端（Fig. 16 - 13）。

2. 虫卵 无色透明，大小为（50～60）μm×（20～32）μm。虫卵两侧不对称，一侧较平，一侧稍凸。卵壳较厚，由一层脂层、两层壳质层组成，壳质层外有一光滑的蛋白质膜。但在光学显微镜仅可见内外两层卵壳。虫卵自虫体排出时，卵内含蝌蚪期幼虫，感染期虫卵内含有卷曲的幼虫。

生活史 Life Cycle

成虫寄生于人体的盲肠、阑尾、结肠、直肠及回肠下段。虫体可游离于肠腔，或借助头翼、唇瓣和咽球管的作用，附着于肠黏膜，以肠内容物、组织液或血液为食。雌、雄虫交配后，雄虫一般很快死亡而被排出，成熟雌虫子宫内充满虫卵，常脱离肠壁向肠腔下端移行。在肠内低氧压的环境中，一

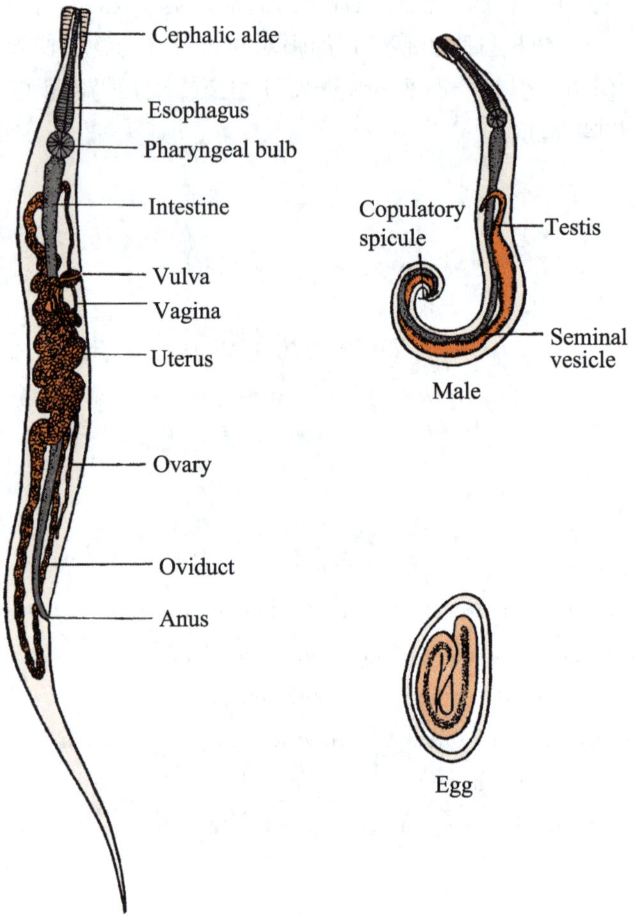

Fig. 16 - 13 ***Enterobius vermicularis***

般不排卵或仅排少量卵。在夜晚，部分雌虫移行到肛门外，受温度、湿度改变和空气（氧）的刺激，在肛门及会阴皮肤处开始大量产卵。一条雌虫可产卵 5000～17000 个。虫卵黏附于肛周皮肤上。正常情况下排卵后的雌虫多因干枯而死亡，少数则可进入肛门内，返回肠腔。也可移行进入阴道、子宫、输卵管、尿道或腹腔、盆腔等部位，导致异位寄生。

黏附于肛周皮肤的虫卵在适宜温度（34～36℃）和相对湿度（90%～100%）及氧气充足等条件下，约经 6 小时发育为感染期虫卵，但在 22℃以下虫卵不发育。雌虫的产卵活动引起肛周皮肤瘙痒，当患者用手抓痒时，虫卵污染手指，再经口食入而发生自身感染（If eggs around the anus are orally ingested by the same person, it is called autoreinfection.）。感染期虫卵也可散落在室内尘埃、床上用具、玩具、食物上，经口或随空气吸入等方式使人感染。被吞入或吸入的虫卵，在十二指肠内孵化，幼虫沿小肠下行，至结肠发育为成虫（Fig. 16 - 14）。自吞食感染期虫卵至雌虫成熟产卵约需 2～6 周，一般为 4 周。雌虫寿命为 2～4 周，一般不超过 2 个月，最长可达 101 天。

临床表现和致病机制 Clinical manifestations and Pathogenesis

大多数感染者瘙痒是唯一的症状，而许多感染者无症状。患者用手搔痒时抓破皮肤，往往引起继发感染。儿童患者常伴有烦躁不安、易怒、失眠、食欲缺乏、消瘦、夜间磨牙及夜惊等症状，若长期反复感染，会影响儿童身心健康。

雌虫在肛周爬行、产卵机械性刺激，以及其分泌物和排泄物诱导宿主产生的超敏反应，引起皮肤瘙痒。虫体附着处可引起肠黏膜轻度损伤（溃疡和出血），导致慢性炎症或消化功能紊乱，但一般症状不明显。若有异位寄生时可导致明显损害，较为常见的是雌虫侵入阴道后，引起阴道炎、子宫内膜

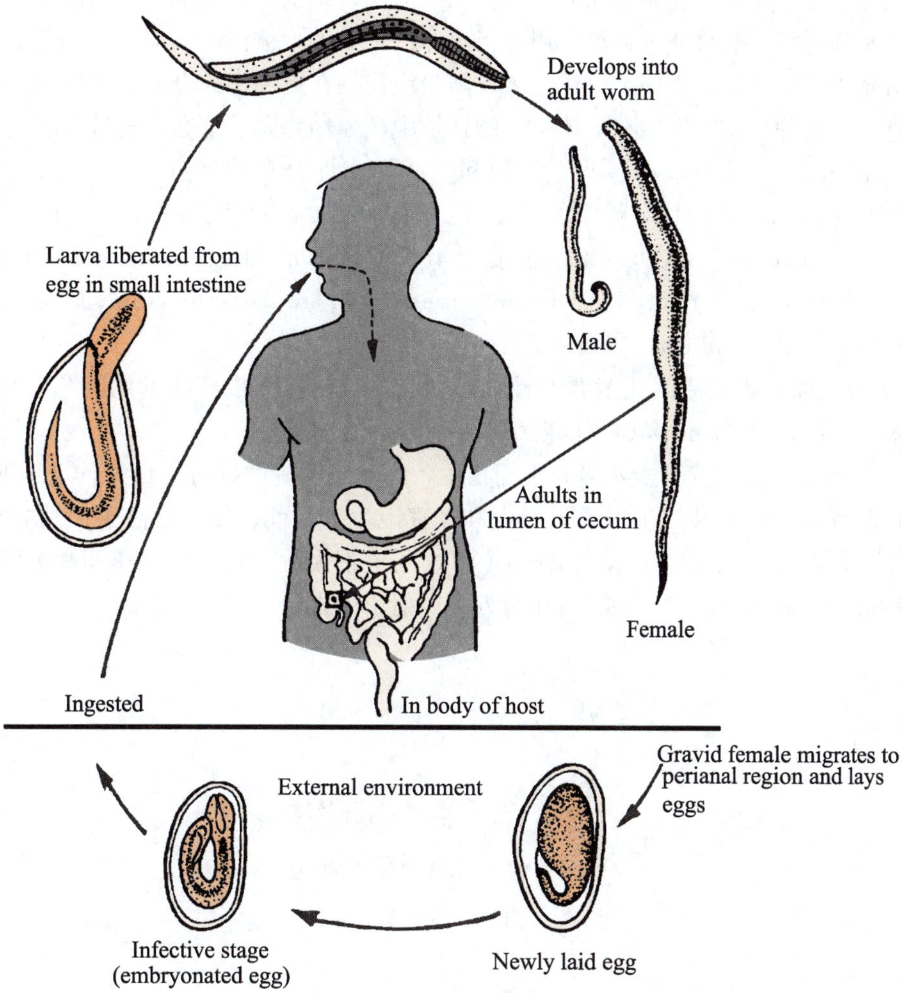

Fig. 16-14 Life cycle of *Enterobius vermicularis*

炎和输卵管炎等。如在腹腔、腹膜、盆腔、肠壁组织、输卵管等部位寄生，可引起以虫体和（或）虫卵为中心的肉芽肿病变。蛲虫肉芽肿为灰白色小结节，中心微黄色。组织切片可见外层为胶原纤维被膜，内层为肉芽组织带，包绕着中心坏死区，坏死区内有蛲虫成虫或虫卵，常有嗜酸性粒细胞、中性粒细胞、异物巨细胞和成纤维细胞浸润。此外，偶有在肝、肺、脾、膀胱等处寄生或损害的报道。尽管成虫可偶然侵入阑尾，但虫体与阑尾炎之间的关系尚未证明。

实验诊断 Laboratory Diagnosis

1. 肛周和会阴取材查虫卵　根据蛲虫在夜间移行至肛周和会阴部产卵的特点，采用透明胶纸法（cellophane tape）和肛门拭子法（anal swabs）检查虫卵。以透明胶纸法检出率高，操作简便。检查蛲虫卵应在清晨便前或洗浴前。若为阴性应连续检查 2～3 天。

2. 夜间肛周查雌虫　患儿入睡 1～3 小时后进行，若发现虫体即可确诊。

3. 其他　若粪便中排出虫体，可根据其形态特点进行诊断。异位感染需用组织活检。

流行 Epidemiology

蛲虫是一种常见的人体肠道寄生虫，呈世界性分布，但在温暖地区常见，全世界约有 5 亿感染者。据 2001—2004 年我国人体重要寄生虫病调查，12 岁以下儿童的蛲虫平均感染率为 10.28%，以海南省的感染率最高（42.64%）。

蛲虫感染者是唯一传染源。感染方式主要有：①肛门-手-口直接感染：这种方式在儿童最为常见，是造成体外自身反复感染的主要途径，使控制蛲虫很困难。由于蛲虫卵不离开宿主在肛周就可发育为感染期虫卵，儿童患者往往用手在肛门及会阴处搔痒，蛲虫卵污染手指，经口感染。②间接接触和吸入感染：条件适宜时蛲虫卵可存活3周，当虫卵污染衣裤、被褥、家具、玩具及地面时，可经手接触，再经口感染。虫卵在灰尘中可存活几天，随尘埃飞扬在空气中的虫卵，亦可被吸入，经吞咽进入消化道而感染。这种方式常发生在集体生活的环境中，如幼儿园或家庭，通过生活上的接触而相互传播，构成蛲虫病的广泛流行，具有儿童机构和家庭聚集性分布的特点。③逆行感染（retroinfection）：蛲虫卵可在肛门附近孵化，孵出的幼虫经肛门进入肠内发育为成虫（A type of autoinfection described as "retroinfection" involves hatching of the embryonated eggs after their deposition in the perianal area and subsequent migration back into the rectum and large intestine.）。

防治 Treatment，Prevention and Control

1. 普查普治　对集体生活的儿童要有计划地普查、普治。驱虫药物常用阿苯达唑、甲苯咪唑、双羟萘酸噻嘧啶（pyrantel pamoate）、枸橼酸哌嗪。

2. 预防　蛲虫寿命短，生活史不需要中间宿主，防治工作应做好防止自身重复感染和相互感染。加强卫生宣传教育，注意公共卫生、个人卫生和家庭卫生。饭前、便后要洗手；勤剪指甲，勤换内衣、内裤，勤晒被褥（阳光照射可杀死虫卵）；教育儿童不吸吮手指；患儿夜间睡眠时应穿闭裆裤，避免手指接触肛门；对玩具及其他用具可用紫外灯照射杀死虫卵。

（汤自豪）

第七节　粪类圆线虫
Strongyloides stercoralis

Learning guide

You should be able to answer the following questions after studying this paragraph.

1. What pathogens can cause strongyloidiasis?
2. Which stage can usually be found in the excretion from patients with strongyloidiasis?
3. What are the important epidemiologic and clinical aspects of strongyloidiasis?

Key terms

Strongyloides stercoralis；self-generation；autoinfection；strongyloidiasis；facultative parasite

粪类圆线虫［*Strongyloides stercoralis*（Bavay，1876）Stiles and Hassall，1902］是一种世代交替（alternation of generation）的兼性寄生虫（facultative parasite）。其生活史复杂，包括自生世代（自生生活于泥土）和寄生世代。在寄生世代，成虫寄生在宿主（如人、犬、猫、狐狸等）小肠内，可引起寄生部位的溃疡性炎症。幼虫可侵入肺、脑、肝、肾等组织器官，造成这些组织的损害。

形态 Morphology

1. 成虫　寄生世代的雌虫长约2.2mm，宽0.04～0.06mm，半透明，体表具细横纹。口囊短，咽管细长，约为体长的1/3～2/5。尾尖细，末端略呈锥形。生殖系统为双管型，其子宫前后排列，各含单行排列的虫卵8～12个；阴门位于距尾端1/3处的腹面。在人体内寄生的雄虫未见描述。自生世代的雄虫长约 0.7mm，宽 0.04mm～0.06mm（Fig. 16-15）。

2. 虫卵　虫卵形似钩虫卵，大小约为（50～70）μm×（30～40）μm，无色透明。卵壳薄，部分卵内含胚幼。

3. 杆状蚴　杆状蚴长约 0.2～0.45mm，头端钝圆，尾部尖细，具双球型咽管（Fig. 16-15）。

4. 丝状蚴　丝状蚴即感染期幼虫，虫体细长，长约 0.6～0.7mm。咽管约为体长的 1/2；尾端分叉，生殖原基位于虫体后部。粪类圆线虫的丝状蚴与钩虫和东方毛圆线虫的幼虫极为相似，应注意鉴别（Fig. 16-15）。

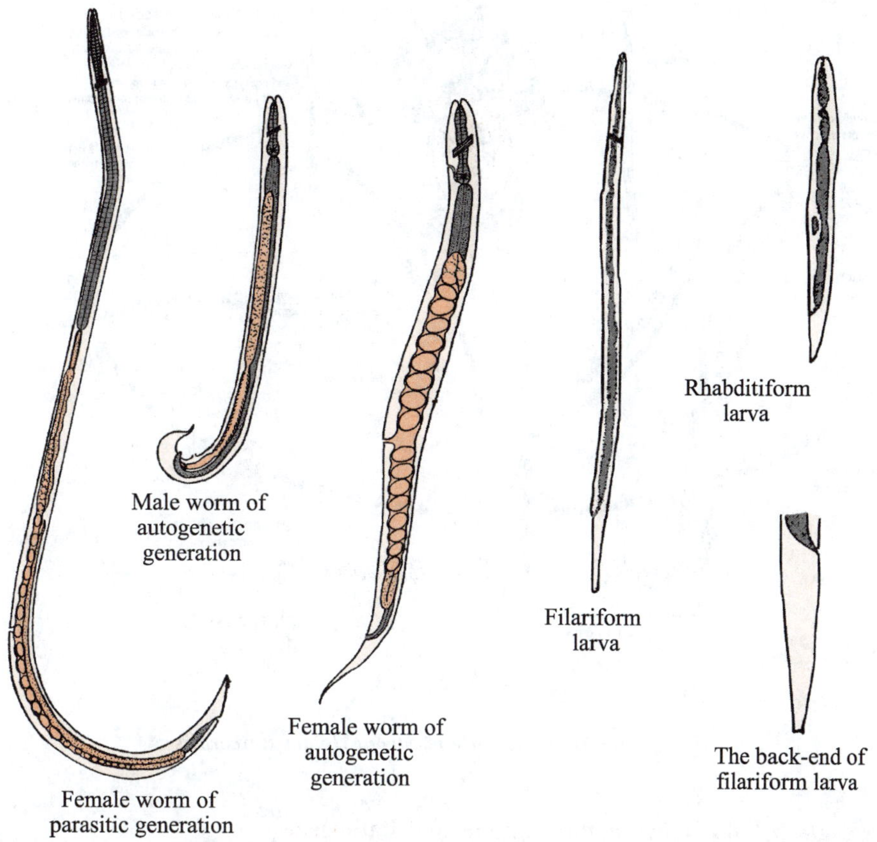

Fig. 16-15　Adult and larvae of *Strongyloides stercoralis*

生活史 Life cycle

粪类圆线虫的生活史复杂，包括在土壤中完成的自生世代和在宿主体内完成的寄生世代。

1. 自生世代（self-generation）　外界生活的成虫在温暖、潮湿的土壤中产卵，数小时内可孵出杆状蚴，36～48 小时内经 4 次蜕皮后发育为自生世代的成虫。在外界环境条件适宜时，自生世代可多次进行，称为间接发育。当外界环境不利时，从卵内孵出的杆状蚴蜕皮两次，发育为丝状蚴，此期幼虫对宿主具有感染性，可经皮肤或黏膜侵入宿主，开始寄生世代。

2. 寄生世代（parasitism）　丝状蚴侵入人或其他宿主后营寄生生活，又称直接发育。虫体进入皮肤后，经静脉系统、右心至肺，穿过肺毛细血管进入肺泡，其中大部分幼虫沿支气管、气管逆行至咽部，被咽下进入消化道，钻入小肠黏膜，蜕皮 2 次，发育为成虫。少数幼虫在肺部和支气管也可发育成熟。寄生在小肠的雌虫多侵入肠黏膜内，并在此产卵。虫卵发育很快，数小时即可孵化出杆状蚴，并自黏膜内逸出，进入肠腔，随粪便排出体外。自丝状蚴感染人体至杆状蚴排出，至少需要 17 天。被排出的杆状蚴，既可在外界经 2 次蜕皮直接发育为丝状蚴再感染宿主，也可进行间接发育为自生世代的成虫。当宿主机体免疫力低下或发生便秘时，肠道中的杆状蚴可在肠黏膜内直接侵入血液循环继续发育，引起体内自身感染（autoinfection）；也可迅速发育为具感染性的丝状蚴，这些丝状蚴可在小肠下段或结肠经黏膜侵入血循环，是体内自身感染另一方式。当排出的丝状蚴附着在肛周，则可钻入皮肤，导致体外自身感染（Fig. 16－16）。

有的虫体可寄生在肺或泌尿生殖系统，随痰排出的多为丝状蚴，随尿排出的多为杆状蚴。

在人体内尚无寄生性雄虫的文献报道，但在动物体内发现有寄生世代的雄虫。

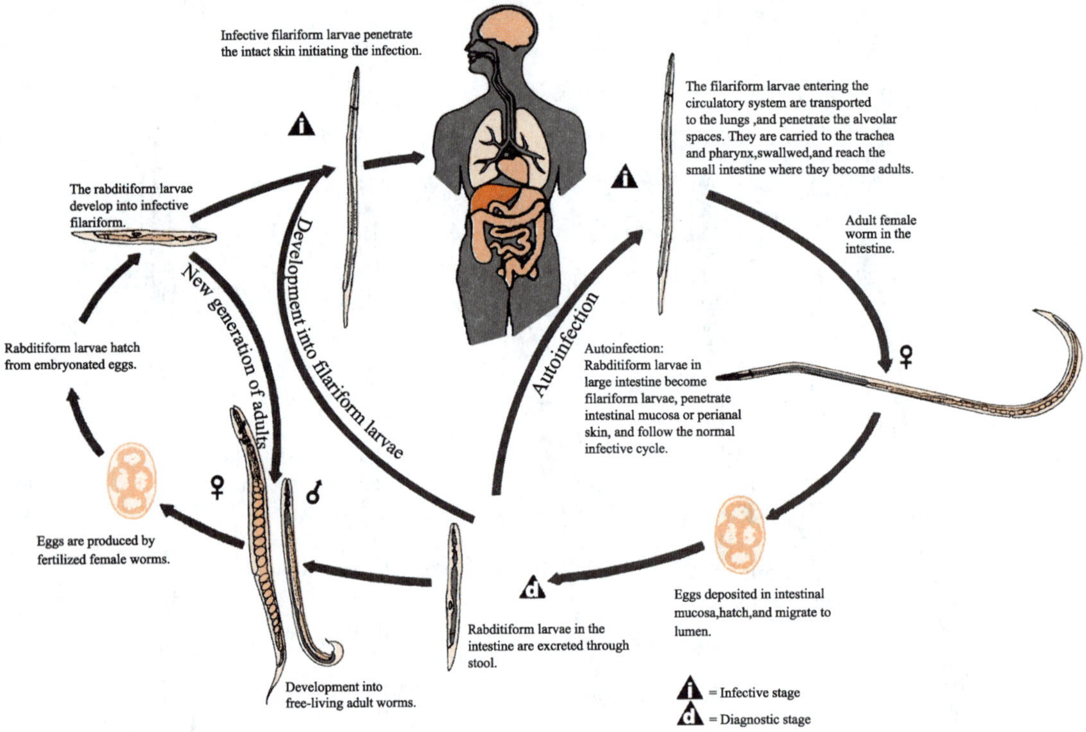

Fig. 16－16 Life cycle of *Strongyloides stercoralis*

临床表现和致病机制 Clinical manifestations and Pathogenesis

临床表现与感染度、侵袭部位及机体免疫功能状态密切相关。由于自身感染可引起重度感染，常可致患者严重衰竭而导致死亡，应引起临床医生的重视。粪类圆线虫在人体的致病作用一般较为轻微，多为隐性感染（suppressive infection）。轻度感染可被清除，无临床症状出现；慢性自身感染可长达数年，间歇出现胃肠症状。在长期使用激素、免疫抑制剂或艾滋病病人中可引发播散性高度感染，幼虫可进入脑、肝、肺、肾及泌尿系统等器官，导致弥漫性组织损伤，患者可出现腹泻、肺炎、出血、脑膜炎及败血症等，甚至因严重衰竭而死亡，由此可见粪类圆线虫是一种机会性致病寄生虫（opportunistic parasite）。粪类圆线虫病的临床表现主要有以下几方面：

1. 皮肤症状　当自体外感染时，丝状蚴经肛周、腹股沟、臀部等处皮肤侵入，局部出现水肿、刺痛、瘙痒和线状或带状荨麻疹，病变常可反复出现。因幼虫在皮肤内移行较快，故引起的荨麻疹蔓延迅速，每小时可达 10cm 以上。由于刺痛和瘙痒而搔抓可导致继发性感染。反复在肛周皮肤出现的荨麻疹及快速蔓延的皮损表现是粪类圆线虫幼虫在皮肤移行的诊断依据。

2. 肺部症状　幼虫在肺部移行时，造成局部出血和炎症。一般较为轻微，临床表现为过敏性肺炎或哮喘。重度感染者可出现咳嗽、咳痰、持续性哮喘，呼吸困难等，X 线胸片显示局限性或弥漫性炎性阴影。若有成虫寄生时，呼吸系统症状严重，持续时间长。

3. 消化道症状　成虫寄生在小肠黏膜内导致的病理损害表现为肠黏膜充血、出血点和溃疡，镜下可见嗜酸性粒细胞和单核细胞浸润。中度病变还可见黏膜萎缩和水肿；重度病变时可见黏膜糜烂、出血甚至肠穿孔，常可见虫体。临床上轻者表现为卡他性肠炎，重者可表现为水肿性肠炎或溃疡性肠炎，甚至引起肠壁糜烂，导致肠穿孔，也可累及胃和结肠。患者可出现恶心、呕吐、腹痛、腹泻等，并伴有发热、贫血和全身不适等症状。重度患者可出现肠梗阻、电解质紊乱、脱水、全身衰竭及死亡。

4. 弥漫性粪类圆线虫病　该类病例常出现在使用免疫抑制性药物、或可导致恶病质的各种疾病，如恶性肿瘤、艾滋病、严重创伤、手术后及严重的败血症等的患者中。此时粪类圆线虫在人体反复自身感染，大量丝状蚴还可移行、扩散到心、脑、肺、肝、胰、卵巢、肾、淋巴结、甲状腺等处引起广泛性损伤，形成肉芽肿病变，导致弥漫性粪类圆线虫病发生。由于寄生部位各异，临床症状无特异性。患者可出现腹泻伴肺炎、脑膜炎、胆管炎、胰腺炎、泌尿系统炎症或败血症等症状，部分患者由于严重衰竭而死亡。

实验室诊断 Laboratory diagnosis

粪类圆线虫病缺乏特异性临床表现，故常误诊。凡同时出现消化道和呼吸系统症状的病例，应考虑本病的可能，尤其是免疫功能受损的患者，须进一步进行有关检查，以明确诊断。

1. 病原诊断　主要依靠从新鲜粪便、痰、尿、呕吐物或脑积液等排泄物和分泌物中检获杆状蚴、丝状蚴或培养出丝状蚴为确诊依据。胃和十二指肠液引流查病原体，对胃肠粪类圆线虫病诊断的价值大于粪检。在腹泻患者或导泻的粪便中也可检出虫卵。直接涂片法检出率较低，可用离心沉淀法或培养法以提高检出率。由于患者有间歇性排虫现象，故病原检查应多次进行。

2. 免疫诊断　采用粪类圆线虫抗原作 ELISA 检测患者血清中特异性抗体，阳性率可达 94%以上。用粪类圆线虫抗原作 IFAT 实验，其敏感性可达 93.3%～100%，特异性达 96%～100%。基于基因重组抗原荧光素免疫沉淀实验的敏感性为 97.8%，特异性为 100%。免疫学检查具有一定的辅助诊断价值。

流行与防治 Epidemiology，Treatment，Prevention and Control

粪类圆线虫主要分布在热带和亚热带，温带和寒带地区呈散发感染。在我国，有 26 个省（区、市）查到粪类圆线虫感染者，广西、海南和云南等地报道较多。云南省勐海县某乡的感染率达 11.6%（2008 年）。人的感染主要是与土壤中的丝状蚴接触所致。气候温暖、潮湿的土壤适宜自生世代循环发育。由于幼虫对环境抵抗力较弱，故本病流行不严重。但由于激素类药物和免疫抑制剂使用的增多，此病的病例有增多的可能。因本病在临床无特异性表现，常常可能造成误诊、误治，应引起临床医生的重视。

粪类圆线虫病的流行因素和防治原则与钩虫病相似，主要在于治疗病人、注意个人卫生与防护及粪便的无害化处理等。还应注意避免发生自身感染，使用类固醇激素药物和免疫抑制剂前，应作粪类圆线虫的反复检查，如发现有感染，应及时给予驱虫治疗。此外，对犬、猫也应进行检查和驱虫。

对于确诊病人，为防止自身感染，应立即驱虫治疗。治疗粪类圆线虫病的药物可选用伊维菌素（ivermectin）或阿苯达唑，前者 200mg/kg，顿服，有专家推荐间隔 2 周后同样疗法再一疗程。阿苯达唑每天 800mg 连用 7 天，但疗效有时不理想。噻苯唑效果虽好，但副反应较多，对肝、肾功能不全者慎用。

（沈际佳）

第八节 丝 虫
Filaria

Learning guide

After studying this chapter, the student should be able to answer the following questions.

1. State which species of filariae are distributed in China.

2. Compare the major morphological differences of the microfilariae of *Wuchereria bancrofti* and *Brugia malayi*.

3. List the same and different points of the life cycle of *Wuchereria bancrofti* and *Brugia malayi*.

4. Explain the nocturnal periodicity of microfilariae.

5. How to prevent and control lymphatic filariasis?

Key terms

filariae; *Wuchereria bancrofti*; *Brugia malayi*; *Onchocerca volvulus*; *Loa loa*; hydrocele testis; hetrazan; river blindness; Calabar swelling; sausage-shaped larva; lymphedema; lymphatic filariasis; ovoviviparous; loiasis; onchocerciasis; tropical pulmonary eosinophilia; tropical eosinophilia; chyluria; filarial fever; filariform larva; microfilaria; microfilaremia; elephantiasis; nocturnal periodicity; ivermectin; diethylcarbamazine (DEC).

丝虫(filaria)是由节肢动物传播的一类寄生性线虫，虫体细长如丝而得名。寄生在人体的丝虫有8种，即：班氏吴策线虫[*Wuchereria bancrofti* (Cobbold, 1877) Seurat, 1921](班氏丝虫)、马来布鲁线虫[*Brugia malayi* (Brug, 1927) Buckley, 1958](马来丝虫)、帝汶布鲁线虫[*Brugia timori* (David and Edeson, 1964) Partono et al, 1977](帝汶丝虫)、罗阿罗阿线虫[*Loa loa* (Cobbold, 1864) Castellani and Chalniers, 1913](罗阿丝虫)、旋盘尾线虫[*Onchocerca volvulus* (Leukart, 1893) Railliet and Henry, 1910](盘尾丝虫)、常现曼森线虫[*Mansonella perstans* (Manson, 1891) Orihel and Eberhard, 1982](常现丝虫)、链尾曼森线虫[*Mansonella streptocerca* (Macfie and Corson, 1922) Orihel et Eberhard, 1982](链尾丝虫)及奥氏曼森线虫[*Mansonella ozzardi* (Manson, 1892) Fanst, 1929](奥氏丝虫)。它们的寄生部位、传播媒介、致病、地理分布以及微丝蚴的主要形态特征、寄生部位及周期性特点有所不同(Table 16-3)。

班氏丝虫、马来丝虫引起的淋巴丝虫病(lymphatic filariasis)和盘尾丝虫引起的盘尾丝虫病[onchocerciasis，亦称河盲症(river blindness)]是严重危害人体健康和流行广泛的丝虫病。在我国仅有班氏丝虫和马来丝虫两种，近年来回国人员有感染罗阿丝虫和盘尾丝虫的报道。此外，恶丝虫属的犬恶丝虫(*Dirofilaria immitis* Leidy, 1856)与匍行恶丝虫(*D. repens* Railliet and Henry, 1911)等动物丝虫也可感染人体，引起的恶丝虫病(dirofilariasis)是一种新现的人兽共患丝虫病。

Table 16-3 Comparison of Eight Species of Filarial Nematodes

Filariae	Location in humans		Periodicity of microfilaria	Characteristics of microfilaria	Vector
	Adult	Microfilaria			
Lymphatic filariasis					
Wuchereria bancrofti	Lymphatics	Blood	Nocturnal	Sheathed, the tail-tip is free from nuclei	*Culex*, *Anopheles* *Aedes*
Brugia malayi	Lymphatics	Blood	Nocturnal	Sheathed, two discrete nuclei, one at the extreme tip of the nail and other midway between the tip and the posterior column of nuclei	*Mansonia*, *Anopheles*, *Aedes*
Brugia timori	Lymphatics	Blood	Nocturnal	Sheathed, longer than that of malayan microfilaria	*Anopheles*
Subcutaneous filariasis					
Loa loa	Subcutaneous connective tissue Sub-conjunctival tissue	Blood	Diurnal	Sheathed, nuclei up to the tail-tip	*Chrysops*
Onchocerca volvulus	Subcutaneous connective tissue	Skin	Non-periodic	Unsheathed, the tail-tip is free from nuclei	*Simulium*
Mansonella streptocerca	Dermis	Skin	Non-periodic	Unsheathed, the tail-end is bent in a crook-like curve and the column of nuclei extends to the tail-tip	*Culicoides*
Serous cavity filariasis					
Mansonella ozzardi	Peritoneal or pericardial cavity	Blood	Non-periodic	Unsheathed, the tail-end is sharply pointed and the column of nuclei does not extend to the tail-tip	*Culicoides*
Mansonella perstans	Peritoneal cavity	Blood	Non-periodic	Unsheathed, the tail-end is blunt and the nuclei extend to the tail-tip	*Culicoides*

一、班氏吴策线虫和马来布鲁线虫 *Wuchereria bancrofti* and *Brugia malayi*

形态 Morphology

1. 成虫 两种丝虫成虫的外部形态及内部结构相似。虫体细长，丝线状，乳白色，体表光滑。头端略膨大，口在头顶正中，周围有两圈乳突。雄虫尾端向腹面卷曲 2～3 圈。雌虫尾部钝圆，略向腹面弯曲；阴门靠近头端，生殖器官为双管型，卵巢起于虫体后部，子宫粗大，几乎充满虫体，近卵巢的一端内含无数小球，向前逐渐发育为不同阶段的虫卵；成熟卵壳薄而透明，内含卷曲的幼虫，在近阴门处，卵壳伸展变为鞘膜（sheath）包被于幼虫体表，此期幼虫称为微丝蚴（microfilaria）；雌虫直接产微丝蚴，故丝虫的生殖方式为卵胎生。班氏丝虫雌虫大小为（80～100）mm×（0.24～0.3）mm；雄虫约为 40 mm×0.1 mm，尾端具有两根交合刺。马来丝虫成虫大小约为班氏丝虫一半，雌虫为（43～55）mm×（130～170）μm，雄虫为（13～23)mm×(70～80)μm。两种丝虫的大小、头端及尾端乳突的数目均有不同，借此可进行鉴别。

2. 微丝蚴　两种丝虫微丝蚴的共同形态是虫体细长，头端钝圆，尾端尖细，外被鞘膜。角质层光滑具有纤细环纹。虫体大小约为（177～296）μm×（5～7）μm。在新鲜血片中，光学显微镜下可见虫体无色透明，做扭曲运动。经吉姆萨或瑞氏染色，体内可见很多圆形或椭圆形体核，头部无核部位为头间隙；虫体前部 1/5 处有神经环，其后为排泄孔，排泄孔后有一个排泄细胞；腹侧有肛孔，尾部可有尾核。微丝蚴体表有无鞘膜、尾端有无尾核、头间隙长与宽比例、体核密度与分布情况等指标是鉴别不同种微丝蚴的要点。马来丝虫微丝蚴和班氏丝虫微丝蚴的形态鉴别要点见 Table 16－4 和 Fig. 16－17。

Table 16－4　The Morphological Differentiation of Bancroftian and Malayan Microfilariae

Characteristics	Bancroftian microfilariae	Malayan microfilariae
Size	Large [（244～296）μm×（5.3～7）μm]	Smaller [（177～230）μm×（5～6）μm]
Posture	Curves of body are natural，smooth	Curves of body are rigid，the small in larger curve
Cephalic space	Shorter (length is equal to or less than width)	Longer (length is two times as long as width)
Body nuclei	Equal sized，clearly defined，countable	Unequal sized，coalescing，uncountable
Tail nuclei	No	Two

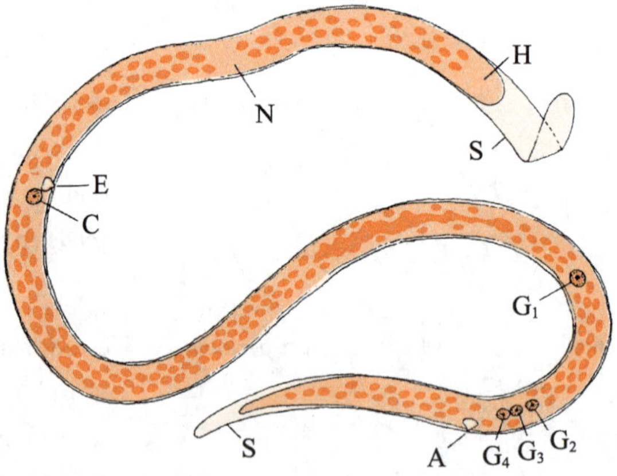

Microfilaria of *Wuchereria bancrofti*

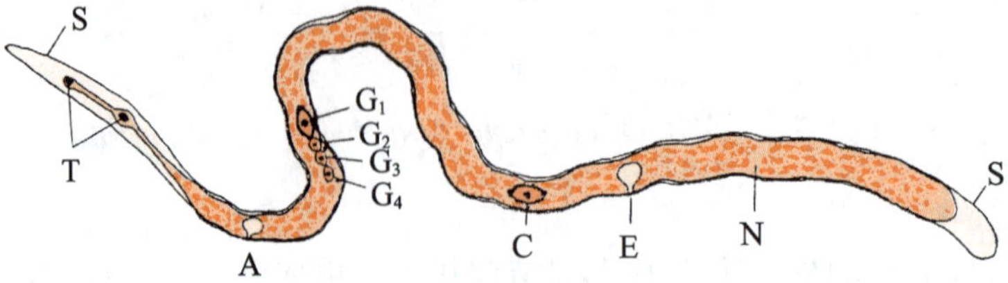

Microfilaria of *Brugia malayi*

Fig. 16－17　Morphology of microfilaria of *Wuchereria bancrofti* and *Brugia malayi*

S：Sheath；N：Nerve ring；E：Excretory pore；C：Excretory cell；G：Four genital cells；A：Anus；T：Terminal nuclei.

(From Ichiro Miyazaki，1991)

3. 感染期幼虫（infective larva）　也称为丝状蚴（filariform larva），见于中间宿主蚊的胸肌或下唇部位。虫体细长，具有完整的消化道，尾端有 3 个乳突（背面 1 个，腹面 2 个）。班氏丝虫与马来丝虫的丝状蚴平均体长度分别为 1.617μm 与 1.304μm。丝状蚴的活动力强，当蚊虫叮咬人体时经皮肤侵入。

生活史 Life cycle

两种丝虫的生活史基本相同，都要经过 2 个阶段的发育，即幼虫在蚊体（中间宿主）内及成虫在人体（终宿主）内的发育阶段。

1. 在蚊体内的发育　当蚊虫叮吸含有微丝蚴的人血后，微丝蚴随血液进入蚊胃，约经 1～7 小时，脱去鞘膜，穿过胃壁经血腔侵入胸肌，早在蚊吸血后 4 小时，即可在胸肌发现幼虫。此时幼虫活动减弱，虫体伸直，于 2～4 小时缩短、变粗，形如腊肠，称为腊肠期幼虫（sausage-shaped larva），即第 1 期幼虫（the first stage larva）。其后虫体经 2 次蜕皮后逐渐变长，内部组织分化，消化道形成，体腔出现，最后发育为感染期幼虫（infective larva），即丝状蚴或第 3 期幼虫（the third stage larva）。感染期幼虫离开胸肌，移入血腔，其中大多数到达下唇。当蚊再次叮人体吸血时，感染期幼虫自蚊下唇逸出，经吸血的伤口或正常皮肤钻入人体（Fig. 16－18）。

幼虫在蚊体寄生阶段仅进行发育并无增殖。微丝蚴侵入蚊体后很多在胃内即可被消灭，有的可随蚊的排泄物排出，有的在蚊体内崩解，所以最后能形成感染期幼虫并到达蚊的下唇者为数不多。微丝蚴对蚊体也有一定影响，如患者血液中微丝蚴密度过高，感染幼虫的蚊虫死亡率也增高。微丝蚴在血液中的密度须达到 15 条/20 μl 以上时，蚊才能受染，高于 100 条/20 μl 时，蚊又易死亡。

微丝蚴在蚊体发育所需要的时间与温度和湿度有关。最适合的温度为 20～30℃，相对湿度 75%～90%。在此温、湿度条件下，班氏丝虫微丝蚴在易感蚊体内约需 10～14 天发育成熟，马来丝虫则需 6～6.5 天。感染期幼虫侵入人体时，也需较高的温度及湿度。

2. 在人体内的发育　感染期幼虫进入人体后的具体移行途径，至今尚不很清楚。一般认为幼虫可迅速侵入皮下的淋巴管，再移行至大淋巴管及淋巴结，在此经 2 次蜕皮发育为成虫。雌、雄虫体相互缠绕，交配后雌虫产出微丝蚴，过去认为全程约需 1 年。但据我国的周期型马来丝虫感染期幼虫经腹腔接种长爪沙鼠的观察，接种后 57 天雌虫已发育成熟，在雌虫子宫内可见到微丝蚴。感染后 63 天，沙鼠腹腔液可出现微丝蚴。检查人体淋巴结组织在感染后 3 个月可查到班氏丝虫成虫。微丝蚴自淋巴系统进入血液循环，微丝蚴在人体内不能直接发育为成虫。

两种丝虫成虫寄生于人体的部位有所不同。班氏丝虫除寄生于浅表部淋巴系统外，还主要寄生于下肢、阴囊、精索、腹股沟、腹腔、肾盂等处的深部淋巴系统。马来丝虫则多寄生于上、下肢浅部淋巴系统。此外，两种丝虫，尤其是班氏丝虫，还可异位寄生，如眼前房、乳房、肺、脾、心包等处。

两种丝虫成虫的寿命一般为 4～10 年，但在淋巴系统中常因炎症反复发作而中途死亡。根据患者移居非疫区后的观察，发现丝虫在人体可活 40 年。微丝蚴的寿命一般为 2～3 个月，最长可活 2 年以上，在体外 4℃条件下可活 6 周。

人是班氏丝虫的惟一终宿主，尚未发现自然界有保虫宿主。马来丝虫除可寄生于人体外，还能在多种脊椎动物体内发育成熟。在国外，能自然感染亚周期型马来丝虫的动物有长尾猴、黑叶猴、群叶猴及叶猴，以及家猫、豹猫、野猫、狸猫、麝猫、穿山甲等，其中叶猴感染率可高达 70%。在我国，周期型马来丝虫接种长爪沙鼠获得成功，建立了动物模型（接种后 60～90 天可分别在其腹腔和外周血液检查到微丝蚴）。在印度尼西亚、马来西亚、菲律宾、泰国等，周期型马来丝虫引起的森林动物丝虫病，已成为重要的动物源性疾病，不断发生动物至人和由人至人的传播。

微丝蚴一般白天滞留在肺毛细血管中，夜间出现在外周血液内。微丝蚴在外周血中表现为夜多昼少的现象称作为夜现周期性（nocturnal periodicity：The density of microfilariae in the peripheral blood during daytime is very low，and usually undetectable. The numbers of microfilariae gradually increase from evening to midnight，and reach the greatest density between 10 PM and 2 AM.）。微丝

蚴一般夜晚 8 时以后开始出现，夜晚 9～10 时数量已很多，但两种微丝蚴出现的高峰时间略有不同，班氏丝虫微丝蚴为晚上 10 时至次晨 2 时，马来丝虫微丝蚴为晚上 8 时至次晨 4 时。世界上流行的丝虫大多具有明显的夜现周期性，但少数地区其周期性不明显。根据不同种丝虫微丝蚴在外周血出现的时间，可将其分为夜现周期性、昼现周期性（diurnal periodicity）、亚周期性（sub-periodicity）和无周期性。我国流行的两种丝虫均属于夜现周期型。关于微丝蚴夜现周期性的机制，尽管国内外学者已作了不少研究，但迄今尚未完全明了，可能与人的中枢神经系统，特别是迷走神经的兴奋、抑制，微血管舒缩或氧气吸入量有关，也与微丝蚴自身的生物学特性有关。此外，微丝蚴在外周血液出现的密度亦有季节性变化，其高峰时间与当地蚊媒活动季节相吻合，在流行病学调查时值得注意。

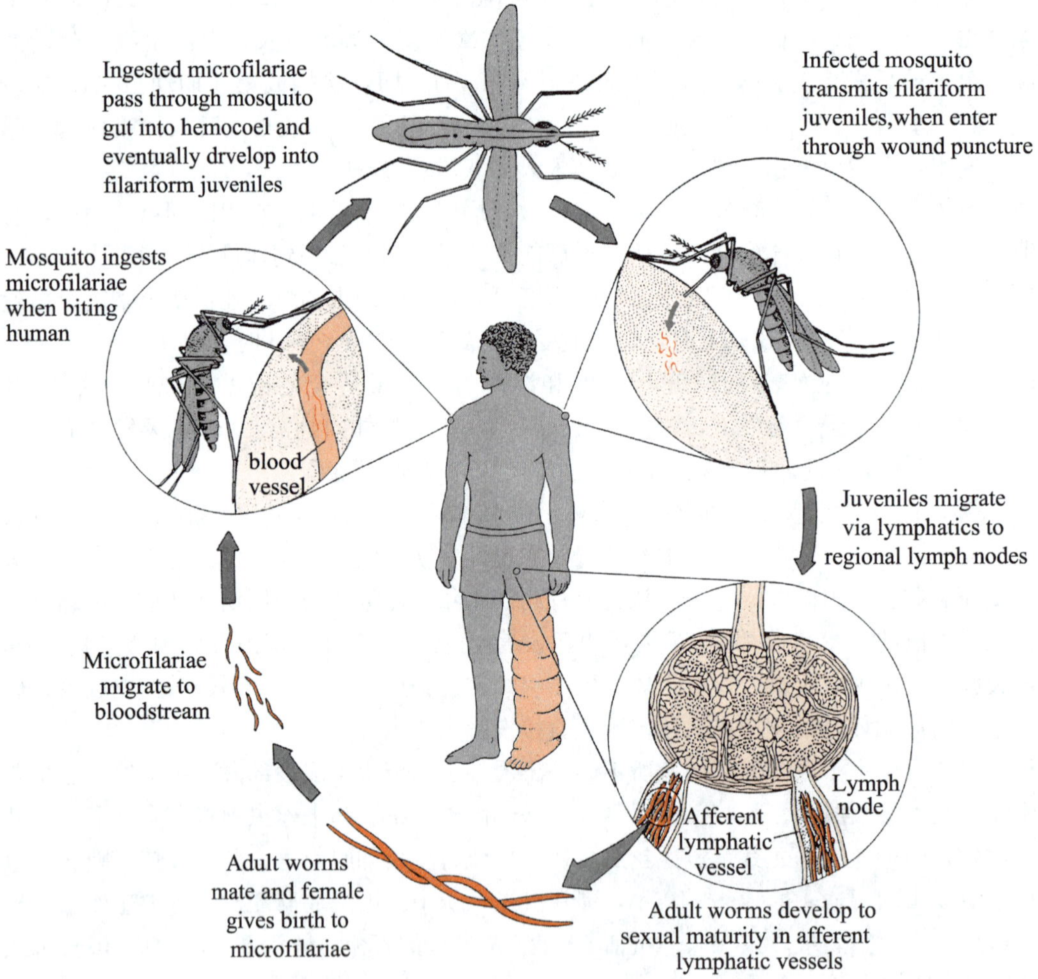

Fig. 16 - 18 Life cycle of *Wuchereria bancrofti*

临床表现和致病机制 Clinical manifestations and Pathogenesis

丝虫的成虫、感染期幼虫和微丝蚴对人体均有致病作用，但以成虫为主。人体感染丝虫后是否出现临床表现，取决于患者的机体状态、感染程度、重复感染情况、丝虫侵犯的部位以及继发感染等。丝虫病的潜伏期多为 4～5 个月，也有 1 年甚至更长者。病程可长达数年至数十年。丝虫病的临床表现可分为以下几种类型。

1. 微丝蚴血症（microfilaremia） 血中出现微丝蚴，达到一定密度后趋于相对稳定，成为带虫者。患者一般无任何症状或仅有发热和淋巴管炎表现，如不治疗，微丝蚴血症可持续 10 年以上。

2. 急性期过敏及炎症反应 患者的临床表现为急性淋巴管炎、淋巴结炎及丹毒样皮炎等。一般在感染后数周或数月，机体抵抗力降低时发生。淋巴管炎发作时可见皮下一条红线自上而下发展，为逆行性（离心性）淋巴管炎，俗称“流火”或“红线”；上下肢均可发生，但以下肢多见。淋巴结炎常与淋巴管炎同时发作，常见部位为腹股沟及股部，表现为淋巴结肿大、疼痛，有时可形成脓肿。丹毒样皮炎为皮肤浅表微细淋巴管炎所致，发作时皮肤出现一片红肿、发亮，有压痛及烧灼感，状似丹毒，发作部位多见于下肢小腿内侧及内踝上方。班氏丝虫成虫寄生在精索、附睾和睾丸附近淋巴管内可引起精索炎、附睾炎和睾丸炎，常反复发作，是班氏丝虫病的主要特征。

患者在出现淋巴管炎、淋巴结炎局部症状的同时，多伴有畏寒、发热、头痛、乏力、全身不适等全身症状，称为丝虫热（filarial fever）。上述症状持续 2～3 天自行消退。也有的患者只有寒热而无局部症状，可能是深部淋巴管炎、淋巴结炎所致。丝虫性淋巴管炎的好发年龄以青壮年为多。首次发作最早可见于感染后几周，但多数见于感染数月至 1 年后，并常有周期性反复发作，每月或数月发作一次。一般在受凉、疲劳、气候炎热等机体抵抗力降低时发生。

幼虫和成虫的代谢产物、幼虫的蜕皮液和蜕下的外皮、成虫子宫的分泌物、死虫及其崩解产物等均可刺激机体产生局部及全身反应。在感染早期，淋巴管出现内膜肿胀、内皮细胞增生，随之管壁及周围组织发生炎症细胞浸润，导致管壁增厚，淋巴管瓣膜的功能受损，管内形成淋巴栓。浸润的细胞中有大量的嗜酸性粒细胞。在患者血液中尚未发现微丝蚴时即可出现急性期炎症反应，在病变的淋巴管或淋巴结中不一定有成虫或微丝蚴，提示急性炎症与超敏反应有关。

3. 慢性期阻塞性病变　随着急性炎症的反复发作、死亡成虫和微丝蚴形成肉芽肿以及活成虫产生的某些因子与宿主的体液-细胞的炎症反应相互作用，局部出现增生性肉芽肿，肉芽肿的中心可见变性的虫体和嗜酸性粒细胞，周围有纤维组织包绕，还有大量浆细胞、巨噬细胞和淋巴细胞。组织反应继续出现，最后可导致淋巴管部分阻塞以至完全阻塞，局部淋巴回流受阻。受阻部位的远端淋巴管内压力增高而发生淋巴管曲张或破裂，淋巴液流入周围组织导致淋巴水肿或淋巴积液。由于病变部位不同，病人的临床表现也因之而异。

（1）象皮肿（elephantiasis）：是由于从淋巴管破溃流出含高蛋白的淋巴液积聚在皮下组织，刺激纤维组织增生而形成的。初期表现为淋巴水肿（lymphedema），常见于下肢，多为压凹性水肿，提高肢体位置，可消退，此时淋巴管虽扩张、扭曲，但淋巴液仍流通。随后出现局部皮肤和皮下组织显著增厚，皮肤弹性消失、变粗、变硬而形成象皮肿，此时为非压凹性水肿，提高肢体位置不能消退。由于患者的局部血液循环障碍、皮肤的汗腺及毛囊功能消失，抵抗力降低，易并发细菌感染，局部常致急性炎症或慢性溃疡。这些感染又反过来促进淋巴管阻塞及纤维组织增生，而加重象皮肿的发展。近年来有学者认为丝虫性象皮肿为淋巴管曲张而不是阻塞，可能是由于丝虫引起的局部反应所致；成虫的活动破坏了淋巴管瓣膜的功能，从而导致淋巴回流障碍及淋巴液滞留。象皮肿多发于下肢和阴囊，也可见于上肢、乳房、阴茎、阴唇及阴蒂等处，是晚期丝虫病最常见的体征，病程最长者可达 45 年。由于两种丝虫寄生部位不同，上、下肢象皮肿可见于两种丝虫病，而生殖系统象皮肿仅见于班氏丝虫病。一般在象皮肿患者外周血中不易查到微丝蚴。

（2）睾丸鞘膜积液（hydrocele testis）：多由班氏丝虫所致，阻塞发生在精索、睾丸淋巴管时，淋巴液可流入鞘膜腔内，引起睾丸鞘膜积液。患部坠胀沉重，外观阴囊肿大、不对称，皮肤光滑，无压痛。穿刺抽出的积液中有时可发现微丝蚴。

（3）乳糜尿（chyluria）：由班氏丝虫所致，由于主动脉前淋巴结或肠干淋巴结受阻，从小肠吸收的乳糜液经腰淋巴干反流至泌尿系统的淋巴管，经肾乳头黏膜破损处流入肾盂，混于尿中排出，引起乳糜尿。患者的尿呈乳白色，如淘米水样，有些地方称为“米汤尿”。如果与淋巴管伴行的肾毛细血管在肾乳头部同时破裂，可出现乳糜血尿，呈粉红色。乳糜尿中含大量蛋白及脂肪，在体外放置后易凝结成胶冻状。乳糜尿中有时可查到微丝蚴。

（4）隐性丝虫病（occult filariasis）：也称热带肺嗜酸性粒细胞增多症（tropical pulmonary eosinophilia）或热带嗜酸性粒细胞增多症（tropical eosinophilia），约占丝虫病人中的 1%左右。病人表现为夜间阵发性咳嗽、哮喘、持续性嗜酸性粒细胞高度增多和 IgE 水平升高，胸部 X 线可见中下肺弥漫性粟粒样阴影。在外周血中查不到微丝蚴，但可在肺和淋巴结的活检中查到。其机制主要是宿主对微丝蚴抗原引起的 I 型超敏反应。

此外，在临床上还可见到女性乳房丝虫性结节、眼丝虫病、丝虫性心包炎、乳糜胸腔积液、乳糜血痰以及脾、胸、背、颈、肾等部位丝虫性肉芽肿。有时可在病人的骨髓或宫颈、阴道涂片中查见微丝蚴。

实验诊断 Laboratory diagnosis

在丝虫病流行区，居民出现反复发作性发热和淋巴管炎、淋巴结炎及泌尿系统炎症时，应考虑患本病的可能；若同时有鞘膜积液或乳糜尿或象皮肿等表现，则可基本成立诊断。进一步的诊断主要包括病原学和血清学诊断。

1. 病原学诊断

（1）血液检查微丝蚴：从外周血液中检出微丝蚴是诊断丝虫病的可靠依据，由于微丝蚴有夜现周期性，故采血时间以晚 9 时至次晨 2 时为宜。夏季或气候温暖时检查可提高微丝蚴的检出率。①厚血膜法：取末梢血 3 滴（约 60 μl），涂成厚血膜，干后溶血、固定、染色、镜检。此法简便，可鉴定虫种，是丝虫病诊断及普查中最常用的方法。②新鲜血滴法：取新鲜血液 1 滴，置载玻片上，加生理盐水数滴，在低倍镜下查找做蛇状运动的微丝蚴。此法不能鉴定虫种，适用于教学和健康宣传教育。③浓集法：取静脉血 2 ml，抗凝处理，加蒸馏水 10 ml，溶血后离心沉淀，取沉渣镜检。此法可提高检出率，但需取静脉血。④乙胺嗪白天诱出法：白天给受检者口服乙胺嗪 100 mg，15～30 min 后外周血中微丝蚴接近高峰，2 h 后开始减少，故应在口服乙胺嗪后 30～90 min 采血。此法用于夜间采血不便者，但对血内微丝蚴密度低者易漏检。

（2）尿液和其他体液检查微丝蚴：对血检阴性并具有慢性丝虫病表现者，可取乳糜尿、鞘膜积液、淋巴液、乳糜胸腔积液、乳糜腹水及心包积液等离心沉淀、涂片、染色、镜检微丝蚴。有时尿中亦可查见丝虫成虫。含乳糜的液体可加入等量乙醚，将其中脂肪溶解，弃去上清，再加水稀释后离心沉淀。

（3）组织内活检成虫：对有淋巴结肿大或在乳房等部位有可疑丝虫结节的患者，可用注射器从淋巴结或肿块中抽取成虫或结节活检，病理切片检查成虫或微丝蚴。丝虫性结节的病理表现是以成虫为中心，周围有大量炎症细胞、巨噬细胞、浆细胞和嗜酸性粒细胞浸润而形成的肉芽肿。

2. 血清学诊断　应用血清学方法检查患者血清中的特异性抗体或循环抗原，不仅对轻度感染者和具有阻塞期病变患者可作辅助诊断，而且可用于流行病学调查和防治效果考核。目前较理想的方法有 IFA 和 ELISA 等，抗体阳性检出率可达 90%～100%，抗原阳性检出率为 54%～93%。目前，WHO 推荐应用免疫层析技术（Immunochromatographic technology，ICT）试纸条快速诊断淋巴丝虫病，可用全血，操作简便，15 分钟观察结果，但不适用于低度流行区。

制备特异性 DNA 探针，应用 PCR-ELISA 可特异地检出 50 μl 血内仅有 1 条马来丝虫微丝蚴的感染者。此外，超声波扫描技术对淋巴管（尤其是阴囊淋巴管、乳房与腹膜后淋巴管）检查时，可观察到丝虫成虫特有的快速移动特征——“虫舞征”（filarial dancing sign，FDS），可用于评价杀虫效果、确认无微丝蚴的成虫带虫者及隐性丝虫病患者是否有活的成虫，该法仅适用于诊断班氏丝虫病。

流行 Epidemiology

1. 分布与流行　丝虫病流行于热带、亚热带及部分温带地区，是全世界重点控制的十大热带病之一。根据 2001 年 WHO 估计，全世界受淋巴丝虫病威胁的人口达 10.1 亿，分布在 80 多个国家和地区，丝虫感染者约有 1.2 亿，其中约 4000 万人致残。班氏丝虫病分布遍及全世界，以亚洲及非洲较为严重。马来丝虫病仅限于亚洲，流行于东南亚、东亚和南亚的 10 个国家。

我国曾是世界上丝虫病严重流行的国家之一。在 20 世纪 50 年代，丝虫病流行于山东、河南、江苏、上海、浙江、安徽、江西、湖北、湖南、四川、重庆、贵州、广西、广东、福建、海南和台湾等

17省、自治区、直辖市的864个县、市（未包括台湾），受威胁的人口达3.3亿，丝虫病人3099.4万。除山东、海南与台湾只有班氏丝虫病流行外，其他地区两种丝虫病均有流行。经过50多年的防治，取得了巨大成就，1994年全国已达到基本消灭丝虫病标准（以行政村为单位，人群微丝蚴率降至1%以下）。截止到2006年3月，我国所有的丝虫病流行区已达到消除丝虫病的标准。到2020年，按世界卫生组织的要求，将实现全球消灭淋巴丝虫病。但目前全球尚有130多万晚期丝虫病患者。

2. 流行因素

（1）传染源：血中有微丝蚴的病人及带虫者均为本病的传染源，而无症状的带虫者在流行病学上起的作用可能更大。在国外，马来丝虫病的传染源还包括保虫宿主。我国对丝虫病传播阈值的研究结果表明，人群中残存微丝蚴血症者的微丝蚴密度低于5条/60 μl时，即使不继续治疗，也可陆续转阴，传播可自行阻断。因此，在消除丝虫病的地区应加强对外来人口的查治，以防传染源的输入。

（2）传播媒介：我国传播丝虫病的蚊媒有10多种。班氏丝虫病的传播媒介主要是淡色库蚊（*Culex pipiens pallens*）和致倦库蚊（*C. pipiens quinquefasciatus*），其次是中华按蚊（*Anopheles sinensis*）；马来丝虫病的主要传播媒介为中华按蚊和嗜人按蚊（*An. anthropophagus*）；在我国东南沿海地带及岛屿，东乡伊蚊（*Aedes togoi*）是两种丝虫病的传播媒介。

（3）易感人群：在丝虫病流行区，男女老少均有被丝虫感染的可能。由于男女服装、职业和生活习惯的差异，受蚊叮吸的机会不同，感染率也有不同。

（4）影响流行的因素：自然因素主要是温度、湿度、雨量及地理环境等。温暖、潮湿的环境既适合蚊媒的生长、繁殖和吸血活动，也适合蚊体内丝虫幼虫的发育。微丝蚴在蚊体内发育的适宜温度为20～30℃、相对湿度75%～90%；当温度高于35℃或低于10℃时，丝虫在蚊体内不能发育。雨量影响蚊的孳生场所及密度，间接影响丝虫病的传播。因此，丝虫病的感染季节多在5～10月份，但在南方，如终年温暖的广东省，11月仍可在蚊体查获感染期幼虫。社会因素在控制丝虫病流行方面具有决定性的作用，我国已阻断了丝虫病的流行。

防治 Treatment, Prevention and Control

1. 普查普治　对流行区居民进行普查普治，及时发现病人及带虫者，以控制和消灭传染源。普查对象为1周岁以上的全体居民，95%以上的居民都需接受采血。对微丝蚴阳性者及微丝蚴阴性但有丝虫病体征者均应进行治疗。治疗药物主要是乙胺嗪（diethylcarbamazine，DEC），又名海群生（hetrazan），乙胺嗪对班氏及马来丝虫均有杀灭作用，但对马来丝虫的疗效大于班氏丝虫，对微丝蚴的作用大于成虫。治疗1次不一定能将微丝蚴全部杀灭，需反复查治以巩固疗效。患者服药后可因大量微丝蚴死亡而引起超敏反应，出现发热、寒战、头痛、皮疹、关节酸痛等症状，应及时处理；有些病人在治疗后出现皮下结节或精索结节，是因为成虫被包围或杀灭的结果。为了减少乙胺嗪的副作用，在防治工作中广泛采用0.3%乙胺嗪药盐，食用半年，可使中、低度流行区的微丝蚴阳性率降至1%以下，且副作用轻微。

WHO（1999）推荐在丝虫病流行区应用阿苯达唑和伊维菌素进行群体化疗，可明显降低微丝蚴血症水平，连续多年可控制淋巴丝虫病的传播。群体化疗方案：①服用阿苯达唑+伊维菌素或+乙胺嗪，每年1次，连续5～6年；②服用阿苯达唑或伊维菌素药盐，连续1～2年。

对象皮肿患者除给予乙胺嗪杀虫外，可采用烘绑疗法、桑叶注射液加绑扎疗法等以减轻症状。2002年，WHO向淋巴丝虫病流行区推荐的对象皮肿患者的照料措施包括：①每天用肥皂和清水洗涤患肢；②夜间休息时抬高患肢；③定期锻炼患肢促进淋巴液回流；④勤剪趾甲；⑤穿鞋；⑥在皮肤伤口处应用抗生素软膏。这些措施在巴西及我国的流行区应用后已取得了明显效果。对鞘膜积液者多采用手术疗法。乳糜尿发作时患者应卧床休息，少食脂肪，多饮水；轻者多可自愈，病情较重者可进行肾蒂淋巴管结扎或淋巴管-静脉吻合术。

2. 灭蚊防蚊　大力开展爱国卫生运动，针对主要传播媒介的生态和习性，采取综合性措施，清除孳生地，杀灭成蚊、幼虫。同时应做好个人防蚊措施。

3. 消除丝虫病后的监测 为切实巩固和发展我国防治丝虫病的成果，监测工作将在以后相当长的一段时间内是我国丝虫病防治的重点。监测内容包括人群监测、原微丝蚴血症人群监测、流动人口监测、蚊媒监测和血清学监测。监测的终止指标为：受检人群的微丝蚴率在0.1%以下；阳性者的微丝蚴密度在5条以下/60μl血；未发现新感染者；蚊媒监测未发现人体丝虫幼虫。

当前，我国丝虫病防治的主要问题是对遗留下来的乳糜尿和象皮肿等慢性阻塞期病变患者开展研究与治疗。积极开展对慢性丝虫病患者的关怀照料，帮助患者减轻疾病的痛苦，提高生活质量，既是WHO一贯倡导的策略，也是坚持以人为本，构建和谐社会的需要。

二、旋盘尾线虫 *Onchocerca volvulus*

旋盘尾线虫[*Onchocerca volvulus*（Leuckart，1893）Railliet and Henry，1910]简称盘尾丝虫，寄生在人体皮肤内，所引起的疾病称为盘尾丝虫病（onchocerciasis）。本病可造成严重的眼部损害甚至失明，因此又称河盲症（river blindness）或瞎眼丝虫病，在拉丁美洲亦称Robles病。本病广泛流行于非洲、拉丁美洲和西亚的也门和苏丹，共35个国家。据2001年WHO报告，受本病威胁的有1.2亿人，受感染的有1800万人，致盲达35万人，视力低下者为50万人，是世界上第二大由感染致盲的疾病。我国从非洲回国的工作人员中亦有感染此病的报道。

形态 Morphology

盘尾丝虫与班氏丝虫的形态相似，但虫体较大。雄虫大小为42 cm×105 μm，雌虫为50 cm×300 μm。成虫呈丝线状，乳白色，半透明；其特征为体表具有横纹，螺旋状增厚的角皮层外横纹更加明显。微丝蚴在雌虫子宫内具鞘，产出时已脱鞘；大小为（220～360）μm×（5～9）μm，头间隙长宽相等，尾端尖细而无核，无核处长约10～15μm。

生活史 Life cycle

本虫的终宿主是人，成虫寄生于人体皮下组织；中间宿主为蚋属（*Simulium*），常栖息于小溪的两岸灌木丛中。每当雌蚋叮咬病人吸血时，微丝蚴即随组织液进入蚋的支囊，通过中肠，经血腔达到胸肌，经2次蜕皮发育为感染期幼虫并移至蚋的下唇。当蚋再次叮人时，感染期幼虫自蚋下唇逸出并进入人体皮肤而感染。

感染期幼虫移行至皮下组织，经2次蜕皮发育为成虫。雌、雄成虫成对寄生于人体皮下组织的纤维结节内，寿命可长达15年，约可产微丝蚴9～10年，估计每条雌虫一生可产数百万条微丝蚴。微丝蚴主要出现在成虫结节附近的结缔组织和皮肤的淋巴管内，也可在眼组织或尿内发现，无明显周期性。

本虫仅见蛛猴和大猩猩有自然感染，家畜不能作为保虫宿主。

临床表现和致病机制 Clinical manifestations and Pathogenesis

盘尾丝虫的成虫和微丝蚴对人均有致病作用，但以后者为主。微丝蚴可进入宿主身体各部位的皮肤和皮下淋巴管，引起各种类型的皮肤损害及淋巴结病变；微丝蚴还可进入眼球引起眼部损害；腹股沟部位的淋巴结受损可引起阴囊鞘膜积液、外生殖器象皮肿或股疝。

皮肤病变系围绕死亡的微丝蚴所产生的炎症反应，以及微丝蚴释放抗原或产生溶胶原蛋白酶对皮肤内血管和结缔组织的损伤。病变多表现为皮疹，初期症状为剧痒，继发细菌感染后，皮肤上常伴有大小不等的色素沉着或色素消失的异常区及苔藓样变。随后皮肤增厚、变色、裂口。皮肤失去弹性、皱缩、垂挂。在非洲多发生于躯干及四肢，呈丘疹样；在拉丁美洲常发于头面部。

淋巴结病变表现为淋巴结肿大而坚实、不痛，淋巴结内含大量微丝蚴，这是盘尾丝虫病的典型特征。

盘尾丝虫病最严重的危害是眼部损害。微丝蚴从皮肤经结膜进入角膜，或经血流或眼睫状体血管和神经鞘进入眼的后部，在微丝蚴死亡后引起炎症反应，导致角膜损伤，形成角膜瘢痕；微丝蚴亦可侵犯虹膜、视网膜及视神经，影响视力，甚至失明。在非洲部分地区，眼部受损者可高达30%～

50%，成人患“河盲症”者达5%～20%。眼部损害的发展较慢，大多数患者的年龄超过40岁。

实验诊断 Laboratory diagnosis

活动性盘尾丝虫病患者多有与眼部有关的主诉包括眼痛、视力下降等，从皮肤、眼部、尿液和痰液以及淋巴结等处查见微丝蚴或成虫是本病的诊断依据。血清学方法亦可用于本病的辅助诊断。

防治 Treatment, Prevention and Control

本病治疗除可用乙胺嗪和苏拉明外，伊维菌素在安全性、耐受性及药效等方面均优于乙胺嗪。服伊维菌素剂量12mg，能使皮肤内微丝蚴数量显著减少，其副作用比乙胺嗪轻。眼部盘尾丝虫病的治疗主要是控制角膜炎、脉络膜视网膜炎和葡萄膜炎。虽然盘尾丝虫病眼部并发症不能完全治愈，但成功地治疗继发性眼炎可以维持或改善视力。

本病的预防方法主要是使用化学杀虫剂，杀灭本病的传播媒介-蚋。

三、罗阿罗阿线虫 *Loa loa*

罗阿罗阿线虫［*Loa loa*（Cobbold，1864）Castellani and Chalmers，1913］简称罗阿丝虫，是非洲的“眼虫”，引起罗阿丝虫病（loiasis），亦称为游走性肿块或卡拉巴丝虫性肿块（Calabar swelling）。

目前本病的流行主要局限在非洲热带雨林地区。估计患者有200万～300万人（均在非洲）。近年来由于国际交往频繁，造成世界各地均有本病病例。我国从非洲回国的援外人员中屡见本病的发生。如浙江在援助赤道几内亚的回国人员中发现13例罗阿丝虫微丝蚴血症者，60ml血中微丝蚴数量高达1632条，平均265.38条。广州和上海在援外人员中也发现本病患者15例。我国在非洲留学的学生中，也发现了罗阿丝虫病例。这种情况应引起人们重视。

形态 Morphology

成虫为白色线状，雄虫大小为（30～34）mm×（0.35～0.43）mm，雌虫为（50～70）mm×0.5mm。虫体头端略细，口周围具1对侧乳突和2对亚中线乳突，均小而无蒂；体中部角皮层具有小圆顶状突起，尤以雄虫为多；雄虫具狭长尾翼。微丝蚴具鞘，头间隙长宽相等，体核分布至尾端，在尾尖处有一较大的核（Fig. 16-19）。

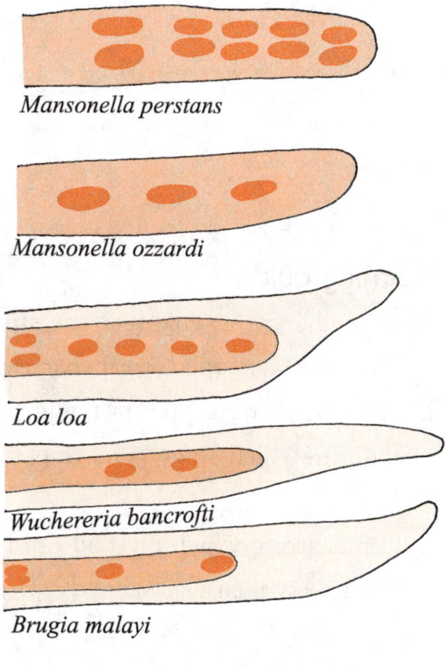

Fig. 16-19 Differentiation of the species of microfilariae

生活史 Life cycle

罗阿丝虫成虫寄生在人体背、胸、腋、腹股沟、阴茎、头皮及眼等处的皮下组织，偶可侵入内脏，成虫常周期性地在眼结膜下爬动。雌虫在移行过程中间歇性地产出微丝蚴，微丝蚴在外周血中呈昼现周期性。当被白天吸血的中间宿主雌斑虻（*Chrysops*）吸入后，微丝蚴在斑虻中肠脱鞘后移行至虻腹部脂肪，经2次蜕皮发育为感染期幼虫，移行至斑虻口器。当斑虻再次吸血时，感染期幼虫自其口器逸出经皮肤伤口侵入人体，在皮下组织约经1年发育为成虫。成虫在人体内可存活15～17年，甚至更长时间。

临床表现和致病机制 Clinical manifestations and Pathogenesis

罗阿丝虫的致病阶段主要是成虫。成虫寄生于人体的皮下组织或筋膜层中，在移行过程中，虫体移行及其代谢产物引起皮下结缔组织的炎症反应，导致游走性肿胀或肿块，也称为卡拉巴丝虫性肿块。虫体离去，肿块随之消失，此表现最常发生在腕部和踝部，患者有皮肤瘙痒和蚁走感症状。游走性肿胀在臀部和腿部反复发作时，可引起腱鞘周围筋膜和结缔组织的硬结，形成永久性囊样肿胀。本虫还可引起高度嗜酸性粒细胞增多症。

成虫常移行于眼睑，潜行于眼结膜、角膜下引起严重的结膜炎症及眼球水肿和球结膜肉芽肿。成虫若侵入心脏，可引起心包、心肌及心内膜炎。侵入肾、膀胱、脾等组织，可引起蛋白尿。侵入精索附近组织，则可引起淋巴管炎和鞘膜积液。

罗阿丝虫病除个别患者只具有单一的症状外，常表现出多种症状。局部暂时性肿胀是罗阿丝虫病最主要的临床表现。

实验诊断 Laboratory diagnosis

非流行区的本虫感染者均有在流行区的旅居史，我国的罗阿丝虫感染者亦均系回国的援外人员。因此掌握患者的个人病史对本病的诊断具有重要的价值。

从外周血中检出罗阿丝虫微丝蚴，从眼部或皮下包块中检出成虫是确诊本病的依据。成虫在皮下出现的时间一般比微丝蚴在外周血中出现早数月或 1 年以上，体检时触及皮下成虫或成虫死亡后形成的小结节时，应首先进行活检。检查微丝蚴时，应与班氏丝虫和马来丝虫微丝蚴鉴别。

防治 Treatment, Prevention and Control

治疗罗阿丝虫病的药物和方法与班氏丝虫病基本相同。乙胺嗪和呋喃嘧酮能有效地杀死罗阿丝虫微丝蚴，杀成虫须用大剂量、多疗程方可奏效。伊维菌素和甲苯咪唑均可清除血中微丝蚴，但对成虫无作用。对寄生于眼部和皮肤的成虫可在局部麻醉下手术取出，成虫移行通过球结膜或穿过鼻梁时是施行手术的最佳时机。在皮肤上涂驱避剂（如邻苯二甲酸二甲酯），可防传播媒介斑虻叮咬，以免感染罗阿丝虫。

第九节　旋毛形线虫
Trichinella spiralis

Learning guide

After studying this chapter, the student should be able to:

1. Describe the morphological characteristics of the encapsulated larvae of *Trichinella spiralis*.
2. State the characteristics of the life cycle of *T. spiralis* and indicate which stage is infective.
3. Indicate which stage is more pathogenic, where do the adults and larvae parasitize in human body.
4. Demonstrate which method can be used for the definite diagnosis of trichinellosis.
5. Define how humans acquire *T. spiralis* infection and how to prevent and control trichinellosis.

Key terms

Trichinella spiralis; trichinellosis; nurse cell; albendazole; enteral or intestinal phase; parenteral phase; encapsulated larvae; stichocyte; stichosome; convalescent phase; muscular phase; muscle larvae; newborn larvae; nurse cell - infective larva complex.

旋毛形线虫［*Trichinella spiralis*（Owen, 1835）Railliet, 1895］简称旋毛虫，猪、鼠、熊等

150 多种动物及人均为该虫的宿主。其成虫和幼虫分别寄生于同一宿主的小肠和肌细胞内，引起旋毛虫病（trichinellosis），此病是一种重要的食源性人兽共患寄生虫病。Peacock（1828）在常规尸检时，首次在人肌肉内发现该虫。1835 年，Owen 描述了该虫的形态，并命名为旋毛虫（*Trichina spiralis*）。1895 年，Railliet 将旋毛虫的属名从 *Trichina* 改为 *Trichinella*。Manson 于 1881 年首次在厦门猪肉中发现此虫，西藏地区于 1964 年首次报告我国人体病例。

长期以来，认为旋毛虫只有一个种。近年来，根据生物学、遗传学、生物化学和分子生物学的研究，将其分为 8 个种：旋毛虫（*T. spiralis*，T1）、乡土旋毛虫（*T. nativa*，T2）、布氏旋毛虫（*T. britovi*，T3）、伪旋毛虫（*T. pseudospiralis*，T4）、米氏旋毛虫（*T. murrelli*，T5）、纳氏旋毛虫（*T. nelsoni*，T7）、巴布亚旋毛虫（*T. papuae*，T10）及津巴布韦旋毛虫（*T. zimbabwensis*，T11），以及 4 个分类地位尚未确定的基因型（*Trichinella* T6、T8、T9 及 T12）。伪旋毛虫、巴布亚旋毛虫及津巴布韦旋毛虫的幼虫在肌肉内不形成囊包。我国已发现 2 种，即旋毛虫（T1）及乡土旋毛虫（T2）。旋毛虫（T1）分布广泛，是引起人体旋毛虫病的主要病原体，多数死亡病例由其所致。

形态 Morphology

1. 成虫　虫体微小，细线状，乳白色。表皮光滑，头端较尾端稍细。雄虫大小为（1.0～1.8）mm×（0.03～0.05）mm，雌虫为（2.5～3.5）mm×0.05mm。咽管约为体长的 1/3～1/2，在咽管后段的背侧为杆状体（stichosome），由数十个排列成串的单层圆盘状杆细胞（stichocyte）组成，杆细胞分泌物经小管排入咽管腔，具有消化功能和抗原性。两性成虫的生殖器官均为单管型。雄虫末端有 2 片叶状交配附器（alae），无交合刺。雌虫子宫较长，中段含虫卵，后段和近阴道处则充满幼虫，幼虫自阴门产出，阴门位于虫体前 1/5 处（Fig. 16－20）。

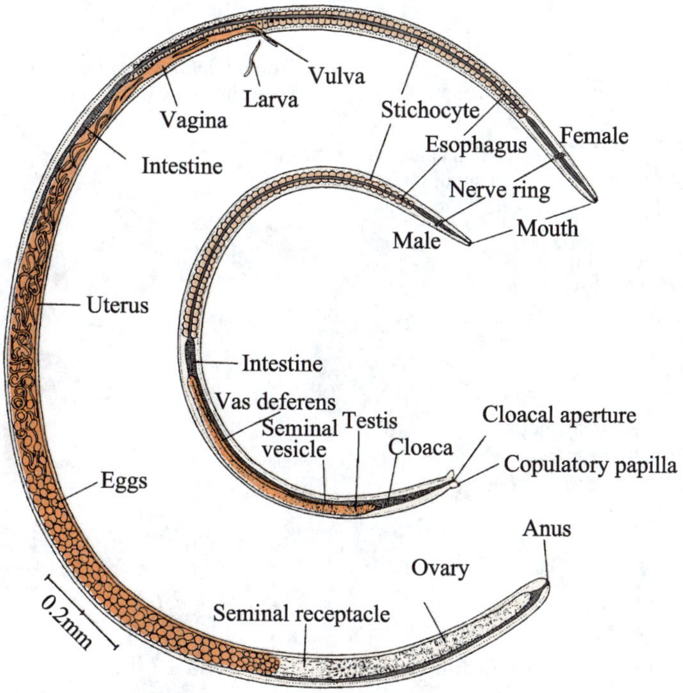

Fig. 16－20　*Trichinella spiralis* adults

（From Ichiro Miyazaki，1991）

2. 幼虫　刚产出的幼虫称为新生幼虫（newborn larvae），大小约为 124μm×6μm。在横纹肌内发育成熟的幼虫称为肌肉期幼虫（muscle larvae），亦称感染期幼虫（infective larvae）或成囊期幼虫（encapsulated larvae），大小为 1.0mm×0.03mm。成熟幼虫卷曲于横纹肌内梭形囊包中。囊包大小

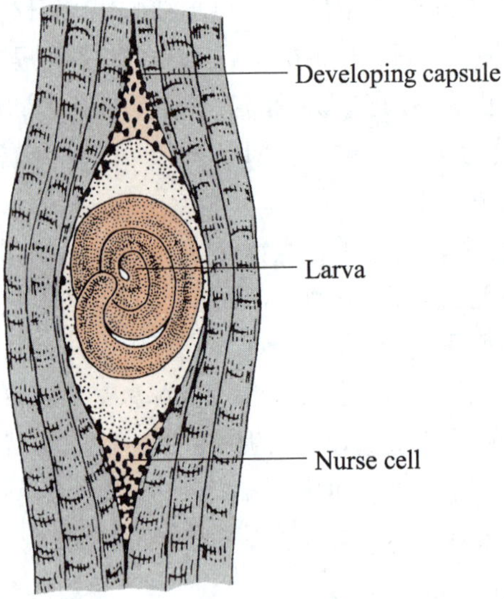

Fig. 16 - 21 The encapsulated larva of *T. spiralis* in the striated muscle

为（0.25～0.5）mm×（0.21～0.42）mm，其长轴与横纹肌纤维平行。一个囊包内通常含有1～2条幼虫。囊包壁由成肌细胞蜕变以及结缔组织增生形成。幼虫的咽管结构与成虫相似（Fig. 16 - 21）。

生活史 Life cycle

旋毛虫成虫寄生于宿主小肠，主要在十二指肠和空肠上段，幼虫则寄生于同一宿主的横纹肌细胞内，因此，被旋毛虫寄生的宿主既是终宿主，也是中间宿主（Fig. 16 - 22）。旋毛虫在完成生活史过程中不需要在外界发育，但必须转换宿主才能继续下一代生活史。人和猪、犬、猫、马、鼠、野猪、熊等多种哺乳动物均可作为该虫的宿主。

宿主因食入含活幼虫囊包的肉类及肉制品而感染。囊包在消化酶的作用下，幼虫自囊包内逸出，并钻入十二指肠及空肠上段的肠黏膜中发育，24小时后返回肠腔；在感染30～40小时内，经4次蜕皮发育为成虫。少数虫体可侵入腹腔或肠系膜淋巴结处寄生。雌、雄虫交配，多数雄虫交配后死亡，雌虫以前端钻入肠黏膜内继续发育，约在感染后5天开始产幼虫。每条雌虫一生可产幼虫1500～2000条，产幼虫期可持续4～16周或更长。雌虫寿命一般为1～2个月，少数达3～4个月。

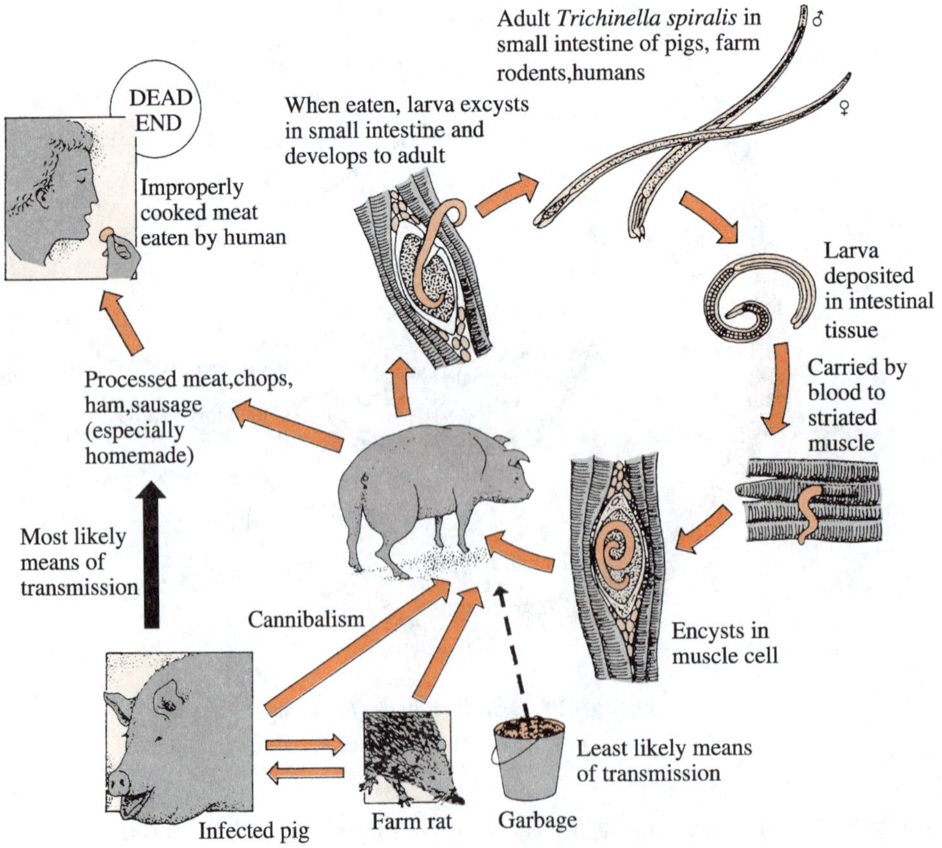

Fig. 16 - 22 Life cycle of *T. spiralis*

(From Bogitsh BJ and Cheng TC, 1998)

产于肠黏膜内的新生幼虫，侵入局部淋巴管或小静脉，随淋巴和血循环达全身各处，但只有到达横纹肌内的虫体才能进一步发育。因幼虫的机械性刺激及其代谢产物的化学性刺激，使肌细胞受损，出现炎症细胞浸润，纤维组织增生。受累的肌细胞出现结构和功能的明显改变，转变为营养细胞（保育细胞，nurse cell），为幼虫提供营养物质并保护幼虫免遭宿主免疫攻击。营养细胞被一层源于宿主的胶原所覆盖，胶原囊周围由毛细血管网包裹，至此形成了营养细胞-感染性第 1 期幼虫复合体（nurse cell-infective larva complex），即旋毛虫幼虫囊包。感染后 26 天，幼虫周围形成囊包。幼虫最后定居于横纹肌，以膈肌、咀嚼肌、舌肌、肋间肌、肱二头肌和腓肠肌等多见，可能是因为这些肌肉活动频繁，血液供应丰富，侵入的幼虫数量较多，以及肌糖原含量较低，有利于囊包形成之故。成熟囊包具有感染性，被新宿主吞食后，又可重复其生活史。囊包幼虫若无机会进入新宿主，多在感染半年后囊包两端开始钙化，幼虫则逐渐丧失感染能力并随之死亡，最后整个囊包钙化，但有时钙化囊包内幼虫可继续存活数年。在人体内幼虫最长可存活 31 年，在其他哺乳动物体内幼虫则可生存到动物死亡。

临床表现和致病机制 Clinical manifestations and Pathogenesis

主要致病阶段是幼虫，其致病作用与寄生幼虫数量、活力和侵犯部位以及人体对旋毛虫的免疫力等因素有关。轻者可无症状，重者临床表现复杂多样，如未及时诊治，可在发病后 3～7 周内死亡。旋毛虫引起临床表现的最低感染剂量约为 70～150 条幼虫。本病死亡率国外为 6%～30%，国内约为 3%，在暴发流行时可达 10%。旋毛虫的致病过程分为 3 个阶段。

1. 侵入期（肠道期，enteral or intestinal phase） 幼虫在小肠内脱囊并钻入肠黏膜发育为成虫的过程为侵入期，病程约 1 周。患者可出现恶心、呕吐、腹痛、腹泻或便秘等症状。除严重感染者外，患者胃肠道症状一般较轻微，常被忽视。由于脱囊幼虫和成虫侵入肠黏膜，尤其是成虫以肠绒毛为食，加之虫体的排泄-分泌物及大量幼虫的刺激，引起十二指肠和空肠广泛炎症。病变局部充血、水肿、灶性出血，甚至出现表浅溃疡等。此期患者可同时伴有厌食、乏力、低热等全身反应。

2. 幼虫移行期（肠外期，parenteral phase） 也称为肌肉期（muscular phase），即新生幼虫随淋巴、血循环到达各器官及侵入横纹肌内发育为幼虫囊包的过程，病程 2～3 周。典型临床表现为发热、眼睑和面部水肿、过敏性皮疹、肌肉疼痛及外周血中嗜酸性粒细胞增多等。此期的致病机制为幼虫在移行过程中可穿破各脏器的毛细血管，其毒性代谢产物引起全身中毒症状及超敏反应，导致全身性血管炎和肌炎。一般在发病后第 2 周出现持续性发热，体温 38～40℃；水肿以眼睑、眼眶周围及面部最常见，常在感染 1 周内出现，并可持续 1 周，消失后复发罕见；重者可伴有下肢甚至全身水肿、肺水肿、胸腔和心包腔积液等。部分患者可出现眼球结膜水肿、出血及指、趾甲下线状或半月形出血。幼虫侵入横纹肌后，引起肌纤维变性、肿胀、排列紊乱、横纹消失，肌细胞坏死、崩解，肌间质轻度水肿并有炎症细胞浸润。全身性肌痛是本病最为突出的症状，肌肉肿胀，有硬结感，压痛与触痛明显，尤以腓肠肌、肱二头肌及肱三头肌为甚。重症患者常呈强迫屈曲状而不敢活动，几乎呈瘫痪状态。部分病人可伴有咀嚼、吞咽和说话困难，呼吸和动眼时均感疼痛，患者感觉极度乏力。眼部肌肉受累时可出现眼眶疼痛、斜视、复视等。

幼虫侵入其他脏器时导致小动脉和毛细血管损伤，亦可引起急性炎症与间质水肿，如心肌炎、肺炎、脑炎等。心肌可有不同程度的损害，主要表现为心肌和心内膜充血、水肿，间质性炎症，甚至心肌坏死，可伴有嗜酸性粒细胞和单核细胞浸润及肉芽肿形成；心肌炎并发心力衰竭是本病患者死亡的主要原因。幼虫移行损害肺毛细血管时可导致灶性出血或广泛性肺出血、肺水肿、支气管肺炎等。在重度感染者，幼虫可侵入中枢神经系统引起非化脓性脑膜脑炎和颅内压增高，大脑皮质下可见肉芽肿样结节。少数患者可出现眼眶蜂窝组织炎、眼球突出、视网膜静脉曲张、视网膜出血、视力模糊、皮下肿块、皮肌炎、肝和肾功能损害等。

3. 囊包形成期（恢复期，convalescent phase） 为受损肌细胞修复过程，约 4～16 周。随着幼虫长大、卷曲，寄生部位的肌细胞逐渐胀大呈纺锤状，形成梭形肌腔包绕虫体。囊包形成的同时，急性炎症消退，全身症状逐渐减轻或消失，但肌痛可持续数月。重症患者可因并发心肌炎、肺炎或脑炎而死亡。

实验诊断 Laboratory diagnosis

旋毛虫病因无特异性症状和体征，临床诊断较困难，故流行病学资料非常重要。患者常有生食或半生食肉类的病史，在本病暴发时同批患者常能追溯其聚餐史。当同一个家庭或社区有 2 个以上成员出现发热、眼睑或面部水肿及肌痛时，应考虑本病。

1. 病原学诊断　肌肉活检发现幼虫或囊包是确诊旋毛虫病的主要方法，一般于发病后 10 天以上从患者疼痛肌肉（多为腓肠肌、肱二头肌或三角肌）摘取米粒大小的肌肉压片镜检。但早期和轻度感染者均不易检获虫体，即使晚期患者，因取样的范围及数量所限，肌肉活检的阳性率仅为 50%左右。活检标本病理切片检查未发现幼虫者，其肌细胞的嗜碱性转变也是诊断旋毛虫感染的重要标准。有中枢神经系统症状的患者脑脊液中偶可发现旋毛虫幼虫。

2. 血清学诊断　检测血清特异性抗体是目前诊断本病的主要辅助手段，可用环蚴沉淀试验（circumlarval precipitin test，CPT）、胶乳凝集试验（LAT）、间接荧光抗体试验（IFAT）及 ELISA 等，目前以 IFAT 和 ELISA 较常用，阳性检出率均可达 90%以上。应用旋毛虫肌幼虫排泄分泌抗原的蛋白质印渍技术（Western blot）是国际旋毛虫病委员会推荐的血清学方法，当待检血清中检出针对旋毛虫肌幼虫排泄分泌抗原中 40～70kDa 蛋白组分的特异性抗体时，可确诊为旋毛虫感染。

3. 其他检查　对患者所食剩余肉类作镜检或动物接种，阳性结果也有助于诊断。外周血中嗜酸性粒细胞增多是诊断旋毛虫病的重要线索，感染后第 2 周嗜酸性粒细胞开始增多，3～4 周时达高峰，占白细胞总数的 10%～40%，甚至高达 90%。此外，患者血清中肌组织特异酶（如肌酸磷酸激酶、乳酸脱氢酶等）活性明显增高。

流行 Epidemiology

旋毛虫病呈世界性分布，曾在欧洲及北美国家严重流行，通过严格的猪肉检疫发病率已明显下降。目前，旋毛虫病在俄罗斯及东欧国家、墨西哥、智利、阿根廷及泰国等国仍严重流行，法国、意大利、美国和加拿大发生了多起因食用马、熊、海象、美洲狮肉引起本病暴发，现已将其列入再度肆虐的疾病（re-emerging disease）。我国云南、西藏、四川、广西、湖北、河南、山西、北京、辽宁、吉林、黑龙江等地先后发生数百起旋毛虫病暴发，估计目前全国感染人数超过 4000 万。

本病为动物源性疾病，已知猪、野猪、犬、鼠等 150 多种动物自然感染旋毛虫，这些动物互相残杀吞食或摄食尸肉而互相传播。猪的感染主要是由于吞食含有旋毛虫幼虫的肉屑（泔水或垃圾）、鼠类或污染的食料。马、牛、羊等食草动物的感染是因食入掺入含旋毛虫的肉屑、泔水或被腐烂动物尸体污染的青草所致。我国除海南外，其他省、区、市均有动物感染旋毛虫的报道，以西南、中原及东北地区猪的旋毛虫感染率较高，河南个别乡镇猪的感染率曾达 50.4%。人体感染主要是因生食或半生食含幼虫囊包的猪肉及肉制品引起，猪是人体旋毛虫病的主要传染源。近年来随着居民饮食习惯的改变，已发生多起因食羊肉、马肉、犬肉及野猪肉等引起的本病暴发，在北美和欧洲野生动物肉类和马肉已成为当地的主要传染源。

旋毛虫病的流行具有地方性、群体性、食源性等特点。1964—2009 年，我国 12 个省（区、市）发生 577 起本病暴发，发病 25 125 例，死亡 251 人，而 3 500 多例散发病例则见于 17 个省（区、市）。西南地区（云南、西藏、广西、四川）、中原地区（湖北、河南）和东北三省为主要流行区。云南少数民族地区有吃生皮、生肉或剁生的习惯。据 2001—2004 年全国人体重要寄生虫病调查，10 个省（区、市）的人群旋毛虫血清抗体阳性率为 3.31%，云南最高（8.26%）。北方地区居民多吃“涮猪肉”、“涮羊肉”、爆炒猪肉片或未煮熟的肉馅饺子所致；散发病例多因家庭生熟刀砧不分、尝饺子馅等所致。

防治 Treatment，Prevention and Control

1. 治疗患者　阿苯达唑为治疗本病的首选药物，不仅能驱除肠内早期脱囊幼虫和成虫以及抑制雌虫产幼虫，还可杀死移行期幼虫和肌肉中幼虫。多数患者服药后 2 天开始退热，3～5 天内体温恢复正常，水肿消退，肌痛明显减轻并逐渐消失。

2. 改变不良饮食习惯　预防本病的关键措施是广泛开展健康教育，改变不良的饮食习惯和烹饪方法，不生食或半生食猪肉及其他动物肉类和肉制品，切生、熟食品刀砧分开，防止生肉屑污染餐具。囊包幼虫在－15℃和－12℃分别可存活20天和57天，腐肉中可存活2～3个月。长春市曾发生一起9人因食用冻存（－15°C～－22°C）11～33天的犬肉而患旋毛虫病。熏烤、腌制及曝晒等常不能杀死囊包中的幼虫。幼虫经食用酱油（含19.3% NaCl）浸泡36小时仍有感染性，但幼虫不耐热，肉块中心温度达71℃时，即可被杀死。

3. 改善养猪方法　提倡圈养，管好粪便，保持猪舍清洁卫生，饲料应煮沸30分钟，以防猪的感染。消灭鼠类。

4. 加强肉类检疫　未经宰后检疫的肉类不准上市销售，感染旋毛虫的肉类要坚决销毁。

（王中全）

第十节　广州管圆线虫

Angiostrongylus cantonensis

Learning guide

After studying this chapter the student should be able to answer the following question.

How dose human being get the infection of *Angiostrongylus cantonensis*?

Key terms

Angiostrongylus cantonensis; larvae; copulatory bursa; moult; paratenic host; eosinophil; CSF.

广州管圆线虫［*Angiostrongylus cantonensis*（Chen，1935）Dougherty，1946］由我国寄生虫学家陈心陶首先于1935年从广州褐家鼠和黑家鼠肺动脉和心脏中发现并描述。10年后，有学者从一台湾15岁少年的脑脊液中检获该虫，确定该虫可感染人体并致病。目前已知，该虫可在多种大鼠体内发育成熟。

形态 Morphology

成虫：细线形，头端圆钝，角皮光滑透明，具细微环形横纹。口简单，无唇和口囊。雌虫长17～45 mm，宽0.3～0.66 mm；咽管短，尾端呈斜锥形；子宫与肠管相互缠绕形成相间条纹状；肛门距尾端0.03～0.074 mm，阴门距尾端0.16～0.318 mm，开口于肛门前。雄虫长11～26 mm，宽0.21～0.53 mm；咽管长0.241～0.35 mm；尾端略向腹侧弯曲，形成较小交合伞（copulatory bursa）

幼虫：细长。第一期幼虫可见于终宿主粪便，长0.25～0.29 mm，宽0.014～0.018 mm，具侧翼，咽管长度约为虫体1/2，在肠管中部略前见有生殖原基。第三期幼虫长0.462～0.525 mm，宽0.022～0.027 mm，体表具两层鞘膜，肛孔和生殖原基清晰可见。

虫卵：椭圆形，大小为（64.2～82.1）μm×（33.8～48.3）μm，卵壳薄而透明。新产出卵内含单个细胞；自鼠肺分离的虫卵，可见内含不同分裂阶段的细胞。

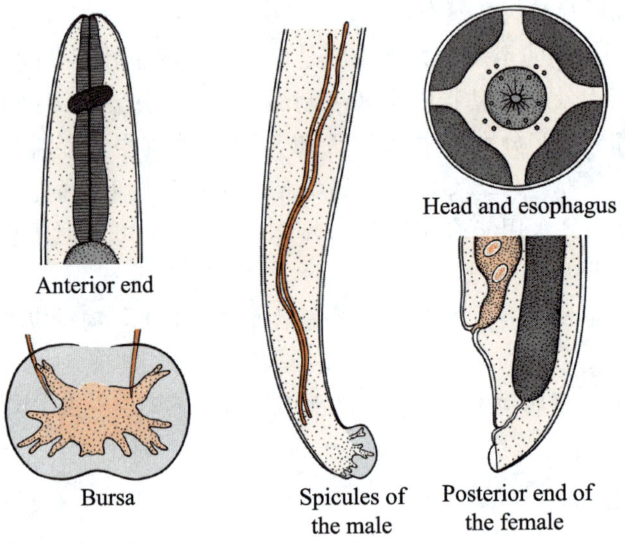

Fig. 16 - 23 Structure used in the identification of *Angiostrongylus cantonensis*

生活史 Life cycle

成虫寄生在鼠肺动脉血管内，偶见于右心。雌虫产卵于肺动脉内，卵随血流至肺毛细血管，经发育并孵化出第一期幼虫，进入肺泡，沿气管向上移行，经吞咽入肠道，随粪便排出体外。第一期幼虫活跃，在适宜条件下可在外界存活 2 周。第一期幼虫主动钻入或被吞食进入中间宿主陆生软体动物体内后，经 7～9 天发育并蜕皮，转为第二期幼虫，再经约 2 周时间，蜕皮后转为第三期幼虫，此期幼虫对鼠和人均具有感染性。宿主食入感染第三期幼虫的软体动物，或食入/饮入被第三期幼虫污染的食物或水，进入体内的幼虫脱去鞘膜，钻入胃肠壁血管，随血流经肝到右心，再经肺部血管至左心，可播散到全身各处。多数幼虫经颈总动脉到达脑部，经两次蜕皮转变成第五期幼虫，移至蛛网膜下腔发育一段时间后，重新钻回血管，随血流到达肺动脉定居并发育成熟。人为该虫非适宜宿主，童虫在脑部停滞发育。已知该虫还有多种转续宿主（paratenic host），包括陆生涡虫，淡水虾、蟹、鱼，蛙等。

临床表现、致病机制和实验诊断 Clinical manifestations, Pathogenesis and Laboratory diagnosis

人体感染后潜伏期 3～36 天不等，平均 2 周。虫体在脑部的移行及所致的炎性刺激是致病的主要因素，以嗜酸性粒细胞增多性脑膜炎或脑膜脑炎（eosinophilic meningoencephalitis）为特征。患者表现有剧烈头痛、发热、颈强直、恶心、呕吐等，严重者可出现嗜睡、昏迷、瘫痪，甚至死亡。患者脑脊液（cerebrospinal fluid，CSF）压力升高，外周血白细胞及嗜酸性粒细胞均增高。该病病原学诊断较困难，脑脊液中幼虫检获率较低，临床诊断主要依据临床表现和病史资料，血清或脑脊液免疫学检测能提供辅助诊断。

流行 Epidemiology

广州管圆线虫主要分布在热带和亚热带地区，包括东亚、东南亚、南亚、大洋洲、美洲等国。感染广州管圆线虫的病例，全世界报告已超过 3000 例，我国有病例报告的省、市已超过十个，总病例数超过 300 例，主要集中在广东、福建、浙江、云南和北京。人体的感染方式主要是生食或半生食含感染期幼虫的中间宿主和转续宿主。广州管圆线虫的终宿主主要是鼠类，达 29 种之多，其中褐家鼠自然感染最普遍；中间宿主主要包括蜗牛、螺、蛞蝓等，其中褐云玛瑙螺、福寿螺在我国不仅感染率高，且与人们的膳食关系最密切，是造成人群感染的主要来源。

防治 Treatment, Prevention and Control

广州管圆线虫病是典型的食源性寄生虫病（food-born parasitic diseases），做好宣传和知识普及，号召公众不生食或半生食各类中间宿主和转续宿主，是控制该病流行的主要措施。在对终宿主和中间宿主调查的基础上，在分布和流行程度较高的地区，可辅以开展灭鼠和控制中间宿主的措施。

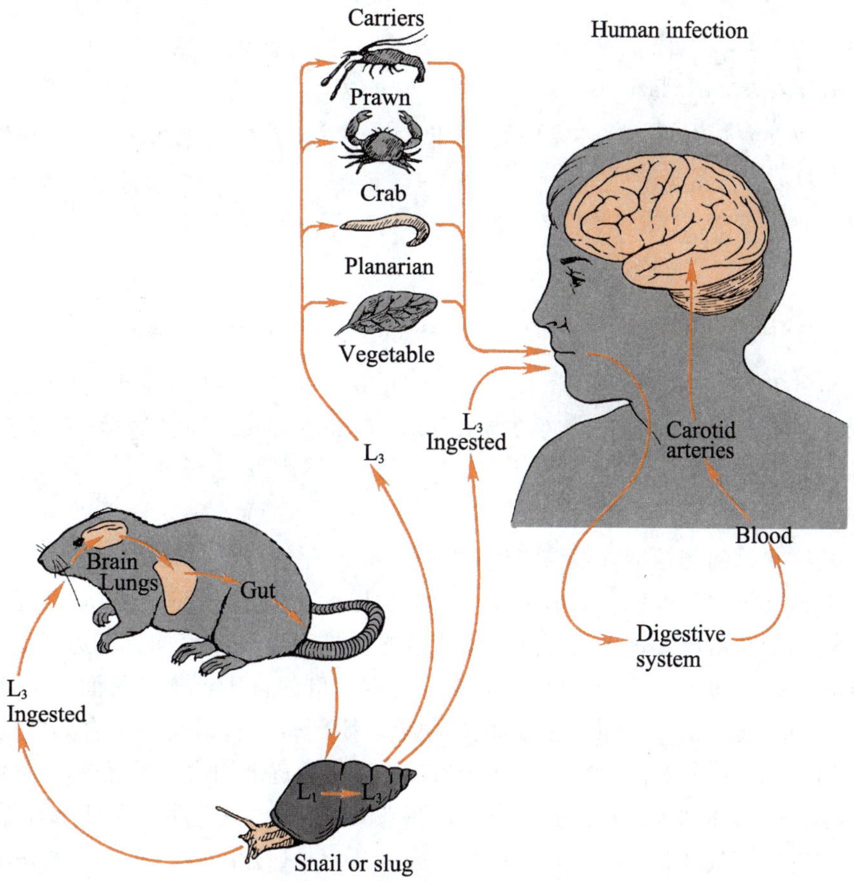

Fig. 16 - 24 Diagram of the life cycle of the rat lungworm, *Angiostrongylus cantonensis*, and the modes of infection in humans

(From Marquardt WC et al, 2000)

广州管圆线虫病临床以对症和支持疗法为主，降低脑脊液压力有助于改善发病症状。病原治疗上，阿苯达唑效果确定。病原治疗时可考虑同时使用肾上腺皮质激素，以缓解因死亡虫体刺激加剧的脑部炎症。

（王 勇）

第十一节 其他线虫
Other Nematodes

Learning guide

After studying this chapter the student should be able to:

1. Describe the life cycle and important morphological features of *Thelazia callipaeda*, *Capillaria hepatica*, *Gongylonema pulchrum*, *Anisakis* and *Gnathostoma*, respectively.

2. Describe the important clinical manifestations and pathogenesis caused by *Thelazia callipaeda*, *Capillaria hepatica*, *Gongylonema pulchrum*, *Anisakis* and *Gnathostoma*, respectively.

3. Describe the diagnosis, epidemiology, treatment and prevention of the thelaziasis, hepatic capillariasis, gongylonemiasis, anisakiasis and gnathostomiasis, respectively.

Key terms

Thelazia callipaeda; thelaziasis; *Capillaria hepatica*; hepatic capillariasis; spurious infection; *Gongylonema pulchrum*; gongylonemiasis; *Anisakis*; anisakiasis; *Gnathostoma*; gnathostomiasis.

一、结膜吸吮线虫 *Thelazia callipaeda*

结膜吸吮线虫（*Thelazia callipaeda* Raillet & Henry，1910）是一种寄生于犬、猫等动物眼部的线虫，也可寄生于人的眼部，引起结膜吸吮线虫病（thelaziasis）。该病主要流行于亚洲地区，因此，该病又称东方眼虫病。

形态 Morphology

成虫虫体细长线状，两端较细。眼结膜囊内寄生的活虫呈淡红色，死后呈乳白色、半透明。雄虫大小为（4.5～17.0）mm×（0.20～0.80）mm，雌虫大小为（6.2～23.0）mm×（0.30～0.85）mm。虫体头端钝圆，具圆形角质口囊，无唇。除头尾两端光滑外，虫体体表均具有边缘锐利的环形皱褶，侧面观呈细锯齿形（Fig. 16-25）。雄虫尾端向腹面弯曲，肛门位于近末端腹面；交合刺 2 根，长短不一，形状各异（Fig. 16-25）。雌虫肛门距尾端很近，阴门位于食道与肠结合处之前的腹面，生殖系统双管型；子宫充满大小不等的虫卵，其前端为较小，向后逐渐增大，呈椭圆形的含胚胎至蝌蚪期卵，近阴道末端子宫内虫卵则为细长盘曲状幼虫，原来的卵壳已变为鞘膜。雌虫为卵胎生，初产出的幼虫外被鞘膜，尾部有一气球状鞘膜囊，幼虫大小为（350～414）μm×（13～19）μm。

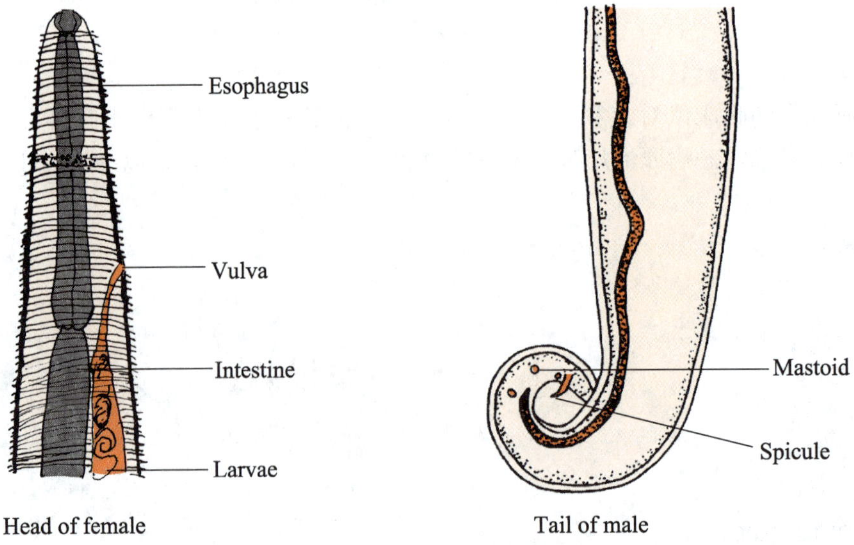

Fig. 16-25 Adult of *Thelazia callipaeda*

生活史 Life cycle

成虫主要寄生在犬、猫、兔等动物的眼结膜囊及泪管内，偶可寄生于人眼。在结膜内产出外被鞘膜的初产蚴，当中间宿主蝇类舔食宿主眼部分泌物时，幼虫进入蝇消化道内，穿过中肠进入血腔。约经 2～4 周，经 2 次蜕皮，幼虫发育为线形运动活跃的感染期幼虫。感染期幼虫游离于血腔中，经胸、颈和头部进入果蝇的口器。当果蝇舐食宿主的眼分泌物时，感染期幼虫自蝇口器逸出，进入终宿主的眼部。经 15～20 天，幼虫再蜕皮 2 次发育为成虫。从感染期幼虫发育至成虫产出幼虫，约需 1～2 个月。雌虫日产蚴 1～202 条不等。成虫寿命可达 2 年以上。

临床表现和致病机制 Clinical manifestations and Pathogenesis

成虫主要寄生于眼结膜囊内，以上下穹窿内多见，亦可寄生于泪小管、结膜下及皮脂腺管内。一般仅单侧受感染，少数病例可发生双眼感染。因虫体体表锯齿状环形皱褶的摩擦、口囊的吸附作用以及排泄物、分泌物的刺激，可致眼部炎症或形成肉芽肿。感染轻时无症状或症状轻微，主要表现为眼部有异物感、痒、畏光、流泪、分泌物增多等症状，对视力一般无明显影响。感染严重者可出现结膜充血、炎症和溃疡，以及角膜混浊、眼睑外翻等症状。若虫体寄生于眼前房，可有眼部丝状阴影飘动感，出现睫状体充血、房水混浊、眼压升高、视力下降等症状，可继发青光眼，甚至可引起失明。泪小管受损时，可致泪点外翻。婴幼儿感染有不敢睁眼，用手揉眼等表现，常因家长发现患儿结膜有白色虫体爬行而就诊。

实验诊断 Laboratory diagnosis

用镊子或棉签从眼部取出虫体鉴定镜检，根据虫体形态即可确诊。

流行 Epidemiology

结膜吸吮线虫病多见于亚洲地区，在印度、缅甸、菲律宾、泰国、日本、朝鲜、俄罗斯的远东地区均有病例报告。国内报道的病例已达 360 多例，分布于 25 个省、自治区、直辖市，其中以山东、江苏、湖北、安徽、河南、云南、河北等省较多见。感染者中儿童多于成人，农村居民多于城市居民。该病的流行高峰在 6～9 月份，感染者多为农村婴幼儿，可能与饲养犬、猫以及婴幼儿对蝇的舔食防御能力较弱有关。在安徽，已证实冈田绕眼果蝇（*Amiota okadai*）是本虫的主要中间宿主和传播媒介。

防治 Treatment, Prevention and Control

预防本病的关键是注意个人眼部卫生。搞好环境卫生，特别是烂果类、垃圾要即时处理，以消除果蝇孳生地。饲养宠物者要注意防蝇、灭蝇。不要在户外睡觉，以防果蝇舔食眼。

治疗时，对一般患者，可用镊子、消毒棉签将虫体取出。对不能配合者或婴幼儿可用 1%丁卡因、1%～2%可卡因或 1%普鲁卡因 2～3 滴滴眼，虫体受药物刺激可从眼角爬出。当虫体寄生在眼前房时，需手术取虫。

二、肝毛细线虫 *Capillaria hepatica*

肝毛细线虫［*Capillaria hepatica*（Bancroft，1893）Travassos，1919］是鼠类及多种其他哺乳动物的寄生虫，偶可感染人。成虫寄生于肝，引起肝毛细线虫病（hepatic capillariasis）。

形态 Morphology

成虫纤细，雌虫大小为（53～78）×（0.11～0.20）mm，尾端呈钝锥形；雄虫大小为（24～37）mm×（0.07～0.10）mm，尾端有 1 被鞘膜包裹的交合刺（Fig. 16 - 26）。食道长，约占雄虫体长的 1/2 或雌虫体长的 1/3（Fig. 16 - 26）。虫卵形态与鞭虫卵相似，大小为（48～66）μm×（28～36）μm；壳厚，分两层，外层有明显的凹窝，两层间有放射状纹；虫卵两端有透明塞状物，但不凸出于壳外。

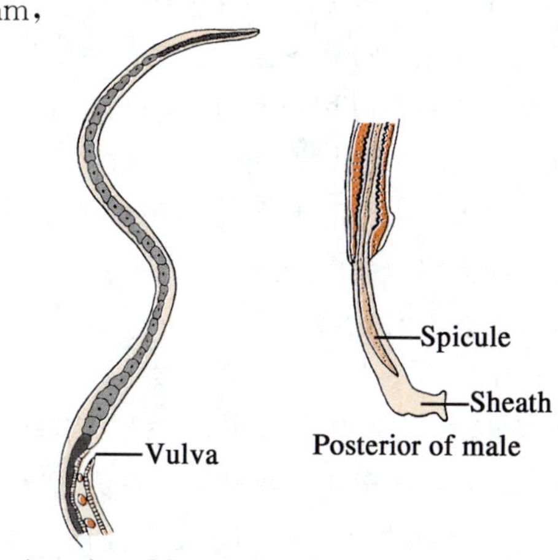

Fig. 16 - 26 Adult of *Capillaria hepatica*

生活史 Life cycle

成虫寄生于肝，产卵于肝实质中。肝中虫卵随寄生宿主死亡、腐烂和分解，或随捕食感染动物的其他动物的消化道播散到土壤中，在土壤中发育，感染期虫卵污染食物或饮水，宿主经口感染。感染 24 小时内虫卵在盲肠孵化出第一期幼虫，幼虫在 6 小时内钻入肠黏膜，经过肠系膜静脉、门静脉，经 2 小时到达肝。感染 21 天出现孕卵雌虫。雌、雄虫寿命分别约为 59 及 40 天。虫卵在肝中不发育为感染性虫卵，但可存活数月。

临床表现和致病机制 Clinical manifestations and Pathogenesis

肝毛细线虫虫卵沉积于肝，导致肉芽肿反应和脓肿样病变。肉眼可见肝表面有许多点状珍珠样白色颗粒，或灰色小结节，大小为 0.1～0.2 cm。脓肿中心由成虫、虫卵和坏死组织组成。虫体可完整或部分崩解，虫体和虫卵周围有嗜酸性粒细胞、浆细胞和巨噬细胞浸润。患者可出现发热、肝脾肿大、嗜酸性粒细胞显著增多、白细胞增多及高丙种球蛋白血症，低色素性贫血颇为常见，严重者可表现为嗜睡、脱水等，甚至死亡。

实验诊断 Laboratory diagnosis

诊断本病相当困难。肝组织活检虫卵或虫体是最可靠的诊断方法。肝病患者伴有嗜酸性粒细胞显著增多者，可考虑用免疫学方法作进一步检查。

流行 Epidemiology

人感染是由于食入或饮入感染期卵污染的食物或水而引起。至 2000 年时，全世界确诊为肝毛细线虫病的患者共 37 例。迄今，我国发现 3 例人体感染。尽管报道的病例不多，但大多引起死亡，故应引起注意。

人感染该虫，粪便中查不到虫卵。但人因为食入含肝毛细线虫卵的鼠肝或兔肝，虫卵可经消化道排出，在粪便中可查见虫卵，但人并未获得感染，这种现象就是所谓“假性感染”（spurious infection）。

防治 Treatment，Prevention and Control

注意个人卫生，避免土壤中感染期虫卵进入人体。治疗药物有甲苯咪唑、阿苯达唑等。

三、美丽筒线虫 *Gongylonema pulchrum*

美丽筒线虫（*Gongylonema pulchrum* Molin，1857）为寄生于哺乳动物的口腔、咽、食管黏膜及黏膜下层组织内的一种线虫，偶可寄生于人体，引起筒线虫病（gongylonemiasis）。

形态 Morphology

成虫虫体细长，乳白色，略透明。雄虫大小为（21.5～62.0）mm×（0.10～0.36）mm，雌虫大小为（32.0～150）mm×（0.20～0.53）mm。体表具纤细横纹，前端表皮有大小不等、形状各异、数目不同的花缘状表皮突起，纵行排列成 4 行，接近侧翼时增加到 8 行；近前端两侧各有 1 个颈乳突，其后有 1 对呈波浪状的侧翼，一直伸展到最后的表皮突起处（Fig. 16 - 27）。虫体口小，位于前端正中，左右两侧各有 1 个分成 3 叶的侧唇，在两侧唇间的背、腹侧各有间唇 1 个。雄虫尾部有膜状尾翼，两侧不对称，上有 13 对具柄乳突；交合刺 2 根，大小、形状不同，左侧细长，右侧甚短（Fig. 16 - 27）。雌虫尾端不对称，钝锥状，稍向腹面弯曲，阴门略隆起，位于肛门稍前方；子宫粗大，内含大量虫卵。虫卵大小为（50～70）μm×（25～42）μm，呈椭圆形；卵壳厚而透明，两端较钝，表面光滑；内含幼虫。

生活史 Life cycle

成虫寄生于牛、羊、猪、猴等终宿主的口腔、咽、食管黏膜及黏膜下层。雌虫产出的含蚴卵由黏膜破损处进入消化道，随粪便排出。虫卵被中间宿主金龟子或蜚蠊等吞入后，幼虫在中间宿主消化道内孵出，穿过肠壁进入血腔而发育为囊状感染期幼虫。终宿主吞食含感染期幼虫的中间宿主后，幼虫在终宿主胃内破囊而出，侵入胃或十二指肠黏膜，再向上移行至食管、咽、口腔等黏膜或黏膜下层内，约经 2 个月发育为成虫。人偶可成为终宿主，但一般不产卵。成虫在人体内寄生时间通常为 0.5～1.5 年，长者可达 5 年以上。

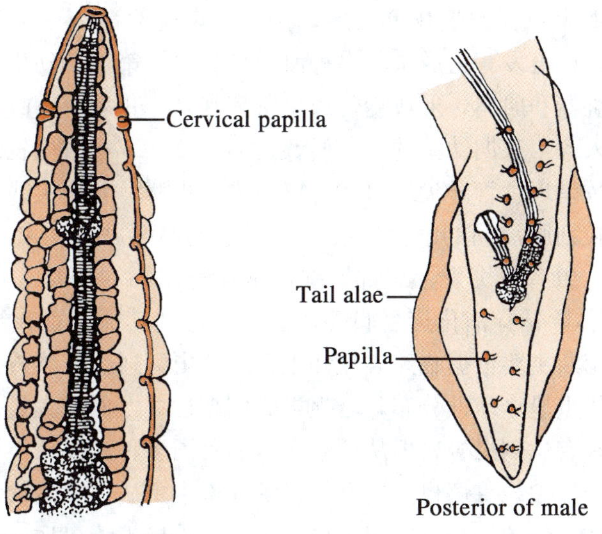

Fig. 16 - 27 Adult of *Gongylonema pulchrum*

临床表现和致病机制 Clinical manifestations and Pathogenesis

美丽筒线虫在人体主要寄生于上下唇、颊部、腭、齿龈、扁桃体、咽及食管等处黏膜和黏膜下层。寄生人体的虫数可为 1 条至十余条不等，多者达 20 余条。虫体在黏膜、黏膜下层可自由移动，造成机械性刺激和损伤。虫体移动速度较快，使患者口腔内有异物爬行感、痒感和麻木感。寄居的黏膜可产生小疱及白色线形弯曲隆起。寄生口腔时，可出现肿胀、疼痛、黏膜水疱及血疱。寄生咽喉时，可出现声音嘶哑、吞咽困难，甚至影响说话。寄生食管时，可有黏膜溃疡，甚至吐血。一些患者因虫体的寄生而产生神经过敏、精神不安、失眠等症状，取出虫体后，症状可自行消失。

实验诊断 Laboratory diagnosis

可根据病史以及局部异物移动感或刺激症状等作出初步诊断，然后用针挑破有病变或虫体移行处的黏膜，取出虫体鉴定即可确诊。

流行 Epidemiology

该虫呈世界性分布，终宿主包括牛、羊、马、驴、骡、骆驼等反刍动物以及猪、猴、鼠、兔等。家畜的感染率较高，人体感染呈局部散在流行。我国报道病例 110 余例，主要散见于长江以北，江南较少见。人体感染与卫生条件和饮食、饮水习惯有关，如炒食或烤食含有感染期幼虫的中间宿主甲虫、蜚蠊、螳螂、蝗虫、天牛等易感染。

防治 Treatment, Prevention and Control

对本病的主要预防措施包括加强卫生宣传，不食用甲虫、蜚蠊、蝗虫等节肢动物，注意个人卫生，不饮生水。主要治疗方法是挑破寄生部位的黏膜取出虫体。取虫后用消毒液漱口、局部涂抹甲紫等，症状可自行消失。

（彭礼飞）

四、异尖线虫 *Anisakis*

异尖线虫（*Anisakis* Dujardin 1845）隶属线形动物门分肠纲（class Secernentea）异尖科（family Anisakidae），包括 30 个属，能引起人体感染和致病的主要是异尖线虫属的简单异尖线虫（*Anisakis simplex*）和伪新地蛔线虫（*Pseudoterranova decipiens*）。该虫的终宿主是海洋哺乳动物，包括海豚、鲸、海豹、海狮、海狗等，成虫大小为（65～100）mm×（1.5～4.5）mm，寄生在胃内，卵随粪便排出，在适宜温度海水中发育成第一期幼虫；经一次蜕皮发育成第二期幼虫，从卵内孵出，可在海水中生存数周，被中间宿主海生甲壳类生物食入后，在其消化道发育，并在血体腔内蜕皮成第三期幼虫，此期幼虫被终宿主摄入后可发育为成虫。多种海洋鱼类摄入第三期幼虫后，虫体穿过消化道进入腹腔，进一步移行到各种脏器和肌肉，形成囊包或呈游离状，停止发育。故海洋鱼类可视为该虫的转续宿主。人体感染多因食入含第三期幼虫的生鱼所致，多在 2～20 小时内发病，临床表现依幼虫钻穿消化道黏膜的部位而异，故呈现食管异尖线虫病、胃异尖线虫病、肠异尖线虫病等不同表现。病理表现为病灶局部大量嗜酸性粒细胞浸润的蜂窝组织炎和嗜酸性肉芽肿。幼虫一般在 5～10 天内死亡崩解。以胃异尖线虫病为例，患者可突发上腹部剧痛，常伴有恶心和呕吐。异尖线虫病属幼虫移行症（larva migrans）范畴，虫体除钻穿消化道黏膜外，也可移行到其他器官和组织，引起消化道外异尖线虫病。异尖线虫病临床诊断主要依据临床表现和生食海鱼史，通过纤维胃镜检获虫体是诊断胃异尖线虫病的有效手段。异尖线虫呈全球性分布，已报告病例超过 3 万例，大量病例来自日本、韩国、荷兰、法国等。我国自今尚未有病例报告，但从调查显示的我国多种海洋鱼类被异尖线虫感染的情况判断，漏报和误诊实属难免。异尖线虫病也是典型的食源性寄生虫病，不生食海鱼是预防感染的最有效措施。病原治疗无特效药物，阿苯达唑有一定杀虫作用。对胃异尖线虫病，应采用纤维胃镜及时取出虫体。

五、棘颚口线虫 *Gnathostoma spinigerum*

棘颚口线虫（*Gnathostoma spinigerum* Owen，1836）是棘颚口线虫病的病原。成虫圆柱形，较粗壮，略透明，雌虫长 25～54 mm，雄虫长 11～25 mm。头端具头球，上有 8～11 圈环形排列的小钩，有一对口唇。虫体前半段和尾端体表被有体棘。成虫寄生在宿主胃壁，虫卵随粪便排出体外，在适宜条件水中发育至第二期幼虫，被第一中间宿主剑水蚤吞食后，幼虫移入血腔发育为第三期幼虫。含此期幼虫的剑水蚤被第二中间宿主鱼、蛙等吞食后，幼虫穿过胃、肠壁移行入肝和肌肉结囊。哺乳类终宿主食入含第三期幼虫的鱼、蛙后，虫体穿过胃、肠壁，进入肝或在肌肉和结缔组织内移行，发育为第四期幼虫并返回到胃内，进一步发育至成虫。蛇和鸟类等宿主若食入含第三期幼虫的鱼、蛙，虫体则结囊，停止发育，可视为转续宿主。人体为该虫非适宜宿主，致病主要是虫体在组织穿行造成的机械性损伤和分泌的毒素所致。发病可分为皮肤棘颚口线虫病和内脏棘颚口线虫病两型。皮肤棘颚口线虫病表现为移行性皮肤肿块，如蚕豆或鸡蛋大小，伴有红、肿、痛和痒感，若肿块浅表则可见皮肤硬结、线状疹和点状疹，伴有剧痛。患者可有上腹痛及食欲缺乏、恶心、呕吐等前驱症状，也可伴有发热和全身不适。内脏棘颚口线虫病可累及多种器官，因虫体在各处移行，故所致的急性期和慢性期炎症表现各异，其中发生在脑部和眼部后果较严重。棘颚口线虫病临床诊断主要依据临床表现和生食第二中间宿主或转续宿主肉类史，皮肤型病例可通过手术活检确诊。患者多显示外周血嗜酸性粒细胞增多。本病主要分布在亚洲，以日本和泰国报告的病例居多。我国已有数十例人体病例报告，分布在华中、华东和华南十余省、市。棘颚口线虫病也是典型的食源性寄生虫病，避免生食鱼、禽类等肉类是防止感染的基本措施。因含第三期幼虫的剑水蚤也可感染人体，故也应避免喝生水。另外，也有经胎盘母婴传播的病例。病原治疗尚无特效药物，皮肤型患者可通过外科手术取虫。

（王 勇）

Summary

Most of nematodes are free living and widely distributed in water and soil, a few are parasites of both animals and plants. Parasitic nematodes that infect humans have 34 species in China. They have elongate, cylindrical, often filiform, smooth, non-segmented body that usually taper to a pointed posterior and to a rounded anterior end, resembling a tiny thread in many cases, and the name "nematode" means thread. The body is covered with a tough cuticle which may be smooth, striated, bossed or spiny. The adults vary greatly in size from less than 5 mm (*Trichinella spiralis*) to 1 meter (*Dracunculus medinensis*). The male is generally smaller than female. The sexes are separate (diecious). The egg shell of parasitic nematodes ordinarily consists of three enveloping layers from the outer layer to the inner layer: (1) fertilization membrane; (2) chitinous shell; (3) lipid layer or named as ascaroside layer.

The developmental process in nematodes involves egg, larval, and adult stages. Nematodes usually undergo four molts and become adults. The adult worm of nematodes parasitize in digestive tract or blood and tissue of the host. The worms that reside in intestine are called intestinal nematodes, the worms that inhabit in the blood vascular system and other organs and tissues of humans are called the blood- and tissue-dwelling nematodes. These nematodes whose life cycle does not need intermediate hosts are named soil-transmission nematodes or the direct development type of nematodes. Some parasitic nematodes need intermediate hosts to complete their life cycle; the larvae develop to the infective stage only within appropriate hosts. These nematodes are named bio-source nematodes or indirect development type of nematodes, such as filarial worms.

Adult nematodes cause the damage to humans by mechanical disruption and toxicity and the changes may include erosion, bleeding, inflammatory and proliferation of tissue. The major pathogenic effects of nematode larvae appear to be the invasion and the subsequent migration in the tissue of host. The larvae of *Ascaris* and hookworms require the lung migratory phase to complete their life cycle. Allergic or anaphylactic reaction occurred during larval migration play a primary role in the pathogenesis.

According to the location of the adult worms in humans, the main parasitic nematode can be summarized as intestinal nematodes as well as blood and tissue nematodes.

Table 16－5 Summary of intestinal nematode infections of humans

Table 16－6 Summary of blood tissue nematode infections of humans

Table 16 - 5 Summary of intestinal nematode infections of humans

Parasite	Disease	Means of human Infection	Location of larvae in humans	Location of adults in humans	Clinical features	Laboratory diagnosis
Ascaris lumbricoides	Ascariasis	Ingestion of eggs	Lungs	Small intestine (lumen)	Cough, pneumonitis, vague gastrointestinal symptoms	Undeveloped eggs in stool
Enterobius vermicularis (pinworm)	Enterobiasis	Ingestion of eggs	Lumen of small intestine	Cecum, adjacent large and small bowel (superficial attachment)	Anal pruritus, restless sleep	Embryonated eggs on cellophane tape preparation
Ancylostoma duodenale, *Necator americanus* (hookworms)	Ancylostomiasis (necatoriasis)	Larvae penetrate the skin	Skin, lungs	Small intestine (attached)	Dermatitis, cough, diarrhea, abdominal pain, anemia, eosinophilia	Undeveloped eggs in stool
Ancylostoma braziliense, *A. caninum* (cat and dog hookworms)	Cutaneous larva migrans (creeping eruption)	Larvae penetrate the skin	Skin, in serpiginous tunnels	Not present (in cats and dogs)	Dermatitis, pruritus, secondary infection	Larval tracks in skin
Strongyloids stercoralis (threadworm)	Strongyloidiasis	Larvae penetrate the skin (also by autoinfection)	Skin, lungs, duodenal mucosa	Deep in duodenal mucosa (females)	Cough, epigastric pain, diarrhea, eosinophilia	Rhabditiform larvae in stool
Trichuris trichiura (whipworm)	Trichuriasis	Ingestion of eggs	Mucosa of small intestine	Cecum to rectum (attached)	Abdominal pain, mucous diarrhea, eosinophilia	Undeveloped eggs in stool
Anisakis spp. and related genera	Anisakiasis	Ingestion of larvae in marine fish	Mucosa of stomach and intestine	Not present (in marine mammals)	Epigastric pain, nausea, vomiting, diarrhea, variable eosinophilia	Identification of larvae obtained by endoscopy, at surgery, or vomited by the patient.

Table 16－6 Summary of tissue nematode infections of humans

Parasite	Disease	Means of human infection	Location of larvae in humans	Location of adults in humans	Clinical features	Laboratory Diagnosis
Wuchereria bancrofti, *Brugia malayi*, *B. timori*	Lymphatic filariasis	"Bite" of infected mosquito (*Anopheles*, *Aedes*, *Culex*, *Mansonia*)	Skin, lymphatics (while developing to adults)	Lymphatic system	Lymphangitis, lymphadenitis, lymphedema, filarial fever, eosinophilia. (Chronic stage: elephantiasis; chyluria; hydrocele)	Microfilariae in blood (periodicity nocturnal in most areas), serologic tests
Loa loa (eye worm)	Loiasis	"Bite" of infected deerfly (*Chrysops*)	Subcutaneous tissue (while developing to adults)	Migrating in subcutaneous tissue	Calabar swellings, pruritus, eosinophilia, worm migrates across eye	Microfilariae in blood (diurnal periodicity)
Onchocerca volvulus (blinding worm)	Onchocerciasis (river blindness)	"Bite" of infected blackfly (*Simulium*)	Skin and subcutaneous tissue (while developing to adults)	Subcutaneous or deeper connective tissues	Subcutaneous nodules, pruritic dermatitis, hyperpigmentation, visual disturbance, blindness	Microfilariae in skin biopsy, biopsy of onchocercal nodules
Dracunculus medinensis (guinea worm)	Dracunculiasis	Ingestion of larvae in infected copepods (Cyclops and others)	Intestinal tract, deep connective tissues	Deep connective tissues, subcutaneous tissue, dermis	Pruritus, blister, ulcer, eosinophilia, secondary infection	Adult worm in lesion, larvae from worm in ulcer
Trichinella spiralis	Trichinellosis	Ingestion of larvae in pork and other meat	Striated muscle (encapsulated)	Mucosa of small intestine (embedded)	Enteral phase: abdominal pain, diarrhea, etc.; Muscular phase: fever, eyelid or facial edema, muscle pain, and eosinophilia.	Larvae in muscle biopsy, serologic tests
Toxocara canis, *T. cati*	Toxocariasis (visceral larva migrans)	Ingestion of eggs	Liver (also lungs, eyes, brain)	Not present (in dogs and cats)	Fever, hepatomegaly, pulmonary symptoms; hypereosinophilia	Serologic tests

续表

Parasite	Disease	Means of human infection	Location of larvae in humans	Location of adults in humans	Clinical features	Laboratory Diagnosis
Angiostrongylus cantonensis	Angiostrongyliasis cantonensis (eosinophilic migrans)	Ingestion of infective larvae in slugs and land snails	Meninges	Not present (in rats)	Fever, headache, symptoms of meningitis or meningoence-phalitis; esinophilia	Detection of the larvae from brain spinal fluid, serologic tests
Thelazia callipaeda	Thelaziasis	Fly releases larvae into conjunctiva bursa by fly	Conjunctiva bursa, lacrimal duct	Not present (in dog, cat, rabbit, *et al*.)	Tear, photophobia, *et al*.	Identification of the worm obtained from patient's eyes

（王中全）

第十七章　棘头虫
Acanthocephalan

Learning guide

After studying this chapter the student should be able to answer the following questions.

1. Describe the life cycle of *Macracanthorhynchus hirudinaceus*.
2. What are clinical manifestations and pathogenesis of macracanthorhynchosis?
3. How does *Macracanthorhynchus hirudinaceus* infect human?
4. How can macracanthorhynchosis be prevented and controlled?

Key terms

acanthocephalan; spiny-headed worm; Acanthognatha; acanthocephaliasis; *Macracanthorhynchus hirudinaceus*; macracanthorhynchosis; acanthella; cystacanth.

棘头虫（acanthocephalan or spiny-headed worm）是棘颚门（Acanthognatha）中一类寄生蠕虫的总称，因虫体前端有一能伸缩的吻，吻上排列着许多角质倒钩状的棘而得名。棘头虫种类很多，全世界迄今已发现大约 1150 种。寄生宿主广泛，中间宿主为甲壳纲、昆虫纲等节肢动物；终宿主有鱼类、两栖类、鸟类和哺乳类等动物。成虫寄生于终宿主肠道内，偶可寄生于人体引起棘头虫病（acanthocephaliasis）。目前国内发现寄生人体的棘头虫有 2 种和 1 亚种：猪巨吻棘头虫［*Macracanthorhynchus hirudinaceus*（Pallas，1781）Travassos，1916］、念珠棘头虫［*Moniliformis moniliformis*（Bremser，1811）Travassos，1915］、隐棘新棘体虫六安亚种（*Neosentis celatus liuanensis*）。念珠棘头虫终宿主主要为鼠类，中间宿主为蜚蠊、甲虫，我国发现 2 例人体感染病例。隐棘新棘体虫六安亚种终宿主为鱼类，中间宿主为剑水蚤，我国仅发现 1 例人体感染。猪巨吻棘头虫成虫寄生于猪小肠内，偶可寄生人体小肠内，中间宿主为天牛或金龟子等鞘翅目昆虫。人体猪巨吻棘头虫病国内发现最多，已报道 356 例，分布于 20 多个省、自治区、直辖市。本章重点介绍猪巨吻棘头虫。

第一节　猪巨吻棘头虫
Macracanthorhynchus hirudinaceus

猪巨吻棘头虫是猪肠道内较常见的大型寄生蠕虫，偶可寄生于人体，引起巨吻棘头虫病（macracanthorhynchosis）。

形态 Morphology

成虫呈乳白色或橙黄色。活体时，虫体背腹略扁平，死亡固定后呈圆柱形，前端粗，后端渐细。

体表有明显的横纹。虫体由吻突（proboscis）、颈部和躯干三部分组成。吻突呈球形，其上有 5～6 排尖锐透明的吻钩，每排 6 个，呈螺旋形排列，起固着作用。颈部短，圆柱形，与吻鞘相连。由于肌肉的活动，可使吻突伸出鞘外或缩入鞘内（Fig. 17 - 1）。虫体无口及消化道，营养物质自体表吸收。成虫雌雄异体，雌虫大于雄虫。雌虫大小为(20～65)cm×(0.4～1.0)cm，生殖器官特殊，随着虫体的发育，卵巢逐渐分解为卵巢球，其内卵细胞受精后，经漏斗状的子宫钟进入子宫，最后经阴道、生殖孔排出；雌虫尾端为圆锥状，末端有裂隙状的生殖孔。雄虫大小约为(5～10)cm×(0.3～0.5)cm，睾丸两个，呈长椭圆形，前后排列于虫体中部；输精管的末端有 8 个椭圆形黏腺，其分泌物有封闭雌虫阴道的作用；雄虫尾端有钟形交合伞，可伸缩。

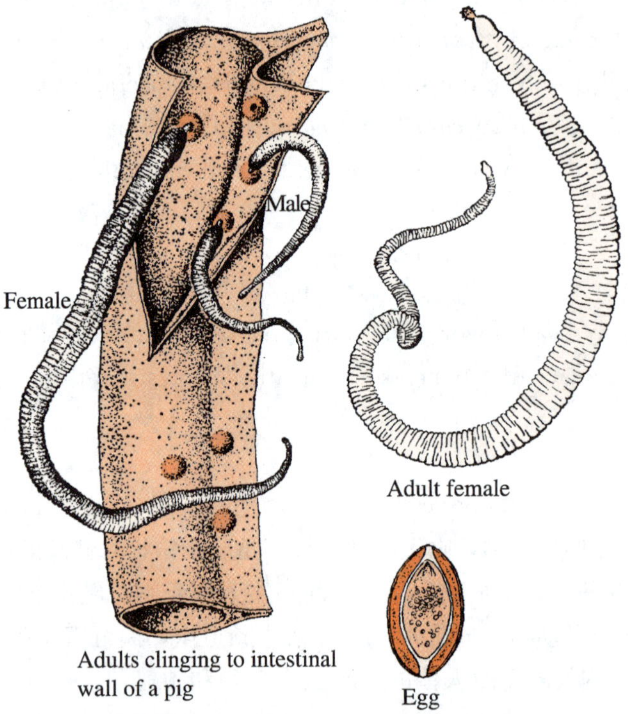

Fig. 17 - 1 ***Macracanthorhynchus hirudinaceus***

虫卵椭圆形，深褐色，大小约为(67～110)μm×(40～65)μm。卵壳厚，由 3 层组成：外层薄而透明；中层厚，一端闭合不全，呈透明裂隙，卵壳易从此处破裂，卵内幼虫由此逸出；内层光滑而薄。成熟虫卵内含一个幼虫，称棘头蚴（acanthor）。

感染性棘头体（cystacanth）呈乳白色，外观似芝麻粒状，前端较宽平，后端较窄。大小为(2.4～4)mm×(1.6～2.0)mm。体壁较厚，外披 1 层很薄的被膜；虫体后 1/5 的体表有 7～8 条明显的横纹。虫体前端已具缩入的吻突，上有吻钩。虫体内可见 6～7 个胞核。

生活史 Life cycle

猪巨吻棘头虫成虫主要寄生在终宿主猪或野猪的小肠内，偶可寄生于人、犬、猫的体内。中间宿主为鞘翅目昆虫（俗称甲虫），如金龟子、天牛、水甲、油葫芦等。生活史过程包括虫卵、棘头蚴、棘头体（acanthella）、感染性棘头体和成虫。雌、雄成虫性成熟后交配产卵，虫卵随终宿主粪便排出体外，散落于土壤中，被甲虫的幼虫吞食后，卵壳破裂，棘头蚴逸出，穿过肠壁进入甲虫血腔，经过棘头体阶段，最后发育为感染性棘头体，历时约 3 个月。此期间甲虫也在经历变态发育，感染性棘头体随之在甲虫各变态阶段传递，并一直保持对终宿主的感染力。

当猪等动物吞食含有感染性棘头体的甲虫任一阶段（幼虫、蛹、成虫）后，感染性棘头体在其小肠内伸出吻突，钩附于肠壁，约经2～3个月发育为成虫。人多因食入含活感染性棘头体的甲虫幼虫或蛹而感染，但人不是猪巨吻棘头虫的适宜终宿主，在人体内，棘头虫大多不能发育成熟和产卵（Fig. 17－2）。

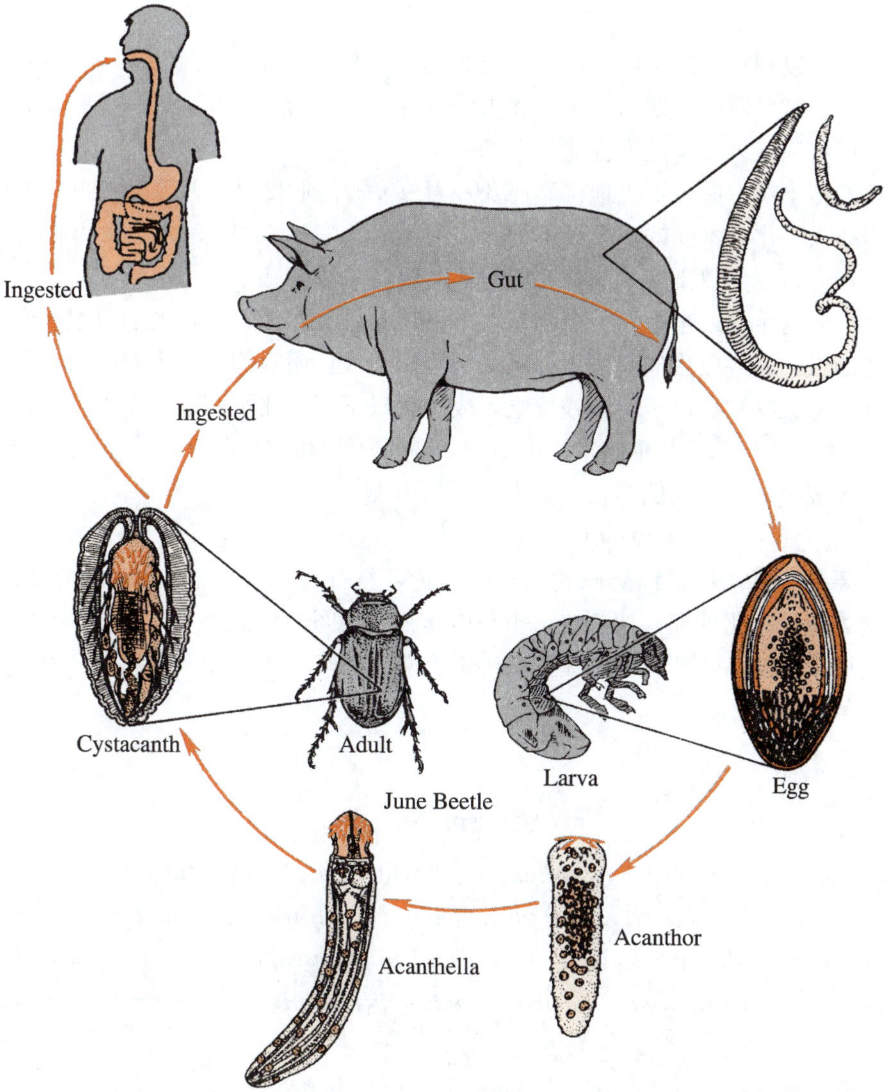

Fig. 17－2 Life cycle of *Macracanthorhynchus hirudinaceus*

临床表现和致病机制 Clinical manifestations and Pathogenesis

成虫寄生于人体回肠的中下部。寄生人体的虫数一般为1～2条，最多的一例报道有21条。患者多在感染后1～3个月发病，早期症状不明显，偶尔可有食欲缺乏、消化不良、乏力等。随着虫体寄生时间的延长，虫体的分泌物、排泄物等毒素物质被吸收后，患者可出现消瘦、贫血、腹泻、阵发性腹痛，以及恶心、呕吐、失眠、夜惊等神经精神症状。

棘头虫以吻钩钩附于肠黏膜上，造成黏膜的机械性损伤，引起黏膜组织充血、出血、坏死，并形成溃疡。随后由于结缔组织的增生，局部可形成直径为0.7～1.0cm大小的棘头虫结节，质硬并突出浆膜面，常可与大网膜组织或邻近肠管粘连形成包块。若虫体损伤达肠壁深层，易造成肠穿孔，导致局限性腹膜炎。少数病人可由于肠粘连而出现肠梗阻。此外，虫体常更换固着部位，使肠壁组织发生多处病变。

实验诊断 Laboratory diagnosis

人不是该虫的适宜宿主，虫体在人体内不能发育成熟，故患者粪便中难以查见虫卵。诊断本病主要依据患者有无食甲虫史，腹部是否可触摸到包块、虫结等临床表现。若患者自然排出虫体，或服驱虫药排出虫体，或因急腹症手术时发现虫体，可据虫体形态鉴定确诊。采用虫卵抗原做皮试，有一定诊断价值。

流行 Epidemiology

自 20 世纪 70 年代发现首例病例以来，我国已报道数百例人体猪巨吻棘头虫病。在辽宁、山东、河北、天津、河南、安徽、海南、四川、吉林和内蒙古等 20 多个省、自治区、直辖市均有病例报道。其中辽宁、山东病例报道最多，呈地方性流行。

猪是本病重要的传染源，国内不少地区猪感染率从 10.2%到 82.2%不等。本虫在人体内多不能发育成熟、产卵，故人不作为本病的主要传染源。在我国有 9 科 35 种鞘翅目昆虫可作为本虫的中间宿主，其中以天牛和金龟子的感染率最高，在流行区其成虫阶段的感染率可高达 62.5%。

人感染棘头虫主要与生食或半生食甲虫的习惯有密切关系。在流行区，人们习惯在甲虫孳生季节将天牛或金龟子的幼虫、蛹或成虫捕获后用沸水烫，用油烹炒食用，因食入未熟的含有棘头体的甲虫而感染。儿童常喜捕捉天牛和金龟子生吃或烤吃，故患者以学龄前儿童和青少年为多。本病从感染到发病一般需 30～70 天，流行季节与中间宿主甲虫消长季节密切相关。如在辽宁，天牛于每年 7 月中旬至 8 月上旬羽化为成虫，人体病例多在 9 月中、下旬出现。

防治 Treatment，Prevention and Control

预防感染的主要措施有：加强预防该病知识的宣传，教育儿童不要捕食甲虫；加强猪的饲养管理，提倡圈养，猪粪应无害化处理，切断终宿主与中间宿主之间的传播链。

早期患者服用甲苯咪唑、阿苯达唑、噻嘧啶等进行驱虫治疗。驱虫无效且出现并发症时，应及时手术取出虫体。

Summary

Acanthocephalans, spiny-headed worms, or thorny-headed worms are characterized by the presence of an eversible proboscis, armed with spines, which it uses to pierce and hold the gut wall of its host. About 1150 species have been described. Humans have been reported to be with *Macracanthorhynchus hirudinaceus*, *Moniliformis moniliformis* and *Neosentis celatus liuanensis* in China.

Macracanthorhynchus hirudinaceus is known as the giant spiny-headed worms of the hog. Generally they range from creamy white to yellow orange. The body is flat and gradually becomes smaller from the anterior to the posterior. Females are larger than males. Females are 20 to 65 cm long by 3 to 10 mm wide. Males range in size from 5 to 10 cm long by 3 to 5 mm wide. Each has a retractile proboscis that is cylindrical in shape. The proboscis has six backward-curved hooks in each of six spiral rows. The proboscis is connected to the trunk by the neck. The eggs are brownish with sculptured shell and 67 to 110 μm by 40 to 65 μm.

The definitive hosts of *M. hirudinaceus* are usually swine although carnivores and primates, including humans, may serve as accidental hosts. The eggs contain a fully-developed acanthor when shed in feces of the definitive hosts. The eggs are ingested by an intermediate host, which is an insect (usually beetles). Within the hemocoelom of the insect, the acanthor molts into a second larval stage, called an acanthella. After 12 weeks, the worm reaches the infective stage called a cystacanth. The definitive host becomes infected upon ingestion of intermediate hosts containing infective cystacanths. In the definitive host, liberated juveniles attach to the wall of the small intestine, where they mature and mate in about 8 - 12 weeks. In humans the worms seldom mature, or mature but will rarely produce eggs.

Clinical symptoms of acanthocephaliasis may include abdominal pain and distension, fever, decreased appetite, nausea, vomiting, weight loss, diarrhea, constipation or bloody stools, due in part to the mechanical damage caused by the insertion of the armed proboscis into the wall of the host's intestine.

Mebendazole, albendazole and pyrantel are recommended for expulsion of the worms from the human host. Surgery may be necessary in patients with acute abdomen.

(郭步平)

第四篇　医学节肢动物
Medical Arthropod

第十八章　医学节肢动物概论
Introduction to Medical Arthropod

Learning guide

After studying this chapter the student should be able to answer the following questions.

1. What is medical arthropod? How many classes which can do harm to human body and how many classes which can cause human diseases?
2. What are the characteristics in the adult forms of Arachnida and Insecta?
3. What damages can arthropod bring to human body?
4. How many types of pathogens can develop and multiply inside the intermediary arthropod body?
5. How can you judge and verify that an arthropod is the vector which can transmit entomophilous diseases?
6. How can you prevent and eradicate arthropod that disseminates diseases?

Key terms

Arachnida; Insecta; metamorphosis; exoskeleton; insect-source disease; mechanical transmission; biological transmission; development type; proliferation type; development and proliferation type; trans-ovarian type; myiasis.

医学节肢动物是指能骚扰、刺螫、吸血、寄生、传播病原体等方式危害人类健康的无脊椎动物（invertebrate），属节肢动物门（Arthropoda）。研究医学节肢动物的形态、分类、生活史、生态（ecosystem）、地理分布（geographical distribution）、致病或传播疾病以及防制措施的科学，称为医学节肢动物学（medical arthropodology）。节肢动物的种类繁多、分布广泛，约占动物种类总数的87%，而且节肢动物中绝大多数属昆虫纲（Insecta），因此又称医学昆虫学（medical entomology）。医学节肢动物学是医学寄生虫学的组成部分，既与临床医学和预防医学有关系密切，又是一门独立的学科。

形态 Morphology

节肢动物成虫的形态特征：躯体分节；左右对称；具有成对分节的附肢（appendage）；体表由几丁质（chitin）及醌单宁蛋白组成，为坚硬的外骨骼（exoskeleton）。循环系统为开放式，心脏为长管状，位于虫体背面；体腔（coelom）内含无色或不同颜色的血淋巴，称为血腔（haemocoel）。节肢动物的发育中，需经蜕皮（ecdysis，molting）或变态（metamorphosis），才能发育成熟。

1. 蛛形纲（Arachnida） 成虫由头胸和腹两部分组成或头胸腹愈合为躯体（idiosoma）。躯体前或腹面可形成颚体（gnathosoma）也称假头（capitulum），由须肢（palpus）、螯肢（chelicera）、口下板（hypostome）组成。虫体背面有板、毛或鬃。成虫和若虫（nymph）腹面有 4 对足（leg），分 6～7节：基节（coxa）、转节（trochanter）、股节（1～2 femur）、膝节（patella）、胫节（tibia）、附节（1～2 tarsus）；幼虫（larva）有 3 对足。与医学有关的有蜱（tick）、螨（mite）、蜘蛛（spider）、蝎（scorpion）等。

2. 昆虫纲 成虫由头、胸、腹三部分组成。虫体为膜质，背面有板、毛、刺、鬃。头部有口器、触角（antenna）、触须（palp）和眼（个别种类无触须和眼）。胸部有翅一对或无翅；有的有翅昆虫后胸有平衡棒（poiser）。成虫腹面有 3 对足，分 5 节（基、转、股、胫、附节），幼虫一般无足。与医学有关的昆虫有蚊（mosquito）、蝇（fly）、白蛉（sandfly）、蠓（midge）、蚋（gnat）、蚤（flea）、虱（louse）、臭虫（bed bug）、蜚蠊（cockroach）、桑毛虫（mulberry-hair insect）、毒隐翅虫（poison rove beetle）等。

3. 甲壳纲（Crustacea） 由头胸和腹两部分组成，头胸部前方有触角 2 对，其两侧有 5 对步足（ambulatory leg）。多数种类营水生生活。与医学有关的种类有剑水蚤（*Cyclops*）、淡水蟹（fresh-water crab）、淡水虾（fresh-water shrimp）、蝲蛄（crayfish）等，多为寄生虫的中间宿主。

4. 唇足纲（Chilopoda） 虫体窄长，背腹扁平。虫体分头节（scolex）和体节（metamere）。头部有触角 1 对；体节有 10 节以上，除最后 2 节外，每一体节各有足 1 对，第一体节有 1 对毒爪（poison claw），内有毒腺（venom gland），排出的毒物，可伤害人体。常见种类有蜈蚣（centipede）。

5. 倍足纲（Diplopoda） 成虫为长管形，多节，由头及若干形态相似的体节组成。头部有 1 对触角；体部除第一体节外，每节有 2 对足。虫体的分泌物常引起皮肤过敏，如马陆（diplopod）；个别种类被证明为寄生虫的中间宿主。

医学重要性 Medical importance

节肢动物对人体的危害方式有直接和间接危害两大类。直接危害常引起虫源病（insect-source disease），间接危害可引起虫媒病（entomophilous disease）。

1. 直接危害（direct harm）

（1）骚扰、吸血（perturbation，sucking blood）：蝇在厨房、居室活动可骚扰人的工作或休息；在昆虫孳生或活动场所内，人可受到蠓、蚋、蜱、螨、蚊、蚤等叮咬及吸血的侵害，除影响工作外，可出现斑疹、丘疹和皮炎等疾患。

（2）毒物损害（poison lesion）：昆虫分泌毒物或叮刺时将毒液（venom）注入人体是常见的现象。节肢动物分泌的毒物可经下列 3 个途径注入人体。①含毒的唾液或毒腺液由口器叮刺而注入皮下，如：毒蜘蛛、蜱类、蜈蚣等刺咬人体后，不仅局部产生红、肿、热、痛，有时可引起全身症状；硬蜱叮刺后唾液可引起宿主蜱瘫痪（tick paralysis）。②由螯器（常是特化的产卵管构造）刺螫人体，注入毒液，引起被刺人体中毒，如黄蜂等。③分泌毒质，如：松毛虫、毒隐翅虫、刺蛾科、毒蛾科幼虫等的毒毛及毒液可通过接触皮肤，引起皮炎或结膜炎，严重者可致骨关节炎等病变。

（3）过敏反应（allergy reaction）：节肢动物的分泌物（唾液）、排泄物、皮壳、虫体的碎片都为变应原（allergen），对过敏体质的人，可引起过敏反应。如粉螨（flour mite）、尘螨（dust mite）可引起过敏性哮喘（allergic asthma）、鼻炎（rhinitis）；粉螨还可引起消化道溃疡、泌尿道炎症。

（4）寄生（parasitism）：医学节肢动物可寄生在人或动物体内引起疾病，如疥螨（itch mite）寄生人薄嫩皮肤处，引起疥疮（scabies）。蠕形螨（*Demodex*）寄生于毛囊或皮脂内，引起痤疮（acne）或酒渣鼻（rosacea）。某些蚤的成虫如穿皮潜蚤（*Tunga penetrans*）可寄生于脚趾间、甲沟处，肘周、生殖器附近及足底的皱纹之间，引起潜蚤病（tungiasis），此病在我国尚无记录，主要分布中南美洲及热带非洲。纹皮蝇（*Hypoderma lineatum*）、牛皮蝇（*Hypoderma bovis*）幼虫经皮肤创伤处侵入，寄生于人的皮下。某些蝇类如：绿蝇（*Lucilia*）、金蝇（*Chrysomyia*）、羊狂蝇（*Oestrus ovis*）、麻蝇（*Sarcophaga*）、厕蝇（*Fannia*）等幼虫可寄生于眼、消化道、呼吸道、泌尿道、生殖道等处，引起蝇蛆病（myiasis），全世界已知有1万多例，我国报道有1500多例蝇蛆病。

2. 传播疾病（transmitting diseases）

医学节肢动物携带寄生虫卵、包囊、细菌、病毒、立克次体（rickettsia）、螺旋体（spirochete）等病原体，并可传播给人或动物，在疾病传播中起重要作用。由节肢动物传播的疾病，称为虫媒病。传播疾病的节肢动物称为媒介节肢动物或媒介昆虫。根据病原体与节肢动物媒介（arthropod vector）的关系，节肢动物传播疾病的方式可分为机械性传播和生物性传播。

（1）机械性传播（mechanical transmission）　媒介节肢动物机械地携带病原体而传播疾病，病原体在媒介节肢动物体内或体表没有发生明显的形态或生物学变化。病人粪便、痰、尿中病原体（虫卵、包囊、细菌、病毒、立克次体、螺旋体等）可附着于医学节肢动物体表的鬃（bristle）、毛（pilus）、刺（prick）和爪垫（claw-pad）上，经各种途径传播给人。如蝇食性广泛，香、甜、腥、臭都可食，为舐吸式（lap-suck type）口器（mouthpart），且有边吃、边吐、边排便的习性，对机械性传播病原体是十分有利的。此外，病原体侵入蝇腔道内可存活、繁殖，更利于传播。国内研究报道从蝇体内、外可分离出多种病原菌，如痢疾志贺菌（*Shigella dysenteriae*）、伤寒沙门菌（*Salmonella typhi*），沙门菌（*Salmonella*）等，同时证实痢疾发病率与蝇种的季节消长有关，并发现传播疾病的蝇类主要是家蝇（house fly）、大头金蝇（*Chrysomyia megacephala*）、绿蝇和麻蝇，而且不同地区、不同季节、不同环境中蝇传播疾病不完全相同。蟑螂体外携带蛔虫卵率可高达31.5%，体内带卵率达15.7%。

（2）生物性传播（biological transmission）　病原体必须在媒介节肢动物体内经历发育和（或）增殖，是病原体完成生活史发育不可缺少的环节。病原体必须在媒介节肢动物体内，经过一定时间完成其发育和增殖之后才具有感染力。根据病原体在节肢动物体内的发育和（或）增殖的情况，可分为4种传播方式：

①发育式（development type）：病原体在节肢动物体内只发育，无繁殖；仅有形态结构及生理生化特性等的变化且数量不增加。如丝虫微丝蚴进入蚊胃后，经过脱鞘（de-sheath）进入胸肌（pectoral muscle）发育为腊肠蚴和感染期蚴（丝状蚴），当蚊再叮人吸血时，经皮肤伤口侵入人体。

②繁殖式（proliferation type）：病原体在媒介节肢动物体内只繁殖不发育，形态无改变、且数量增加。如在蚊体内的黄热病毒（Yellow fever virus）和登革病毒（Dengue virus），在恙螨（chigger mite）幼虫体内的恙虫病东方体，在蚤体内的鼠疫耶尔森菌（*Yersinia pestis*）和回归热疏螺旋体（*Spirochaeta recurrentis*）均可大量繁殖，当这些媒介再叮人吸血时，病原体侵入人体，而引起感染。

③发育繁殖式（development and proliferation type）：病原体在节肢动物体内，既发育又繁殖，不仅有形态变化，也有数量的增加。如在按蚊体内的疟原虫雌、雄配子体发育为雌配子、雄配子、合子、动合子、卵囊，在卵囊阶段可进行孢子生殖，发育为成千上万个子孢子（sporozoite），子孢子钻出卵囊，经血腔（haemocoele），到达唾液腺中，当感染性蚊虫再叮人吸血时，可引起人感染。

④经卵传递式（trans-ovarian type）：病原体在节肢动物体内繁殖后，侵入雌性卵巢，可经卵传递到下一代。病毒和立克次体多以这种传递方式，如森林脑炎病毒（forest encephalitis virus）、克里米亚-刚果出血热病毒（Xinjiang hemorrhagic fever virus）、Q热立克次体、恙虫病东方体等均经雌性卵巢传递。蚊传播的流行性乙型脑炎病毒和登革病毒也经卵传代。

病媒节肢动物的确定 Determinations of an illness-borne arthropod

鉴定虫媒病或虫源病的传播媒介，必须根据以下条件判断。

1. 生物学证据（biological evidences）

（1）节肢动物在流行区数量大，是病区的优势种，在人群中常见。

（2）病原体在节肢动物体内存活的时间长，并可完成发育和增殖的过程，如传播疟原虫的按蚊寿命应比子孢子发育成熟、并在唾液腺内出现所需的时间长。

（3）与人的关系密切，有些节肢动物有嗜吸人血的习性，有可能把病原体传递给人；不吸血的节肢动物，其体内、外携带的病原体，可通过污染食物、水源，造成人体感染，如蝇类、蜚蠊等。

2. 流行病学证据（epidemiological evidences） 病媒节肢动物的地理分布和季节消长与虫媒病流行的地区及季节相一致。

3. 实验室证据（experimental evidences） 将引起疾病的病原体，人工感染节肢动物，该病原体可在节肢动物体内发育或增殖至具有感染力阶段，并可感染人或动物，即可证实这种节肢动物为疾病的传播媒介。

4. 自然感染的证据（evidences of natural infection） 在流行区和流行季节采集可疑病媒节肢动物，在实验室分离到自然感染的病原体。

经上述四个方面即初步判断该节肢动物为该种疾病在该地区的传播媒介（transmission vector），但仍需综合分析和论证方可做出定论。由于各地区地理环境、气温的差异，在不同虫媒病的流行区，传播媒介可有差异。同一地区的传播媒介可能不止一种，要区分主要媒介和次要媒介，主要媒介在流行病学中更为重要。

防制 Control

医学节肢动物的防制是消灭和控制虫源病或虫媒病的重要措施。需采取经济、安全、有效、快速的防制手段。但由于各类化学杀虫药长期使用，可产生抗药性，并对自然环境造成污染，因此，必须采取综合防制（integrated control）原则，控制或消灭媒介节肢动物要从疾病媒介、卫生害虫及其环境和社会条件的整体观念出发，根据标本兼制、着重制本、环境无害的原则，因地、因时制宜地对靶标生物，综合采用合理的环境治理、化学防制、生物防制或其他有效手段，把靶标种群控制在不足为害的水平，并争取予以清除，以达到除病、灭害和减少骚扰的目的。

1. 环境防制（enviromental prevention and control） 通过环境改造（enviromental modification）和环境治理（enviromental disposal），如基础卫生设施的改造和修建，疏通排水沟渠、翻缸倒罐，堵塞鼠洞、清除巢穴和垃圾等，搞好环境卫生，消除媒介节肢动物的孳生场所，同时，改变人们生活习惯，改善居住条件，以减少或避免人与媒介、病原体之间的接触，以达到控制和消灭虫媒病的目的。

2. 物理防制（physical prevention and control） 利用各种机械、热、光、声、电等诱惑手段捕杀、隔离或驱赶媒介节肢动物。如装纱窗、纱门和挂蚊帐，防蚊、蝇、蛉等入室骚扰、叮咬。用蝇拍打、用捕蝇笼和捕蝇纸灭蝇。采用电灭蚊器灭蚊或光诱惑器诱捕和杀蚊、蝇、蛉，用高温灭虱等防制措施。

3. 化学防制（chemical prevention and control） 用天然或化学合成的化合物杀灭媒介节肢动物，具有见效快、使用方便、适宜大面积喷杀等优点。化学防制包括杀虫剂（insecticide）和驱避剂（repellent）两种类型。杀虫剂选用高效、速杀、低毒、量少、时间短、广谱、安全，不伤天敌、低残毒和不污染环境的杀虫剂。常用的化学杀虫药，有以下种类：

（1）有机氯杀虫剂（organochlorine insecticide） 具有长效、低毒、广谱、价廉，对牲畜无害等优点。DDT 室内滞留喷洒，可用于疟疾防治。目前生产的甲氧滴滴涕（methoxychlor）、三氯杀虫酯（acetofenate）均为比较容易降解的药物。但由于降解慢、污染环境、易产生抗性、在体内易储留等缺点，逐渐被其他杀虫剂替代。

（2）有机磷类杀虫剂（organophosphorus insecticide） 有机磷类杀虫剂具有广谱、高效的作用，可用于熏杀、触杀和胃杀。在自然界易水解或降解，可减少残留和环境污染。但在碱性环境中易分解失效，进入人或动物体内，可引起中毒。马拉硫磷（malathion）、辛硫磷（phoxim）、杀螟硫磷（sumithion）和甲嘧硫磷（pirimiphos methyl）是室内滞留喷洒的杀虫剂。双硫磷（biothion）和倍硫磷（fenthion）对杀蚊幼虫效果好，但不可用于鱼塘。敌敌畏（dichlorvos，DDVP）具有强烈熏杀作用，常用于熏杀蚊、蝇。上述杀虫剂也适于白蛉、蚋、蚤、虱、臭虫、蜚蠊的防制。

（3）氨基甲酸酯类杀虫剂（carbamate insecticide） 有高效、低毒、低残留的优点，可熏杀和胃杀媒介节肢动物。但由于成本高，对哺乳动物的毒性较高，不宜广泛使用。目前使用的有混灭威（landrin）、残杀威（propoxur）等。

（4）拟除虫菊酯类杀虫剂（para-pyrethroid insecticide） 具有广谱、高效、击倒快、毒性低、降解快、低残留、安全、无污染，并对媒介节肢动物抗药株有效，但某些合成的拟除虫菊酯对光敏感，在光照下药效降低。主要为家庭用杀虫剂。丙烯菊酯（allethrin）耐高温，可用于熏杀或制蚊香。胺菊酯（tetramethrin）对昆虫击倒快，致死慢；苄呋菊酯（resmethrin）杀灭力强，但击倒慢，二者混用可增效。苄呋菊酯、二氯苯醚菊酯（permethrin）和溴氰菊酯（deltamethrin）可用于室内滞留喷洒或室外超低容量喷洒、浸泡蚊帐。

（5）昆虫生长调节剂（insect growth regulator） 生物活性高，特异性强，可阻碍或干扰节肢动物的正常发育而致死。目前我国使用的主要有灭幼脲类和保幼激素类，如烯虫酯（methoprene）和灭幼脲Ⅰ号（diflubenzuron，DH6040）。

（6）驱避剂 可驱避或引诱媒介节肢动物，如邻苯二甲酸二甲酯（驱蚊油，dimethyl phthalate）、避蚊胺（diethyltoluamide）对吸血蚊、蛉有良好驱避作用；三甲基胺（trimethylamine）对蝇类、亚麻酸（linolenic acid）对蜚蠊有引诱作用。

各种化学杀虫剂长时间使用，媒介节肢动物可产生抗药性。因此，宜配合使用，提高毒杀作用。

在虫媒病流行时，在使用杀虫剂前首先测定敏感度，应足量、轮换、混合使用，并注意安全操作，避免药物与皮肤接触或吸入引起皮肤损伤或过敏反应。

4. 生物防制（biological prevention and control） 利用某些生物（天敌）或其代谢物防制害虫，对人、畜安全，不污染环境。如养殖寄生蜂和鱼类消灭害虫已被不少国家和地区采用。我国科学家利用分子克隆的方法获得杀虫蛋白基因，将其转基因进入蓝藻，用于防制水体内害虫的幼虫。2009年1月《Science》刊登了华中师大与昆士兰大学研究成果：埃及伊蚊感染一种沃尔巴克氏体Popcorn后寿命减半；若这项成果得以应用，可降低由埃及伊蚊传染的疾病，如登革热。

生物防制可分为：

（1）捕食性生物 利用鱼、蜻蜓（dragonfly）、剑水蚤（*Cyclops*）、水生甲虫（beetle）、水蛭（leech）等捕食蚊幼虫。蝙蝠（bat）可灭成蚊等。

（2）致病性生物 利用病毒、细菌（苏云金杆菌、球形芽孢杆菌、大链壶菌、白僵菌等）、原虫、线虫（罗索线虫）、寄生性的生物（寄生蜂）等，寄生于媒介节肢动物体内，导致其死亡。

5. 遗传防制（hereditary prevention and control） 通过改变或置换遗传物质（hereditary material）降低昆虫的繁殖力或缩短其寿命，达到控制或消灭传播媒介的目的。遗传防制是目前研究的热点。其方法有：

（1）辐射不育（radiation sterility） 用适量射线照射蚊蛹或雄虫，使染色体断裂、丢失，将大量处理过的雄虫释放到自然界，与自然界的雌体交配，导致卵不能正常发育，从而减少自然种群，达到控制或消灭的目的。目前较少使用。

（2）化学不育（chemistry sterility） 将化学不育药混在饲料中喂饲媒介节肢动物成虫、浸渍蛹或四龄幼虫，使成虫不育。但化学不育药对人和动物有毒、残留期较长，有碍广泛应用。

（3）胞质不育（cytoplasm sterility） 通过虫体种群杂交，雄虫精子与雌虫卵细胞不亲和，无法繁殖后代。这种方法主要用于蚊的防制。

（4）杂交不育（hybrid sterility） 采用近缘种杂交，使其染色体不配对，阻止繁殖。主要用于防蚊、蝇。

6. 法规防制（legislation prevention and control） 利用国家制定的法律、法规或条例，防止媒介节肢动物从流行区传入非流行区、从国外带入国内，对媒介节肢动物实行严格的卫生检疫、监督和采取强制性措施，消灭媒介节肢动物，达到防制的目的。如新加坡为消灭登革热，采取了强迫防制埃及伊蚊的措施，如发现家庭积水器、水缸中有埃及伊蚊孳生则重罚。

媒介节肢动物的防制应以有效、快速、简便、经济和安全为原则，因地、因时制宜有选择地联合采用，把媒介节肢动物的种群、数量控制到不足以达到传播疾病的数量和程度或完全消灭。

Summary

Medical arthropods are those invertebrates which do harm to human beings directly by way of harassing, pricking, blood-sucking, or indirectly by carrying and transmiting pathogens.

These arthropods include Arachnida, Insecta, Crustacea, Diplopoda and Chilopoda. Among them Arachnida and Insecta are the main classes which cause severe insect borne-diseases.

The most distinct characteristics of an arthropod are as follows. Its body is bilaterally symmetric with paired appendages. It has a hard exoskeleton on the surface of the body which consists of chitin and quinone tanned protein.

The Arachnida is composed of two parts: cepha-thorax and abdomen, or gnathosoma and idiosoma. There are pedipalp, chelicera and hypostome on its head. The adult has four pairs of legs in the abdomen while the larva has three. The Insecta consists of three parts: the head, the thorax and the abdomen. The head has a pair of antennae, a pair of maxillary palpus and a pair of eyes. The thorax has three pairs of legs and most species have a pair of wings.

Some arthropods may mechanically carry pathogens and transmit them from one host to another with mouthpiece and digestive tract like flies and cockroach for example. Another arthropods can draw pathogens into their bodies from patient's blood. The pathogens inside the arthropods may develop into infective stage. By stinging, arthropods can transmit the pathogens to humans, for example, like mosquitoes, sandflies, fleas, ticks and mites.

The determination of an intermediate arthropod to transmit an disease to humans depends on the evidences from epidemic, laboratory and biological studies.

The control of medical arthropods should use combined environmental, physical, biological, hereditary and legislation control measures. If necessary, chemical insecticides can also be used. Among them the main one is the environmental control method.

（刘红丽）

第十九章　蛛形纲
Arachnida

第一节　蛛形纲概述
Introduction to Arachnida

Learning guide

After studying this chapter the student should be able to answer the following questions.

1. Which arthropods can do harm to human beings in Arachnida?
2. Try to understand the classification of Arachnida and the harms they cause to human beings.

Key terms

Arachnida; gnathosoma; idiosoma; parthenogenesis.

与医学有关的蛛形纲有 3 个亚纲，即蜱螨亚纲（Acari）或螨亚纲、蝎亚纲（Scorpions）和蜘蛛亚纲（Araneae），与传病有关的主要是蜱螨亚纲。蜱螨亚纲又分为寄螨目（Parasitiformes）、真螨目（Acariformes）。寄螨目的种类有硬蜱（hard tick）、软蜱（soft tick）和革螨（gamasid mites），真螨目的种类有恙螨（chigger mite）、疥螨（itch mite）、蠕形螨（demodicid mite）、尘螨（dust mite）和粉螨（flour mite）等（见 Table 19－1）。在医学节肢动物中，蜱、螨虽然是小型节肢动物，但对人、畜危害大，可叮人、吸血、寄生、传播疾病，引起虫源病或虫媒病。引起虫源病或虫媒病的蜱螨有以下种类：

Table 19－1　Classification of Important Tick and Mite

纲 Class	目 Order	科 Family	属 Genus	重要种 Important species
蜱螨亚纲 Acari	寄螨目 Parasitiformes	硬蜱科 Ixodidae	硬蜱属 *Ixodes*	全沟硬蜱 *I. persulcatus*
			革蜱属 *Dermacentor*	森林革蜱 *D. silvarum*
				草原革蜱 *D. nuttalli*
				边缘革蜱 *D. marginatus*
			血蜱属 *Haemaphysalis*	嗜群血蜱 *H. concinna*
				铃头血蜱 *H. campanulata*

续表

纲 Class	目 Order	科 Family	属 Genus	重要种 Important species
蜱螨亚纲 Acari	寄螨目 Parasitiformes	硬蜱科 Ixodidae	璃眼蜱属 *Hyalomma*	亚洲璃眼蜱 *H. asiaticum asiaticum*
				亚东璃眼蜱 *H. asiaticum kozlovi*
		软蜱科 Argasidae	钝缘蜱属 *Ornithodoros*	乳突钝缘蜱 *O. papillipes*
				特突钝缘蜱 *O. tartakovskyi*
			锐缘蜱属 *Argas*	波斯锐缘蜱 *A. persicus*
				蝙蝠锐缘蜱 *A. vespertilionis*
		皮刺螨科 Dermanyssidae	禽刺螨属 *Ornithonyssus*	柏氏禽刺螨 *O. bacoti*
			皮刺螨属 *Dermanyssus*	鸡皮刺螨 *D. gallinae*
		历螨科 Laelapidae	血历螨属 *Haemolaelaps*	格氏血历螨 *H. glasgowi*
			历螨属 *Laelaps*	毒历螨 *L. echidninus*
	真螨目 Acariformes	恙螨科 Trombiculidae	纤恙螨属 *Leptotrombidium*	地里纤恙螨 *L. deliense*
		疥螨科 Sarcoptidae	疥螨属 *Sarcoptes*	人疥螨 *S. scabiei*
		蠕形螨科 Demodicidae	蠕形螨属 *Demodex*	皮脂蠕形螨 *D. brevis*
				毛囊蠕形螨 *D. folliculorum*
		粉螨科 Acaridae	粉螨属 *Acarus*	粗脚粉螨 *A. siro*
			食酪螨属 *Tyrophagus*	腐食酪螨 *T. putrescentiae*
		蚍螨科 Pyroglyphidae	尘螨属 *Dermatophagoides*	粉尘螨 *D. farinae*
				屋尘螨 *D. pteronyssinus*

形态 Morphology

蛛形纲的蜱、螨成虫无触角、无翅。其大小为0.1～1mm，一般蜱类的体长大于螨类。虫体呈圆形、卵圆形或长形，背腹扁平。虫体的头、胸、腹愈合为囊状躯体，躯体前方或腹面有一个口器复合体，称为颚体，也称假头。因此，蜱螨的虫体由颚体（gnathosoma）和躯体（idiosoma）两部分组成。颚体由基部的颚基、背面的螯肢（chelicera，2－3节）、腹面的口下板（hypostome）和两侧的须肢（palpus）组成。螯肢一对，多为针状，是取食器官；须肢一对，是感觉器官。躯体分足体和末体，躯体的表皮较柔软，背面有不同程度骨化的背板或盾板，上有各种花斑、皱纹、凹陷、盘窝、毛、鬃等结构，个别种类在背面有单眼；腹面有骨化板（软蜱无）、4对足（分6～7节，即基节、转节、股节、膝节、胫节和跗节，跗节末端有爪和爪间突）、生殖孔（genital pore）、肛门（蜱有肛沟）、气门（spiracle）和气门板（有的无）等结构。生殖孔位于躯体前部，肛门位于躯体的后部。气门、肛沟的位置是分类的依据（成虫 Fig. 19－1）。卵呈球形或椭圆形，大小约1mm，刚产出色淡，随时间延长而变深（Fig. 19－2）。幼虫个体小，3对足（Fig. 19－2）。若虫（nymph）除个体小、生殖器官未发育成熟、无生殖孔外，其他结构基本与成虫相似（Fig. 19－2）。

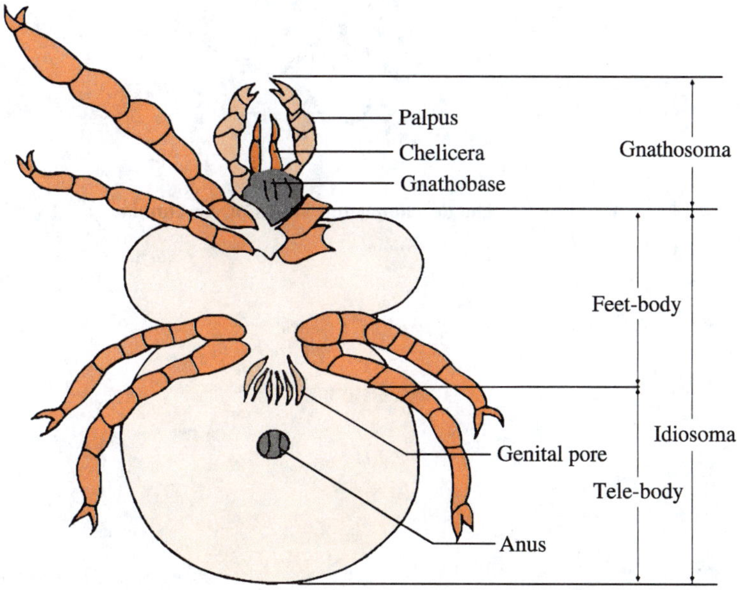

Fig. 19－1 The body segments of Arachnida

生活史 Life cycle

蜱螨生活史（Fig. 19－2）属不完全变态，其发育过程是雌虫与雄虫交配，雌虫产卵、幼虫或若虫，卵孵出幼虫，幼虫发育、蜕皮，即为若虫，若虫发育为成虫。有些种类为孤雌生殖（parthenogenesis）。幼虫和若虫可为多期。

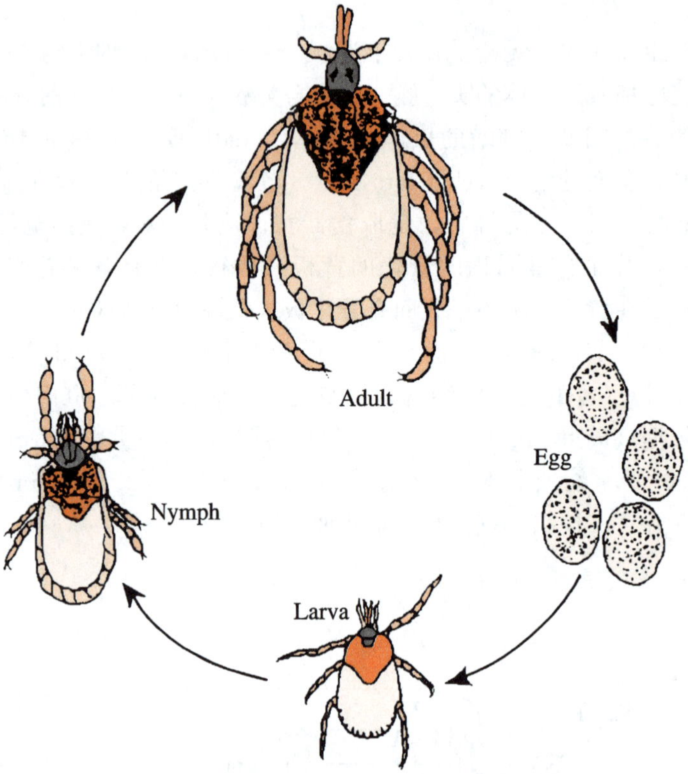

Fig. 19－2 The developmental stages of Arachnida

第二节 蜱
Ticks

Learning guide

After studying this chapter the student should be able to answer the following questions .

1. What are the main differences between hard ticks and soft ticks in forms?
2. What are their differences in living habits?
3. What harms can soft ticks and hard ticks do to human beings?
4. How do hard ticks and soft ticks disseminate diseases?

Key terms

hand tick; soft tick; gnathosoma; hypostome; pedipalpus; idiosoma; festoon; haller's organ; *Ixodes persulcatus*; *Dermacentor nuttalli*, *Hyalomma asiaticum kozlovi*; *Ornithodoros papillipes*; *Haemaphysalis concinna*; forest encephalitis; haemorrhagic fever; lyme disease; Q fever; tick-borne rickettsiosis; tick-borne relapsing fever.

蜱属于蜱螨亚纲、寄螨目、蜱总科（Ixodoidea），蜱有硬蜱科（Ixodidae）和软蜱科（Argasidae)。硬蜱科成虫的背、腹面有壳质骨化较强的盾板（scutum）或骨片，故称硬蜱。软蜱科成虫的背、腹面柔软，无盾板，称软蜱。蜱是许多种脊椎动物体表的暂时性寄生虫，是一些人兽共患病的传播媒介和贮存宿主。

全世界共发现 850 多种蜱，硬蜱科 700 多种，软蜱科 150 多种，纳蜱科（Nuttalliellidae）1 种。在我国硬蜱约 107 种，软蜱 10 多种，无纳蜱，主要分布于新疆、宁夏、青海、西藏、甘肃、云南、四川等地区。危害人的蜱主要有全沟硬蜱、草原革蜱、亚东璃眼蜱、乳突钝缘蜱和嗜群血蜱等。

蜱也叫草蜱虫、草扒子、草别子、牛鳖子、壁虱、牛虱等俗称。蜱叮咬宿主可引起过敏性皮炎或传播蜱媒病。

一、硬蜱 Hard ticks

形态 Morphology

1. 成虫（Fig. 19－3）椭圆形，为灰、黄、褐或黑褐色，虫体背面稍隆起、腹扁平；未吸血虫体约 2～10mm，吸血后可胀大为 20～30mm。虫体分颚体和躯体两部分。

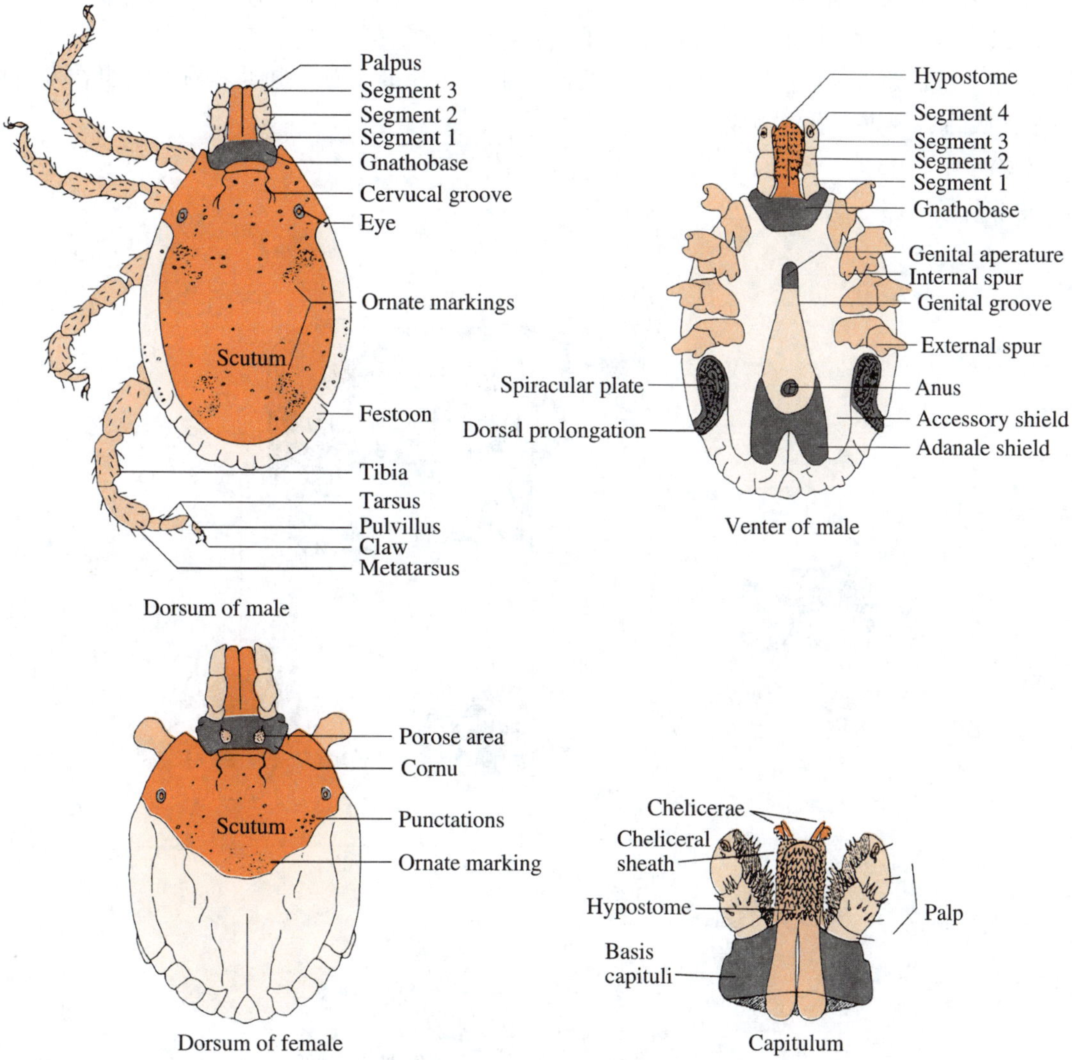

Fig. 19－3　The external structures of hard tick adult

(From Marquardt WC, et al, 2000)

颚体位于躯体前方，由一个颚基、一个口下板及螯肢、须肢各一对组成。颚基与躯体的前端相连，其形状呈六角形、矩形或方形等。雌蜱颚基的背面有一对孔区（porose area），具有感觉及分泌体液的功能，也可协助产卵。螯肢由颚基的背面中央伸出，由螯杆和螯趾组成，吸血时可刺割皮肤，是重要的刺割器官。口下板与螯肢合拢形成口腔，口下板腹面有长而致密的倒齿（down-dens），吸血时可起固定皮肤的作用。须肢由 4 节组成，较短，第 1 节小，2、3 节发达，第 4 节最小，嵌生于第 3 节腹面端部的凹陷处，各节不能活动。颚基、口下板及倒齿的形状各异，可为分类的依据。

躯体呈袋状，两侧对称。背、腹面均有盾板或骨片，板的数目因属、种而异。雄蜱背面的盾板几乎覆盖整个躯体的背面；雌蜱的盾板仅占躯体背部的 1/3，有的雄蜱在盾板后缘可形成不同的花饰，称缘垛（festoon）。个别蜱盾板的边缘（位于第 2 对足基节处）有眼，腹面有腹板多块。足 4 对，每足分 6 节，即基节、转节、股节、胫节、后跗节和跗节，基节上通常有距，其形状和结构为分类的依据。在第 2～3 基节间有基节腺的开口；在第一对足的跗节近端部的背缘上有嗅觉和调节湿度变化的哈氏器（Haller's organ），其结构为分类的依据；跗节末端有爪（1 对）、爪垫及爪间突 1 个；其生殖孔位于腹的前正中部，相当于第Ⅱ、Ⅲ足基节间的水平线上；肛门位于腹后部，有肛毛 1～5 对。肛门前或后有肛沟（anal groove），肛沟的位置是否明显具有分类的意义。气门（spiracle）1 对，位于第Ⅳ对足基节的后外侧，气门周围有气门板，其种类不同，形状各异。

2. 卵　呈球形或椭圆形，直径约 0.5～1mm，刚产的卵为淡黄色，时间长为褐色。

3. 幼虫　体小，背部的盾板只占躯体前部，足 3 对，无气门，

4. 若虫　形状如雌虫，但颚基无孔区，腹部无生殖孔，足 4 对，肛毛 3 对。若虫在发育中，可一次或多次吸血、蜕皮，发育为成虫。

生活史 Life cycle

1. 发育阶段　卵→幼虫→若虫→成虫，各一期（Fig. 19－4）。

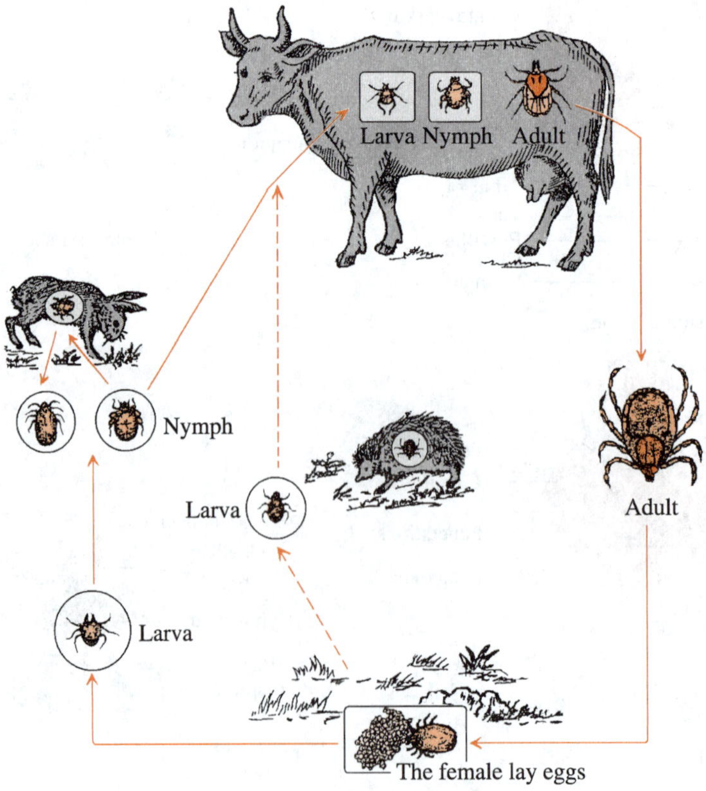

Fig. 19－4　Life cycle of hard tick

2. 发育过程　雌、雄蜱进行交配后，寻觅宿主吸血，雌蜱落地，在 4～40 天内把卵产完，产卵的数量因种而异，可达数百至数千个，个别可达万个以上。雌蜱一生只产一次卵，产卵后即死亡；雄

蜱一生可交配数次。卵常产于草根、树根、畜舍地表缝中，堆积成团；卵在适宜条件下经 2～4 周孵化出幼虫，幼虫可寻觅宿主吸血，经 4 周的发育、蜕皮为若虫，若虫再寻觅宿主吸血，落地发育、蜕皮，约 4 周发育为成虫。其成虫耐饥力强，不吸血可存活数月或数年，虫体的寿命与种、虫期和温度有关。硬蜱完成一代生活史需 2 个月～3 年的时间；需要吸 1～3 个宿主或更多宿主的血，作其自身的营养，维持其生存。

生态和习性 Bionomics and habits

1. 孳生场所　蜱可栖息于森林、灌木、草原、荒漠、半荒漠地带，也可在牲畜圈舍和鸟的巢穴中生存。全沟硬蜱多栖息于森林地带，亚东璃眼蜱多栖息于荒漠地带。

2. 寻觅宿主　蜱的活动范围不大，但嗅觉灵敏，对汗臭和 CO_2 敏感，可感知到 15 米远的宿主活动。全沟硬蜱的成虫寻觅宿主时，多聚集于森林小路两旁的草尖及灌木的枝叶顶端等候，当宿主经此处时，即可爬到宿主身上吸血；亚东璃眼蜱多在荒漠地带的地面上，主动寻觅宿主；牲畜圈舍的蜱类多在地面、墙壁上、木桩上寻觅宿主吸血、寄生。蜱的活动是春、夏和秋季，夏天最活跃，冬天基本不活动，但在候鸟迁移的季节，蜱类对疾病播散起着重要的作用。

蜱叮咬宿主一般选皮肤薄、嫩处，如全沟硬蜱可爬到人或动物的头颈部、耳后、腋窝、腰部、会阴部、腿内侧、腹股沟和脚踝下方处。微小牛蜱多在牛颈部的垂肉、乳房、肩胛部吸血。

3. 更换宿主　按照更换宿主的次数可分四种类型：①单宿主蜱：发育各期都在同一宿主体表寄生、吸血，如微小牛蜱（*Boophilus microplus*）。②二宿主蜱：幼虫与若虫在同一宿主体表，成虫则在另一宿主体表寄生、吸血，如残缘璃眼蜱（*Hyalomma detritum*）。③三宿主蜱：幼虫、若虫、成虫分别在 3 个不同宿主体表寄生、吸血。如全沟硬蜱、草原革蜱。硬蜱多数为三宿主蜱，是蜱媒病的传播媒介。④多宿主蜱：幼虫、若虫、成虫分别可在多个不同宿主体表寄生、吸血，宿主多达 5～20 个。

4. 吸血　蜱多为白天寻觅宿主吸血，其成虫、若虫、幼虫均吸血，吸血量大、持续时间长，可达数天。各发育阶段吸饱血后，雄蜱可胀大几倍至 10 多倍，雌蜱可达 100 多倍。蜱吸血的宿主包括人和哺乳类、鸟类、爬行类、两栖类动物。如全沟蜱的宿主除侵袭人，还侵袭 200 多种哺乳类、120 多种鸟类和少数爬行类，在流行病学上具有传播疾病的重要作用。

5. 季节消长　虫体的发育与温度、湿度、土壤、光照、植被及宿主类别等有关，这些因素的改变都可影响蜱类生存、发育和繁殖，也影响蜱的季节消长及寻觅宿主及活动。3 年发育一代的蜱为全沟硬蜱，1 年发育一代的蜱为革蜱属、残缘璃眼蜱和亚东璃眼蜱。

6. 越冬　多数蜱在动物的洞穴、土块、枯枝落叶层或宿主体表越冬。越冬虫期因种而异。如革蜱属以成虫越冬，血蜱属以若虫和成虫越冬，残缘璃眼蜱以若虫越冬，微小牛蜱以幼虫越冬。病原体可经卵或各虫期传递。

重要种类 Important species

全沟硬蜱（*Ixodes persulcatus* Schulze，1930）成虫体长 2.5～3.5mm，卵圆形，颚基的耳状突是钝齿状，须肢呈细长圆筒状，雄虫颚基腹面后凸呈圆角。躯体背板为褐色，无花斑，边缘无眼及缘垛；雌蜱的背板椭圆形。雄蜱腹板有生殖前板 1 块，中央板 1 块，肛板 1 块，侧板 2 块，肛侧板 2 块。足Ⅰ基节有一细长的内距，略超足Ⅱ基节的前缘；而雌虫内距的末端达基节Ⅱ的前 1/3。肛前沟为倒 U 字形。气门板呈圆或卵圆形。成虫的活动期为 4～6 月份，幼虫和若虫的活动期 4～10 月份。此蜱为三宿主蜱，3 年完成一代发育。以幼虫、若虫、成虫越冬，越冬场所在海拔 1500～1700m 草垫较厚的场所。成虫多寄生于大型哺乳动物体表，常侵袭人。幼虫、若虫多寄生于小型哺乳动物和鸟类的体表。此蜱多见于高纬度针阔混交林区。我国主要分布于东北、内蒙古、甘肃、西藏和新疆等地区。可经卵或各虫期传播森林脑炎、Q 热、立克次体病和莱姆病。主要是森林脑炎的媒介。

草原革蜱（*Dermacentor nuttalli* Olenev，1928）成虫大小为 5.0 mm×3.0 mm（包括假头）。颚基为矩形或方形，颚基的耳状突为弯月形，须肢宽短。躯体背板上有珐琅斑、眼和缘垛。腹部各足的基节依次增大，第 4 足基节最大，足Ⅰ基节外距的末端粗钝、分叉，转节的背距短而圆钝。肛沟为圆弧形肛后沟。雄蜱腹面的气门板呈椭圆形，足Ⅰ基节内距钝短。成虫活动于春季，幼虫、若虫在夏秋季。属三宿主蜱，一年完成一代，以成虫越冬。革蜱多见于干旱、半荒漠的草原地带。我国主要分布于东北、华北、西北、西藏等地区。成虫多寄生于大型哺乳动物，可侵袭人；幼虫、若虫多寄生于啮齿动物。草原革蜱是北亚蜱媒立克次体病的主要媒介，也可传播布氏菌病。

亚东璃眼蜱（*Hyalomma asiaticum kozlovi* Olenev，1931）虫体的颚基为三角形，口下板有 6 纵列齿；须肢为长圆筒状，第 2 节最长。雌虫颈沟深呈斜沟形。躯体背板为红褐色，背板上有少量的刻点、眼和中缘垛；足为淡黄色，各关节处有明显的淡色环；足Ⅰ转节背距短小。肛沟为肛后沟；气门板浅凹为烟斗状。雄蜱腹面有肛侧板，体后端有 1～2 对肛下板。成虫活动于春、夏季。属三宿主蜱，一年发育约一代，主要以成虫越冬。成虫多寄生于骆驼等大的牲畜或人的体表；幼虫、若虫多寄于小型的野生动物。此蜱在我国主要分布于吉林、内蒙古、西北等荒漠或半荒漠地带。是新疆出血热的主要媒介，也可传播布氏菌病。

嗜群血蜱（*Haemaphysalis concinna* koch，1844）成虫颚基为矩形，须肢为短棒形，第 1 转节背面有刺；第 2 节宽大于长，超出颚基外；第 3 节为三角形。背板为黄褐色、圆形，板上无斑、无眼，有缘垛。雌虫颈沟浅而宽，雄虫颈沟浅而短。足Ⅰ基节内距长而尖，足Ⅱ～Ⅳ基节内距比足Ⅰ短；肛沟为肛后沟；雄虫腹面无几丁质板，气门板呈圆形；雌性卵圆形。属于三宿主蜱。成虫多寄生于大的哺乳动物或人，幼虫、若虫多寄生小型哺乳动物，此蜱多寄生于林区和灌木丛中，主要分布于东北、新疆林区的草甸地带，是森林脑炎的媒介。

医学的重要性 Medical importance

1. 直接危害（direct harm） 蜱在叮人或吸动物血时，其螯肢和口下板同时刺入皮肤，宿主虽无明显痒、痛感，但叮咬处可引起充血、水肿，出现急性炎症反应，如不及时控制，可引起继发性细菌感染。有些硬蜱在叮人吸血时，唾液内含嗜神经毒素，毒素可作用于运动神经纤维，释放乙酰胆碱，导致宿主运动神经纤维传导阻滞，引起上行性肌肉麻痹．为蜱瘫痪（tick paralysis）。其临床症状主要表现为下肢疼痛、感觉异常、步履蹒跚。感染 2～3 天后，可侵犯上肢、咽、胸部和膈肌。而且，随着病程的延长，可侵犯心和肺，患者可丧失劳动力；可因心脏或呼吸衰竭而死亡。此病多见于儿童，若及时发现，可即刻清除叮咬的蜱，症状可消失。

2. 传播的疾病（diseases transmitted）

（1）森林脑炎（forest encephalitis）：是一种由森林脑炎病毒引起的神经系统的急性传染病。蜱体内的病毒可经血淋巴进入各脏器如唾液腺、卵巢、中肠细胞等，除吸血传播，也可经消化道传播，也可通过鲜奶或其他鲜乳制品感染。森林脑炎是一种自然疫源性疾病，除人感染外，动物也可感染。在我国该病的主要媒介全沟硬蜱。嗜群血蜱、日本血蜱、森林革蜱和边缘革蜱体内分离出此病毒。病毒在蜱体内可生存、繁殖，也经卵及变态传播到下一代或几代，并可在蜱内长期生存、越冬。本病出现的时间是 4～8 月份，5 月份为高峰；其临床表现有发热、头痛、头晕、恶心、喷射性呕吐，严重时抽风、昏迷，抢救不及时可死亡。病死率 30%左右。森林脑炎主要分布于俄罗斯、中欧、北欧、法国阿尔萨斯、波兰，在我国分布于东北、西藏和新疆等地，以黑龙江、吉林省林区的伐木工人多见。此外，四川、河北、云南等省也有病例报道。

（2）克里米亚出血热［新疆出血热（Xinjiang haemorrhagic fever）］：是一种蜱媒急性传染病，是荒漠牧场的自然疫源性疾病。出血热的类型及传播媒介：鄂木斯克出血热媒介是网纹革蜱、边缘革蜱；克里米亚出血热是边缘璃眼蜱；乌兹别克出血热是小亚璃眼蜱；我国新疆出血热是亚东璃眼蜱。新疆出血热病原体是克里米亚出血热病毒，在蜱内可存活数月或在蜱体越冬，也可经卵传递至下一代。绵羊及塔里木兔为主要传染源，患者主要是牧民，发病高峰为 4～5 月份。除蜱传播外，急性新疆出血热病人或病羊的新鲜血可经皮肤伤口感染他人。本病的临床表现为：突然高热（39℃以上），全身关节疼，身上有出血点或出血斑，鼻出血或呕血、尿血、便血，若不及时治疗和控制可出现肾衰竭而死亡。此病主要流行于我国新疆塔里木地区，安徽广德县有出血热患者的死亡病例。

（3）莱姆病（lyme disease）：我国1985年首次发现于黑龙江海林县的林区。病原体是伯格多弗疏螺旋体［简称伯氏疏螺旋体（*Borrelia burgdorferi*）］，又称莱姆病螺旋体，蜱叮人吸血时，螺旋体侵入人体，可侵害关节、心脏、神经系统。感染者可出现发热、全身不适（似感冒）、游走性红斑、关节酸痛、心功能障碍等病症。我国主要的传播媒介是全沟硬蜱，储存宿主是某些野生小型啮齿类动物。此病多见春、夏季，是人兽共患病，具有自然疫源性。本病分布广，在五大洲20多个国家和我国20个省、自治区、直辖市均有病例报告，北京有蜱叮咬人后，传播莱姆病的个例报道。

（4）Q热（Q fever）　病原体为（伯纳特柯）伯氏考克斯体（*Coxiella burnetii*）。常在野生动物（啮齿类）与家畜之间传播，主要媒介是亚东璃眼蜱、铃头血蜱和微小牛蜱，软蜱中乳突钝缘蜱也可传播。牛、羊为人体Q热的贮存宿主。本病感染方式主要是蜱叮咬Q热患者、病牛和病羊时，病原体在蜱肠上皮细胞、唾液腺和卵巢及其他器官内繁殖，蜱若叮咬正常人时，可经唾液感染人或经蜱粪污染人的伤口和干躁的蜱粪末内的病原体飘浮在空气中由呼吸道吸入人体而感染。临床特点：潜伏期2～4周，病人可出现畏寒、发热、剧烈头痛、肌肉疼痛，还可发生肺炎及胸膜炎，部分病人可出现肝炎、心内膜炎、心肌炎、血栓性脉管炎、关节炎及震颤性麻痹等病症；严重者可出现脊髓炎、间质肾炎、心包炎、心肌炎、心肺梗塞、脑膜脑炎而导致死亡。病原体可在蜱内存活（2～10年）、繁殖，可经卵传递。本病呈世界性分布，在我国吉林、四川、云南、新疆、西藏、广西、福建、贵州等10多个省、自治区、直辖市证实有Q热流行。

（5）北亚蜱传立克次体病（tick-borne rickettsiosis in Northern Asia）：又称西伯利亚蜱传斑疹伤寒（siberian tick-borne typhus）。病原体为西伯利亚立克次体（*Rickettsia sibirica*）。潜伏期3～6天，病人可出现畏寒、发热、头痛、全身肌肉及咽喉疼痛，眼结膜充血、水肿。传播媒介主要为草原革蜱，其次边缘革蜱。小的啮齿动物为主要的传染源。病原体可经卵传递，在蜱体可存活2年。病原体可侵入唾液腺，通过叮咬或蜱粪污染伤口而感染。我国新疆、内蒙古、黑龙江有本病存在。

（6）细菌性疾病（bacterial disease）：蜱体内可保存细菌，引起细菌性疾病，如鼠疫（plague）、布氏菌病（brucellosis）、兔热（rabbit fever）等。鼠疫耶尔森菌在草原革蜱成虫体内可保存509天；土拉弗菌在银盾革蜱（*Dermacemor niveus* Neumann，1987）体内可存活200～700天，可经卵传递至下一代。故蜱在保存病菌的自然疫源性中起一定作用。

（7）蜱传布尼亚病毒引起的出血热：引起此病的病毒为布尼亚病毒科（family Bunyaviridae）的一个新成员，长角血蜱（*Haemaphysalis longicornis*）为传播媒介。2009－2010年4月7日在我国淮阳山地区发现此病例。

防制 Control

根据蜱的生态和习性，因地制宜，采取综合防制措施。

1. 草原地带采用牧场轮换或隔离的办法，荒漠地带清除灌木、杂草，勤清扫畜、禽圈舍，堵洞、嵌缝防蜱类孳生。

2. 蜱类密集的牧场及越冬场所可定期采用药物（敌敌畏、马拉硫磷、杀螟硫磷、敌草隆、茅草枯、毒莠定等）喷洒，林区用烟雾剂处理，定时清洗牲畜体毛灭蜱。

3. 用离子辐射、化学不育、杂交不育方式，造成雄蜱繁衍能力下降或失去生育能力。

4. 利用寄生蜂（寄生蜂卵可产于蜱体内）寄生于蜱体内可致蜱死亡。

5. 捕杀啮齿类动物，消除储存宿主。

6. 进入蜱活动区穿五紧服、长袜、长靴，戴防护帽；外露部位可涂避蚊胺（DEET）等驱避剂，防蜱叮咬。离开时应细心检查，勿将蜱带出疫区。

二、软蜱 Soft ticks

形态 Morphology（Fig19-5、Fig19-6、Table 19-2）

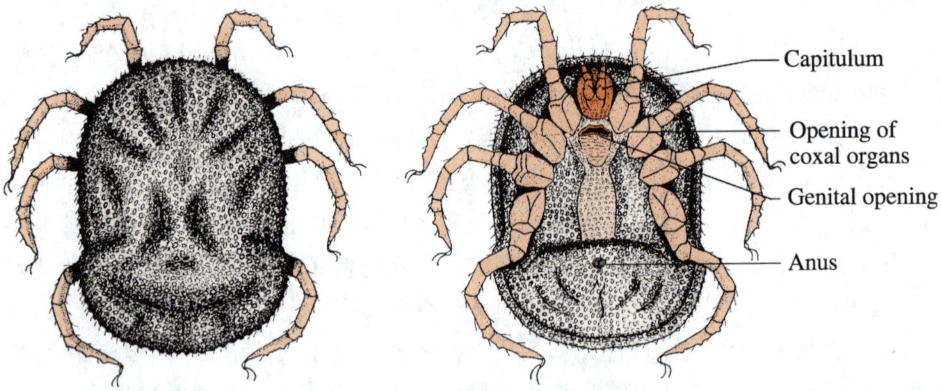

Fig 19-5 Adult of a soft tick（From Service MW，2000）

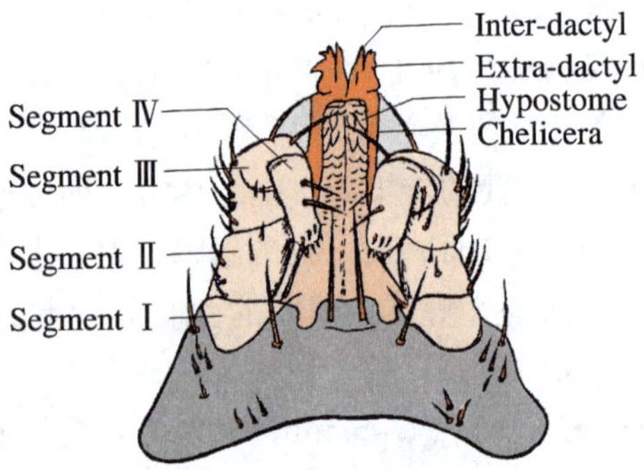

Fig. 19-6 The gnathosoma of a soft tick

Table. 19-2 Morphologic Differences between Hard Tick and Soft Tick

	硬蜱（Hard tick）	软蜱（Soft tick）
颚体	位于躯体前方 Gnathosoma lies anterior to idiosoma	位于躯体腹面或颚基窝 Gnathosoma is in the venter of idiosoma or gnathobase pouch
颚基	形状各异，雌蜱颚基的背面有一对孔区 The form of it varies according to its sex. The female tick has a pair of porose areas on its dorsum of gnathobase.	颚基较小，近于方形，雌蜱颚基的背面无孔区 Gnathobase is smaller in size. Its shape looks like a square. The female tick does not have porose areas on the dorsum of gnathobase
口下板	口下板的倒齿发达、致密、锐利 The down prick of the hypostome is developed，compact and sharp	口下板的倒齿小、纤弱、稀疏 The down prick of the hypostome is small，slim and rarity
须肢	较短，1、4 节小，第 4 节位于第 3 节的腹面 Pedipalp is short. The first and the fourth segments are small. The fourth segment is in the venter of the third segment	较长、1～4 节约等长、呈圆柱形，各节活动灵活 Pedipalp is long. 1-4 segments are about the same length. The forms are like a cast. Each segment is nimble in its action

续表

	硬蜱（Hard tick）	软蜱（Soft tick）
躯体	背面有盾板、缘垛，雄蜱腹面有腹板 There are scutum and festoon in the dorsum of idiosoma. Male tick has plates on the venter	背、腹面无板，背面有颗粒状小疣、皱纹、圆陷窝、盘窝 There is no plate on the dorsum and the venter. Miliary tubercle like granulations, wrinkles, round lacunae and plate pouches can be seen on the back
气门位置	位于第Ⅳ对足基节的后外侧 The spiracle is behind the lateral of 4th pair of feet coxa	位于第Ⅲ-Ⅳ足基节之间 The spiracle is between 3rd and 4th pairs of feet coxa
足的特征	基节腺不发达或退化，不分泌基节液。足跗节末端有爪垫 Coxal gland is undeveloped or degenerated. There is no secretive coxal fluid. The pulvillus is on the distal end of tarsus	有一对发达的基节腺，可分泌基节液。各足基节无刺和距，有爪，无爪垫 There is a pair of developed coxal glands which secrets coxal fluid. There is no prick and spur in each coxa. It has claw without pulvillus on its leg
两性区别	雄蜱盾板大，覆盖虫体背面。雌蜱盾板小，仅覆盖背的前面 Male tick has large scutum that covers its back. Female tick has small scutum that is restricted to the anterior part of its back	多数雌蜱生殖孔为横沟，雄蜱生殖孔为半圆形 Genital pore of female tick is traverse groove while the genital pore of male tick is semicircle

生活史、生态和习性 Life cycle、bionomics and habits

（1）发育阶段：卵→幼虫→若虫（1～6 龄期或不等）→成虫（Fig. 19 - 7）

（2）发育特点：软蜱完成生活史需 6 个月～2 年；成虫寿命 5～6 年，甚至可长达 10 年。雌虫一生多次产卵，一次产 50～300 个，总量可达数千个。生活史各期的虫体多次吸血，尤其雌蜱每次产卵前须寻找宿主吸血，因此，软蜱为多宿主蜱，有时完成一代需 5～20 个宿主，除幼虫及各龄若虫外、多数成虫的耐饥力强，不吸血也可存活 1 年或数年。

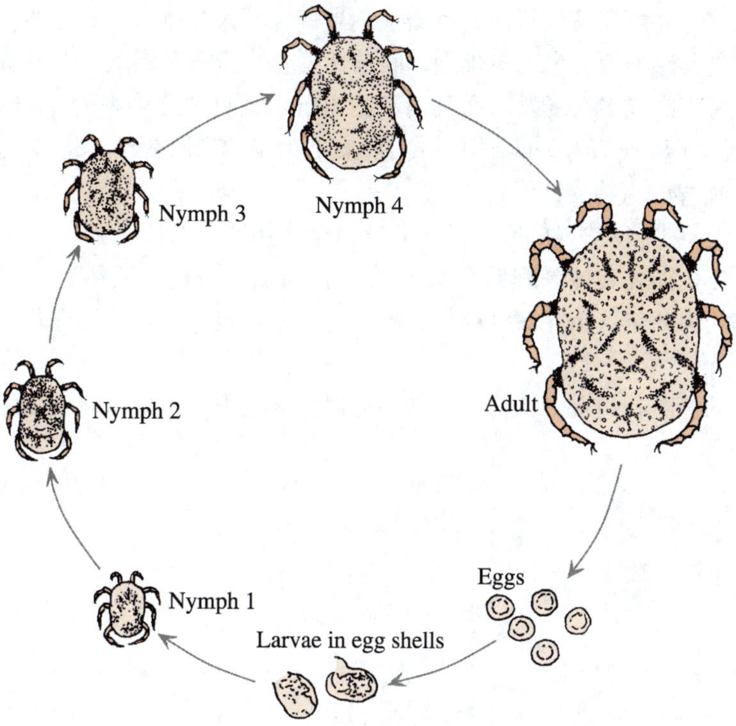

Fig. 19 - 7 Life cycle of soft tick

(3) 生态和习性：软蜱多晚上活动，侵袭人吸血，吸血时间一般数分钟到1小时。若虫和成虫主要在宿主住所附近越冬。钝缘蜱属常生存于荒漠、半荒漠地带，在我国主要分布于新疆；乳突钝缘蜱常栖息于中、小兽（狐狸、野鼠、刺猬）的洞穴内，可在绵羊、犬等家畜体表寄生；特突钝缘蜱常栖息于沙鼠洞穴或在羊及犬体表寄生，也可在大牲畜骆驼、牛、马体表寄生。波斯锐缘蜱为世界性分布，在我国分布于15个省（区），华北、东北多见，常栖息于鸟巢、禽舍，寄生于家禽翅下、腿和腋部；蝙蝠锐缘蜱在我国分布9个省（区），可寄生于蝙蝠，偶可侵袭人。

重要的种类 important species

乳突钝缘蜱（*Ornithodoros papillipes* Birula，1895）为椭圆形，背面颗粒状。前部及中部有几对盘窝。第1足跗节背缘有5个微波状突起。肛后横沟较直或微波状，与肛后中沟相交为直角。主要分布于新疆、山西的荒漠和半荒漠地带。栖息于中小型兽类的洞穴或岩窟内。多寄生于狐狸、野兔、野鼠、刺猬等中小型兽类的体表，也常侵袭人，夜间吸血，为多宿主蜱。可传播回归热和Q热。

特突钝缘蜱（*Ornithodoros tartakovskyi* Olenev，1931）为宽椭圆形，背面颗粒状小疣排列不规则或呈环形链条状。第1足跗节背缘有波状突起3个，肛后横沟较直与肛后中沟相交成锐角。常寄生于沙鼠洞中。可传播回归热和Q热。

拉合尔钝缘蜱（*Ornithodoros lahorensis* Neumann，1908）宽椭圆形，无发达的顶突和颊叶。背面皱纹状，其上密布星状小窝。无肛后横沟。主要在牛、羊圈和鸡窝内寄生，分布在新疆。

波斯锐缘蜱（*Argas persicus* Oken，1918）卵圆形。体缘平，其表面为小窄格，由环形链围绕；背面有方格形围室和放射状盘窝。常栖息于禽舍、鸟巢和树木缝隙，主要寄生于家禽体表。世界性分布，分布在我国整个西北地区，新疆8～10月达高峰，

蝙蝠锐缘蜱（*Argas vespertilionis* Latreille，1802）近圆形。体缘平，口下板宽短，其顶端达须肢第2节，背面有大小不等的盘窝。

医学的重要性 Medical importance

软蜱叮人吸血，可引起局部发炎或全身瘫痪（个别种），但主要作为媒介，传播疾病。

1. 蜱传回归热（tick-borne relapsing fever） 又称地方性回归热（endemic relapsing fever），蜱叮咬病人，螺旋体随血进入蜱消化道，穿过肠壁进入血腔，经血淋巴，再侵入蜱的中枢神经节、唾液腺、基节腺、生殖器官，并可在马氏管内大量繁殖；当蜱再叮人吸血时，病原体可随分泌的唾液、基节液经伤口传播给人。其感染者可出现不规则、间歇性发热，全身肌肉酸痛，肝脾肿大等病症。重症有黄疸和出血倾向，可1次或多次复发。在我国新疆流行，其自然感染率为88.6%。；在南疆其病原体为伊朗包柔螺旋体（*Borrelia persica*），传播媒介为乳突钝缘蜱，北疆为拉氏包柔螺旋体（*B. latyschewii*），传播媒介为特突钝缘蜱。

2. 其他疾病 蜱还传播Q热（Q fever）、鼠疫、斑疹伤寒、布氏菌病（brucellosis），病原体在蜱体内可贮存2～14年，如乳突钝缘蜱储存Q热病原体（伯纳特柯克斯体）可达3～11年，蝙蝠锐缘蜱和拉合尔钝缘蜱均为2年。储存鼠疫耶尔森菌可达2年，也可经卵传递8代。

防制 Control

堵塞畜圈、禽舍的缝隙和洞穴，保持其清洁、通风。药物喷洒，捕杀鼠类动物。进行个人防护。

（侯玉英）

第三节 革螨
Gamasid Mites

Learning guide

After studying this chapter the student should be able to answer the following questions.

1. Describe the morphological characteristics of gamasid mite.
2. Understand the differences and the resemblances of the life cycle and living habits between hard tick, soft tick and gamasid mite.
3. What are the main species of gamasid mite that can disseminate diseases?
4. What harms can gamasid mite do to human beings?

Key terms

gnathosoma; hypostome; spermatodactyl; idiosoma; *Ornithonyssus bacoti*, tarsus senseorgans; *Dermanyssus gallinae*; *Haemolaelaps glasgowi*; *Laelaps echidninus*; gamasoidosis; epidemic hemorrhagic fever; rickettsialpox; endemic typhus.

革螨属于寄螨目、革螨总科（Gamasoidea），全球发现革螨 800 多种，我国约 400 种，而危害人体的主要有柏氏禽刺螨、鸡皮刺螨、格氏血厉螨和毒厉螨等。

形态 MorphoLogy

1. 成虫　宽椭圆形，体表为膜质，大小为 0.2～3.0mm。初吸血时为鲜红色，随着时间的延长变成棕黄色或深褐色。背、腹有骨化板。虫体分颚体和躯体两部分（Fig. 19－8）。

颚体（gnathosoma）位于躯体前方，由颚基、螯肢及须肢组成。颚基环绕着躯体，形成颚基环（gnathosomal ring），从颚基环背面伸出膜质的头盖突（tectum）。头盖突前缘的形状有分类意义。颚基腹面的正中有颚沟（gnathosomal groove），沟内有齿，颚基腹面的前外侧有一对口下板（hypostome），口下板前端的角突为颚角（corniculus）。螯肢由螯杆（chela pole）和螯钳（chela plier）组成，螯钳背面有定趾（fix-dactyl），腹面有动趾（act-dactyl），定趾和动趾形成螯钳，为匙状、针状、剪状刺割器，这些形态具有分类意义。雄虫的动趾形成一根长管，演变成导精趾（spermatodactyl），为交配器官。须肢一对为长棒状，虽分 6 节因基部与颚基愈合，仅见 5 节。

躯体（idiosoma）背面有背板 1～2 块，背板上有刚毛，其数目及排序因种而异。腹面靠近颚体后缘正中有一个叉状的胸叉（tritosternum），雌虫腹面有胸板（sternal plate）、生殖板、腹板、足后板（metapodal plate）及肛板（anal plate），个别革螨的生殖板和腹板可愈合为生殖腹板；雄虫腹面骨板常愈合为一块全腹板。雌虫生殖孔位于胸板之后，被生殖板遮盖；雄虫生殖孔位于胸板前缘。气门（spiracle）位于第 3～4 对足基节的外侧，向前延伸形成管状气门沟（peritreme），气门沟的长短因种而异。足 4 对，分 6 节，第 1 对足跗节背面亚末端有一个含多个感毛的化学感觉窝称跗感器（tarsus sense-organs），司嗅觉功能。

2. 卵　椭圆形，乳白或淡黄色，直径 0.1～0.35mm，卵壳表面光滑。

3. 幼虫　无色或淡黄色，3 对足，无气门和气门沟，体毛少。

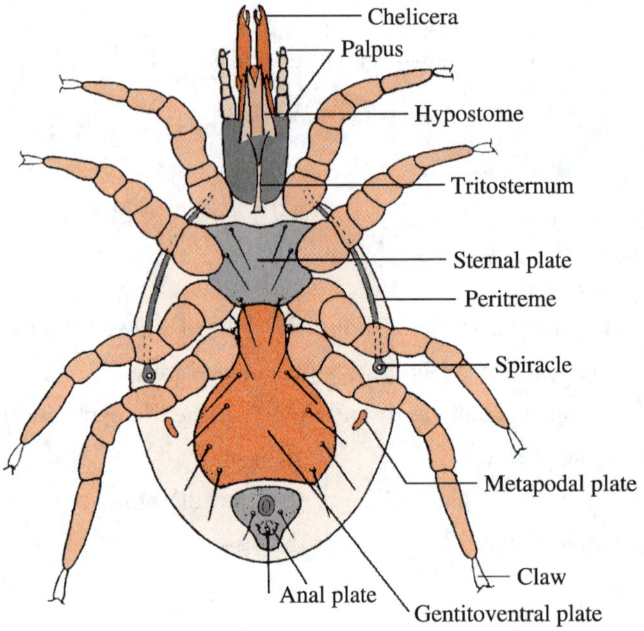

Fig. 19-8 The diagram of the external structures of gamasid mite adult

(From Marquardt WC *et al*, 2000)

4. 若虫 螯肢与雌性相似，足 4 对，气门沟很短，腹面有大小板 4～5 块，外表似如成虫，有 2 期。第一若虫淡黄色，胸板上有 3 对刚毛。第二若虫淡黄色，背板和气门板与成虫相似，气门沟较长，胸板上有 4 对刚毛，无生殖孔和生殖板。

生活史 Life cycle

1. 发育阶段（developmental stage）

卵→幼虫→第一龄若虫（protonymph）→第二龄若虫（deutonymph）→成虫。

2. 发育特点（characteristics of development） 卵产出 1～2 天即孵化出幼虫。幼虫不摄食，24 小时内蜕皮为第一若虫，约经 2～6 天发育为第二若虫，多数种类此期摄食，经 1～2 天蜕皮为成虫。

革螨卵生（oviparity）或卵胎生（ovoviviparity），个别种类行孤雌生殖（parthenogenesis）。一般情况下 1～2 周内完成生活史。

生态和习性 Bionomics and habit

1. 活动 多数全年活动，但受温度、湿度、光线、宿主巢穴内微小气候及宿主在巢穴内居留时间的长短等因素有关。其季节消长取决于宿主活动的季节，10～11 月份为高峰期，入冬后渐降，春夏季最少。如格氏血厉螨、耶氏厉螨和上海真厉螨主要在秋冬季繁殖。柏氏禽刺螨和鸡皮刺螨在夏秋季繁殖。

2. 食性 自生的革螨主要捕食小型节肢动物，也以腐败的有机物为食。寄生性革螨以吸食宿主的血液或组织液为生，雌虫一般吸 2 次血，雄虫 1 次。巢栖型革螨吸血量较大，耐饥力也强。毛栖型一般吸血量少，耐饥力差。有的革螨二者兼食，既可吸血，也可捕食小型节肢动物或动物排泄物和有机物，如格氏血厉螨、茅舍血厉螨等。有的种类仅以宿主血液为食，如柏氏禽刺螨、鸡皮刺螨等，吸血量大，一次吸血可超其原体重 10 倍多。

3. 习性 革螨大多数营自生生活，孳生在枯枝烂叶下、草丛和土壤里、禽畜粪堆和仓库贮品中。少数营寄生生活。革螨多数寄生于人体外；少数寄生于人体内，如鼻腔、呼吸道、外耳道、肺部等。体外寄生的革螨根据其寄生时间的长短分为：①巢栖型：整个发育和繁殖都在宿主巢穴内进行，只吸血时与宿主接触，对宿主无严格的选择性，如血革螨属、禽刺螨属、皮刺螨属等。②毛栖型：长期在宿主体表寄生，较少离开宿主，对宿主有选择性，如赫刺螨属、厉螨属等。

重要种类 Important species

1. 柏氏禽刺螨（*Ornithonyssus bacoti*）

为卵圆形，前尖后宽，大小为 0.65mm×0.5mm。螯肢细长，螯钳剪状。背板窄长，前钝后尖，背面有刚毛，背板内、外刚毛（17 对）等长；胸板宽大于长，前后缘直、两侧凹，上有 3 对刚毛。生殖板前宽后窄，板上有刚毛 1 对；肛板长椭圆形，气门板窄，气门沟延伸到足Ⅰ基节的前外缘。此螨为巢栖型，常寄生于家鼠、家禽体表和窝巢内，也可侵袭人，分布于全国各地。

2. 鸡皮刺螨（*Dermanyssus gallinae*）

为卵圆形，体色灰白或红色，大小为 0.87mm×0.48mm。螯肢针状，背板前宽后窄，后缘直，上有刚毛 15 对，板外有 24 对。胸板宽大于长，为拱形，上有 2 对刚毛。生殖腹板宽，末端钝圆，上有 1 对刚毛，肛板为三角形。气门沟延伸到足Ⅰ基节的中部。巢栖型，常寄生于鸡、鸽、鸟，可侵袭人，分布广。

3. 格氏血厉螨（*Haemolaelaps glasgowi*）

椭圆形，大小为 0.7mm×0.45mm。螯钳发达，动趾上有 2 根齿，定趾上除顶齿外还有 2 根齿和钩状钳齿毛。胸板宽大于长，前缘直、后缘凹。生殖腹板短，有 1 对刚毛，肛板为三角形。属巢栖型，寄生于黑线姬鼠（*Apodemus agrarius*）、鸟的体表或巢穴中，也可侵袭人。分布于欧、亚、非、美洲，国内主要分布于东北、华北、华南、西南等地区。

4. 厩真厉螨（*Eulaelaps stabularis*）

为卵圆形，螯钳发达；动趾上有 2 根齿，定趾上有钳齿毛。背板大，几乎覆盖虫体全部，板上有鳞片和刚毛；胸板宽大于长，上有 3 对刚毛；肛板、足后板为三角形，全腹板上有网状花纹。属巢栖型，常寄生于野鼠体表，也可侵袭人，分布广。

5. 毒厉螨（*Laelaps echidninus*）

宽卵圆形，体色棕黄色，体长 1～1.4mm。螯肢钳状，有齿，钳齿毛细短。盾板为圆形，上有 39 对毛，胸板长宽相等，似正方形，上有 3 对刚毛。生殖腹板后端膨大、后缘凹，为烧瓶状，上有 4 对毛。属毛栖型，常寄生于家鼠、野鼠，可侵袭人，世界性分布。

医学重要性 Medical Important

1. 革螨性皮炎（gamasidosis） 一般由于鸡皮刺螨、囊禽刺螨、柏氏禽刺螨等叮咬人吸血或组织液而引起，患者四肢、颈部、腰部等处皮肤出现红斑、丘疹，中央有刺蛰的小孔，奇痒，合并感染时可出现脓疱，称为革螨性皮炎，多见于儿童。

2. 传播疾病

（1）肾综合征出血热（hemorrhagic fever with renal syndrome，HFRS）：又称流行性出血热（epidemic hemorrhagic fever，EHF），是一种自然疫源性疾病，我国学者已证实格氏血厉螨、厩真厉螨、格氏血厉螨和柏氏禽刺螨均有自然感染这种病原，其病原体为汉坦属病毒（*Hantavirus*），病毒寄生在革螨卵细胞、中肠和中肠支囊上皮细胞和中枢神经团皮质细胞质内，在螨体可存活 8～15 天，并可经卵传递 4 代。黑线姬鼠、褐家鼠为贮存宿主。本病的传播途径：①通过媒介传播感染；②通过动物传播，吸人、鼠排泄物形成的气溶胶，经呼吸道或破损的皮肤感染；③也可经消化道感染。本病的临床特征是突然发高热（39℃），全身关节疼痛，身上有出血点或出血斑，鼻出血或呕血、尿血、便血，肾功能损害，若不及时对症处理、抗病毒治疗和透析，可出现心、肾衰竭和弥散性血管内凝血（DIC）而死亡。本病在我国 26 个省、自治区流行，山东是重疫区，山西、河南曾有过暴发流行。

（2）森林脑炎：此病主要由硬蜱传播，虽然革螨有 10 余种可以自然感染。但经卵传递的革螨主要有柏氏禽刺螨和鸡皮刺螨，可作为传播媒介。

（3）立克次体痘（rickettsial pox）：又称疱疹性立克次体病（herpes rickettsiosis）。病原体为小蛛立克次体（*Rickettsia akari*），由血红异皮螨（*Allodermanyssus sanguineus*）经卵传递，其临床表现为发热、疱疹、头痛、虫咬处溃疡、淋巴结肿大、肝脾肿大、腹泻，严重者可出现昏迷、死亡。

(4) Q热：从数种革螨中分离出伯纳特柯克斯体，其中格氏血厉螨、毒厉螨、柏氏禽刺螨和鸡皮刺螨等可经卵传递。在我国10多个省（区）流行。

(5) 地方性斑疹伤寒；病原体是斑疹伤寒立克次体（*B. typhi*）又称莫氏立克次体，主要经蚤传播。柏氏禽刺螨和毒厉螨也可作为传播媒介，可经卵传递病原体。临床表现为不规则发热、头痛、畏寒、全身酸痛、乏力、出汗、颈淋巴结肿大，胸闷，除手心、脚心外，全身均可出现红色斑丘疹，严重者可出现心、肝、肾衰竭而死亡。

(6) 细菌性疾病：从柏氏禽刺螨、格氏血厉螨等数种革螨体内分离出上拉弗菌（*Francisella falarensis*）、鼠疫耶尔森菌（*Yersinia pestis*）

防制 Control

1. 防鼠、灭鼠，控制鼠密度在1%以下，防止疾病流行；清理鸽巢和禽舍，并用倍硫磷喷洒禽舍。

2. 用美曲膦酯、敌敌畏或马拉硫磷等喷洒、熏蒸灭螨。

3. 个人防护用邻苯二甲酸二甲酯涂于裸露部位，或用驱避剂浸泡过的布带系在手腕、踝关节，防止革螨侵袭。

4. 疫苗接种。防止褐家鼠、黑线姬鼠和革螨传播肾综合征出血热，可通过接种灭活的多价肾综合征出血热疫苗进行预防。

第四节 恙 螨
Chigger Mites

Learning guide

After studying this chapter the student should be able to answer the following questions.

1. Which development stages of life cycle of chigger mite can invade human beings?

2. Describe the morphological characteristics of chigger mite larvae.

3. What main harms can chigger mites do to human beings? What species of chigger mite can disseminate diseases?

Key terms

chigger mites; gnathosoma; cheliceral apodeme; scutum; stylostome; idiosoma; sensillary base; sensillum; *Leptotrombidium deliense*; *Leptotrombidium scutellare*; trombidiosis; trombiculiasis.

恙螨属于真螨目（Acariformes）、恙螨科（Trombiculidae）、列恙螨亚科（Leeuwenhoekiinae）。全世界约有3000多种恙螨，其中可侵袭人的有50种。我国有3个亚科、40多属约400多种，危害人体的主要有地里纤恙螨和小盾纤恙螨等。恙螨的成虫和若虫为自生生活，只有幼虫期寄生于人、家畜和其他野生动物的体表，吸取人或动物的组织液、淋巴液、血液，而引起恙螨性皮炎或传播恙虫病。

形态 MorphoLogy

1. 幼虫　多为椭圆形，体色为红、橙、淡黄或乳白色。初孵化的幼虫约0.2mm大小，饱食后为0.5～1.0mm以上。虫体分颚体和躯体两部分。

颚体位于躯体前端，有螯肢、须肢各1对。螯肢基节呈三角形，具有呼吸功能，螯肢末端为螯肢爪，呈弯刀状，螯肢爪作为穿刺器官，可刺割、固着皮肤。须肢圆锥形，分5节，第1节较小，第4节末端有爪，第5节着生在第4节腹面，其内侧缘如拇指状。颚基的腹面向前延伸，其外侧形成一对螯盔（galea）。

躯体背面的前端有盾板（scutum），呈长方形、矩形、五角形、半圆形或舌形，其形状为分类的依据。盾板上通常有毛5根（前侧毛2根、前中毛1根、后侧毛2根），中部有2个圆形感器基（sensillary base），由此生出丝状、羽状或球杆状的感器（sensillum），感器的形状也是分类的依据。多数种类在盾板两侧有眼片，其上有1～2对眼。盾板后面有横列的背毛，其排列的行数、数目和形状等因种而异。如有气门则位于颚基与第一对足基节之间。共有3对足，足共分6或7节，若为7节其股节为基股节和端股节。足末端有1对爪和1个爪间突（Fig. 19－9）。

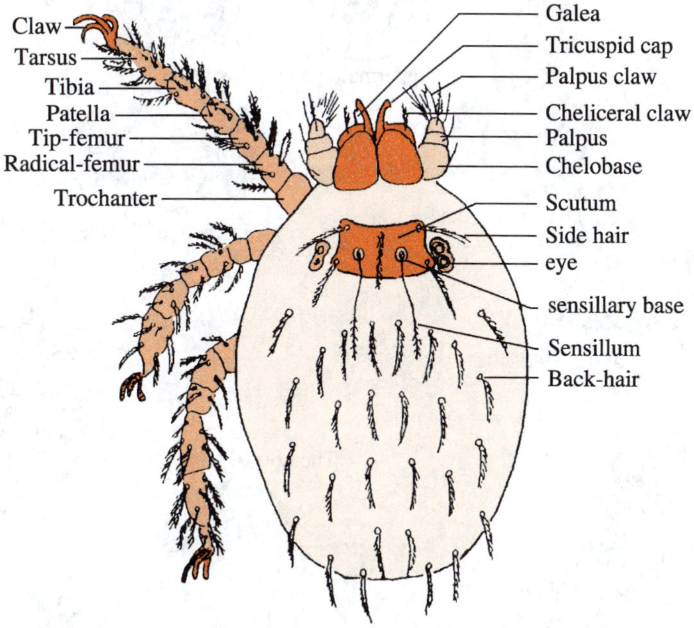

Fig. 19－9　The external structures of chigger mite larva

2. 虫卵　呈球形，直径约132μm。初产为淡黄色，表面粗糙，有无数圆形麻点，5天变为红色。随着发育虫卵胀大、变形、壳破裂，逸出一个裹着薄膜的幼虫称为次卵。

3. 前幼虫　淡红色，除个体稍大外，结构与幼虫相似。

4. 若虫　橙黄色，大小为0.6mm×0.3mm。螯肢远端的背面有1列齿，螯肢鞘前侧缘有1丛刚毛。须肢爪不分支，基部有爪状或指状刚毛1对。躯体椭圆形，全身刚毛密而多；背板分前、中、后背板，前背板向前突出形成背突，板上有眼；腹面有生殖板，其上有发育不全的生殖孔，生殖孔旁有2个生殖吸盘；足4对，跗节膨大。

5. 成蛹（imagochrysalis）　浅红色，大小为0.8mm×0.5mm。除个体稍大外，结构与若虫相似。

6. 成虫　红色，个体大。须肢爪基部有爪状或指状刚毛3对，刚毛排列是区分种类依据，生殖孔旁有3个生殖吸盘。

生活史 Life cycle

1. 发育阶段

虫卵→前幼虫（prelarva）→幼虫→若蛹（nymphochrysalis）→若虫→成蛹→成虫。在生活史七个发育阶段中，仅幼虫期营寄生生活，幼虫可侵袭人和动物，多寄生于啮齿类动物体表。其他各期均为自生生活。

2. 发育过程 以地里纤恙螨为例（Fig. 19－10）。

恙螨的雌虫产卵于地表的泥土缝隙中，经5～7天幼虫破壳，逸出的幼虫包有薄膜，再经10天左右幼虫破膜而出，遇宿主即攀附寄生，在宿主皮薄、湿润处叮刺，吸食组织液、破碎细胞、淋巴液，经2～3天饱食后，坠落地面缝隙中，静止不动3～7天形成若蛹，蛹内若虫发育成熟后，从蛹背逸出，其形态与成虫相似，经成蛹发育为成虫。雌、雄虫性成熟后，雄虫产精胞，精胞以细丝粘于地表，雌螨通过生殖吸盘摄取精胞并在体内间接受精，经2～3周开始产卵，地里纤恙螨一生可产100～200个卵。完成生活史约需40天。平均寿命288天。

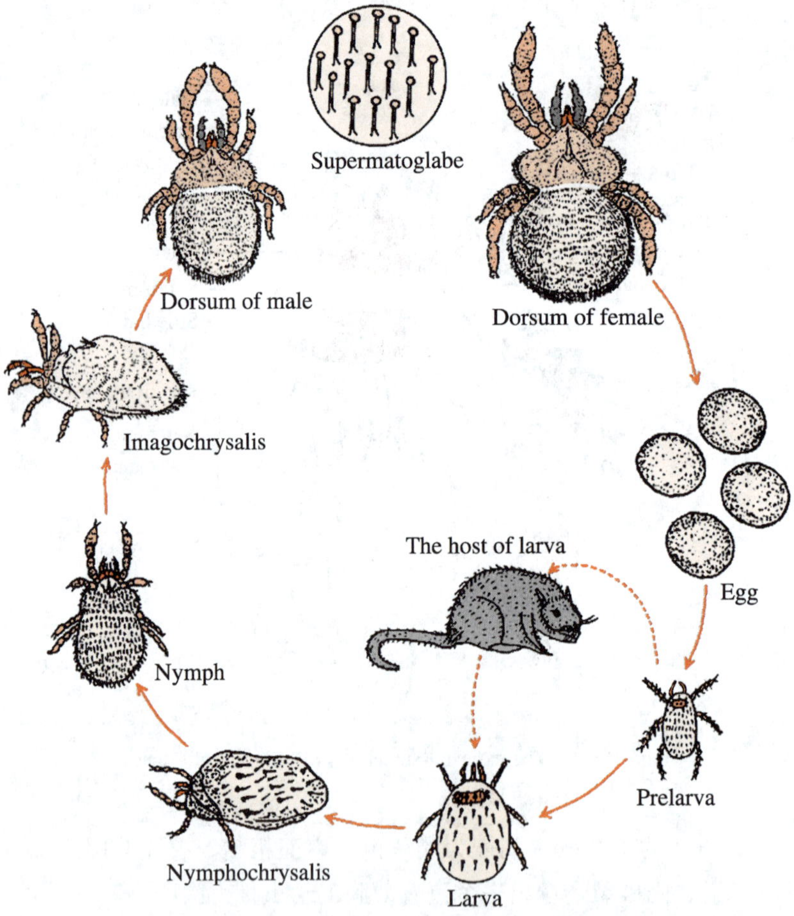

Fig. 19－10 Life cycle of chigger mite

生态和习性 Bionomics and habits

1. 习性 恙螨幼虫寄生的宿主很广，包括哺乳类、鸟类、爬行类、两栖类以及无脊椎动物，但主要是鼠类，有些种类可侵袭人，多数种类对宿主选择性不强。人、鼠等呼出的CO_2对恙螨的幼虫有招引作用，人、鼠进入小盾纤恙螨孳生地时，在几分钟内虫体就从隐蔽处爬到人、鼠体表。恙螨幼虫多寄生在宿主体表皮肤薄而湿润处，在人体常寄生于腰围、腋窝、腹股沟、阴部等处；鼠类见于耳窝、会阴部；鸟类见于腹股沟、翼腋下；爬行类在鳞片下等。

若虫和成虫营自生生活、食性广，常孳生在小溪、河沟和水塘旁，沼泽地，树林、草地、耕地的边缘地带。在居民区多见于低洼地带、潮湿荫蔽的墙角和洞穴以及环境卫生差、鼠类出入的场所等。恙螨的活动范围很小，这与恙螨的群集、分布特点和恙螨的孳生地孤立、分散，呈点状分布有关，故将螨的孳生、活动地带，称为螨岛（mite island）。恙螨有喜攀爬草秆、树叶、石头和地面物体尖端或钻泥洞等特点，恙螨在水中可生存很久，洪水、暴雨或河水泛滥时，可导致恙螨扩散。寄生的幼虫可随宿主扩散。

2. 食性 成虫和若虫主要以泥土中的小节肢动物和昆虫卵为食，幼虫吸食人、动物的组织液、破碎细胞、淋巴液、血液。幼虫叮刺宿主时，先以螯肢爪刺割皮肤，固着在皮肤上，然后分泌唾液，唾液中含有多种溶组织酶，可溶解宿主的上皮细胞、胶原纤维及蛋白，皮肤组织出现变性、凝固性坏死，在唾液周围先形成一个环，继之形成一条小吸管通入幼虫口中，称为茎口（stylostome）。被分解的宿主组织、破碎细胞和淋巴液、血液经茎口进入幼虫的消化道（Fig. 19－11）。茎口有长茎口、短茎口和混合型茎口，长茎口和混合型茎口的恙螨幼虫为主要传播媒介。恙螨幼虫在宿主体表持续吸食，一般不更换部位或转换宿主，地里纤恙螨吸食、寄生 40 小时或 3 天，最多长达 10 天。

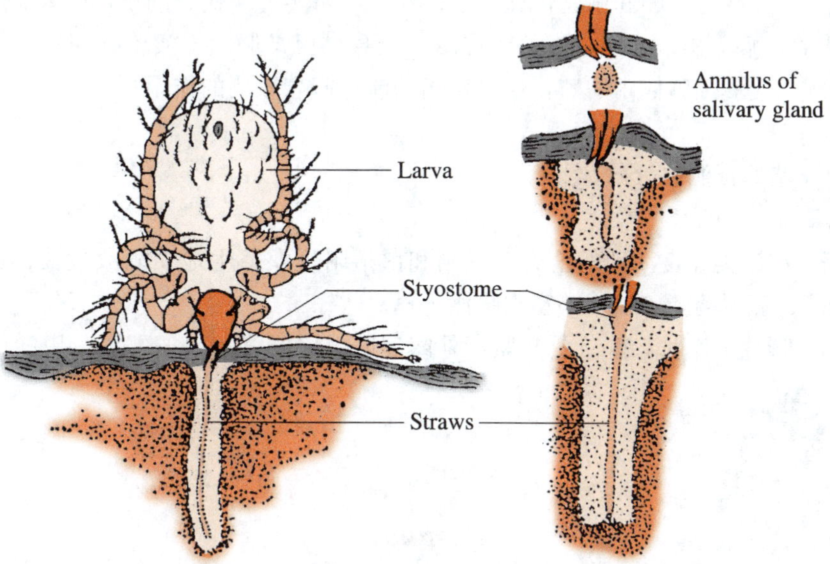

Fig. 19－11 The deportment of sucking diet of chigger larva

(From Piekaroki)

3. 季节消长 恙螨活动受温、湿度和雨量的影响，根据恙螨季节消长规律，可分为三型：①夏季型：每年夏季出现一次高峰，如地里纤恙螨。②春秋型：春秋两个季节出现高峰，多数恙螨属此型。③秋冬型：出现在 10 月以后至次年 2 月，如小盾纤恙螨。

4. 越冬 夏季型和春秋型的恙螨多以若虫和成虫越冬，秋冬型无越冬现象，长年出现。

5. 分布 恙螨分布在海岛、平原、丘陵、山区的温暖、潮湿、隐蔽、多草地带；在东南亚至大洋洲北部地区的恙螨种类繁多，分布在我国 30 多个省、自治区。目前已确证地里纤恙螨、小盾纤恙螨、高湖纤恙螨（*Leptotrombidium kaohuense* Yany *et al*，1958）、微红纤恙螨（*Leptotrombidium rubellum*）、海岛纤恙螨（*Leptotrombidium insulare*）和吉首纤恙螨（*Leptotrombidium jishoum*）为恙虫病的主要传播媒介。地里纤恙螨和小盾纤恙螨分别为我国长江以南和以北地区的重要传播媒介，近年在山东、江苏等地区发生过暴发流行，传播媒介分别以地里纤恙螨和小盾纤恙螨为主，青藏高原虽然干旱，但也有适宜的螨种。

重要种类 Important species

1. 地里纤恙螨（*Leptotrombidium deliense*，Walch，1922） 幼虫为橘红色，似红绒球，饱食后色淡；大小为（246～537）μm×（183～378）μm。躯体为卵圆形，似如黄豆，体毛少；盾板近于长方形，板上有 5 根羽状毛，2 根后侧毛与感器基在一水平线上，感器基无棘，感器毛为丝状，端部小分支 17～19 个；盾板两侧的眼片上各有一对红色眼。足 4 对，较短。多寄生于野鼠、鸟体，也寄生于人。

2. 小盾纤恙螨（*Leptotrombidium scutellare*，Nagayo *et al*，1921） 幼虫为橘红色，大小为（223～427）μm×（153～288）μm。躯体卵圆形；盾板两侧各有一对红色眼；盾板大，长方形，宽大于长，前缘平直，中部轻凸，后缘突出，呈钝圆形；盾板上的 2 根后侧毛与感器基在一水平线上，5 根羽状毛长而粗，感器基无棘，感器为丝状毛，其远端细长分支。背毛 38～50 根，排列不规则。足 4 对。

医学重要性 Medical importance

1. 恙螨皮炎（trombidosis） 恙螨叮刺人时分泌的唾液可溶解、破坏皮肤组织，引起皮炎。

2. 恙虫病（tsutsugamushi disease） 是一种由恙螨幼虫传播的自然疫源性疾病，病原体为恙虫病东方体（*Orientia tsutsugamushi*）。恙螨幼虫叮吸恙虫病人体液时，吸入病原体，在体内增殖或储存长达 360 天以上，经变态、卵和精胞传递给子代幼虫，可传递 4 代。幼虫再叮人时，可引起人体感染，感染 3～5 天后，病人出现头痛、发热、皮疹、全身淋巴结肿大。实验证明病原体可在雌性地里纤恙螨的卵巢细胞、支囊细胞体内增殖，这对该病的流行起着重要的作用。

防制 Control

1. 消除杂草，堵塞鼠洞、灭鼠。

2. 搞好环境和个人卫生。

3. 药物杀螨 在鼠类经常活动的地方、鼠洞和鼠道附近及孳生地喷洒敌敌畏、美曲膦酯等，近几年采用溴氰菊酯、氯氰菊酯，氯菊酯室内喷洒灭螨。

4. 个人防护 野外工作时衣裤口要扎紧，外露皮肤可涂驱避剂（如邻苯二甲酸二甲酯）或用驱避剂浸泡衣服。

第五节 蠕形螨
Demodex

Learning guide

After studying this chapter the student should be able to answer the following questions.

1. How can you distinguish the morphological characteristics of two species of *Demodex* parasitizing human beings?

2. What kind of parasite does *Demodex* belong to? Where do they parasitize? What clinical manifestations can they cause?

3. How can you diagnose and treat the diseases caused by *Demodex*?

Key terms

chelicera; pesbody; telebody; *Demodex folliculorum*; *D. brevis*; folliculitis; rosacea; acne, seborrheic dermatitis.

蠕形螨属于真螨目（Acariformes）、蠕形螨科（Demodicidae）、蠕形螨属（*Demodex*）。蠕形螨是永久性寄生虫，危害人体的主要是毛囊蠕形螨（*Demodex folliculorum*）和皮脂蠕形螨（*D. brevis*），寄生于人体的毛囊和皮脂腺内，引起毛囊炎和脂溢性皮炎等疾病。

形态 Morphology

1. 成虫　寄生于人体的两种蠕形螨形态基本相似，螨体细长呈蠕虫状，乳白色，体壁半透明。毛囊蠕形螨和皮脂蠕形螨体长分别为 0.1～0.4mm 和 0.1～0.2mm，雌虫大于雄虫。虫体分颚体和躯体，躯体又分足体（pesbody）和末体（telebody）两部分。

颚体宽短为梯形，宽大于长，位于躯体的前方。颚基背面的中部有锥状突（conule）。螯肢 1 对，尖细为针状。须肢分 3 节，第 1 节大，2、3 节小，第 3 节腹面有 5 根刺状须爪，可弯曲活动。在颚体腹面内部有咽泡，毛囊蠕形螨的咽泡为马蹄形，皮脂蠕形螨为倒圆杯形。

躯体细长，足体腹面有足 4 对，粗短为芽突状。末体细长，体表具有环形皮纹（dermatoglyph）。雄螨阴茎（penis）长 24.5um，位于足体背面第 2 对足之间。雌螨的生殖孔在腹面第 4 对足之间。毛囊蠕形螨末体较长，约占躯体长度的 2/3～3/4，末端较钝圆。皮脂蠕形螨末体较短，末体约占躯体长度的 1/2，末端略尖，呈锥状（Fig. 19－12）。

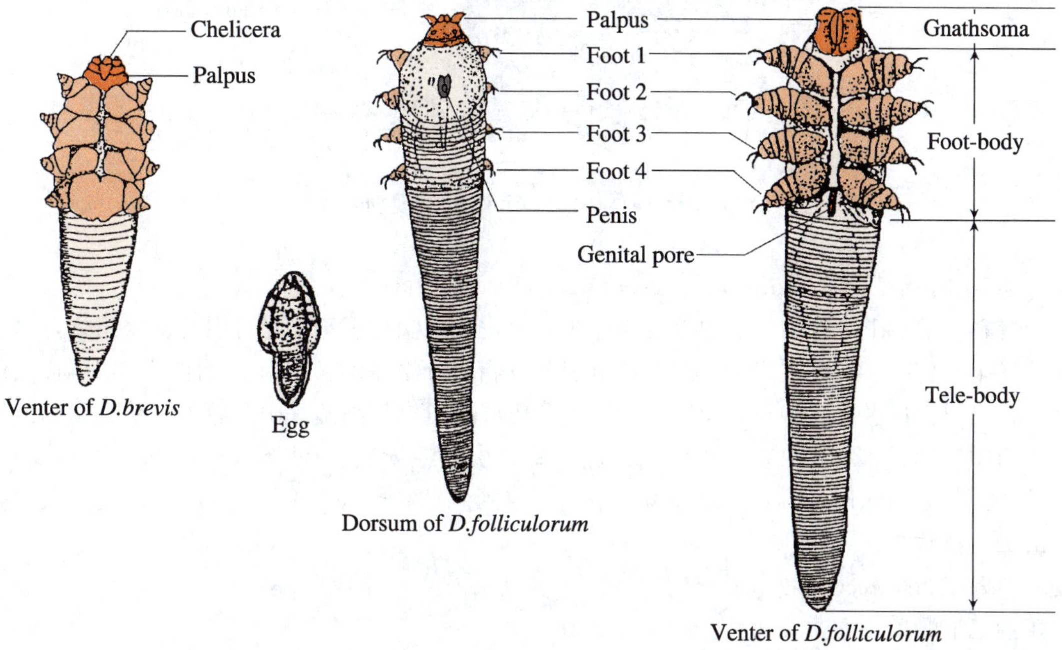

Fig. 19－12　The external structure of *Demodex* adult

2. 虫卵　蘑菇状，无色透明，长 104μm。

3. 幼虫　细长，足 3 对。

4. 若虫　前若虫细长，足 3 对；若虫足 4 对，生殖器官未发育成熟。

生活史 Life cycle

1. 发育阶段　卵→幼虫→前若虫（protonymph）→若虫→成虫

2. 生活史特点　两种蠕形螨的寄生部位不同，但发育过程相似。雌虫产卵于毛囊或皮脂腺内，幼虫以宿主细胞及其代谢产物、角质蛋白、皮脂腺的分泌物为食，经蜕皮变为前若虫。前若虫再蜕皮变为若虫，若虫不食不动，经 2～3 天发育为成虫，雌、雄成虫取食为间隔性，经 5 天左右发育成熟，夜间爬出毛囊口或皮脂腺交配，雌螨返回毛囊或皮脂腺内产卵。雌螨寿命 4 个月以上，雄虫交配后即死亡。完成一代生活史约需 15 天。螨发育的最适温度为 37℃，45℃以上活动减弱，54℃可致死。

3. 寄生部位　毛囊蠕形螨寄生在人的额、鼻、鼻沟、头皮、颏部、颧部和外耳道，也可寄生于颈、肩背、胸部、乳头、大阴唇、阴茎和肛门等毛囊内，有时可侵入皮脂腺内，多个寄生；皮脂蠕形螨可寄生在以上部位的皮脂腺内，单个寄生（Fig. 17-13）。

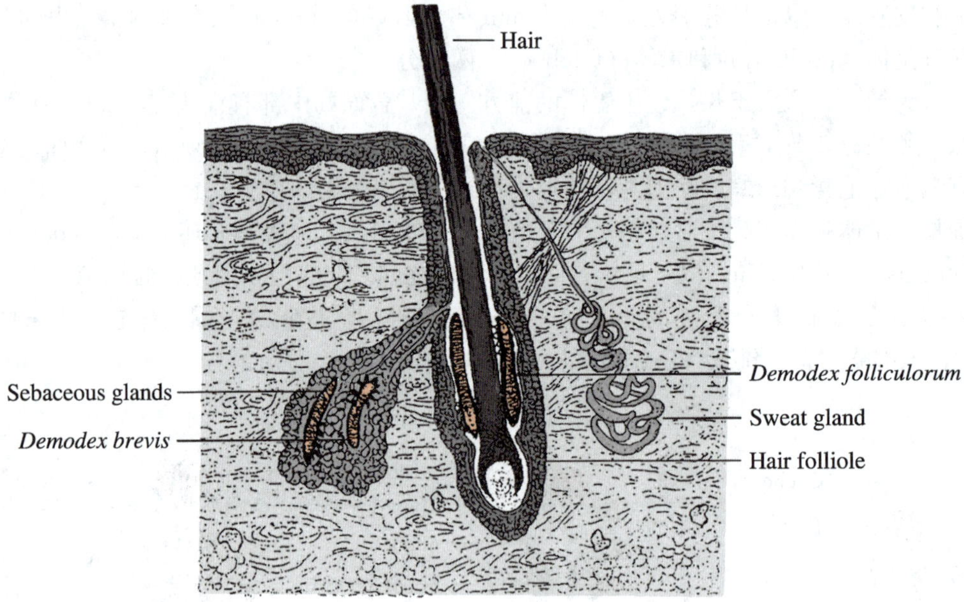

Fig. 19-13 The parasitic site of *Demodex*

临床表现和致病机制 Clinical manifestations and Pathogenesis

蠕形螨吞食毛囊上皮细胞，引起毛囊管扩张，上皮变性。较重感染时可引起皮肤角化，真皮层内毛细血管增生、扩张。寄生在皮脂腺的虫体可引起皮脂腺分泌障碍、皮脂腺管阻塞。虫体代谢产物作为过敏原，可引起过敏反应。虫体夜间出入毛囊和皮脂腺可携带细菌，引起感染，致毛囊周围细胞浸润，纤维组织增生。患者可出现皮肤瘙痒及烧灼感，引起毛囊炎（folliculitis）、痤疮（acne）、脂溢性皮炎（seborrheic dermatitis）和睑缘炎，晚期形成酒渣鼻（rosacea），甚至癌变。健康人感染蠕形螨，一般为无症状。

实验诊断 Laboratory diagnosis

常用的蠕形螨检查方法有两种：

1. 挤压涂片法　在寄生的皮肤上用痤疮压迫器，或用手挤压刮取虫体，将刮取物置于载玻片上，加1滴纯甘油，涂匀，加盖片，镜检。

2. 透明胶纸粘贴法　在晚上睡前用透明胶纸贴于额、鼻、鼻沟、颧及颏部等处，第二天起床、清洁前取下透明胶纸，贴于载玻片上镜检。

流行 Epidemiology

蠕形螨为世界性分布，国内外人群感染率分别为0.8%～86.6%和27%～100%。国内感染者以40～60岁多见，感染的虫种以毛囊蠕形螨常见，感染因素与个人卫生习惯、免疫力、皮脂腺分泌多少有关，主要通过直接或间接接触传播，如接吻、共用毛巾等，据报道共用毛巾的家庭感染率可达81.7%。

防治 Treatment，Prevention and Control

1. 治疗病人　口服甲硝唑或维生素 B_2，用2%甲硝唑霜、10%硫磺软膏、苯甲酸苄酯乳剂或二氯苯醚菊酯霜剂等涂擦患处。

2. 注意个人卫生及公共卫生　家庭成员之间不要共用毛巾、手帕，浴室毛巾和理发用具要定期消毒。

第六节 疥 螨
Sarcoptes scabiei

Learning guide

After studying this chapter the student should be able to answer the following questions.

1. Describe the morphological characteristics of *Sarcoptes scabiei*.
2. How can *Sarcoptes* cause mutual transmission? Where do they parasitize in human body?
3. What disease can *Sarcoptes* cause? What clinical manifestations are there?
4. How can you diagnose and treat scabies?

Key terms

protonymph; deutonymph; ambulacra; *Sarcoptes scabiei*; scabies.

疥螨属（*Sarcoptes*）属于真螨目（Acariformes）、疥螨总科（Scarcoptoidea），可寄生于人或哺乳动物皮肤的表层内，引起疥疮（scabies）。寄生于人体的疥螨为人疥螨（*Sarcoptes scabiei* De Geer，1778），是一种永久性体内寄生虫。

形态 Morphology

1. 成虫　圆形或椭圆形，呈袋状，背面隆起，腹面扁平。乳白或浅黄色，人疥螨为黄白色。无眼、无气门。雌虫大小为（0.3～0.5）mm×（0.25～0.4）mm；雄虫为（0.2～0.3）mm×(0.14～0.19）mm。

颚体短小位于躯体的前方，螯肢钳状，尖端有一对小齿；须肢圆锥状，分 3 节。躯体分背胸部和背腹部两部分。背胸部的背面有 1 块长方形胸甲（plastron），有波状横纹、锥突（pyramidal process）及圆锥状皮棘（tegumental spine）；背腹部的背面有数对杆状刚毛和长鬃，其后缘上有肛孔（anal pore）。躯体腹面光滑，仅有少数刚毛；足 4 对，短粗为圆锥状，分 5 节，前 2 对足位于背胸部的腹面，后两对足位于背腹部的腹面，前 2 足与后 2 足间距较大；足的基部有角质内突，雌、雄虫体的前 2 对足大，末端均为具长柄的爪垫，称为吸垫（ambulacra），是感觉器官；后 2 对足小，雌、雄虫的结构不同，雌性后 2 对足的末端为长刚毛，雄性第 3 对足末端为长刚毛，第 4 对足末端为吸垫。雌性生殖孔（genital pore）位于后 2 对足之间的中央；雄性外生殖器位于第 4 对足之间略后方。肛门位于躯体后缘正中（Fig. 19－14）。

2. 卵　椭圆形，淡黄色，壳薄，大小为 180μm×80μm。

3. 幼虫　大小为（0.11～0.16）mm×（0.1～0.15）mm，足 3 对，2 对位于虫体前部，其末端为吸垫；后 1 对位于虫体后部，末端为长鬃；躯体后背部有杆状毛 5 对。

4. 若虫　体小，生殖器官未成熟。雄虫的若虫只有一龄，雌虫的若虫分为前若虫、后若虫。前若虫为 160μm，躯体背面后方有杆状毛 7 对，腹面无生殖毛；第 4 足比第 3 足短，各足无转节毛。后若虫 220～250μm，有交合孔，生殖孔未发育成熟，但可交配，第 4 足之间有 2 对生殖孔毛；各足有转节毛 1 根，第 3、4 对足末端是长刚毛。

生活史 Life cycle

1. 发育阶段　卵→幼虫→若虫→后若虫（deutonymph）→成虫（Fig. 19－15）。

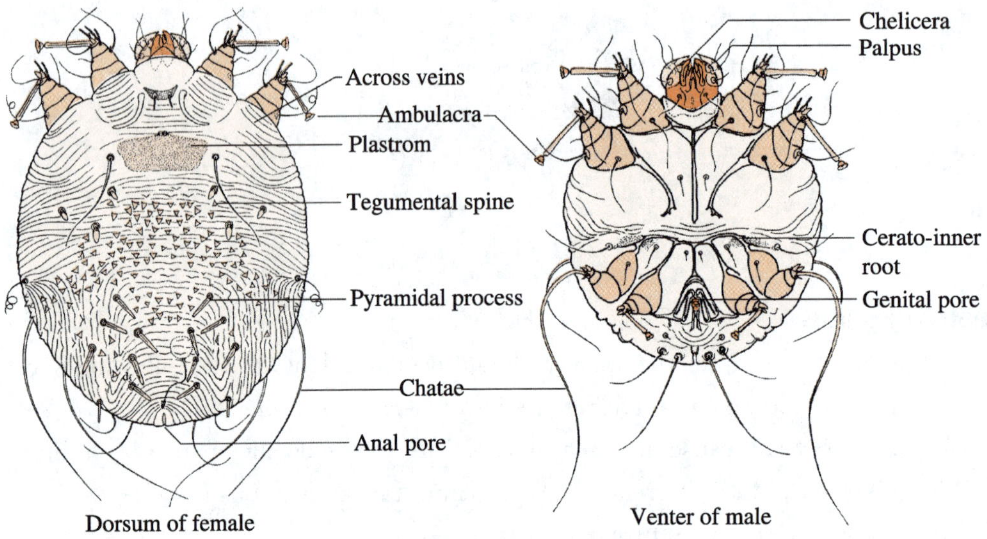

Fig. 19 - 14 The external structures of *Sarcoptes scabiei* adult

（采自吴观陵，2005）

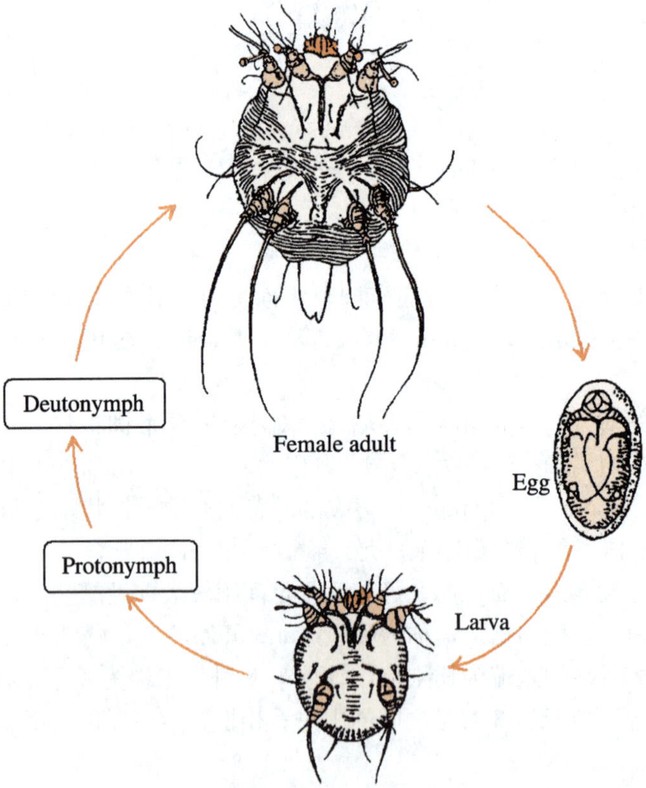

Fig. 19 - 15 Life cycle of *Sarcoptes scabiei*

2. 生活史特点 疥螨寄生于人或动物表皮的角质层内，以角质组织、渗出的淋巴液为食。用螯肢和足跗节末端爪在皮下开凿隧道，隧道长可达 3cm，与人身体平行迂曲，有间隔小孔，为通气孔(Fig. 19 - 16)。虫体每天可掘筑 2～5mm，雌螨挖掘隧道的能力最强，雄螨与后若虫虽可单独挖掘，但能力较弱。而前若虫与幼虫不能挖掘隧道。一般疥螨各期均寄生在隧道内，只有雄性成虫和雌性后若虫交配时从隧道钻出，在人皮肤表面进行交配，雄虫交配后不久即死亡，雌性后若虫交配后 20～30 分钟内又钻回宿主皮内，蜕皮变为雌虫，2～3 天后产卵。每日可产 2～4 个卵，一生产卵 40～50

个。约3～10天孵出幼虫，经3～4天发育为前若虫，2天后蜕皮为后若虫，后若虫再经3～4天蜕皮发育为成虫。交配受精后的雌虫最为活跃，每分钟可爬行2.5cm，此时最易转换宿主，感染新的人群，引起传播。雌螨寿命约5～6周。

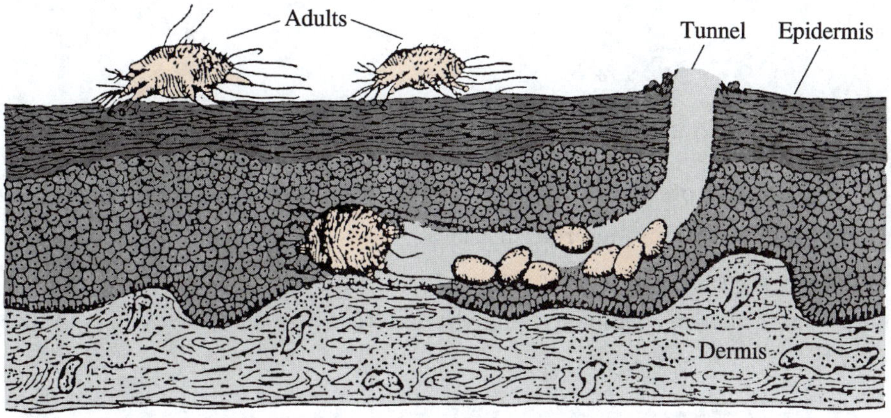

Fig. 19-16 The parasitic site of *Sarcoptes scabiei*

疥螨的传播与环境的温、湿度有关。雌虫离开宿主后活动、感染能力和寿命明显受环境温、湿度的影响。温度较低、湿度较高寿命较长，而温度高，湿度低对疥螨生存不利。播散的适宜温度为15～31℃。

临床表现与致病机制 Clinical manifestations and Pathogenesis

疥螨寄生于人皮肤薄嫩、皱褶处，如成年人在肘窝、腋窝、手指、脚趾、手臂屈面、乳房下、腹股沟、生殖器等部位多见；儿童皮肤薄嫩，全身均可被侵犯。虫体在寄生部位掘筑隧道、寄生其内，尤其是在夜间温暖被褥内疥螨运动活跃，可对皮肤造成严重机械性损伤，另外，虫体的分泌物、代谢产物及死亡虫体是过敏原，引起疥疮。主要临床症状为皮肤奇痒，白天较轻、夜间重，影响睡眠。由于剧痒、搔抓可继发细菌感染引起毛囊炎、脓疮、结痂，发病初期皮肤可出现针尖大小、淡红色丘疹，丘疹呈对称性、稀疏分布，丘疹间皮肤正常，无融合。在隧道的盲端可见针尖大小的灰白色小点，即为寄居的虫体。

实验诊断 Laboratory diagnosis

1. 根据接触史、临床症状的特点，检获疥螨可确诊。

2. 检查方法 用消毒针头或刀片尖在脓疮和结痂处挑破隧道的盲端，挑取或刮取灰白色小点，镜检、鉴定虫体。

流行 Epidemiology

疥螨流行广，世界性分布。疥疮多见于学前儿童及青壮年，但亦可发生在其他年龄组。感染途径和方式主要是通过直接接触和间接接触，如与患者握手、同床睡眠、互盖被褥、互穿衣物等密切接触而互相传播，特别是在夜间睡眠时，疥螨活动十分活跃，常在宿主皮肤表面爬行和交配，而增加传播机会。寄生在哺乳动物（如犬、猫等）的疥螨不是人疥螨，偶然也可感染人，但症状较轻，不能长久寄生。

防治 Treatment, Prevention and Control

1. 加强卫生宣传，注意个人卫生。不要密切接触患者及穿用患者的衣被。发现患者应及时治疗，病人的衣物用沸水煮或药物杀灭。

2. 治疗疥疮的常用药物有：10%硫磺软膏，10%苯甲酸苄酯搽剂，1%DDT霜剂，1% r-666乳剂，复方美曲膦酯霜剂（0.5%美曲膦酯、50%酒精），10%优力肤霜、伊维菌素。

用药物前应清洗患部，再涂药，每日1～2次，7～10天为一疗程。

第七节 尘 螨
Dust Mites

Learning guide

After studying this chapter the student should be able to answer the following questions.

1. How can dust mites cause allergic diseases?
2. What are the allergic diseases caused by dust mites?
3. What are the evidences demonstrating that allergic diseases are induced by dust mites?

Key terms

chelicera; idiosoma; scutum; anus-chuck; *Dermatophagoides pteronyssinus*; *Dermatophagoides farinae*; dust mite sensitive asthma; allergic rhinitis.

尘螨属于真螨目（Acariformes）、痒螨总科（Psoroptoidea）、蚍螨科（Pyroglyphidae）、尘螨属，约有 35 种，对人体危害的主要是屋尘螨、粉尘螨和埋内欧尘螨（*Euroglyphus maynei*）。尘螨是居室、工作间尘埃中的小型寄生节肢动物，为人体强烈过敏原，接触或吸入尘埃中螨可引起过敏性疾患。

形态 Morphology

1. 成虫　椭圆形，大小（0.2～0.5）mm×（0.1～0.4）mm。颚体位于躯体前端，螯肢钳状。躯体体表有细密或粗皱皮纹，似指纹状（dermatoglyphics）；背面有盾板（scutum）。盾板有前盾板和后盾板（仅雄虫有）；肩部有一对长鬃，后端有 2 对长鬃。生殖孔在腹面中央。肛门靠近后端，雄虫肛侧面有肛吸盘（anus chuck）。足 4 对，雌虫 4 对足粗细相似，各足跗节末端有钟状吸盘和 1 个小爪（FIG. 19 - 17）。

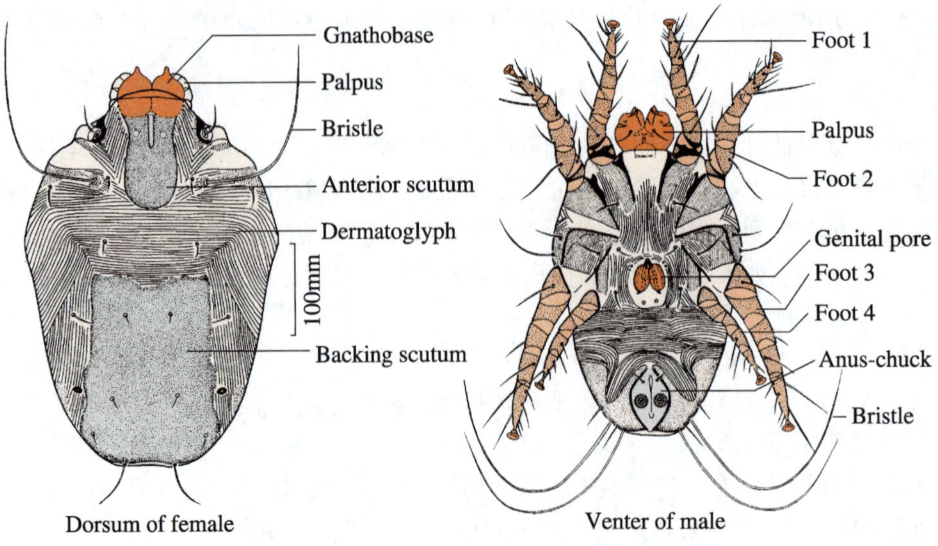

Fig. 19 - 17　The external structures of *Dermatophagoides pteronyssinus* adult

（1）屋尘螨（*Dermatophagoides pteronyssinus* Trouessart，1897）　雌虫大小为（0.29～0.38)mm×（0.22～0.26）mm，雄虫（0.24～0.28）mm×（0.16～0.22）mm，虫体较扁，躯体后背中部皮纹纵形排列，无胸板。雄虫背后部后盾板长大于宽。第 1、2 足等粗，第 3 足长，第 4 足细短。雌虫受精囊花瓣状。

（2）粉尘螨（*Dermatophagoides farinae* Hughes，1961）　雌虫大小为（0.37～0.44）mm×（0.24～0.33）mm，雄虫（0.29～0.36）mm×（0.2～0.25）mm，虫体较圆。后背中部的皮纹横形排列，末端为拱形排列，有胸板。雄虫躯体背后部后盾板宽短。第 1 足粗大，第 2 足细。雌虫受精囊退化。

2. 卵　椭圆形，乳白色，卵光泽。虫卵随着胚胎发育可变长。

3. 幼期（immature phase）　足 3 对，无生殖孔、生殖盘和生殖毛。第一若虫足 4 对，生殖乳突和生殖毛各 1 对，无外生殖器。第二若虫足 4 对，生殖乳突和生殖毛各 2 对，生殖器官未发育成熟。

生活史 Life cycle

1. 发育阶段　卵→幼虫→第一龄若虫→第二龄若虫→成虫。

2. 发育特点　尘螨成虫成熟后 1～3 天内进行交配，8 天后雌虫产卵，虫卵经 5 天左右发育为幼虫，经 8 天和 10 天先后发育为若虫和成虫。雌虫一生可产卵 20～40 个，产卵期约为一个月。雌虫寿命为 90～150 天，雄虫为 60～90 天。

3. 孳生习性　尘螨普遍生存于人居室，分布广泛，大多营自生生活。屋尘螨主要孳生于卧室内枕头、被褥、软床垫、家具和地毯中，主要以人体脱落的皮屑为食。粉尘螨主要在面粉厂、棉纺厂、食品仓库、中药仓库等的地面上大量孳生。尘螨生长发育的最适温度为 25～30℃，0～7℃以下不能繁殖，低于 0℃虫体死亡；最适宜的湿度为 75%～80%，低于 40%螨就死亡。因此一般在春、秋季大量繁殖，秋后数量下降。由于各地气温不同，同一地区全年的平均气温可有差异，因而尘螨的季节消长各不相同。

临床表现与致病机制 Clinical manifestations and Pathogenesis

尘螨性过敏属于外源性变态反应，病人往往有家族或个人过敏史。尘螨引起的疾病主要有过敏性哮喘和过敏性鼻炎。

1. 尘螨过敏性哮喘（dust mite sensitive asthma）　是由于飞扬在空气中的尘螨被人吸入而引起，主要临床症状有干咳、打喷嚏、咳白色泡沫痰、胸闷、气短、呼吸困难和哮喘。症状较重而持续时间短为本病特征。症状轻、重可与环境中尘螨数量多少有关。往往在幼年初发，有婴儿湿疹史或兼有慢性细支气管炎者可并发哮喘。发作在春秋季节，常在室内睡后或晨起。

2. 尘螨过敏性鼻炎（allergic rhinitis）　只要接触到过敏源即刻发作，持续时间与接触时间、接触过敏源量有关，发作特点是发作快、阵发性。临床表现为鼻塞、鼻内奇痒，连续喷嚏和大量清水鼻涕。检查时可见鼻黏膜苍白、水肿，鼻涕中有大量嗜酸性粒细胞。

流行 Epidemiology

尘螨呈分布性世界，国内也广泛分布。影响尘螨性过敏疾病的因素很多，与职业、地域、接触和遗传等因素有关，多发生在从事中草药和粮食加工人员，以及居住在沿海地区、淮河以南河海沼泽地带的人群。主要通过衣物、家具、粮食播散。国内哮喘患者皮试阳性率达 85%～90%，与国外报道类似。尘螨过敏儿童的发病率比成人高，12 岁以前发病的约占 50%，好发季节为 7～9 月，少数病例可全年发作。

实验诊断 Laboratory diagnosis

1. 可询问接触史、过敏史和发作季节，根据其临床表现特点来诊断。

2. 免疫学诊断　用 0.0lml 抗原做皮内试验或皮肤挑刺试验、黏膜激发试验、酶联免疫吸附试验等免疫学诊断方法。感染者血中 IgE、IL－5、干扰素水平高。

防治 Treatment, Prevention and Control

1. 注意公共卫生和个人卫生　常清扫室内尘埃，尤其是地毯中的灰尘，勤洗衣被、床单，勤晒被褥和床垫。

2. 改变尘螨的孳生环境　卧室、仓库要保持通风、干燥，用药喷、熏杀尘螨，地毯可选用苯甲酸卞酯杀螨。

3. 使用杀螨剂　通常使用7%泥帕净（nipagin）、1%林丹、虫螨磷等杀虫剂杀螨。

4. 采用脱敏疗法　用粉尘螨注射液脱敏，剂量从小到大，每周一次，15 周为一疗程，有效率可达 70%以上。可用色甘酸钠、酮替芬、西替利嗪、氯雷他定、特非那定、曲尼司特等抗过敏药，稳定肥大细胞膜，拮抗组胺。

第八节　粉　螨
Powder Mites

Learning guide

After studying this chapter the student should be able to answer the following questions.

1. Distinguish the morphological characteristics of dust mites and flour mites.
2. Do dust mites and flour mites have the same propagating habits?
3. Dust mites and flour mites belong to ectogenic allergens. Do they cause the same allergic diseases?
4. How can you diagnose and treat the diseases caused by flour mites?

Key terms

chelicera; camerostome; bursa copulatrix; anus chuck; tarsus chuck; empodium; *Acarus siro*; *Tyrophagus putrescentiae*; sensitization dermatitis; intestinal acarinosis; pulmonary acarinosis; urinary acarinosis.

粉螨属于真螨目（Acariformes），粉螨总科（Acaroidea）。主要致病虫种为粗脚粉螨（*Acarus siro* Linn，1758）和腐酪食螨（*Tyrophagus putrescentiae* Schrank. 1781）。

粉螨主要孳生于久存的食品中，如：谷类、面粉、花生、干果类、蘑菇类、草药、干肉等，是食品中的害虫。人接触或误食后可引起过敏反应性疾病。

形态 Morphology

1. 成虫　大小为 0.20～0.70mm，乳白色，颚体嵌入在浅窝状颚室（camerostome）内，颚基上有颚基毛，螯肢短钳状，须肢端节毛和杆状物为感觉器（sense organs）。躯体背面有一明显横沟（transverse furrow），把虫体分成前半体和后半体，前端背面有一块盾板和各种毛序，其毛的长短、数量、位置因种而异；躯体腹面有 4 对足，前 2 足相近，位于颚体两侧，后 2 足位于横沟后方。雌虫无生殖板（genital plate），肛门为纵裂状，后缘有一陷腔为交合囊（bursa copulatrix）。雄虫有肛吸盘和 2 对生殖盘（anus chuck），第 4 足跗节背面有跗吸盘（tarsus chuck），各足末端有垫状爪间突（empodium）和一个中爪（Fig. 19－18）。

（1）粗脚粉螨　虫体为椭圆形。雌虫体长 0.35～0.65 mm，末端平直或凹；雄虫体长 0.32～0.40 mm，末端圆形。第 1 足股节、膝节及胫节粗大，股节的腹面有一距刺。

（2）腐食酪螨　虫体呈卵圆形，前端尖，后端圆，雌虫体长 0.32～0.42 mm，雄虫 0.28～0.35 mm。其他结构与粗脚粉螨相似。

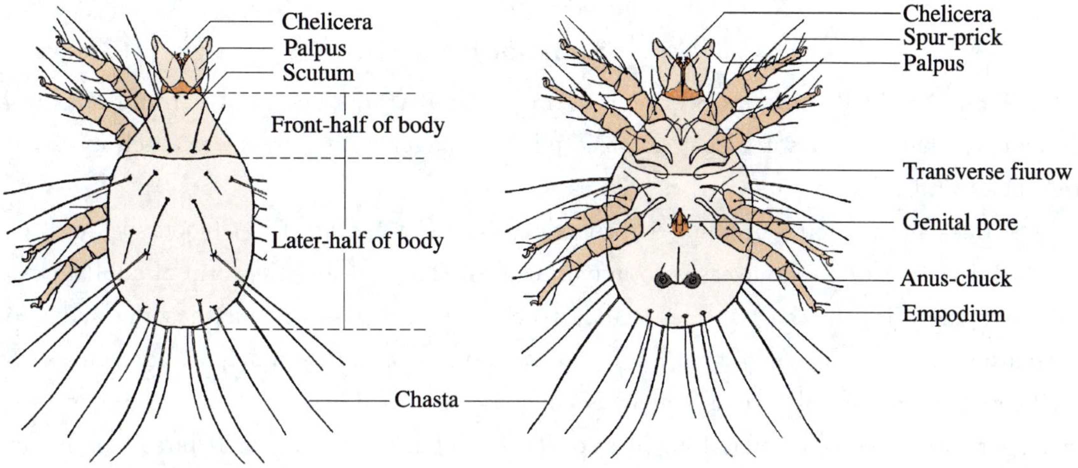

Fig. 19 - 18　The external structure of powder mite adult

2. 幼期（immature phase）　幼虫（larva）足 3 对。第一龄若虫足 4 对，生殖孔发育不全，有 1 对生殖盘，第二龄若虫有时无。第三若龄虫足 4 对，生殖孔发育不全，有 2 对生殖盘。

生活史 Life cycle

1. 发育阶段（developmental stage）

卵→幼虫→第一龄若虫→第二龄若虫→第三龄若虫（tertiary nymph）→成虫。

2. 发育特点　与蚍螨科尘螨相似。

3. 孳生习性　粉螨多孳生在温暖、潮湿、久存的食品中，繁殖力强，一般数量很大。粗脚粉螨是常见的食品害虫，虽然在各种久存的食品中都可发现，但主要孳生于谷类、面粉、干果中。腐食酪螨主要孳生于富含脂肪和蛋白的食物中，如：花生、干酪，蛋、鱼、肉制品等。

临床症状与致病机制和实验诊断 Clinical manifestations and Pathogenesis and Laboratory diagnosis

粉螨的分泌物、排泄物、皮屑可作为过敏原，引起过敏反应性疾病。

1. 粉螨性皮炎　人接触粉螨，被叮咬（螨唾液中含有毒素），或接触有毒排泄物，接触处出现丘疹、红斑，搔抓后变为疱疹，继发细菌感染成为脓疱。引起皮炎的螨类有粉螨科的粗脚粉螨、腐食酪螨、奈氏粟螨（*Suidasia nesbitti* Hughes，1948）、乳果螨（*Carpoglyphus lactis*）、家甘螨（*Glycyphagus domesticus* De Geer，1778）等。

2. 肠螨病（intestinal acariosis）　人误食含螨类的糕点、奶制品、肉、蛋等食品，粉螨进入消化道，可致肠壁溃疡。主要临床症状有腹痛、腹泻、脓血便、肛门烧灼感、乏力、精神不振、消瘦等。粪检可查到虫体。此病主要由腐食酪螨所致，其次是纳氏粟螨。

3. 肺螨病（pulmonary acariosis）　因粉螨个体小可短暂悬浮在空气中，被人吸入呼吸道，引起咳嗽、咳痰、胸痛，胸透可见肺门阴影增大，血中嗜酸性粒细胞高，严重者可吐血。痰中可查到成螨、若螨和卵。此病主要由腐食酪螨引起，果螨科乳果螨也可致病。

4. 尿路螨病（urinary acariosis）　粉螨侵入泌尿系统，可引起尿频、尿急、尿痛等症状。尿中出现大量的上皮细胞，并可在尿中查到螨。主要是腐食酪螨、乳果螨引起。

防治 Treatment，Prevention and Control

1. 储存食品处要保持干燥、通风、清洁。

2. 对储粮仓库定期用二硫化碳熏杀螨。

3. 注意食品，不要食生的或被螨污染的食品。

4. 治疗螨性皮炎用10%硫磺软膏、萘酚硫磺软膏。肠、肺、尿路螨病的治疗药物有氯喹、卡巴胂，或用螨浸液脱敏。

Summary

1. Class Arachnida includes Scorpions, Araneae and Acari. The most harmful ones to human body are hard ticks, soft ticks, gamasid mites, chigger mites, *Demodex*, itch mites, dust mites and acarids.

The ticks and the mites are mini arthropoda. Many species can sting, blood-sucking, parasitize and disseminate insect diseases to human beings. The size and the form of adult ticks and mites vary according to their species. The structure is composed of gnathosoma and idiosoma. Gnathosoma is composed of gnathobase, hypostome, chelicera and palpus. Idiosoma is cyst-like. There are wrinkles of various kinds, osseous lamella, back hairs, hydrazone and eyes on its back. There are osseous lamella, four pairs of legs, genital pore, anus and spiracle on its abdomen. The classification is based on whether they have back hairs, eyes, spiracle, genital pore or not and the site of anus on its osseous lamella. Nymph is smaller, its reproductive organ is not mature and has no genital pore. Other structures are basically similar to that of adults. Larva is the smallest one in them and has three pairs of legs.

The life cycle of ticks and mites belongs to incomplete metamorphosis.

2. Hard Ticks: The developmental process of hard ticks may be carried out in one host or by changing hosts for many times. Most hard ticks are tri-host ticks such as *Ixodes persulcatus*, *Dermacentor nuttalli* and *Hyalomma asiaticum kozlovi*. Hard ticks disseminate pathogens and cause tick-diseases by sucking blood. As the vector, tri-host ticks play the major part. Apart from directly sucking the blood by stinging, hard ticks excrete saliva containing neurotoxin. The poisonous saliva destroys the neuromotor fiber of human. It can also block the conduction of neuromotor fiber, thus causes tick paralysis. The most harmful effect of the hard tick is the transmission of diseases. For example, *Ixodes persulcatus* can spread the virus of forest encephalitis and *Borrelia burgdorferi* of Lyme disease. *Hyalomma asiaticum kozkovi* can disseminate RNA virus of Xingjiang haemorrhagic fever and *Coxiella burnetii* of Q fever. *Dermacentor nuttalli* can disseminate *Rickettsia sibirica* of tick-borne rickettsiosis in Northern Asia, namely Siberian tick-borne typhus. *Dermacentor niveus* and most hard ticks can keep rabbit-hot bacillus; yersinia brucella and other bacteria that can cause bacterial diseases.

3. Soft Ticks: During the developmental process of soft ticks, nymph needs many hosts in every stage of development. Sometimes, 5－20 hosts are needed to complete the whole generation. So it plays an important role in disseminating tick-borne disease. *Ornithodoros papillipes* and *Ornithodoros tartakovkyi* disseminate *Borrelia* of endemic relapsing fever, *Yersinia pestis* of plague, and *Coxiella burneti* of Q fever. These pathogens can be kept as long as 2－14 years in the ticks and can passed onto next 8 generations by eggs.

4. Gamasid Mite: The adult and nymphs of gamasid mites not only invade human body and cause gamasidosis, but can also disseminate the virus of forest encephalitis. *Haemolaelaps glas-*

gowi and *Eulaelaps stabularis* disseminate the virus of epidemic hemorrhagic fever. The virus can be kept in four generations through eggs. It can infect human body via respiratory tract or damaged skin. *Allodermanyssus sanguineus* disseminates *Rickettsia akari* of rickettsialpox, namely herpes rickettsiosis. *H. glasgowi*, *Laelaps echidninus*, *Ornithonyssus bacoti* and *Dermanyssus gallinae* disseminate rickettsia of Q fever and *Rickettsia prowazeki* of endemic typhus.

5. Chigger Mite: In all stages of the life cycle of chigger mite, only larva can do harm to human body and causes dermatitis. *L. deliense* and *L. scutellare* disseminate *Orientia tsutsugamushi* of tsutsugamushi disease. Some mites can disseminate Q fever, typhus, and toxoplasmosis. In recent years, some researchers isolated Hemorrhagic fever virus from *Leptotrombidium scutellare*.

6. Follicle Mite: Follicle mite is a kind of permanent parasite of human body. There are two kinds of follicle mites parasitizing human body: *Demodex folliculorum* can cause hair follicle dilataltion, epithelial degeneration and cornification, corium and blood capillary proliferation and dilataltion. *Demodex brevis* can cause secretion obstruction and sebaceous duct blockade of sebaceous gland. In addition, the polypide metabolite, as an allergen, can cause allergic reaction. During the night, polypide acts and mates on the surface of skin, taking along with pathogens to cause cell infiltration around hair follicle and fibrous tissue proliferation. In the most severe infection, eczema, fester like millet, forming of a scab and desquamation can be seen. Sometimes folliculitis, acne, seborrheic dermatitis and blepharitis can also be presented. At later period, rosacea forms and sometimes cancer can be developed.

7. *Sarcoptes scabiei*: *Sarcoptes* is a parasite of human skin. Polypide in the parasitic site digs tunnels. It is especially active when people are in the warm quilt at night and cause severe mechanical damage in the skin. In addition, polypide secretion, metabolite and dead worm body are allergens that can cause symmetric, pink papules. Polypide causes pruritus in the skin. The intense pruritus and scratching can cause folliculitis. When the inflammation becomes severe, bacterial infection will develop into fester and blood scab, as we call it scabies At the end of the caecum of a tunnel, there are grey-white small dots as small as needle point. Under the microscope these small dots turn out to be the polypide.

8. Dust Mite: Dust mite belongs to ectogenesis allergen. As *Dermatophagoides pteronyssinus* and *Dermatophagoides farinae* flow in the air, they are inhaled into human body. Following symptoms can be observed: tussiculation, continuous sneezes, cough with-white frothy sputum, chest distress, short breath, dyspnoea and asthma, or mite sensitive asthma. If nasal obstruction occurs, itches in the nose, sneezes, and nose watering are observed, we call it allergic thinitis. In spring and autumn the episode or recurrent often occurs. The severity of the symptom in each fit is related to the number of *Dermatophagoides* in the environment.

9. Food Mite or Flour Mite : Food mite also belongs to ectogenic allergen. The secretion, excreta, and scurf of polypide act as allergens that cause acarodermatitic, intestinal acarinosis and pulmonary acariasis. Mites of various kinds of food mite can be attributed to the cause of acarodermatitic while *Tyrophagus putrescentiae* and *Suidasia nesbitti* are the main causes of intestinal acarinosis and *Tyrophagus putrescentiae* and *Carpoglyphus lactis* are the main causes of pulmonary acarinosis. The pathogens of intestinal acarinosis and pulmonary acarinosis can also

induce urinary acarinosis.

Since various kinds of ticks and mites can do harm to human being, corresponding prevention and treatment measures should be taken based on the individual life cycle characteristics to secure the health of human being.

（诸葛洪祥）

第二十章　昆虫纲
Insecta

第一节　昆虫纲概述
Introduction to Insecta

Learning guide

After studying this chapter the student should be able to answer the following questions.

1. What are the chief characteristics of Insecta?

2. What is the significance of the various type of mouthparts in insects? Explain by giving examples.

3. Define hatching, instar, stadium, pupation, emergence, metamorphosis, complete metamorphosis and incomplete metamorphosis.

Key terms

Insecta; Hexapoda; antenna; compound eyes; ocelli; mouthparts; chewing mouthparts; piercing and sucking mouthparts; lapping mouthparts; halter; venation; mid-gut; buccal cavity; crop; proventriculus; salivary gland; peritrophic membrane; Malpighian tubule; spermatheca; nymph; hatching; instar; stadium; pupation; emergence; metamorphosis; complete metamorphosis; incomplete metamorphosis.

昆虫纲（Insecta）是节肢动物门中种类和数量最多的一个纲，迄今已知有78万多种，与人类的经济和健康有极为密切的关系，也是医学节肢动物中最重要的组成部分。本纲的成虫期体躯分头、胸、腹三部分，头部有触角一对，具有六足，故可称六足纲（Hexapoda）。

形态 Morphology

1. 外部形态（Fig. 20－1）

（1）头部（head）：复眼（compound eyes）1对，由许多蜂房状小眼面组成。单眼（ocelli）常为2～3个，位于头顶部。有触角（antenna）一对，为感觉器官，司嗅觉和触觉。头部前下方为口器（mouthparts），由上内唇（labrumepipharynx）、上颚（mandible）、下颚（maxilla）、舌（hypopharynx）及下唇（labium）组成。下唇和下颚又各具分节的下唇须和下颚须。医学昆虫的口器主要有三种类型：①咀嚼式口器（chewing mouthparts）是昆虫原始的口器类型，上颚发达，具齿，适于咀嚼固体食物，如蜚蠊口器（Fig. 20－2）。②刺吸式口器（piercing and sucking mouthparts）又称为喙（proboscis），由上内唇、下唇、舌各1个及上颚、下颚各1对组成，其中上内唇、上颚、下颚及舌组成食物道。各组成部分均细长，适于刺入宿主皮肤吸取血液，如雌蚊口器（Fig. 20－3）。③舐吸式口器（sponging mouthparts）上、下颚均退化，下唇发达，末端具盘状唇瓣（labellum）。此型口器适于摄取液体食物，但也能用唾液把固体食物溶化成微小的颗粒，然后舐吸，如家蝇口器（Fig. 20－4）。

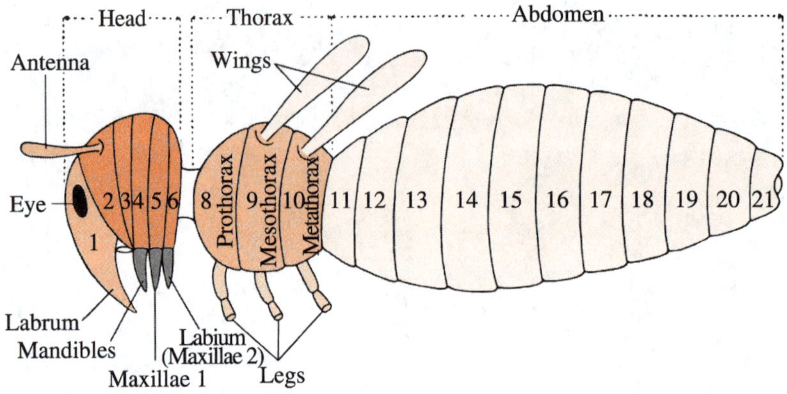

Fig. 20－1 Diagram of primitive insect (From Patton and Cragg)

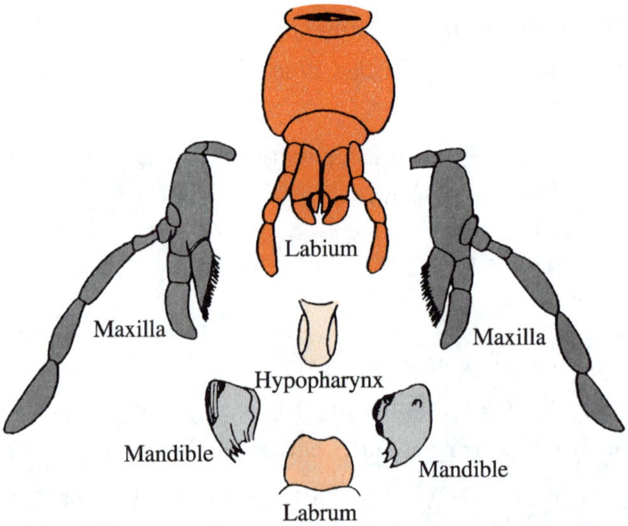

Fig. 20－2 Chewing mouthparts of a cockroach

医学昆虫口器的不同决定了昆虫的食性。了解医学昆虫口器有助于了解它传播病原体的方式。

（2）胸部（thorax）：分前胸（prothorax）、中胸（mesothorax）和后胸（metathorax）。中胸和后胸上各有翅（wing）1对（前翅和后翅）。双翅目昆虫仅有前翅，后翅退化为平衡棒（halter）。有的昆虫无翅。翅具翅脉（veins），翅脉的排列称为脉序（venation），是昆虫的分类依据。有足3对，位于各胸节腹面。足分5节，由基节（coxa）、转节（trochanter）、股节（femur）、胫节（tibia）、跗节（tarsus）组成。跗节又分1～5节，跗节末端有爪（claw），有的昆虫爪上有1对爪垫，中间有爪间突。

（3）腹部：由11节组成，因第1腹节多退化，最后数节变为外生殖器，故可见的节数因虫种不同而不同。外生殖器的形态构造因种而异，特别是雄性外生殖器，是昆虫种类鉴定的重要依据。

2. 内部构造 昆虫内部构造与传播病原体有密切关系。

（1）消化系统（Fig. 20－5）：昆虫的消化系统为一条自口至肛门的长管，分前肠（fore-gut）、中肠（mid-gut）及后肠（hind-gut）三部分。前肠具有摄食、储存、磨碎食物和化学消化的作用。前肠又可按顺序分为口腔（buccal cavity）、咽（pharynx）、食道（esophagus）、嗉囊（crop）和前胃（proventriculus），并以贲门瓣（cardiac valve）与中肠为界。前肠两侧有唾液腺（salivary gland）1对，由唾液腺管（salivary duct）通至口器内。病原体进入唾液腺后可随着唾液的分泌侵入宿主。中

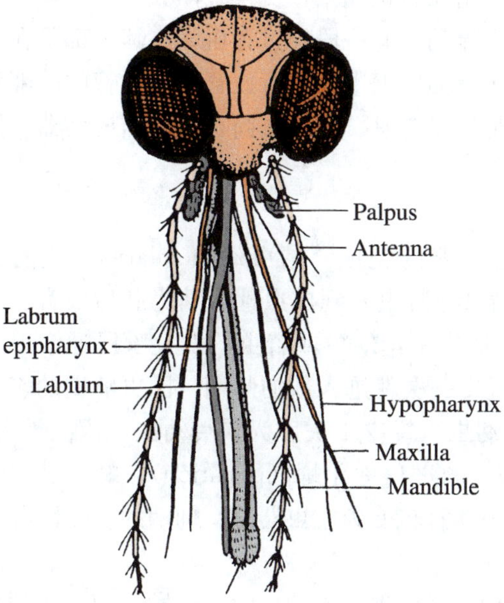

Fig. 20-3 Piercing and Sucking mouthparts of a female mosquito

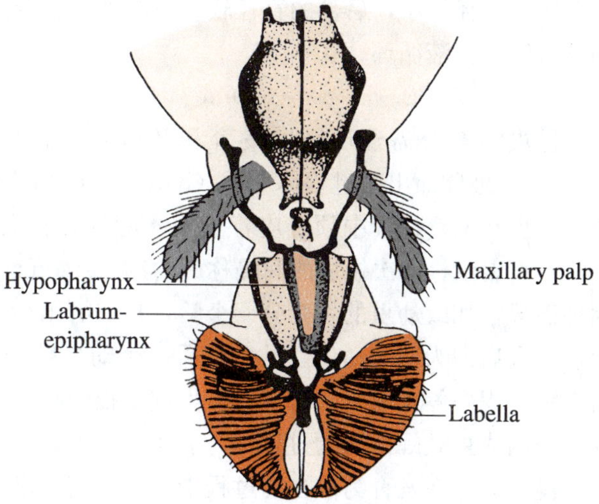

Fig. 20-4 Lapping mouthparts of a housefly

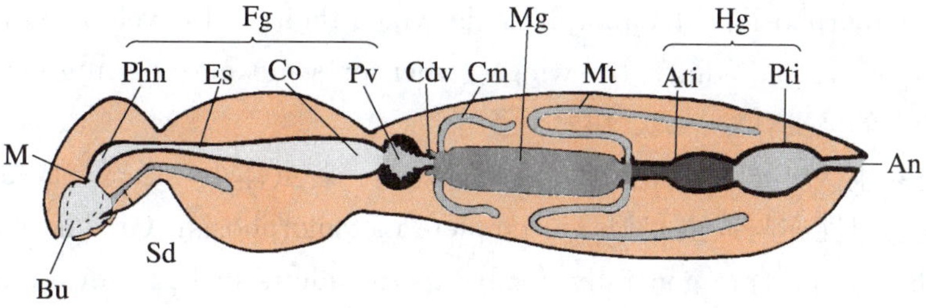

Fig. 20-5 Diagram of the digestive system of an insect

An：Anus；Ati：Anterior intestine；Bu：Buccal cavity；Cdv：Cardia valve；Cm：Cecum；Co：Crop；Es：Esophagus；Fg：Foregut；Hg：Hindgut；M：Mouth；Mg：Midgut；Mt：Malpighian tubules；Phn：Pharynx；Pti：Posterior intestine；Pv：Proventriculus；sd：Salivary duct.

（From Fox RM and Fox JW，1966）

肠亦即胃，具有消化和吸收的功能。许多昆虫在前肠和中肠间具有一些特殊的上皮细胞，称贲门细胞（cardiac cell）。食物进入中肠时，贲门细胞或中肠壁分泌形成一层半渗透性薄膜，将食物包围，这种薄膜称为围食膜（peritrophic membrane）。病原体往往在胃腔或胃壁繁殖。后肠具有吸收食物的水分和排除其残渣的功能。中肠与后肠之间有 4～6 条马氏管（Malpighian tubule）通入。它是昆虫的排泄器官。

（2）生殖系统：昆虫都是雌雄异体。雄虫的生殖器官主要是一对睾丸（testis），每一睾丸发出一条输精管（vas deferens），有时部分输精管膨大形成贮精囊（seminal vesicle），两条输精管合并为射精管（ejaculatory duct），开口于外生殖器。此外，还有副腺（accessory gland）一对。

雌性生殖器官主要为一对卵巢（ovary），每个卵巢发出一条输卵管（oviduct），两条输卵管合并为阴道（vagina）。此外，通常有一对副腺和一个受精囊（spermatheca）与阴道通连。卵在卵巢内产生后，经输卵管入阴道，在阴道内与受精囊内贮存的精子受精。因此，雌虫即使仅交配一次，也可不断地产生受精卵。

（3）呼吸系统：由气门和气管组成。气门位于胸节和腹节的两侧，成对排列，能启闭调节。气管从气门分成许多细支，深入体内，布满虫体全部，与器官、组织直接联系，交换气体。

(4) 循环系统：昆虫具开放式循环系统，即血液在体内流动仅有一段经过背血管，其余都是在血腔内和器官间流动。昆虫的开放式循环系统主要是一条位于背面体壁下面的背血管。背血管的前部为主动脉，直径较小，后部的直径较大，为搏动部分，实际上就是心脏。此外，尚有两种辅搏动器，协助背血管使血液循环。

发育与变态（Development and Metamorphosis）

昆虫的发育需经历胚胎发育和胚后发育。胚胎发育在卵内完成。昆虫幼虫（larva）或若虫（nymph）破卵而出的过程称孵化（hatching）。从幼体（幼虫、若虫）到成虫性成熟为胚后发育。幼虫、若虫在发育过程中须蜕皮若干次才能发育长大。在生活史中，幼虫或若虫的发育阶段通常以龄（instar）表示，两次蜕皮的间隔称为龄期（stadium），每蜕皮一次就进入新的龄期。昆虫龄期的多少因种而异，如蚊幼虫的发育分 4 个龄，自卵孵出后为一龄幼虫，蜕皮 1 次后为二龄幼虫，依次类推，蜕皮 3 次后即为四龄幼虫。昆虫最后一个幼虫龄期发育为蛹的过程称化蛹（pupation）。蛹是昆虫胚后发育过程中停止取食的时期，但生理上很活跃，可将幼虫器官转变为成虫器官。蛹期的长短因种而异。蛹内成虫破蛹而出的过程称为羽化（emergence）。

昆虫幼体在发育为成虫的过程中，其外部形态、内部构造、生理功能和生活习性发生的一系列变化叫做变态［metamorphosis：Changes in form from the first stage (egg) in the life cycle of an insect to the adult form.］。医学昆虫的发育主要有完全变态和不完全变态两大类。

1. 完全变态　生活史分卵、幼虫、蛹、成虫 4 个时期，各期之间在外部形态、生活习性上差别显著［complete metamorphosis：Metamorphosis in which the insect develops by four distinct stages, namely egg, larva, pupa, and adult; the wings (when present) develop internally during the larval stage.］，属完全变态的昆虫有蚊、蝇、白蛉、蚤等。

2. 不完全变态　生活史分卵、若虫、成虫 3 个时期。若虫体小，形态与成虫相似，仅翅及生殖器官尚未发育，生活习性亦与成虫相似（incomplete metamorphosis：Gradual metamorphosis in insects , in which the nymphs are generally similar to the adults in body form, in environment, and food, only wings and reproductive system are not developed. They become more like the adults with each instar.）。属不完全变态的昆虫有臭虫、虱、蜚蠊等。

分类（Classification）

昆虫纲中与医学有关的主要有以下 6 个目。

1. 双翅目（Diptera）　完全变态，前胸有 1 对膜质翅，后胸翅退化为平衡棒，口器刺吸式或舐吸式，如蚊、蝇、白蛉、蠓、蚋、虻等。

2. 蚤目（Siphonaptera）　完全变态，虫体两侧扁平，无翅，后足长，具刺吸式口器，如蚤。

3. 虱目（Anoplura）　不完全变态，虫体背腹扁平，无翅，足粗壮，具刺吸式口器，如虱。

4. 蜚蠊目（Blattaria）　不完全变态，虫体背腹扁平，前翅革质，后翅膜质，具咀嚼式口器，如蜚蠊，俗称蟑螂。

5. 半翅目（Hemiptera）　不完全变态，无翅，具刺吸式口器，有臭腺，如臭虫；或有翅 2 对，前翅基部革质，端部膜质，后翅膜质，具刺吸式口器，如锥蝽。

6. 鞘翅目（Coleoptera）　俗称甲虫，完全变态，虫体坚硬，翅两对，前翅角质称为鞘翅，后翅膜质。可作为长膜壳绦虫、美丽筒线虫、猪巨吻棘头虫等蠕虫的中间宿主。

（李泽民）

第二节 蚊
Mosquitoes

Learning guide

After studying this chapter the student should be able to answer the following questions.

1. Describe the differential characteristics of genera *Anopheles*, *Culex and Aedes*.
2. Understand life cycle and habits of mosquito.
3. Understand the importance of mosquito as vector of medical diseases.

Key terms

Diptera, Culicidae, *Anopheles*, *Culex*, *Aedes*, scale, proboscis, *An. sinensis*, *An. anthropophagus*, *An. minimus*, *An. dirus*, *Cx. pipiens pallens*, *Cx. p. quinquefasciatus*.

蚊属于双翅目（Diptera），蚊科（Culicidae），是一类最重要的医学昆虫。全世界已知 38 属 3350 多种，我国报告有 18 属 370 余种，其中按蚊、库蚊、伊蚊 3 个属的蚊种约占半数以上，也是传播人类疾病的主要蚊种。

蚊与其他双翅目昆虫在形态上的主要区别是：①喙比头部长几倍；②翅脉特殊，翅脉与翅缘有鳞片（scale）；③足细长，覆有鳞片。

形态 Morphology

1. 成虫　体长 1.6～12.6 mm，呈灰褐色、棕褐色或黑色。分头、胸、腹 3 部分（Fig. 20－6）。

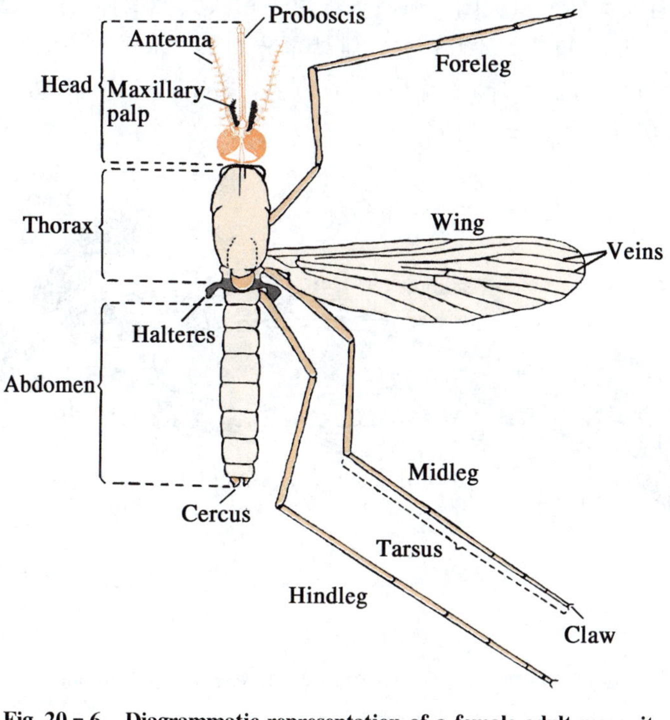

Fig. 20－6　Diagrammatic representation of a female adult mosquito

（1）头部：似半球形，有1对复眼，1对触角，1对下颚须（maxillary palpus）和一套刺吸式口器。触角有15节，第一节称柄节（scape），第二节称梗节（torus），第三节以后各节均细长称鞭节（flagellum）。各鞭节生有轮毛，雌蚊的轮毛短而稀，雄蚊的轮毛长而密，据此可区分雌、雄。在雌蚊触角上，除轮毛外，还有另一类短毛，这些短毛对空气中化学物质的变化产生反应，对二氧化碳和湿度尤其敏感，起寻找吸血对象作用。口器又称喙（proboscis），是传播病原体的重要结构，由1对上颚、1对下颚、1个上内唇及舌共同组成细长的针状结构，包藏在鞘状下唇之内。上颚和下颚边缘呈锯齿状，是主要的切割器官；舌中空，内有唾液道；上内唇与舌间形成食物道，使吸吮的血液流入胃内。雄蚊的上、下颚退化或几乎消失，不能刺入皮肤，因而不适于吸血，只以植物汁液为食。触须（下颚须）位于喙的两旁，有5节。按蚊雌、雄蚊的触须与喙等长，但雄蚊触须的末两节膨大而向外弯曲；库蚊、伊蚊雌蚊的触须比喙短，雄蚊的触须则较喙长或与喙等长（少数蚊种例外）。触须是刺吸时的感觉器官。

（2）胸部：分前、中和后胸3节。每胸节有足1对，足细长，分别称前足、中足和后足。足上常有鳞片形成的黑白斑点和环纹，为蚊种分类特征之一。中胸发达，其背板几乎占据全胸背；有翅1对，翅窄长，膜质；翅脉简单，翅脉上覆盖鳞片，所组成的白斑或暗斑是按蚊分类的重要依据。后胸有平衡棒1对，司身体的平衡。

（3）腹部：分11节。第1节不易查见，2～8节明显可见，在其背面，有的蚊种具有由淡色鳞片组成的淡色横带、纵条或斑。最末3节变为外生殖器；雌蚊腹部末端有尾须1对，雄蚊则为钳状的抱器，构造复杂，是鉴别蚊种的重要依据。

（4）内部构造：蚊具有消化、排泄、呼吸、循环及生殖等系统。其中消化系统与疾病的传播有重要关系。消化系统分为前肠、中肠及后肠。前肠包括口腔、咽、食道和前胃及两个附属器官唾液腺和支囊。唾液腺1对，每一唾液腺分3叶，每叶有一小唾液腺管，最后汇合成总唾液腺管，通入舌内。唾液腺能分泌和贮存唾液，唾液中含有多种酶，主要有三种成分：抗血凝素（anticoagulin）能阻止宿主血液凝聚；溶血素（haemolysin）能破坏吸入的血细胞；凝集素（agglutinin）使血细胞粘在一起。当蚊虫吸血时，唾液进入皮下组织，可引起局部血管扩张，血流增多。在食道与前胃交界处有3个支囊（diverticulum），一个大的腹支囊（ventral diverticulum）和两个小的背支囊（dorsal diverticulum）。当蚊吸血时，各支囊的入口关闭，血液进入胃内；吸其他液体时，支囊入口开放，胃入口关闭，液体进入支囊。支囊是水和糖类的贮存处，维持水分的正常水平。中肠亦称胃，为消化、吸收营养的器官。胃后端至肛门为后肠，后肠前端与5根马氏管（malpighian tubule）相连，胃和马氏管内的排泄物经过直肠排出体外（Fig. 20-7）。

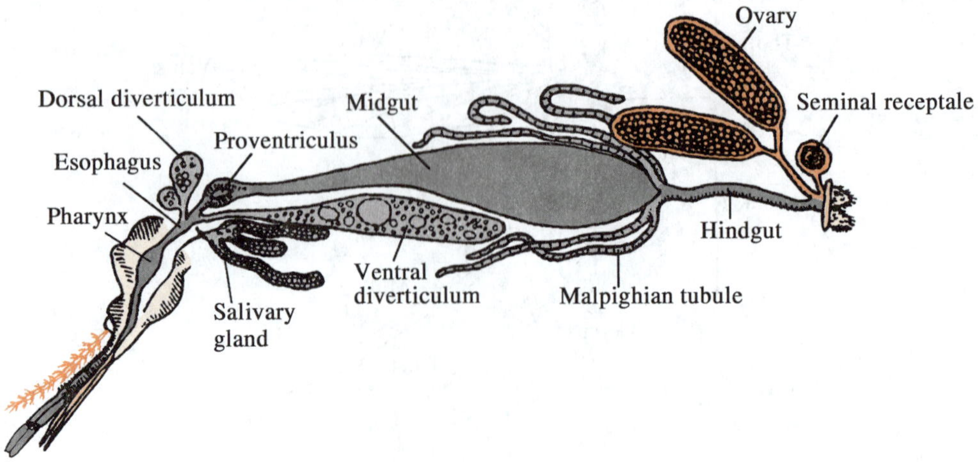

Fig. 20-7 Internal structures of a female adult mosquito

（采自吴观陵，2005）

2. 卵 长不到 1 mm，形状因种而异。按蚊卵呈舟形，两侧有浮囊（float），产出后浮在水面。库蚊卵呈圆锥形，无浮囊，产出后粘在一起形成卵筏，漂浮于水面。伊蚊卵一般呈橄榄形，产出后单个分散，沉于水底。

3. 幼虫 俗称孑孓，分头、胸、腹 3 部分。头部有触角、复眼、单眼各 1 对；口器为咀嚼式；两侧有细毛密集的口刷（mouthbrush），迅速摆动以摄取水中的食物。胸部略呈方形，不分节。腹部细长，可见 9 节。前 7 节形状相似，在第 8 节背面有气孔器（breath organ）或呼吸管（siphon），第 9 节背面有尾鞍（saddle），末端有尾毛（caudal hair）、尾刷（ventral brush）和 4 个肛鳃（anal gills）。按蚊属幼虫无呼吸管，第 8 腹节背面有 1 对气门（spiracle），第 1 至 7 腹节背面有成对的掌状毛（palmate hair），幼虫停留时，虫体与水面平行；库蚊属和伊蚊属幼虫第 8 腹节背面有呼吸管，库蚊属呼吸管细长，伊蚊属呼吸管粗短，幼虫停留时，虫体倒垂水面下，与水面形成角度。

4. 蛹 形如逗点状，分头胸部（cephalothorax）和腹部。胸背两侧有 1 对呼吸管，呈喇叭状。腹部有 9 节，第 1 腹节背面有 1 对树状毛（palmate hair），第 8 腹节末端有 1 对尾鳍（paddle）。蛹不食、能动，常停息在水面，若遇到惊扰即潜入水中。

Table 20-1 三属蚊各期形态主要区别

期别	区别点	按蚊	库蚊	伊蚊
卵	形态	舟状，有浮器	圆锥形，无浮器	橄榄形，无浮器
	在水面情况	单个散在，浮于水面	聚集成筏，浮于水面	单个散在，沉于水底
幼虫	呼吸管	无，有呼吸孔 1 对	细长，有 2 对呼吸管毛	粗短，有 1 对呼吸管毛
	静态	平浮于水面	头倒垂，与水面成角度	同库蚊
蛹	呼吸管	口宽似漏斗形，有裂隙	细长，口小，无裂隙	口呈三角形，无裂隙
	尾鳍	尾鳍毛及副尾鳍毛前后排列	尾鳍毛及副尾鳍毛（或缺一）并列	仅具尾鳍毛
成蚊	体色	大多呈灰褐色	大多呈棕色	黑色有白斑
	头部	雌、雄蚊触须与喙等长，雄蚊末端膨大呈棒状	雌蚊触须短于喙一半，雄蚊比喙长	雌蚊触须同库蚊，雄蚊与喙等长
	翅	多有黑白斑	多无黑白斑	多无黑白斑
	停落姿态	身体与喙成一直线，与停落面成一角度	身体与喙成一角度，与停落面平行	同库蚊

生活史 Life cycle

蚊的发育为完全变态，生活史分 4 个时期，即卵、幼虫、蛹和成虫。前 3 个时期生活于水中，而成虫生活于陆地上。雌、雄蚊交配后，雌蚊吸血，卵巢开始发育。卵成熟后，雌蚊产卵于水中，在夏季一般 2～8 天可孵出幼虫。幼虫在水面呼吸，以水中微小生物为食，1～2 天蜕皮一次，经 4 次蜕皮发育为蛹，蛹期 2～3 天，蛹皮裂开，羽化为成蚊。成蚊羽化后 1～2 天，即行交配、吸血、产卵。自卵发育至成蚊所需时间取决于温度、食物及环境诸因素，在适宜条件下约需 9～15 天，一年可繁殖 7～8代（Fig. 20-9）。

生态和习性 Bionomics and Habits

1. 孳生习性 成蚊产卵的地点也就是幼虫的孳生地，了解蚊虫孳生地对控制蚊虫传播的疾病具有重要意义。各种蚊虫对孳生环境有一定的选择性，可分为五种类型：

（1）稻田型：指水生植物较多，水面广阔、清洁、静止的大型水体，如稻田、沼泽、芦苇塘、池塘、沟渠、浅潭、清水坑等，该型孳生地的代表蚊种是中华按蚊、三带喙库蚊。

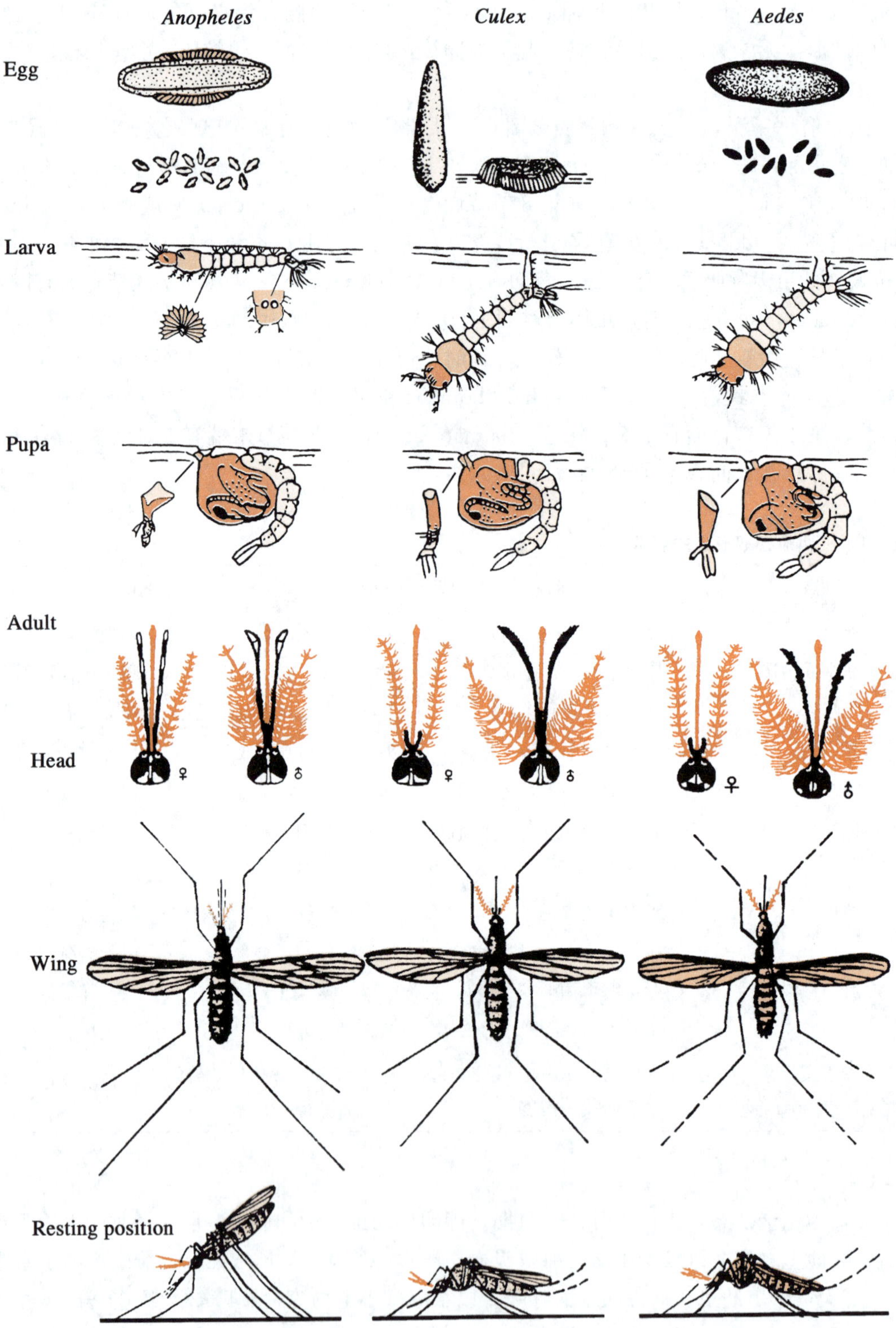

Fig. 20-8 Differential characteristics of developmental stages of *Anopheles*, *Culex* and *Aedes* mosquitoes

（2）缓流型：指清洁、缓慢流动的水体，如山涧、溪流、灌溉沟渠、溪床、积水梯田、渗水坑等，微小按蚊为本型的代表。

（3）丛林型：指丛林浓荫下的山涧溪床、石穴、泉潭等小型清洁积水。该型孳生地的代表蚊种是大劣按蚊。

（4）污水型：指各种生活污水及自然有机污水，如污水坑、阴沟、下水道、沙井、粪池、积肥坑

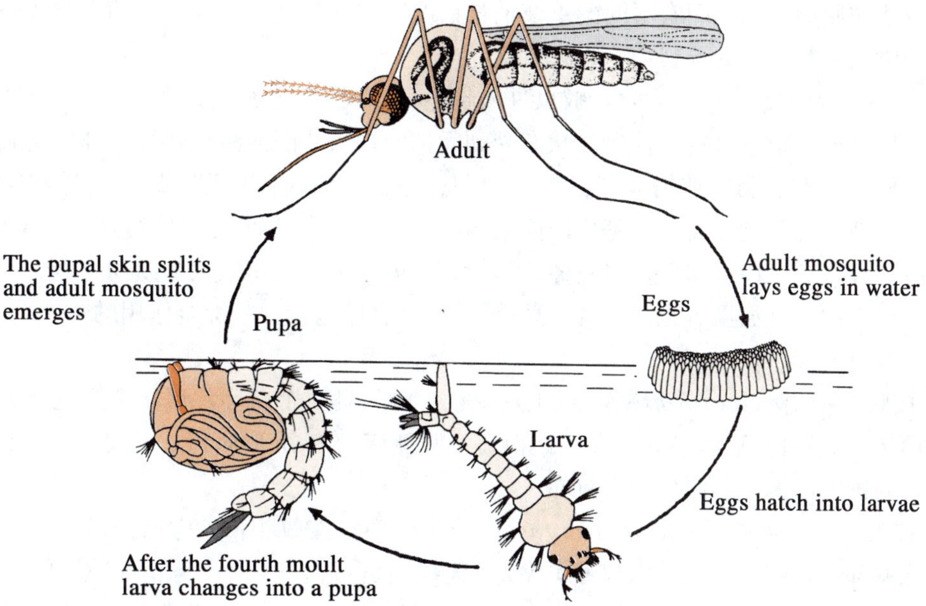

Fig. 20－9　Life cycle of mosquito

等，主要孳生淡色库蚊、致倦库蚊、骚扰阿蚊等。

（5）容器型：指小型生活容器和自然形成的容器中积水，如缸、桶、盆、罐、轮胎、石穴、树洞、竹筒等，孳生的主要蚊种是埃及伊蚊、白纹伊蚊等。

各型孳生地中幼虫食物来源包括有机质、单细胞藻类、原生动物、浮游生物等。幼虫的生长发育还受以下因素的影响：①光照；②水温：适宜发育温度为10～35℃，最适宜温度25～30℃；③水的流速：多喜静水，少数在缓流中，但水流速最快不超过0.09m/s；④雨量：直接影响幼虫孳生的范围；⑤水中天敌：柳条鱼、鲤鱼、草鱼等，青蛙、龟、蜻蜓的幼虫，剑水蚤等均为蚊幼虫的天敌。

2. 吸血习性　雄蚊不吸血，只吸植物汁液及花蜜。雌蚊可吸植物汁液以保持个体生存，但必须吸食人或动物的血液卵巢才能发育、繁殖后代。雌蚊多在羽化后2～3天开始吸血。温度、湿度、光线、风力等因素对蚊的吸血活动都有影响。最适于蚊虫吸血的温度为26～35℃，相对湿度为70%～80%以上。蚊的吸血对象因蚊种而异。大劣按蚊、嗜人按蚊、白纹伊蚊、埃及伊蚊、致倦库蚊、淡色库蚊等偏嗜人血；中华按蚊、三带喙库蚊等偏嗜家畜血。但同一蚊种吸血习性也会发生变异，如微小按蚊在海南岛主要吸人血，而在长江流域则偏嗜牛血。因蚊能兼吸人和动物的血，故能传播人兽共患疾病。蚊的嗜血习性与传播疾病有密切关系，是判断传播媒介的重要依据。

3. 栖息习性　雌蚊吸血后即寻找比较阴暗、潮湿、避风的场所栖息、消化胃血、准备产卵。室内多栖于蚊帐内、床下、屋角、门后、墙面及杂物上；室外多栖于草丛、洞穴、树下及人畜房附近的农作物中。栖性大致分为三个类型：

（1）家栖型：吸血和栖息均在室内，如淡色库蚊、嗜人按蚊。

（2）半家栖型：吸血后稍在室内停留，然后飞出室外栖息，如中华按蚊、日月潭按蚊。

（3）野栖型：吸血至产卵完全在野外，如大劣按蚊。

蚊的栖息习性并非绝对不变，同一蚊种因地区、季节或环境的不同，其栖性会有所改变。如微小按蚊，虽为公认的家栖型的典型蚊种，但在台湾省和海南省，都曾发现该蚊可生活于无人居住的山地森林区，而在广西、贵州、云南等地却是半家栖的。掌握蚊的栖息，是制订灭蚊措施及考核灭蚊效果的依据。例如杀虫剂滞留喷洒，对家栖型蚊种有效而对野栖型却无效。

4. 季节消长　蚊的季节消长和温度、湿度、雨量等密切相关。我国气候南北悬殊，各蚊种季节消长各异。即使在同一地区的不同蚊种，或不同地区的同一蚊种，也因蚊本身的习性和环境因素，特别是农作物及耕作制的影响，而有不同的季节消长情况。掌握各地区不同蚊种的季节消长情况，对蚊传疾病流行病学及灭蚊工作的开展均有很大意义。

5. 越冬 在外界温度低于10℃时，蚊虫进入越冬（冬眠）。越冬是蚊对冬季气候季节性变化产生的一种生理适应现象，蚊本身规律性生理状态受到阻抑，进入休眠或滞育状态。越冬时雌蚊则表现为不吸血、卵巢停止发育、脂肪体增大，隐匿于山洞、地窖、墙缝、暖房、地下室等阴暗、温暖、潮湿、不大通风的地方，不食不动，新陈代谢降到最低点；到次年春暖时，蚊始复苏，飞出吸血产卵。蚊除以成虫越冬外，还可以虫卵、幼虫越冬，如伊蚊以卵越冬，微小按蚊多以幼虫越冬。越冬机制复杂，但显然受外界因素（温度、光照）、内分泌调节以及种的遗传性等综合作用的影响。

重要种类 Important species

1. 中华按蚊（*Anopheles sinensis*） 成虫灰褐色。触须具4个白环，顶端2个宽，另2个窄；翅前缘具2个白斑，尖端白斑大，V5.2有一缘白斑；腹侧膜上有T形暗斑；后足1～4跗节具窄端白环。分布广，我国除沿海、新疆外均有分布。

2. 嗜人按蚊（*Anopheles anthropophagus*） 成虫与中华按蚊相似，但触须较细，第4白环很窄或缺；翅前缘基部一致暗色，尖端白斑小，V5.2无缘白斑或偶有，不明显；腹侧膜上无T形暗斑；后足同中华按蚊。在我国分布于东经100°以东，北纬22°～33°之间广大地区，由于多年防制，其分布范围在缩小。

3. 微小按蚊（*Anopheles minimus*） 棕褐色，体型小。雌蚊触须有3个白环；翅前缘具4个白斑，除纵脉6外，各纵脉末端都有白斑。各足跗节一致暗色。我国的微小按蚊分布于北纬33°以南的山地和丘陵地区。

4. 大劣按蚊（*Anopheles dirus*） 灰褐色。雌蚊触须有4个白环，顶端白环最宽。翅前缘脉有6个白斑，第六纵脉有6个黑斑。各足股节和胫节都有白斑，后足胫节和第一跗节关节处有一个明显的宽白环。主要分布在热带丛林、山区或丘陵地区，如海南省。

5. 淡色库蚊（*Culex pipiens pallens*） 与致倦库蚊（*Cx. p. quinquefasciatus*）是库蚊属尖音库蚊复组（*Culex pipiens complex*）的两个亚种。该复组的成蚊共同特征是：喙无白环；各足跗节无淡色环；腹部背面有基白带，但淡色库蚊基白带下缘平整，而致倦库蚊基白带的下缘呈弧状（半圆形）。在我国，淡色库蚊最南的分布是北纬33°，致倦库蚊最北的分布是北纬33°（秦岭以东）。

6. 三带喙库蚊（*Culex tritaeniorhynchus*） 棕褐色，体型小。喙中段有一宽白环，触须尖端为白色；各足跗节基部有一细窄的白环；腹节背面基部均有中间稍向下突出的淡黄色狭带。在我国，除新疆、西藏未发现外，遍布全国各地。

7. 白纹伊蚊（*Aedes albopictus*） 体色黑。在中胸盾板正中有一白色纵纹；腹部背面2～6节有基白带；后足跗节基部有白环，末节全白。在我国，分布广泛，北限是辽宁省。

医学重要性 Medical importance

蚊与人类健康关系密切，除直接叮刺、吸血、骚扰外，还传播多种疾病。

1. 疟疾（malaria） 疟疾的传播媒介为按蚊。平原地区为中华按蚊，长江流域的山区和丘陵地带为嗜人按蚊，南方山区主要为微小按蚊，热带丛林和森林地带主要为大劣按蚊。

2. 丝虫病（filariasis） 班氏丝虫病的主要传播媒介为淡色库蚊和致倦库蚊，其次是中华按蚊；马来丝虫病的传播媒介是中华按蚊和嗜人按蚊。

3. 流行性乙型脑炎（epidemic B encephalitis） 又称日本乙型脑炎（Japanese B encephalitis），病原体为乙型脑炎病毒，传播媒介有三带喙库蚊、白纹伊蚊、淡色库蚊、致倦库蚊。乙型脑炎病毒可经卵传递给下一代。

4. 登革热（dengue fever） 病原体为登革病毒，以发热、骨及关节剧痛为特征，在我国主要流行于广东、广西和海南。主要传播媒介为埃及伊蚊和白纹伊蚊。病毒在伊蚊唾液腺和神经细胞内复制，并可经卵传递。

5. 黄热病（yellow fever） 病原体为黄热病毒，传播媒介为埃及伊蚊。该病主要流行于非洲、南美洲，每年发病约 20 万人，死亡 3 万人。我国尚无发病的报告，但有适宜的灵长类动物宿主及易感蚊种，已被海关列为主要的卫生检疫对象。

防制 Control

1. 环境治理 清除各种水体以防幼虫孳生，如填平坑洼、翻盆倒罐、堵塞树洞及疏通沟渠等；清理岸边杂草等使成蚊无栖身之地。

2. 化学防制 即使用杀虫剂灭蚊。小范围喷洒杀虫剂以杀死蚊虫，是一种最直接、有效的措施。20 世纪 80 年代起，我国使用溴氰菊酯或其他拟菊酯类杀虫剂浸泡蚊帐或喷洒蚊帐替代滴滴涕室内滞留喷洒，经现场试验，对降低嗜人按蚊、中华按蚊及大劣按蚊的密度从而控制疟疾发病率效果明显，是近年抗疟工作中媒介防制的重要进展。目前市售的气雾罐大多为拟除虫菊酯杀虫剂复配，并加入增效剂，有速杀效果，适于室内灭蚊。普通蚊香和电热蚊香有驱避和击倒蚊虫的作用。

3. 物理防制 主要是防蚊，如安装纱门、纱窗、电子驱蚊器等，使蚊虫远离人群。

4. 生物防制 目前国内外使用的生物杀虫剂主要是苏云金杆菌血清型 H－14（*Bacillus thuringiensis* H－14，Bt. H－14）和球形芽孢杆菌（*B. sphaericus*，Bs）。Bt. H－14 与 Bs 联合应用能提高对蚊幼虫的毒效及扩大控制蚊虫孳生地的类型。利用蚊幼虫的捕食性天敌防制蚊虫，如将柳条鱼（食蚊鱼）、鲤鱼、鲫鱼和草鱼放养于稻田、池塘，可大量减少中华按蚊和三带喙库蚊幼虫的密度。有些索虫科（Mermithidae）线虫寄生于蚊幼虫体内，可致幼虫死亡，其应用价值尚在研究中。

5. 遗传防制 使用多种方法，如雄性不育、细胞质不亲和、杂种不育、染色体异位、基因替换等处理媒介蚊虫，改变其遗传物质，使其降低甚至丧失生殖能力，达到减少种群密度的目的。

6. 法规防制 利用法律或条例规定防止媒介蚊的传入、监督对蚊的防制以及强制性灭蚊。特别要加强机场和港口的检疫，防止媒介被携带入境，通过运输工具扩散。

（李艳文）

第三节 蝇
Flies

Learning guide

After studying this chapter the student should be able to answer the following questions.

1. Describe the chief characteristics of the common flies.
2. Give examples of the important dipteral flies and the reasons for being medically significant.
3. Discuss myiasis. Give examples.
4. Where are the chief breeding places of the flies?
5. Discuss the problems of modern pesticide management and the integrated control of the flies.

Key terms

Cyclorrhapha; Muscidae; Calliphoridae; Sarcophagidae; Oestridae; maggot; myiasis; *Oestrus ovis*; *Hypoderma lineatum*; *Gasterophilus*; *Wohlfahrtia*; *Musca domestica*; *Chrysomyia megacephala*; *Lucilia sericata*; *Helicophagella melanura*; *Aldrichina grahami*; *Stomoxys calcitrans*.

蝇属于双翅目，环裂亚目（Cyclorrhapha）。全世界已知 10000 多种，我国记录的有 1500 多种。与人类疾病有关者多属蝇科（Muscidae）、丽蝇科（Calliphoridae）、麻蝇科（Sarcophagidae）及狂蝇科（Oestridae）等。

形态 Morphology

有些种类成蝇体色呈暗灰、黑、黄褐、暗褐色，无金属光泽，有些种类呈绿、蓝、青、紫色并带有金属光泽。大小约为 4～14mm，全身有鬃毛。

头部　半球形，头部两侧各有一个大复眼（compound eye），由许多密集的小眼面组成（Fig. 20 -10）。一般雌性两复眼距离较宽，雄蝇两复眼距离较窄或相接。头顶部中央有单眼（ocelli）3 个，排列成三角形。触角 1 对，分 3 节，第 3 节最长，其基部外侧有 1 根触角芒。头部下方为口器，多数蝇类为舐吸式口器，下唇末端为 1 对半圆形唇瓣，内有对称排列的假气管，用以舐吸取食（Fig. 20 - 10）。少数蝇类口器为刺吸式，如吸血蝇类。

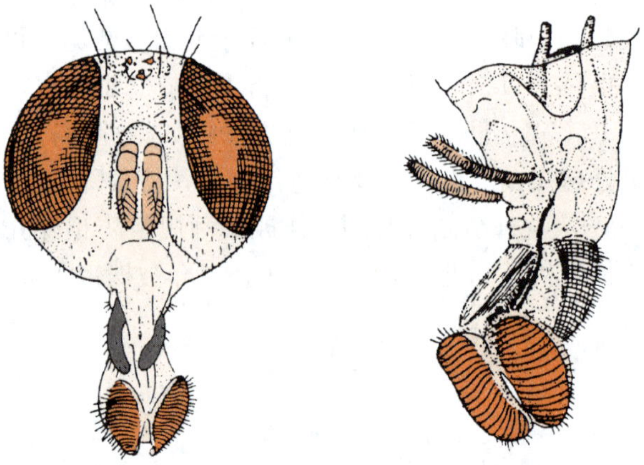

Fig. 20 - 10　Head and mouthparts of a housefly

胸部　前胸和后胸退化，中胸特别发达。中胸背板上鬃毛的排列、条纹的特征可作为分类的依据。翅 1 对，除前缘脉和亚前缘脉外，有 6 条不分支的纵脉，其中第四纵脉的弯度及其与第三纵脉末端的距离为分类特征（Fig. 20 -11）。后胸有平衡棒 1 对，为退化的后翅。足 3 对，跗节分 5 节，末端有爪及爪垫各 1 对，爪间突 1 个。爪垫上密布细毛并分泌黏液，可携带大量病原体（Fig. 20 - 12）。

腹部　圆筒形，末端尖圆。由 10 节组成，仅可见前 5 节，其余各节变为外生殖器。雌蝇外生殖器为产卵管，平时藏于腹内，产卵时伸出；雄性外生殖器是鉴定蝇种的重要依据。

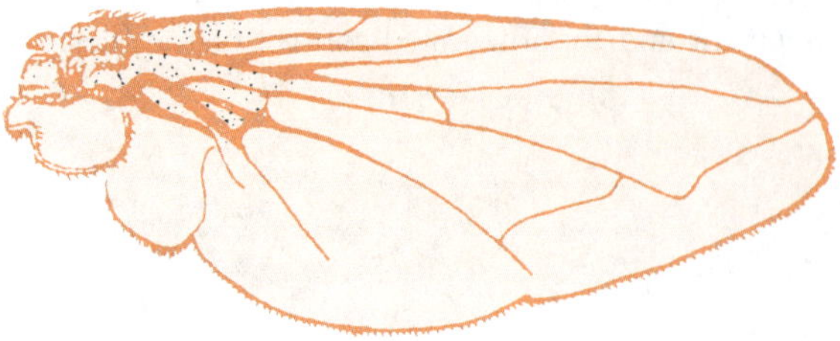

Fig. 20 - 11　Wing venation of a housefly

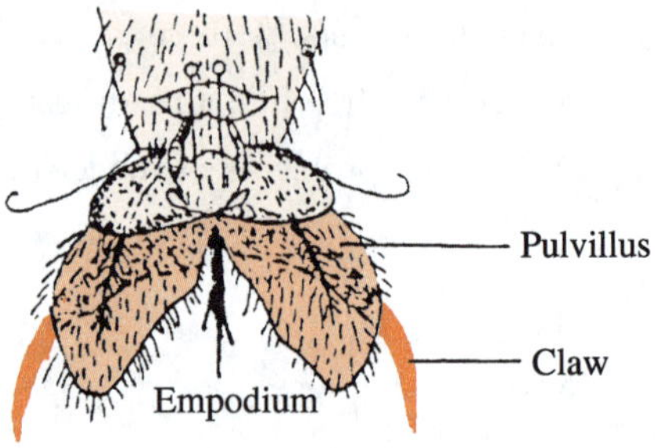

Fig. 20 - 12　Tip of fifth tarsal segment of housefly

生活史 Life cycle

蝇属于完全变态昆虫。成蝇羽化后 1～2 天即可交配，一般一生仅交配 1 次，数日后雌虫产卵。雌蝇一次产卵几十个到几百个，一生可产卵 4～6 次。卵乳白色，香蕉形，长约 1mm，常数十至数百粒堆积成块。在夏季卵产后 1 天即可孵出幼虫。麻蝇、狂蝇可直接产出幼虫。幼虫俗称蛆（maggot），圆柱形，前尖后钝，无眼无足；分头、胸、腹三部分。头部有头咽骨（cephalopharyngeal skeleton），其骨化面积和平均光密度，可推断日龄。头前端有口钩（mouth hook）1 对，用以切碎食物，亦有钻透能力；胸部 3 节，第一胸节两侧有前气门（anterior spiracle）1 对；腹部 10 节，第 8 腹节后侧表面有后气门（posterior spiracle）1 对，后气门由气门环（peritreme）、气门裂（spiracular slit）和钮孔（botton）组成，其形状是分类的重要依据（Fig. 20 - 13）。幼虫在孳生场所经两次蜕皮后发育为三龄幼虫，三龄幼虫成熟后钻入疏松的泥土或孳生物中化蛹。蛹呈圆桶状，其颜色可由浅变深，至深棕色或黑色，不食不动。蛹期经 3～6 天即可羽化出成蝇。夏季由卵发育至成蝇约需 8～10 天。家蝇 1 年可繁殖 10～12 代。成蝇寿命一般为 1～2 个月（Fig. 20 - 14）。

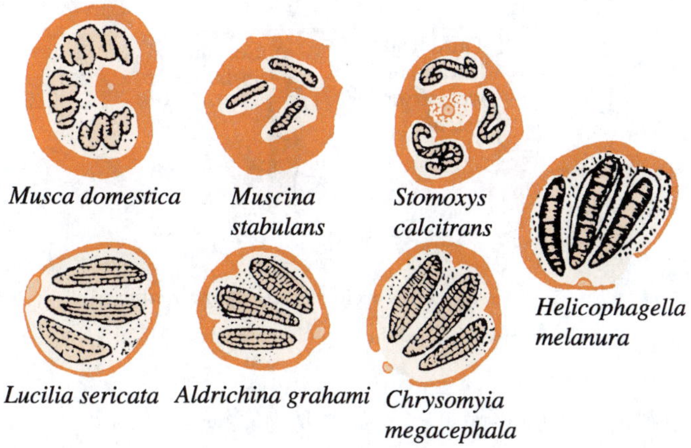

Fig. 20 - 13 Schematic representation of the posterior spiracles of third-stage larvae of representative cyclorrhaphous flies

生态和习性 Bionomics and Habits

1. 孳生地　蝇类孳生于腐败有机物中。根据孳生物（地）的性质不同，将孳生地分为五种类型，即人粪类、畜粪类、腐败动物质类、腐败植物质类和垃圾类。蝇种不同，其孳生场所亦不同。对孳生物性质的要求有的蝇种较严格，而有的蝇种不太严格，在五类孳生地中均可孳生。

2. 食性　成蝇的食性分为三类。不食蝇类：口器退化，不能取食，如狂蝇、皮下蝇和胃蝇等；吸血蝇类：口器为刺吸式，多吸家畜血液，如牛、马等，也吸人血，如厩螫蝇；非吸血蝇类：多数食性杂，常舐吸各种腐败动、植物质，如鱼、肉类、瓜果、蔬菜等，又舐吸人和动物的排泄物、分泌物，如粪便、痰液、脓血，也舐吸人的食物，如饭菜、糖果和饮料等。蝇取食频繁，有边吃、边吐、边排粪的习性，该习性在蝇类机械性传播疾病具有重要意义。

3. 活动与栖息　蝇类的活动、栖息场所因种类而异，也常因气候条件、食物或产卵物的引诱以及附近有孳生物的存在而有所变动。蝇的活动主要受温度和光线的影响。家蝇在 30～35℃ 最活跃，高于 40℃ 和低于 10℃ 均不利于其活动。蝇类的飞翔能力强，家蝇每小时可飞 6～8 km，活动范围一般在 1～2 km内，有时可随飞机、车、船等交通工具扩散。蝇有趋光避暗性，多在白天活动，夜晚常栖息在天花板、电灯线或悬挂空中的绳索上。

4. 季节消长　蝇类的季节分布因蝇种和气候而异。按蝇类繁殖盛期所在的季节可分为：春秋型、夏秋型、夏型和秋型。春秋型蝇类有巨尾阿丽蝇、厩腐蝇、元厕蝇等；夏秋型有大头金蝇、丝光绿

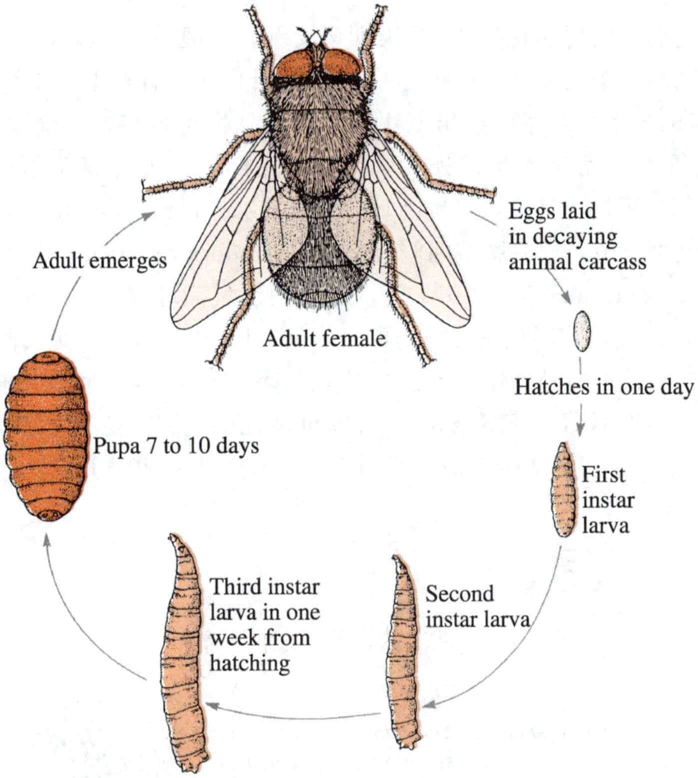

Fig. 20 - 14 Life cycle of *Calliphora vicina*

(Redraw with modifications from Smart, 1948)

蝇、黑尾黑麻蝇等；夏型有市蝇、厩螫蝇等；秋型主要为家蝇。

5. 越冬　蝇类幼虫、蛹、成虫都可以越冬。不同蝇种或同一蝇种在不同地区，其越冬虫期亦不同。一般说来，厕蝇属、黑蝇属、绿蝇属的蝇种以幼虫越冬者居多；厩螫蝇、金蝇、丽蝇、麻蝇等属的一些蝇种以蛹越冬者居多；厩腐蝇、红头丽蝇等则以成虫期越冬。家蝇在不同地区可以不同虫期越冬。越冬的幼虫多在孳生物底层，蛹在孳生物附近的土壤中，成虫则在地窖、地下室、屋角等温暖隐蔽处越冬。

重要种类 Important species

1. 舍蝇（*Musca domestica*，the house fly）　灰黑色，体长 5～8mm。胸部背面有 4 条黑色纵纹，翅第四纵脉末端向前弯曲成折角，梢端与第三纵脉靠近；腹部橙黄色。成蝇常进入居室内，或在附近活动，与人的食物及食具接触频繁，与传播疾病关系密切。

2. 大头金蝇（*Chrysomyia megacephala*）　体长 8～11mm，具青绿色金属光泽；体躯肥大；头比胸宽；复眼深红色，颊部橘黄色。成虫常活动于腐败的瓜果、蔬菜及粪便周围，幼虫主要孳生于人、畜粪便中，是夏秋季肠道传染病的主要传病蝇种。

3. 丝光绿蝇（*Lucilia sericata*，the greenbottle fly）　体长 5～10mm，具绿色金属光泽；颊部银白色，胸背部鬃毛发达。幼虫主要孳生于动物尸体或腐败动物质中，成蝇多活动在具腥臭味的腐败动物质及垃圾处。

4. 黑尾黑麻蝇（*Helicophagella melanura*，the flesh fly）　体长 6～12mm，暗灰色；中胸背板有 3 条黑色纵纹，腹部背面具有黑白相间的棋盘状斑。成虫在室外活动，幼虫孳生于人、畜粪便中。

5. 巨尾阿丽蝇（*Aldrichina grahami*，the bluebottle fly）　体型大，体长 6～12mm，颊部黑色，胸部青灰色，腹部背面具蓝色金属光泽。幼虫孳生于稀人粪中，成蝇多在室外活动。

6. 厩螫蝇（*Stomoxys calcitrans*，the stable fly）　体长 5～8mm，暗灰色，形似家蝇；口器刺吸

式，翅第四纵脉末端呈弧形弯曲。幼虫主要孳生在禽、畜粪便或腐败植物质中。成蝇室外活动，刺吸人、畜血液。

7. 夏厕蝇（*Fannia canicularis*） 体长 5～7 mm，灰色。翅第 4 纵脉直，末端与第 3 纵脉有相当距离；腹部第一，二合背板、第三、四背板有倒“T”形暗斑，腹部两侧部分呈黄色，胸部有 3 条明显的棕色纵条。幼虫孳生于人、畜粪便以及腐烂植物质中。成虫喜飞入室内盘旋飞翔。

医学重要性 Medical importance

蝇类除骚扰人、污染食物和吸血蝇的叮刺吸血外，更重要的是传播多种疾病和引起蝇蛆病。

1. 传播疾病

（1）机械性传播（mechanical transmission）：蝇类的主要传病方式。蝇类全身有鬃毛，爪垫上密布细毛并分泌黏液。飞翔能力强，活动范围广。食性杂，取食时边吃、边吐、边排泄。在停落、舔食、呕吐、排泄等活动中，将其体内外携带的病原体传播扩散。蝇类机械性传播的疾病有：①消化道传染病，如伤寒、痢疾、霍乱、肠道蠕虫病和原虫病等；②呼吸道传染病，如肺结核、肺炎；③眼病，如沙眼、结膜炎；④皮肤病，如雅司病、细菌性皮炎等。

（2）生物性传播（biological transmission）：有些蝇类如冈田绕眼果蝇（*Amiota okadai*）可作为眼结膜吸吮线虫的中间宿主。在非洲，吸血的舌蝇（*Glossina* spp.），通常称采采蝇（tsetse flies），可传播非洲锥虫病（African trypanosomiasis 又称睡眠病 sleeping sickness）。

2. 蝇蛆病（myiasis） 指蝇类幼虫寄生于动物或人体的组织和器官而引起的疾病（myiasis：Infestation of the body by the larvae of flies.）。临床上常根据寄生部位分为下列类型。

（1）眼蝇蛆病（ophthalmic myiasis）：致病蝇蛆主要是狂蝇属蝇种。常见的是羊狂蝇（*Oestrus ovis*）将一龄幼虫产于人眼内，患者有异物感、刺痛、痒、流泪等症状。

（2）口腔、耳、鼻咽蝇蛆病（oral，auricular and nasopharyngeal myiasis）：多由绿蝇、金蝇、麻蝇等属的蝇种引起。常因这些器官分泌物有臭味或发生炎症而招致蝇产卵或产幼虫，由于幼虫喜欢钻孔，严重时可穿透软腭与硬腭，鼻中隔被毁，咽骨遭破坏，甚至可引起鼻源性脑膜炎。

（3）皮肤蝇蛆病（cutaneous myiasis）：主要由纹皮蝇（*Hypoderma lineatum*）和牛皮蝇（*H. bovis*）幼虫（Fig. 20－15）引起，多见于牧区。此外，绿蝇、金蝇、污蝇（*Wohlfahrtia* spp.）等属的幼虫侵入皮肤创伤处可引起创伤性蝇蛆病。

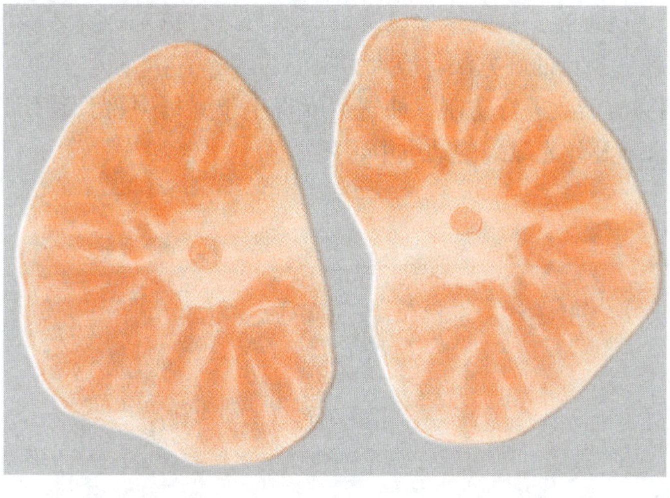

Fig. 20－15 Larval stigmata of *Hypoderma bovis*

（4）胃肠道蝇蛆病（gastrointestinal myiasis）：致病的蝇类有胃蝇（*Gasterophilus*）（Fig. 20－16）、家蝇、金蝇、麻蝇、丽蝇、厕蝇等属的蝇种。多因蝇卵或幼虫随污染的食物或饮水进入人体，导致幼虫在胃肠道寄生。患者大多有消化道症状，如食欲缺乏、恶心、呕吐、腹痛、腹泻等症状，可在粪便或呕吐物中发现蝇蛆。

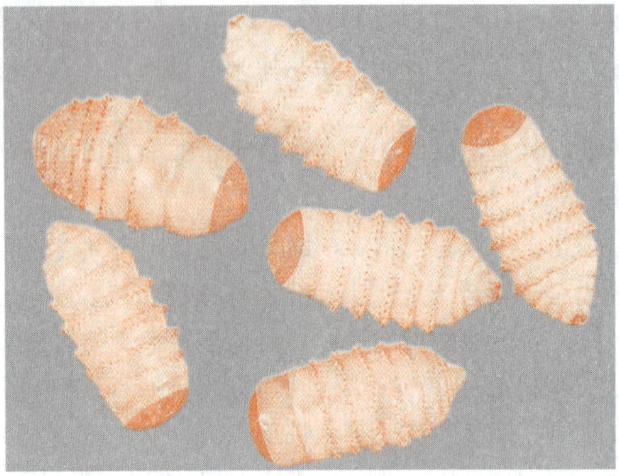

Fig. 20-16 Third-stage larvae of the horse stomach bot, *Gasterophilus intestinalis*

(5) 泌尿生殖道蝇蛆病（urinogenital myiasis）：多由厕蝇、金蝇、绿蝇、麻蝇等属的蝇种所致，可引起尿道炎、膀胱炎与阴道炎。

防制 Control

应贯彻综合防制的原则。以控制蝇类孳生、实行环境防制为主，化学防制、物理防制为辅，是防制工作中的主要措施。

1. 环境防制　搞好环境卫生，及时清除垃圾、粪便等蝇类孳生物；对粪便实行无害化处理，如高温堆肥、沼气池发酵等；处理好特殊行业中的蝇类孳生物，如皮毛、骨、酒糟、酱渣等屠宰、酿造行业的下脚料及废弃物。

2. 化学防制　结合蝇类的生态习性，选择其经常活动、栖息的场所进行滞留喷洒。常用药物有马拉硫磷、辛硫磷、杀螟松、奋斗呐、凯素灵等。由于近年来家蝇抗药性增长，因此，应该采取轮换用药或药物复配、加增效剂的方式，提高杀灭效果，延缓抗药性的产生。

3. 物理防制　可采用诱蝇笼、粘蝇纸、诱蝇灯等器具进行诱杀；安装纱窗、纱门防止成蝇飞入室内；用蝇拍捕打是简便、易行的好方法，应大力提倡。

4. 生物防制　利用蝇类天敌进行防制，如寄生蜂寄生于蝇蛹中将其致死。致病性生物苏云金杆菌 H-9 的外毒素可使舍蝇及丝光绿蝇的幼虫中毒死亡。

第四节　白　蛉
Sand Flies

Learning guide

After studying this chapter the student should be able to answer the following questions.

1. What diseases of medical importance are associated with the sand fly?
2. Describe the life cycle and the habits of the sand fly.

Key terms

sand fly; Psychodidae; Phlebotominae; kala-azar; oriental sore; sand fly fever; *Phlebotomus chinensis chinensis*; *Ph. c. longiductus*.

白蛉为小型吸血昆虫，在分类上属双翅目、毛蛉科（Psychodidae）、白蛉亚科（Phlebotominae）。全世界已发现600余种，我国报告40多种，主要种类有中华白蛉指名亚种（*Phlebotomus chinensis chinensis*）和长管白蛉（*Ph. longiductus*），与人类疾病有关的主要为白蛉属。

形态 Morphology

成虫长1.5～4.0mm，灰黄色，全身密布细毛（Fig. 20-17）。头部球形，有1对大而黑的复眼；触角1对，由16节组成；触须1对，由5节组成，向头下方弯曲；口器为刺吸式，口腔与喙相连，形似烧瓶，口腔内有口甲及色板，口腔后为咽，咽内有咽甲，它们的形状和结构为分类的依据。胸部向上隆起呈驼背状；翅1对，狭长，末端尖，翅上有许多长毛，停息时两翅向后上方竖立，与躯体约呈45°角；平衡棒1对。足3对，细而长。腹部由10节组成，前7节形状相似，第8～9节转化为外生殖器；第2～6节背面的毛有平卧毛、竖立毛及平卧竖立杂交毛三种类型。雄蛉外生殖器如钳状，构造复杂；雌蛉尾端有尾须1对，腹内有受精囊。雌蛉受精囊及雄蛉外生殖器为分类的重要依据。

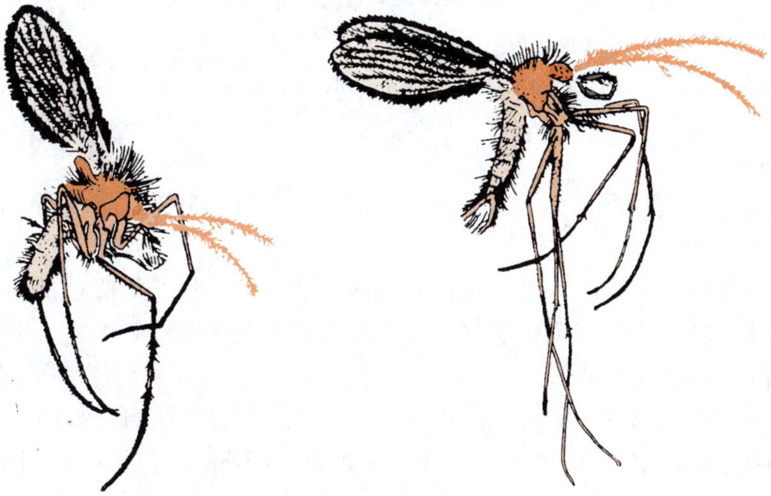

Fig. 20-17 Adult sand fly

生活史 Life cycle

白蛉属于完全变态昆虫。雌蛉发育成熟后产卵于土壤中。卵近椭圆形，长0.44 mm，灰白色。在适宜条件下，6～12天孵化出幼虫。幼虫小毛虫状，白色，分为4龄；1龄幼虫长1.0～1.5 mm，4龄幼虫约3 mm；幼虫尾端具尾鬃，1龄幼虫1对，2至4龄幼虫2对。幼虫以土壤中有机物为食，经3次蜕皮发育为四龄幼虫，此时不再取食，在干燥疏松的土质中化蛹。蛹体外无茧，尾端连附有4龄幼虫蜕下的皮，淡黄色，长约4 mm，蛹不食不动。整个幼虫期约为25～30天，化蛹后6～10天羽化为成虫。成虫羽化后1～2天即可交配、吸血、产卵，整个生活史约6～8周。白蛉寿命2～3周，一般1年只有一代（Fig. 20-18）。

生态和习性 Bionomics and Habits

1. 孳生地　白蛉幼虫生活在土壤中，以地面下10～12 cm处为多。凡土质疏松，湿、温度适宜，

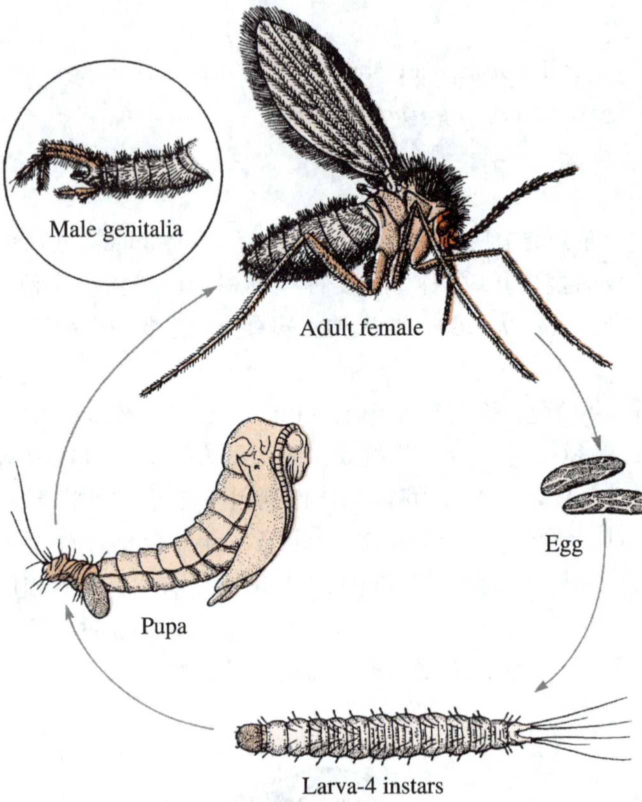

Fig. 20－18 Structure and life cycle of a sand fly

(From Marquardt *et al*, 2000)

富含有机质，小气候稳定的场所，如人房、畜圈、鼠洞、厕所、窑洞、墙缝等，均适于白蛉幼虫孳生。

2. 吸血习性　雄蛉不吸血，以植物汁液为食。雌蛉羽化 24h 后开始吸血活动，吸血时间多在黄昏后至黎明前，白天在暗处也能吸血。竖立毛类白蛉多吸人及哺乳动物的血；平卧毛类白蛉多吸鸟类、爬虫类、两栖类动物的血。

3. 活动与栖息　白蛉活动力弱，作跳跃式飞行，活动范围大多在 30 m 以内。白蛉通常栖息在阴暗、无风、安静的环境，如室内屋角、墙缝、畜舍、地窖及野外的各种洞穴中。同一蛉种可因环境不同而表现不同的栖息习性。如中华白蛉在平原地区为家栖型，栖息于人房、畜舍内；在西北高原则为野栖型，多见于各种洞穴内。

4. 季节消长与越冬　白蛉出现的季节较短，约 3～5 个月。黄淮地区的白蛉一般从 5 月份开始，6 月份达高峰，至 9 月份终止。白蛉以幼虫越冬。

医学重要性 Medical importance

白蛉能传播多种疾病，如黑热病、东方疖、白蛉热等。在我国仅传播黑热病。

1. 黑热病（kala-azar）　又称内脏利什曼病（visceral leishmaniasis），病原体是杜氏利什曼原虫。当中华白蛉吸入黑热病人血液后，将无鞭毛体吸入消化道内，发育为前鞭毛体，48 小时后，胃壁分泌的围食膜破裂，大量前鞭毛体被释放，6～7 天移至咽、口腔和喙，当白蛉再叮人吸血时，将前鞭毛体注入人体，使人感染。传播黑热病的白蛉主要为中华白蛉，新疆南疆平原地区为长管白蛉种，新疆塔里木及内蒙古额济纳旗为吴氏白蛉。

2. 东方疖（oriental sore）　又称皮肤利什曼病（cutaneous leishmaniasis），病原体是热带利什曼原虫。主要流行于地中海、中东及印度等地。

3. 白蛉热（sand fly fever）　病原为病毒，流行于地中海和亚洲南部（印度一带）。

防制 Control

白蛉体小，飞翔能力弱，活动范围小，季节短，对杀虫剂敏感，在防制上应以杀灭成蛉为主。有机磷类、拟除虫菊酯类杀虫剂均对白蛉有较好的杀灭效果。白蛉孳生地分散，搞好环境卫生和开垦荒地可控制其孳生，同时也要做好个人防护。

第五节 蠓
Biting Midges

Learning guide

After studying this chapter the student should be able to answer the following questions.

1. What diseases of medical importance are associated with the biting midges?
2. Describe the life cycle and the habits of the biting midges.

Key terms

biting midge; Ceratopogonidae; *Culicoides*; *Leptoconops*; *Lasiohelea*; *Lasiohelea taiwana* *Culicoides homotomus*.

蠓（biting midge）属双翅目、蠓科（Ceratopogonidae），俗称“小咬”或“墨蚊”。全世界已知5300多种，我国报告400多种。主要有库蠓属（*Culicoides*）、细蠓属（*Leptoconops*）、蠛蠓属（*Lasiohelea*）等。其中以库蠓属尤为重要。

形态 Morphology

成虫体长1～4 mm（Fig. 20－19）。头部近球形。复眼发达，呈肾形，雄蠓两眼相邻接，雌蠓两眼距离较远；触角丝状分15节，触须分5节；在触角基部上方有单眼1对；口器为刺吸式。胸部背面呈圆形隆起。翅1对，较短宽，末端钝圆，翅上常有微毛和椭圆形、圆形斑，其大小、颜色、位置等为分类依据；平衡棒1对；足细长。雌蠓腹部末端有尾须1对；雄蠓的第9、10腹节转化为外生殖器。

生活史 Life cycle

蠓属于完全变态昆虫，生活史有卵、幼虫、蛹和成虫4期（Fig. 20－19）。卵长纺锤形，长约0.5 mm，表面有纵列突起的小结节；卵产出时为灰白色，渐变深色。在适宜的温度下，约经5天孵化。幼虫细长，呈蠕虫状；分为4龄，1龄幼虫体长近1 mm，4龄幼虫体长5～6 mm，幼虫头部深褐色，胸、腹部淡黄色。幼虫生活于水中或潮湿泥土表层，以菌、藻类及一些原生动物为食。在适宜温度下22～38天化蛹。蛹分头胸部和腹部，体长2～5 mm，早期淡黄色，羽化前呈深褐或黑色；头胸部前端有眼1对，背面有呼吸管1对；腹部具刺和结节，最后1节有2个尖突。蛹不活动，可见于水中或稍有积水的淤泥中，5～7天羽化。在适宜条件下，整个生活史需4～7周。在温带1年可发育1～2代，热带地区1年可有多代。吸血蠓类交配有群舞现象，交配后吸血，3～4天后卵巢发育成熟、产卵。通常雌蠓一生产卵2～3次，一次产卵50～150粒。雌虫寿命约1个月，雄虫于交配1～2天后即死亡。

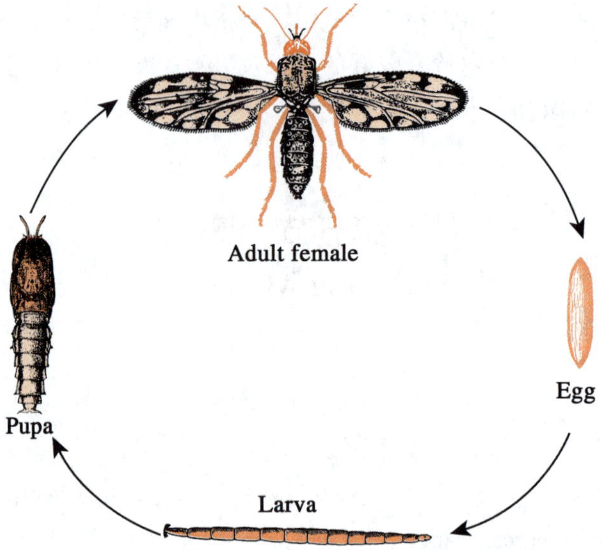

Fig. 20 - 19 Life cycle of biting midges

生态和习性 Bionomics and Habits

雄蠓吸食植物汁液，雌蠓吸血，雌蠓吸血范围广，不同种类吸血倾向性不同，有的种类嗜吸人血，有的种类嗜吸禽类或畜类血。绝大多数种类在白天、黎明或黄昏吸血。成虫多栖息于树丛、竹林、杂草、洞穴等避风、避光处。当温度、光照适合且无风时，成虫即成群飞出，蠓的飞行能力不强，其活动多限于栖息地周围 200～500 m 的范围内。吸血蠓类的孳生地广泛，可为各种水体、湿地及潮湿土壤。以卵或幼虫越冬。

我国常见的蠓有台湾蠛蠓（*Lasiohelea taiwana*）和原野库蠓（*Culicoides homotomus*）。前者分布于南方各省，常白天叮刺人；后者遍布全国各地，于黄昏刺吸人血。

医学重要性 Medical importance

蠓刺吸人血时，被叮刺部位可引起皮炎，局部出现红斑、丘疹、肿胀、水疱；严重时引起过敏性休克。蠓可传播多种人、兽寄生虫病和病毒性疾病。在我国，蠓与人体疾病的关系还不清楚。在福建、广东从台湾蠛蠓中分离出乙型脑炎病毒，但至今未有进一步的研究结论。

防制 Control

蠓的种类多，数量大，孳生地广泛，必须采取综合性防制措施。

1. 个人防护　在有吸血蠓类的地区，野外作业的人员可涂擦驱避剂，或燃点艾草、树枝，以烟驱蠓。

2. 消灭孳生场所　在人群聚居区，应搞好环境卫生，填平洼地；对成蠓出入的人房、畜舍和幼虫孳生地（沟、塘、水坑）喷洒马拉硫磷或溴氰菊酯。

第六节 蚋
Black Flies

Learning guide

After studying this chapter the student should be able to answer the following questions.

1. What diseases of medical importance are associated with the black flies?
2. Describe the life cycle and the habits of the black flies.

Key terms

black fly; Simuliidae; *Simulium*; *Prosimulium*; *Simulium subvariegatum*; *Prosimulium hirtipes*; onchocerciasis; mansonelliasis.

蚋（black fly）属双翅目、蚋科（Simuliidae），俗称“挖背”。全世界已知 1660 种，我国已知 209 种。主要有蚋属（*Simulium*）、原蚋属（*Prosimulium*）。

形态 Morphology

成虫通常呈黑色或棕色，体长 1.5～5 mm（Fig. 20-20）。头部复眼明显，雄蚋复眼较大，两复眼间几乎相连；雌蚋的复眼略小，两眼间被额明显分开。无单眼。触角 1 对，分 9～11 节，各节形状相似。触须分 5 节。口器为刺吸式。胸部背面明显隆起，中胸特别发达。翅 1 对，宽阔，膜质透明，末端圆；翅前部的纵脉发达。平衡棒 1 对。足 3 对，短而较粗壮。腹部最后 2 节演化为外生殖器，为重要的分类依据。有的种类腹部背面有银色闪光斑点。

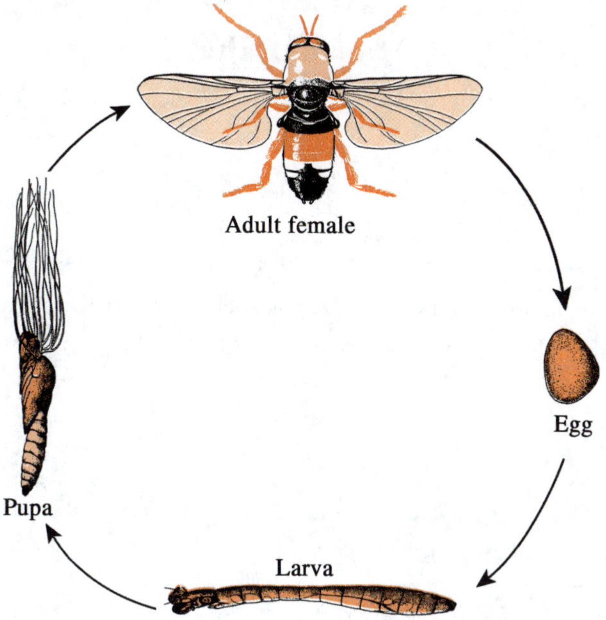

Fig. 20-20 Life cycle of black flies

生活史 Life cycle

蚋属于完全变态昆虫，生活史有卵、幼虫、蛹和成虫 4 期（Fig. 20 - 20）。卵略呈圆三角形，长 0.1～0.2 mm，淡黄色，通常 150～500 粒排列成鳞状或成堆，在 20～25℃的水中，约 5 天孵化。幼虫圆柱形，后端膨大，刚孵出的幼虫长 0.5～1 mm，淡黄色，以后颜色变暗，幼虫有 6～9 龄，成熟幼虫长 5～13 mm。幼虫头部前端有 1 对由放射状刚毛组成的头扇；前胸腹面中部有一个具小钩的前伪足；腹部尾端有一个后钩环和 1 个可伸缩的肛鳃。幼虫以水中微小生物为食，3～10 周发育成熟。成熟幼虫茧内化蛹。蛹属于半裸茧型，形似成虫，体分头、胸和腹部，胸部前端两侧生有由一些呼吸丝组成的呼吸鳃。茧体的后端黏附于水中石块或植物上，2～6 周羽化。

生态和习性 Bionomics and Habits

雄蚋不吸血。雌蚋交配后开始吸血，产卵于清洁流水中的水草与树枝、树叶上。蚋嗜吸畜、禽血，兼吸人血，吸血活动多在白天进行。成虫栖息于野草及河边灌木丛，飞行距离一般可达 2～10km。蚋出现于春、夏、秋三季，以 6～7 月为活动高峰。以卵或幼虫在水下越冬。整个生活史 2～3.5 个月。雌蚋寿命约 2 个月。

常见种类如北蚋（*Simulium subvariegatum*）、毛足原蚋（*Prosimulium hirtipes*）。幼虫和蛹孳生于山区或林区的泉水、溪流和河流中。

医学重要性 Medical importance

1. 吸血蚋类叮刺人、畜造成骚扰，叮刺部位可引起皮炎，严重者可有强烈的超敏反应，引起黑蝇热，恶心，头疼，发热等症状。

2. 蚋可传播人的盘尾丝虫病（onchocerciasis），（此病分布于非洲和拉丁美洲）和欧氏曼森线虫病（mansonelliasis ozzardi）（分布于西印度群岛和拉丁美洲）。在我国蚋类是否传播人的疾病，缺少研究报道。

防制 Control

清除有幼虫和蛹的水草、树叶、石块等孳生地。用药物喷洒畜、禽圈舍，消灭成虫。在野外工作时，使用驱避剂进行个人防护。

第七节 虻

Tabanid Flies

Learning guide

After studying this chapter the student should be able to answer the following questions.

1. What diseases of medical importance are associated with the tabanid flies?
2. Describe the life cycle and the habits of the tabanid flies.

Key terms

tabanid fly；Tabanidae；*Chrysops*；*Tabanus*；*Lasiohelea*；*Hybomitra*；*Chrysops vanderwulpi*；*Tabanus mandarinus*；loaiasis.

虻（tabanid fly）属双翅目、虻科（Tabanidae），俗称“牛虻”或“瞎虻”。全世界已知约 4300

多种，我国已记录 440 多种。主要有斑虻属（*Chrysops*）、虻属（*Tabanus*）、麻虻属（*Haematopota*）、瘤虻属（*Hybomitra*）等。

形态 Morphology

成虫粗壮，呈棕褐色或黑色，多数有鲜艳色斑和光泽，体长 6～30 mm，体表多细毛（Fig. 20 - 21）。头部宽大，复眼明显，多具金属光泽；雄虻两眼相接，雌虻两眼分离。单眼数因属而异。触角短，分 3 节，第 3 节端部有 2～7 个小环节，其形态变化很大。触须分 2 节。雌虻口器为刮舐式（具有刺吸和舐吸式口器的综合特征），取食时刺破皮肤由唇瓣上的拟气管吸血。翅 1 对，透明或具色斑。平衡棒 1 对。足粗壮。腹部颜色和斑纹是分类依据，第 8 节起演化为外生殖器。

生活史 Life cycle

虻属于完全变态昆虫，生活史有卵、幼虫、蛹和成虫 4 期（Fig. 20 - 21）。卵呈纺锤形，长 1.5～2.5 mm，黄白色，以数十至数百粒聚集成堆或成块，经 4～14 天孵化。幼虫细长，圆桶形，淡黄色；腹部第 1～7 节有伪足，排列成环形；尾部有长呼吸管和气门。幼虫期有 5～11 龄，发育时间长达数月至 1 年以上。成熟幼虫体长因种而异，小的 1 cm，大的 6 cm；成熟幼虫移至土中化蛹。蛹为裸蛹，可见明显的头胸部和腹部，早期呈黄棕色，而后逐渐变暗黑色，经 1～3 周羽化。温带地区多数种类 1 年 1 代，有的 1 年 2 代，有的 2～3 年 1 代。热带地区有的种类 1 年完成 2～3 代。

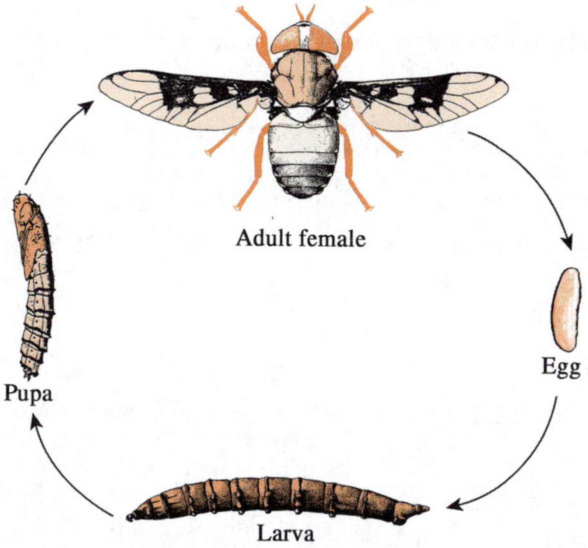

Fig. 20 - 21 Life cycle of tabanid flies

生态和习性 Bionomics and Habits

雄虻以植物汁液为食，雌虻吸血，主要刺吸牛、马、驴等大型家畜的血，有时也侵袭其他动物和人。成虻多白天活动，以阳光强烈的中午吸血最为活跃。有时在多个动物体表往返叮刺吸血，该习性在疾病的传播上具有重要意义。虻的孳生地大体上可分为水生、半水生和陆生，可在不流动的积水区、溪流、潮湿的苔藓、草地及林地孳生，但以潮湿泥土为主。虻多产卵于植物茎、叶上。幼虫多为肉食性，捕食昆虫幼虫、甲壳类和蚯蚓等，也可叮咬人。成虫栖息于草丛树木中，多见于河边植被上。虻的飞翔能力很强，每小时可飞行 45～60 km。

我国北方虻的活动季节在 5 月中旬至 8 月下旬之间，以 7 月为高峰。一般雄虻的寿命仅几天，雌虻可存活 2～3 个月。虻以幼虫越冬，常在堤岸 3～25 cm 深的土层中。常见种类如广斑虻（*Chrysops vanderwulpi*）、华虻（*Tabanus mandarinus*）等。

医学重要性 Medical importance

有些种类为牲畜的锥虫病、血孢子虫病、焦虫病、土拉弗菌病、传染性贫血病等的传播媒介，是我国畜牧业的重要害虫。虻叮刺人体可引起荨麻疹样皮炎，国内曾有几例虻叮刺引起休克的报道。可机械性传播土拉弗菌病和炭疽等人兽共患病，在非洲传播罗阿丝虫病（loaiasis）。

防制 Control

虻孳生地高度分散，孳生地类型多样，防制比较困难。防制以成虫为主，以防护为主，杀灭为辅。在野外工作时，裸露皮肤涂擦驱避剂。在虻的栖息场所喷洒杀虫剂。

第八节 蚤
Fleas

Learning guide

After studying this chapter the student should be able to answer the following questions.

1. Describe the life cycle and the habits of the fleas.
2. What diseases of medical importance are associated with the fleas?
3. How is the human plague spread?
4. Compare the mode of transmission of the plague with that of murine typhus.

Key terms

flea；Siphonaptera；ctenidium；antennal fossa；tungiasis；plague；murine typhus；endemic typhus；*Pulex irritans*；*Xenopsylla cheopis*；*Citellophillus tesquorum*.

蚤是哺乳动物和鸟类的体外寄生虫，属蚤目（Siphonaptera），因其善于跳跃，故俗称跳蚤。全世界已发现 2500 种和亚种，我国报告有 650 种和亚种。蚤是传播鼠疫等人兽共患病的媒介。

形态 Morphology

蚤体型小，长约 3mm，黄褐色以至深棕色。两侧扁平，体表有毛（hair）、鬃（bristle）和刺（spine），有的种类具栉（ctenidium）；毛、鬃、刺、栉均向后生长。头部略呈三角形，触角 1 对，分 3 节，位于触角窝（antennal fossa）内；眼位于触角窝前方，呈黑色，有的种类无眼；头的前下方有刺吸式口器。胸部分 3 节，每节由背板、腹板各一块及侧板 2 块构成；无翅。足 3 对，长而发达，以基节最为宽大，适于跳跃；跗节分 5 节，末节有爪 1 对。腹部 10 节，前 7 节无特殊变化；雄蚤第 8、9 节，雌蚤第 7～9 节变为外生殖器，为分类的依据；第 10 节为肛节。

生活史 Life cycle

蚤属于完全变态昆虫（Fig. 20 - 22）。卵白色，椭圆形，长 0.4～1.0mm，卵壳光滑无黏性，产出后散落于宿主巢穴或地面上，约经 3～5 天孵出幼虫。幼虫分 3 龄，虫体小，外形似蛆；白色或淡黄色；头部有咀嚼式口器和触角 1 对，无眼；胸部 3 节，无足；腹部分 10 节，各节生有稀疏长鬃 1～2 列，末节端部有 1 对肛柱。幼虫在鼠洞、地面、缝隙等处，以宿主脱落的皮屑、成虫粪便和粪便中未消化的血块为食；在适宜条件下，幼虫约经 2～3 周发育，蜕皮 2 次即变为成熟幼虫，体长可达 4～6 mm。成熟幼虫吐丝做茧，在茧内第三次蜕皮，然后化蛹。蛹长椭圆形，茧外黏附尘土或其他物质碎屑，有伪装作用；蛹期通常 1～2 周，长者可达 1 年。蚤的羽化需受刺激，如宿主到来的扰动和接触的压力、空气的震动、温度的上升等都可诱使成虫破茧而出，这就是为什么当人们进入长期无人居住的房屋时，会遭大量蚤侵袭。成虫羽化后即可交配、产卵。蚤的寿命约 1～2 年。

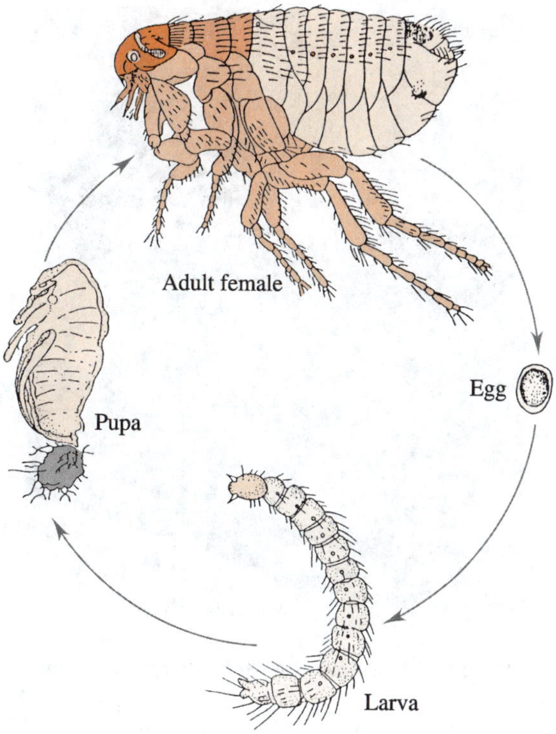

Fig. 20 - 22 Life cycle of a flea

生态和习性 Bionomics and Habits

雌蚤、雄蚤均吸血。成虫的生殖活动与吸血密切相关，一般每天需吸血数次，并常吸血过量，以致未经消化即随粪便排出，而成为幼虫的食物。蚤耐饥饿能力很强。大多数蚤经常更换宿主吸血，特别是当宿主死后尸体变冷，即离去另觅宿主。由于蚤善跳跃，可在宿主体表和窝巢内外自由活动。根据蚤对宿主的选择，可分为多宿主型、寡宿主型及单宿主型。多宿主型蚤类是传播疾病的重要媒介。

医学重要性 Medical importance

蚤对人的危害包括骚扰吸血、寄生和传播疾病三个方面。

1. 骚扰吸血　蚤被动物宿主（如家畜或鼠类）带入人的居室，或人在有蚤的场所活动，均可被蚤侵袭并叮刺吸血。人被蚤叮咬后，皮肤瘙痒、出现丘疹等，严重者影响休息或因抓搔而导致继发感染。

2. 皮下寄生　潜蚤属（*Tunga*）的雌蚤长期寄生于动物或人体皮下，引起潜蚤病（tungiasis）。该病分布于中、南美洲和热带非洲，发病严重地区的患者常以万计。当人赤脚行走时，穿皮潜蚤（*Tunga penetrans*）（Fig. 20 - 23）钻入皮下寄生。雌蚤吸血后身体胀大可达豌豆般大小。潜蚤可引起宿主剧烈痛痒、行走困难，伤口可发生继发性感染，还可引起破伤风，好发部位为足与手（Fig. 20 - 24）。

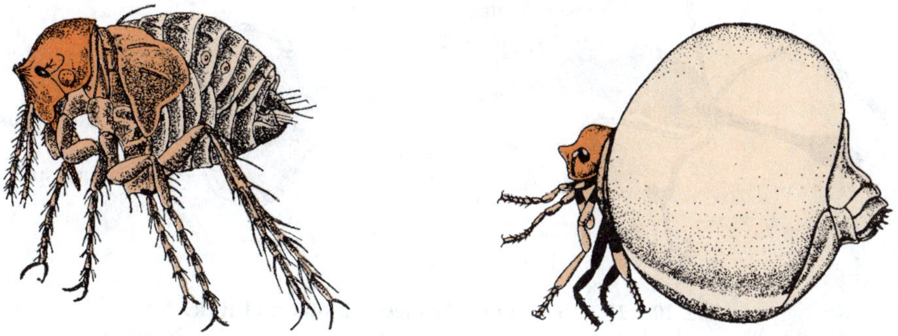

A. Unengorged female　　B. Engorged female

Fig. 20 - 23 *Tunga penetrans*, the chigoe

(From Marquardt WC, et al, 2000)

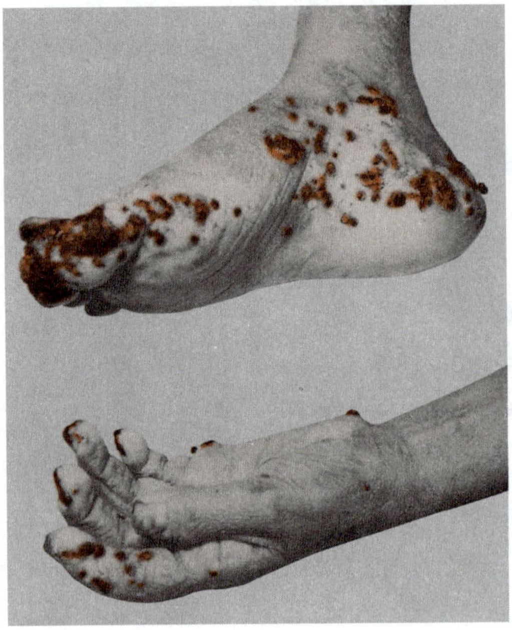

Fig. 20-24 Lesions caused by *Tunga penetrans*

3. 传播疾病

(1) 鼠疫（plague）：是由鼠疫耶尔森菌（*Yersinia pestis*）引起的烈性传染病。在我国其自然宿主有旱獭（*Marmota*）和黄鼠（*Citellus*），蚤是重要的传播媒介。当蚤吸入有病宿主血后，鼠疫耶尔森菌在蚤的前胃刺间增殖，形成菌栓，造成前胃堵塞；蚤再次吸血时，血液不能进入胃内，反而携带此菌回流宿主体内，宿主因此而感染（Fig. 20-25）。受染蚤由于饥饿、吸血频繁，因而更多地感染宿主（动物或人），传播甚快。鼠疫的主要传播媒介有致痒蚤（*Pulex irritans*）、印鼠客蚤（*Xenopsylla cheopis*）、方形黄鼠蚤（*Citellophillus tesquorum*）等。

(2) 鼠型斑疹伤寒（murine typhus）：又称地方性斑疹伤寒（endemic typhus），病原体为莫氏立克次体（*Rickettsia mooseri*）。当蚤吸血感染后，立克次体进入胃内，在胃和马氏管的上皮细胞内繁殖，细胞破裂后随蚤粪排出，病原体污染伤口而感染人。在适宜条件下，蚤粪内的立克次体可存活4～9年。

(3) 绦虫病：蚤可作为犬复孔绦虫、缩小膜壳绦虫和微小膜壳绦虫的中间宿主。人体感染是由于误食含有似囊尾蚴的蚤所致。

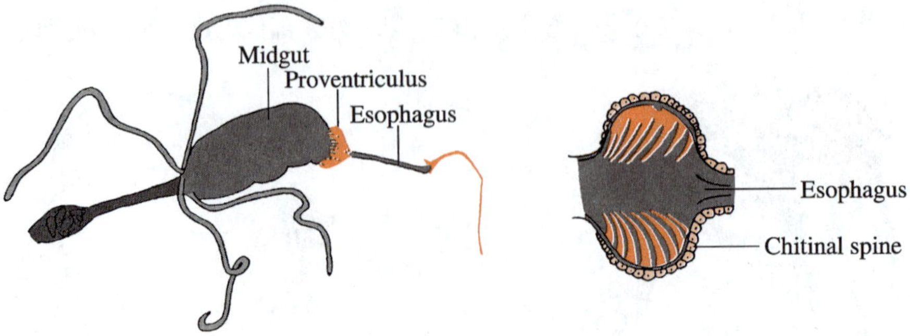

Fig. 20-25 Diagram of the digestive system of a flea

防制 Control

蚤的防制应以控制和消除孳生地为主，同时与防鼠、灭鼠相结合。搞好居室和畜圈卫生，保持干燥、清洁，光线要充足，堵塞鼠洞。室内地面可喷洒敌敌畏、美曲磷酯、杀螟松、马拉硫磷、溴氰菊酯等药物灭蚤。注意家畜及宠物的管理，畜体灭蚤可用5%二氯苯醚菊酯涂抹或0.5%二氯苯醚菊酯浸浴。

（李泽民）

第九节　虱
Lice

Learning guide

After studying this chapter the student should be able to answer the following questions.

1. Compare *Pthirus pubis* with *Pediculus humanus*.
2. What diseases of medical importance are associated with the lice?
3. Discuss infestations with the crab louse.

Key terms

louse; Anoplura; *Pediculus humanus*; *Pediculus humanus corporis*; *P. h. capitis*; *Pthirus pubis*; crab louse; epidemic typhus; louse-borne relapsing fever; trench fever.

虱属于虱目（Anoplura），是鸟类和哺乳动物的永久性体外寄生虫。寄生于人体的虱有两种，即人虱（*Pediculus humanus*）和耻阴虱（*Pthirus pubis*, crab louse or pubic louse）。人虱又分为两个亚种，即人头虱（*Pediculus humanus capitis*, head louse）和人体虱（*Pediculus humanus corporis*, body louse）。

形态 Morphology

人虱　灰白色，体狭长，雌虱约4.4mm，雄虱稍小。头部呈菱形，触角1对，分5节；复眼1对；口器为刺吸式。胸部3节融合，无翅。足3对，均粗壮（Fig. 20-26）。各足胫节远端有指状胫突，跗节仅1节，末端有一弯曲的爪，与胫节的指状胫突形成攫握器，可以紧紧抓握宿主的毛发或衣服上的纤维。腹部为长椭圆形，可见8节。雌虱腹部末端呈“W”形；雄虱腹后端钝圆，有一交合刺。

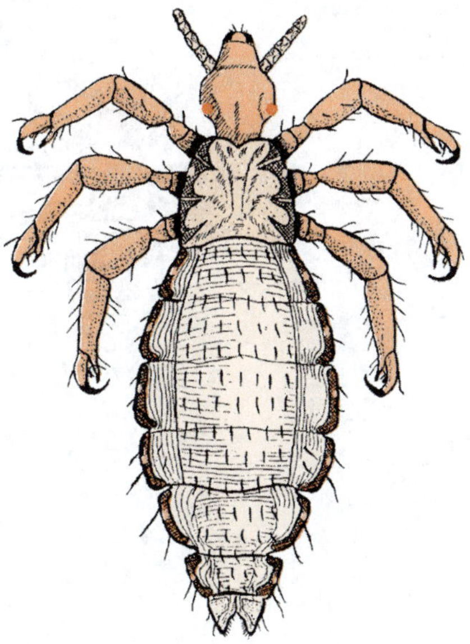

Fig. 20-26 ***Pediculus humanus*** **(female), dorsal view**

耻阴虱　灰白色，体形宽短似蟹（Fig. 20-27）。雌虱体长1.5～2.0mm，雄虱稍小。胸部宽短，足3对，前足细小，中、后足及爪均粗大。腹部宽短，前四节融合，第5～8节侧缘具锥状突起，上生刚毛。

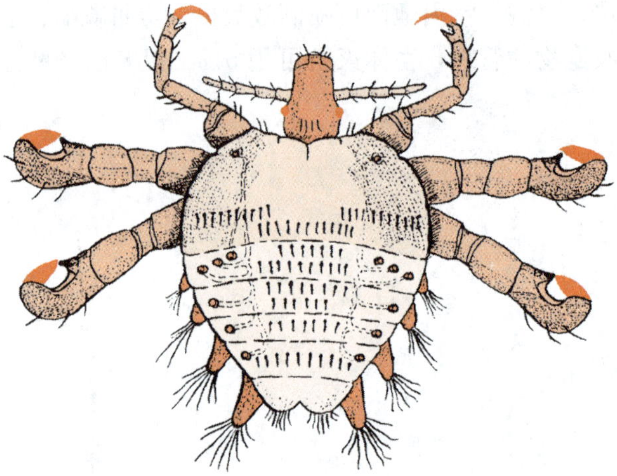

Fig. 20－27 *Pthirus pubis*, dorsal view showing large tarsal claws of mid-and hind-legs

生活史 Life cycle

虱的发育为不完全变态，分卵、若虫、成虫三期（Fig. 20－28）。虱卵俗称虮子，白色，椭圆形，有卵盖，大小约 0.8mm×0.3mm。雌虫产卵时分泌胶液，可牢固地粘着于毛发或衣物的纤维上。约 1 周若虫从卵盖处孵出。若虫形似成虫，较小，生殖器官未成熟，经 3 次蜕皮发育为成虫。人虱和耻阴虱由卵发育为成虫分别为 23～30 天和 34～41 天。成虫的寿命为 1 个月左右。

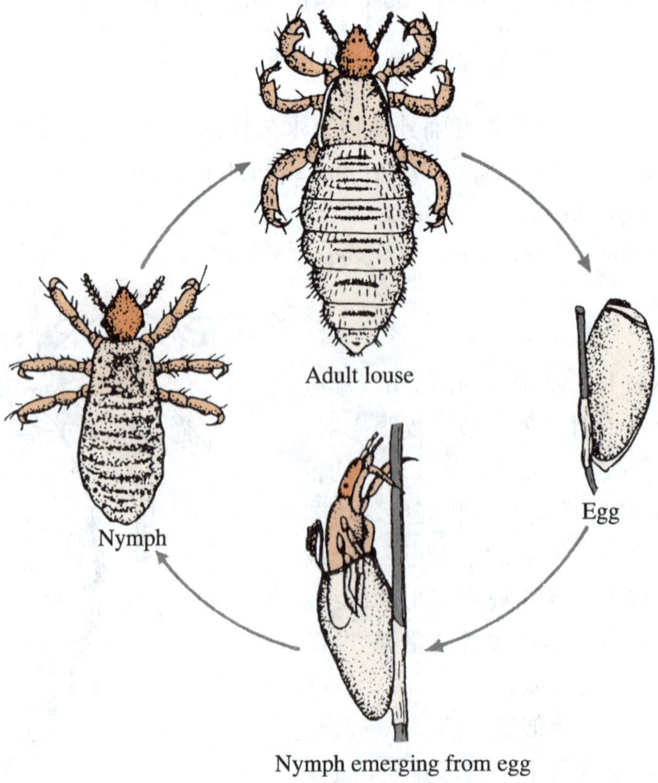

Fig. 20－28 Life cycle of a louse

生态和习性 Bionomics and habits

人头虱寄生于头部、耳后发根处较多。体虱多寄生于贴身衣物的缝隙、衣领和腰带处，耻阴虱主要寄生在阴毛、腋毛、肛毛上。卵产于并粘于衣物的纤维和毛发上。

虱的雌、雄虫及若虫均吸血，常边吸血边排粪。虱的耐饥力较差，未曾吸血的虱只能存活 2～10 天。虱对温、湿度很敏感，适宜的温度为 29～32℃，相对湿度为 76%。当人体温升高、出汗或死亡变冷时，虱会爬离，另找新宿主，这些习性对虱传播疾病有重要意义。

虱传播疾病的方式是直接和间接接触，如耻阴虱通过性生活或接触阴毛上的虱或卵沾染的卧具、便桶等感染，属性传播疾病。

医学重要性 Medical importance

虱除叮人吸血、可引起瘙痒，出现丘疹、斑疹，也可传播以下疾病。

1. 流行性斑疹伤寒（epidemic typhus） 是由普氏立克次体（*Rickettsia prowazekii*）引起的急性传染病，传播媒介主要是体虱。虱吸病人血后，立克次体侵入肠壁细胞并大量繁殖，约 5 日后肠壁细胞破裂，病原体随粪便排出，污染皮肤、伤口而感染人。虱体被压碎，立克次体亦可经伤口侵入人体。

2. 战壕热（trench fever） 又称五日热，病原为五日热巴尔通体（*Bartonella quintana*）。人体感染战壕热的方式同流行性斑疹伤寒，但巴尔通体只在虱的胃或肠上皮细胞表面繁殖。

3. 虱媒回归热（louse-borne relapsing fever） 为一种周期性发作的急性发热传染病，病原体是回归热疏螺旋体（*Borrelia recurrentis*）。患者血液中螺旋体被虱吸入 5～6 天后即穿过胃壁进入血腔，大量繁殖，不随粪便排出。人体感染是由于虱体被碾破，体液内的螺旋体经皮肤伤口侵入机体。

防制 Control

防虱 注意个人卫生，勤更衣、洗澡、换被褥、洗发。预防耻阴虱应洁身自好。

灭虱 衣物可用蒸汽或水煮沸，不耐高温的衣物可冷冻，也可药物喷洒。灭头虱可用 20%百部酒精浸剂、0.01%二氯苯醚菊酯等。对耻阴虱可将阴毛剃除或用药物杀灭。

第十节 臭虫
Bedbugs

Learning guide

After studying this chapter the student should be able to answer the following questions.

1. Compare *Cimex lectularius* with *C. hemipterus*.
2. Discuss the association of bed bug with the human-beings.

Key terms

bed bug; Hemiptera; Cimicidae; *Cimex lectularius*; *C. hemipterus*.

臭虫俗称壁虱，属半翅目（Hemiptera），臭虫科（Cimicidae）。人室内的臭虫有两种，即温带臭虫（*Cimex lectularius*）和热带臭虫（*C. hemipterus*）。两者形态及生活史均相似，前者分布广泛，后者仅分布于热带及亚热带。

形态 Morphology

成虫背腹扁平，椭圆形，红褐色，大小约 5mm×3mm。头部有复眼 1 对，触角 1 对；口器为刺吸式，平时弯向胸部腹面，藏于沟内，吸血时伸出。胸部 3 节，前胸大，其前缘有较深的凹陷，头部嵌在其内；中胸小，胸背面两侧有翅基 1 对；后胸背面大部分被翅基遮盖。足 3 对，各足跗节有 3 节，末端有爪 1 对。在中、后足基节间有新月形的臭腺孔。腹部 10 节，外观仅见 8 节。

两种臭虫形态很相似，主要区别在于温带臭虫前胸的前缘凹陷深，两侧向外延伸成翼状薄边；热带臭虫前胸的凹陷较浅，两侧缘不外延（Fig. 20－29）。

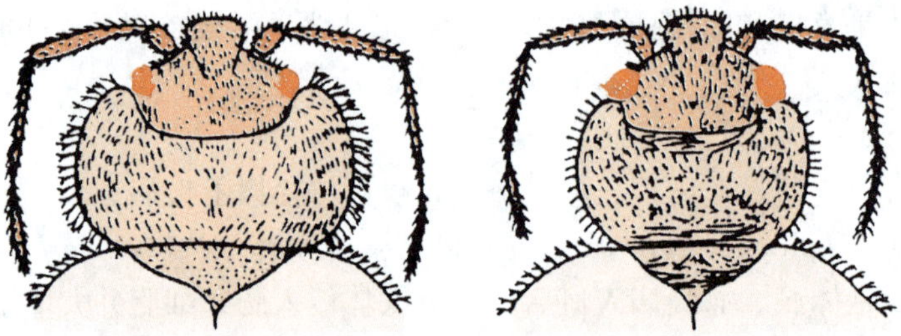

Fig. 20－29 Head and prothorax of bedbug

生活史 Life cycle

臭虫的发育为不完全变态（Fig. 20－30），生活史分卵、若虫、成虫三期。卵白色，椭圆形，前端有盖，偏于一侧。在 18～25℃时，约 1 周孵出若虫。若虫外形似成虫，体型较小，色浅，无翅基。若虫很活跃，能吸血，经 4 次蜕皮，约 5 周发育为成虫。由卵发育为成虫约需 6～8 周。成虫寿命约 1 年。

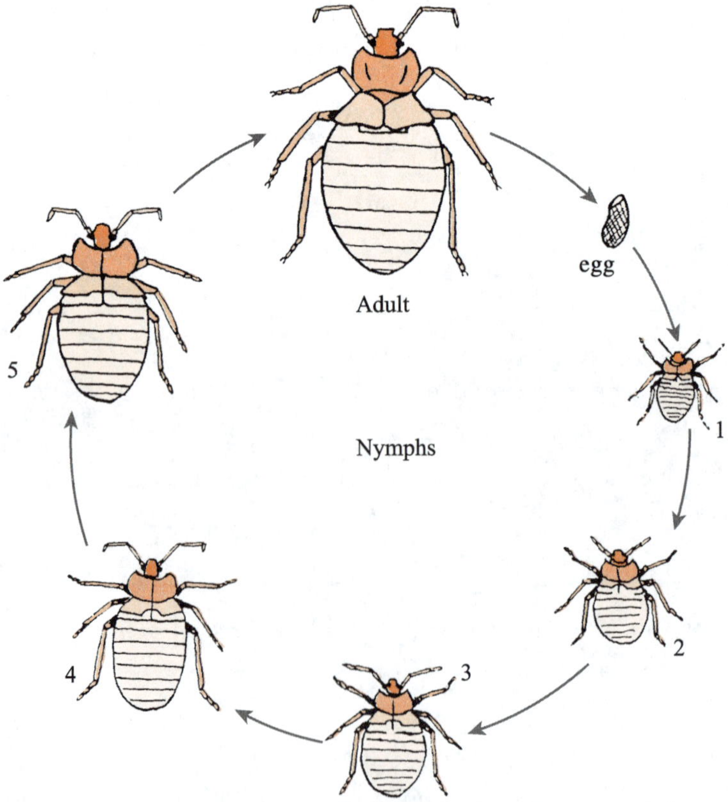

Fig. 20－30 Life cycle of bedbug

（From Service MW，2000）

生态和习性 Bionomics and habits

臭虫喜群居，怕光。雌、雄虫及若虫均吸血。臭虫嗜吸人血，饥饿时也吸鼠类、蝙蝠或家畜血。臭虫耐饥力很强，成虫通常为 6～7 个月，甚至 1 年，若虫的耐饥力 70 天以上。臭虫不耐高温，卵 45℃，成虫 44℃ 1 小时即死亡。温带臭虫分布遍及全国，热带臭虫局限于我国南方的热带与亚热带地区。

医学重要性 Medical importance

臭虫对人的危害主要是骚扰吸血，影响睡眠。臭虫叮刺时，将唾液注入人体，敏感的人常出现红肿，瘙痒难忍，严重时可导致贫血、神经过敏、失眠及身体虚弱。臭虫长期被疑为可传播疾病，虽然用实验方法可使臭虫感染多种病原体，但至今尚未证实在自然条件下臭虫可传播疾病。

控制 Control

灭臭虫要勤处理，对家具、地板、墙壁等处的缝隙可采用开水烫或用油灰封堵；也可喷洒常用的杀虫剂。搬迁或旅行时，应仔细检查，避免携带臭虫，引起播散。

（刘红丽）

第十一节 蜚蠊
Cockroaches

Learning guide

After studying this chapter the student should be able to answer the following questions.

1. Describe the chief morphological characteristics of the common cockroaches.
2. Describe the life cycle and the habits of the cockroaches.
3. What diseases of medical importance are associated with cockroaches?
4. Discuss the integrated control of cockroach.

Key terms

cockroach; *Blattela germanica*; *Periplaneta americana*.

蜚蠊俗称蟑螂，属蜚蠊目（Blattaria），蜚蠊科（Blattidae），是世界性卫生害虫，除传播疾病外，蜚蠊还损坏工业品和家庭用品。我国室内常见的蜚蠊有德国小蠊（*Blattella germanica*）、美洲大蠊（*Periplaneta americana*）、黑胸大蠊（*P. fuliginosa*）、日本大蠊（*P. japonica*）、澳洲大蠊（*P. australasiae*）、褐斑大蠊（*P. brunnea*）、东方蠊（*Blatta orientalis*）等。其中德国小蠊和美洲大蠊为全国性分布，而且密度高，危害大。

形态 Morphology

蜚蠊成虫呈长椭圆形，背腹扁平，颜色黄褐色至深褐色，体表具油亮光泽。蜚蠊的体长差异较大，因虫种而异，如德国小蠊长约 15mm，而美洲大蠊为室内最大的蜚蠊，体长可达 35mm。

头部　头部小，其大部分被前胸所覆盖；肾形复眼 1 对，较大；单眼 1 对，位于复眼上缘；触角 1 对，细长呈细丝状，分节很多，最多可达 150 节，是蜚蠊重要的感觉器官。口器为咀嚼式。

胸部　前胸发达，背板呈椭圆形或略呈圆形，有的种类上有斑纹；中胸和后胸较小，不能明显区分。前翅革质，后翅膜质；翅有长，有短，亦有无翅者；翅的有无、大小、形状和翅面上的斑纹是蜚蠊的分类依据之一。足3对，粗大多毛，强劲有力，善于疾走。

腹部　分10节，第6、7节背面有臭腺开口，末端有尾须1对。雄虫末端腹板生有腹刺1对，雌虫无腹刺，据此可区分雌雄。雌虫的最末腹板为分叶状，具有夹持卵荚的作用（Fig. 20-31）。

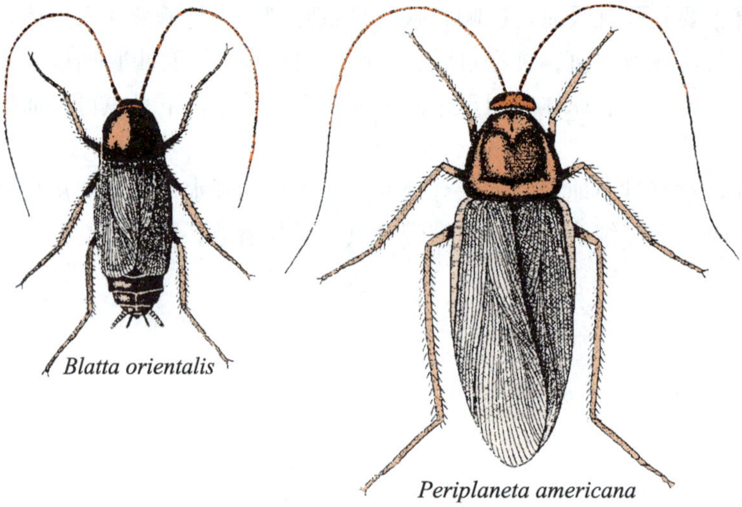

Fig. 20-31　Adult cockroaches

生活史 Life cycle

蜚蠊的发育为不全变态，生活史分卵、若虫和成虫三期（Fig. 20-32）。

雌虫产卵前先分泌一种物质，形成坚硬的、钱袋状、暗褐色卵鞘（卵荚），卵成对排列其内，每个卵荚内含卵16～48粒。刚产出的卵荚在雌虫腹部末端，然后分泌黏性物质使卵荚黏附于黑暗隐蔽

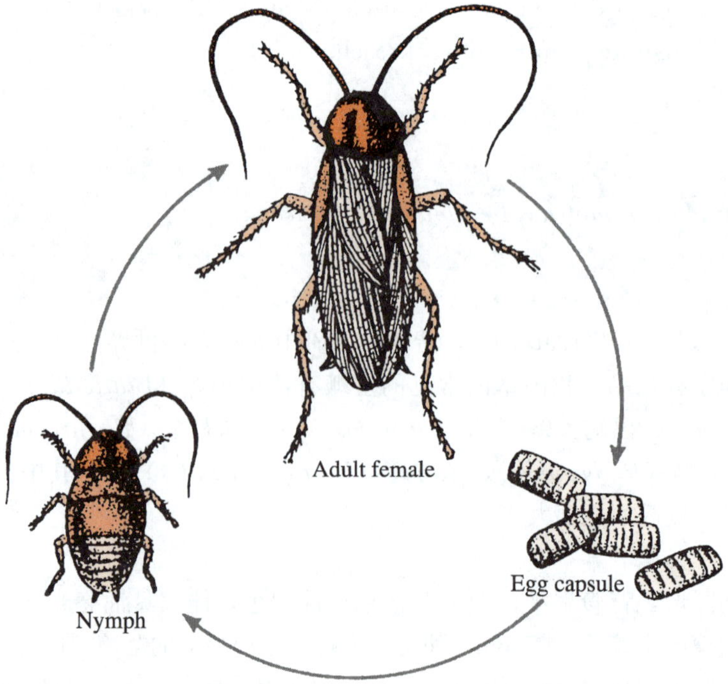

Fig. 20-32　Life cycle of a cockroach

处。卵荚的大小、形态及其内含的卵数为蜚蠊分类的重要依据。卵期约1个月。若虫体小，色淡，形似成虫，翅及性器官尚未发育，生活习性与成虫相似。若虫经5～7龄，每个龄期约为1个月，故全部生活史约需数月至1年。最后一龄的若虫蜕皮变为成虫，3～5天后即可交配，交配后约10天开始产卵。1只雌蠊一生可产卵荚数个或数十个不等。雌虫寿命6～12个月，雄虫寿命较短（Fig. 20 - 32）。

生态和习性 Bionomics and Habits

蜚蠊为杂食性昆虫，以人和动物的各种食物、排泄物和分泌物以及垃圾为食，尤其喜食含糖和淀粉类食品，水对蜚蠊的生存比食物更为重要，无食物而有水的条件下，它的存活时间比无食物、无水的长，4龄若虫对水的需求更甚，故多出入于厨房、餐厅、下水道、厕所等处。蜚蠊的耐饥力较强，德国小蠊在无食、无水的情况下仍可存活1周。蜚蠊除吃食物外，还有啃咬非食物性物质的习性，如尼龙丝、纤维板、电线等。蜚蠊有蚕食同类现象。

蜚蠊喜群居，白天通常隐藏在靠近食物、水分的温暖、黑暗处，夜间四处活动，一般自晚7时开始，9时至午夜2时为其活动高峰，天亮后即隐伏。蜚蠊活动最适宜的温度为20～30℃，低于15℃时大多不活动或微动，高于37℃时呈兴奋状态，超过40℃趋于死亡。蜚蠊感觉灵敏，稍有惊扰就迅速逃遁。蜚蠊的活动主要靠足疾走，有的虽然有翅，但飞行能力甚差，飞行范围一般限于室内。蜚蠊能分泌一种具有特殊臭味的棕黄色油状物质，是其驱避敌害的一种天然防御功能，因此它所寄居的地方和吃过的食物，都留下一种称为“蟑螂臭（roachy odor）”的气味。

蜚蠊的季节消长受温度影响较大，因地而异，温带地区3月下旬开始出现，7～9月达高峰，12月蛰伏不出。但在冬季，如室内温暖，可照常活动。蜚蠊的卵、若虫和成虫均可在黑暗、无风的场所越冬，以卵越冬者为多。

蜚蠊还有群居的习性，在杂物堆积的隐蔽场所，常可发现成群虫体。

医学重要性 Medical importance

蜚蠊传播病原体的方式与蝇类相似，为机械性传播，主要是通过污染食物和食具等传播病原体。蜚蠊体外可携带微生物、寄生虫卵和原虫包囊。已有携带痢疾志贺菌，沙门菌、铜绿假单胞菌、变形杆菌、蛔虫卵、蛲虫卵以及蓝氏贾第鞭毛虫包囊的报告。

蜚蠊也可作为美丽筒线虫、东方筒线虫、念珠棘头虫和缩小膜壳绦虫的中间宿主。此外，蜚蠊的体液和粪便以及蜚蠊尸体粉末均可作为过敏原引起变态反应。

防制 Control

搞好室内外环境卫生，妥善保藏食品、防止食品污染，及时消除垃圾，消除蜚蠊的栖息和孳生场所，这是防制蜚蠊的治本措施。彻底清除孔、洞、缝中蜚蠊的卵荚，对清出的卵荚予以焚烧或烫杀，在清除卵荚之后应将室内的孔、洞、缝隙用水泥堵死。在蜚蠊经常活动的场所可用诱捕、粘捕的方法进行捕杀。常用的杀虫剂有二氯苯醚菊酯、氯氰菊酯、美曲膦酯、敌敌畏、杀螟松等。

（高兴政）

Summary

1. The Insecta is the largest and undoubtedly the most important of all the classes of the Arthropoda. Adult insects possess the following characteristics:

(1) The body is divided into three regions: head, thorax and abdomen.

(2) The head carries one pair of antennae.

(3) The thorax carries three pairs of walking legs.

2. The life cycle of insects involves a stepwise growth pattern determined by periodic molting. Metamorphosis in varying degrees accompanies molting. When metamorphosis is absent or

gradual, the cycle consists of eggs, nymph and adult; when complete, the cycle consists of egg, larva, pupa, and adult. The larval and nymphal stages may be divided into instars by successive molts.

3. Mosquitoes (family Culicidae) are important to humans because they suck blood, but also they transmit a great number of pathogens. Three genera are of major medical importance, *Anopheles*, *Aedes*, and *Culex*. Mosquitoes can be differentiated from any mosquito-like insect by the nature of the vein pattern on the wings. The long proboscis and the scales on the veins of the wings further help to identify mosquitoes. Male mosquitoes characteristically have bushy antennae, whereas those of the females are plain. The proboscis consists of the fleshy mouth part known as the labium, which contains the structures adopted for piercing and sucking. The stylets, enclosed by the labium, contain one channel for the injection of saliva and the other for sucking. Only female mosquitoes can suck blood, since the males have shortened mouth parts adopted for feeding on plant juices. The life cycle of the mosquito consists of the adult, egg, larva (wiggler), and pupa (tumbler) . Members of the genus *Anopheles* are vectors of malaria throughout the world. Several genera of mosquitoes transmit filariae (*Wuchereria bancrofti* and *Brugia malayi*) in the tropics. Mosquitoes also transmit several important viral diseases, such as Japanese B encephalitis, dengue fever and yellow fever. To control mosquito-borne diseases, an integrated approach (chemical, environmental, and biologic measures) is used. The exact methods employed must be appropriate for the specific vector involved.

4. The flies (order Diptera) are insects with complete metamorphosis characterized by a single pair of wings in the adult stage. Several groups of flies are of medical importance. The stable flies, *Stomoxys calcitrans* (family Muscidae), are close relatives of the common house fly but differ in having a rigid proboscis that is used for taking blood meals. These flies have a worldwide distribution. Their importance lies in their irritating bites. Tsetses (family Glossinidae) are medium-sized hematophagous flies found only in Africa. Several species of *Glossina* serve as vectors of the human and animal trypanosomiasis.

Myiasis is the term applied to the disease produced by fly larvae, or maggots, that live parasitically in human tissues. Clinically, myiasis may be classified according to the part of the body involved. Thus, we speak of ophthalmic, cutaneous, gastrointestinal, urinogenital, oral, auricular and nasopharyngeal myiasis. Most of the myiasis-producing flies are in the contaminating group. When the species involved normally feed on decaying vegetable and animal matter, such as garbage, manure, and dead animals, the condition is known as accidental myiasis. A number of families, which include the bluebottle and the greenbottle flies, flesh flies, house flies, and their relatives, are in this category. Contaminated food or water is the usual source of infestation. Cutaneous myiasis produced by the genera *Hypoderma*, *Lucilia*, *Chrysomyia* and *Wohlfahrtia* occur in cattle raising areas. In tropical America, the human bot, *Dermatobia hominis*, infests man and domestic animals. Ocular myiasis involving the sheep bot (*Oestrus*), rodent bot (*Cuterebra*) and others is occasionally reported.

5. Sand flies (family Psychodidae) are small, hairy, hematophagous gnats with a worldwide distribution in tropical and temperate areas. They are the important vectors (*Phlebotomus* spp. in the Eastern Hemisphere, *Lutzomyia* spp. in the Western Hemisphere) of the leishmaniasis.

6. Biting midges (family Ceratopogonidae) are very small, Only females feed on blood. Ceratopogonids breed in a wide variety of situations. Larvae are aquatic or subaquatic or develop in moist soil, tree holes, decaying vegetation, and cattle dung. Some species breed readily in salt-or brackish water, notably mangrove swamps and saltmarshes. The life cycle is completed in between two and three months. When the midge thorn sucks the person blood, it is possible to cause dermatitis, red spot, the papula, swelling, at the punctures spot bitten . the allergic shock will be caused when it is serious.

7. Black flies (family Simuliidae) can be found worldwide. Females of most species feed on blood as well as nectar, but males feed only on plant juices. A female produces 150 to 500 eggs equally, in some species the female lands at the water's edge, crawls down a rock or plant to deposit the eggs underwater, and then crawls back out of the water and flies away. The larva's head hangs downstream and, with the fanlike projections around the mouth, filters protozoa, algae, and other small organisms and organic detritus from the passing water. They are the important vectors (*Simulium subvariegatum*、*Prosimulium hirtipes*) of the onchocerciasis. Black fly fever, a combination of nausea, headache, fever, and swollen limbs, occurs in particularly sensitive persons.

8. Tabanid flies (family Tabanidae) are mainly animal pests, but many species attack humans and also inflict painful bites. Only the females are bloodsuckers. Most of them are large and beautifully colored. Since they pass from one host to another while feeding, the soiled proboscis is a potential mechanical transmitter of various blood diseases. *Chrysops* is a vector for tularemia and also the intermediate host of the filarial worm *Loa loa*.

9. Fleas (order Siphonaptera) are small, wingless insects with complete metamorphosis. Several common fleas (*Ctenocephalides* on cats and dogs, *Pulex*, *Nosopsyllus*, and *Xenopsylla* on rats) occasionally feed on man, producing irritation. The most important diseases transmitted by fleas are plague (bacterial) and murine typhus (rickettsial), both zoonotic. Urban plague is associated with domestic rats and *Xenopsylla cheopis* is the primary vector. Sylvatic or campestral plague is enzootic in wild rodents, and fleas (e. g. , *Diamanus*) transmit it to man. Murine typhus is associated with domestic rodents and is transmitted by *Xenopsylla cheopis*. The chigoe, *Tunga penetrans*, of the American and African tropics penetrates and produces persistent lesions in the skin.

10. The sucking lice (order Anoplura) that infest man include the head louse, the body louse (*Pediculus humanus capitis* and *P. h. corporis*, respectively), and the crab louse (*Pthirus pubis*) . Pediculosis is common throughout the world. Only body lice transmit disease agents, the most important of which is epidemic typhus.

11. The true bugs (order Hemiptera) include the bedbugs (*Cimex* spp.) and the kissing-bugs (triatomine bugs) . Bedbugs are wingless, flat, and are closely associated with man worldwide; although their bites are irritating, they do not transmit disease agents. The kissing-bugs serve as vectors for *Trypanosoma cruzi* (Chagas' disease) in the Western Hemisphere.

12. The cockroaches (order Blattaria) are swift running omnivorous insects with legs of approximately equal length. They are the household pests. They have primitive mouthparts adapted for chewing. Cockroaches leave a persistent "roachy" odor substance from gland secretions

that spoils all food with which it comes in contact. Their importance lies only in the possible mechanical transmission of disease agents. They have filthy habits, feeding on man's food and defecating in their wake. A great varieties of bacteria pass through their alimentary tract. *Entamoeba histolytica* cysts have been recovered in a viable state from their excrement. In addition to being potential mechanical vectors of disease agents, they can also serve as the intermediate host for *Hymenolepis diminuta* and one of the spiny-headed worms occasionally parasitic in humans.

（李泽民）

第五篇　医学寄生虫学实验技术
Laboratory Techniques in Medical Parasitology

第二十一章　病原学诊断方法
Etiological Diagnostic Methods

Learning guide

After studying this chapter the student should be able to answer the following questions.

1. Describe the major considerations in the collection and handling of specimens for identification of the intestinal, the blood and the tissue parasites.

2. Describe the general procedure for performing the blood films, direct wet mount, concentration procedures, and permanent stained smears.

3. List the stages of parasites found with each of the following preparations: blood film, direct wet mount, concentration, and permanent stained smear.

Key terms

methods of examination; collection of specimen; examination of faeces; concentration methods; Koto thick-smear technique; cellulose tape method; Stoll egg-counting technique; examination of urine; examination of sputum; examination of biopsy material; examination of blood; blood concentration methods; examination of duodenal sample; culture methods; animal inoculation.

第一节　粪便检查
Examination of Faeces

寄生虫感染与寄生虫病诊断最常用的、最主要的检查方法是粪便检查。粪便的性状和稠度很重要，肠道原虫的滋养体通常在稀便或软便中发现，在成形粪便中罕见，一般在成形粪便中才可见包囊(Fig. 21－1)，虽然蠕虫卵在稀便或软便中均可见，但因稀便稀释以致不易找到蠕虫卵。

单一粪检方法常不满意，因为没有任何一种方法既能发现原虫的滋养体、又能检出包囊，还可检出蠕虫卵，因此两种或多种方法联合使用，可获得准确的结果。

一、新鲜粪便检查寄生虫的程序 Procedures for detecting parasites in fresh faeces

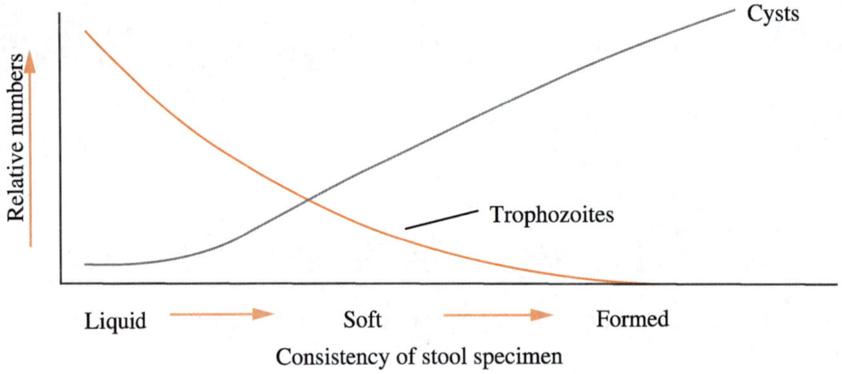

Fig. 21 - 1 Relationship of stool consistency to protozoan stage

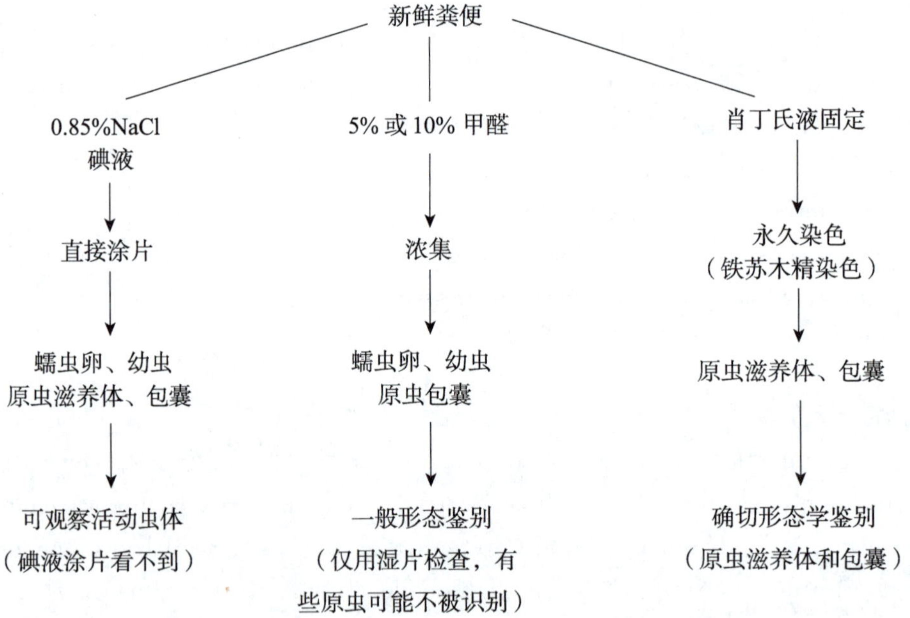

二、粪便标本的收集 Collection of faeces

1. 粪便应收集在广口、清洁、干燥、具有密封盖的容器内，必要时使用消毒容器。

2. 收集足够量的粪便。因为许多肠道寄生虫排卵或包囊不规律，因此，在 10 天内应采集 3 份标本（间隔 1～2 天），三份标本可混合检查，其阳性率与分别检查每份粪便结果一致，省时、省力。

3. 粪便标本不应被尿液、土壤或水污染。

4. 粪便标本应尽快送检，粪便要新鲜（特别是检查阿米巴或鞭毛虫滋养体）。稀便、软便和成形粪便分别需在 30 分钟、1 小时和 24 小时内检查，如果在短时间不能检查，粪便应保存待检。

5. 观察粪便的性状和颜色，收集有血液、黏液或脓液部分粪便。

6. 在盛粪便的容器上应记录患者姓名、粪便收集的日期和时间。

三、粪便的保存 Preservation of faeces

如果粪便标本不能立即送检，按保存剂与粪便 1∶3 比例保存粪便，这有助于保持原虫的形态，防止蠕虫卵和幼虫的进一步发育，但保存剂可杀死滋养体，故不适于观察活动滋养体。(Table 21-1)

Table 21-1 Preservatives Commonly Used for Faecal Samples

Preservative	Laboratory Examination Method	Organism Stages Preserved
Polyvinyl alcohol (PVA)	Permanently stained smear	Protozoan cysts and trophozoites
5% or 10% Formalin	Formalin-ethyl acetate (FEA) concentration (either sedimentation or floatation) or direct wet mount	Helminth eggs and larvae Protozoan cysts and oocysts
Sodium acetate-acetic acid-formalin (SAF)	Permanently stained smears or concentration	Permanent stain: Protozoan cysts and trophozoites Concentration: Helminth eggs and larvae, protozoan cysts
* Merthiolate-iodine-formalin (MIF)	Concentration or direct wet mount	Helminth eggs and larvae, Protozoan trophozoites and cysts

* MIF is not routinely used for permanently stained smears.

Polyvinyl alcohol (PVA) 聚乙烯醇

95% ethyl alcohol ······ 62.5ml
Saturated aqueous solution of mercuric chloride ······ 125ml
Glacial acetic acid ······ 10ml
Glycerin ······ 3ml
PVA powder ······ 10g

Merthiolate-iodine-formalin (MIF) solution 汞碘醛溶液
Stock solution I
Distilled water ······ 250ml
Thimerosal ······ 200ml
Formaldehyde ······ 25ml
Glycerin ······ 5ml
Stock solution II
Lugol's iodine solution

使用前取溶液 I 2.35ml 和溶液 II 0.15ml 立即混合，在此混合液中寄生虫可保存 1 年以上。

四、检查方法 Methods of Examination

(一) 直接涂片法 Direct wet film

1. 生理盐水直接涂片法 Direct faecal examination in saline

生理盐水涂片法主要用于检查原虫滋养体和包囊、蠕虫虫卵或幼虫，对观察溶组织内阿米巴、蓝氏贾第鞭毛虫和结肠小袋纤毛虫的活滋养体特别有用。也用于痰、尿、阴道拭子、十二指肠抽出物、脓肿、组织活检和乙状结肠镜检查。

在清洁的载玻片上滴一滴生理盐水，取少许粪便（2mg）与之混合，涂成均匀粪膜，除去大块粪渣，加盖片，避免空泡出现和液体溢出。粪膜不应太厚，以能见粪膜下报纸上的字迹为准。

2. 碘液涂片法 Iodine stain

碘液涂片法用于研究阿米巴和其他原虫包囊的结构，而滋养体在碘液中变形，甚至死亡，不易鉴别。碘染溶组织内阿米巴包囊细胞核不着色且具有反光性、细胞质黄色、糖原泡棕色和拟染色体不着色。

Lugol's iodine solution	卢戈碘液
Potassium iodide ······	10g
Distilled water ······	100ml
Iodine crystals ······	5g

碘液涂片除用碘液代替生理盐水外，其他操作方法及注意事项均与生理盐水直接涂片法相同。

MIF 贮存液保存在棕色玻璃瓶中，使用时将 2.35ml MIF 贮存液和 0.15ml 卢戈碘溶液混合，约加 0.25 克粪便搅匀，立即检查或贮存在带塞的瓶内，数月不影响染色效果。在固定剂中大部分原虫和蠕虫卵位于粪便沉淀上层，检查时取一滴上清液和粪便混合液，滴在载玻片上，加盖片检查即可。

（二）浓集法 Concentration techniques

粪便中含少量包囊和虫卵，在直接涂片中发现困难，常用浮聚法和沉淀法检查。

1. 浮聚法

浮聚法是用比蠕虫卵和原虫包囊比重大的液体漂浮寄生虫的方法。但是，一些蠕虫卵（有盖的和较重的虫卵）使用浮聚法不能充分漂浮浓缩，建议使用沉淀法检查。

（1）改良硫酸锌漂浮法 modified Zinc-Sulfate Floatation：操作方法见 Fig. 21－2，3。

Zinc sulfate solution	硫酸锌溶液
Zinc sulfate，USP ······	330g
Distilled water ······	to make 1L
硫酸锌溶液比重为 1.180，应经常核对此溶液比重。	
当检查福尔马林固定的粪便时，此溶液比重应调至 1.20。	

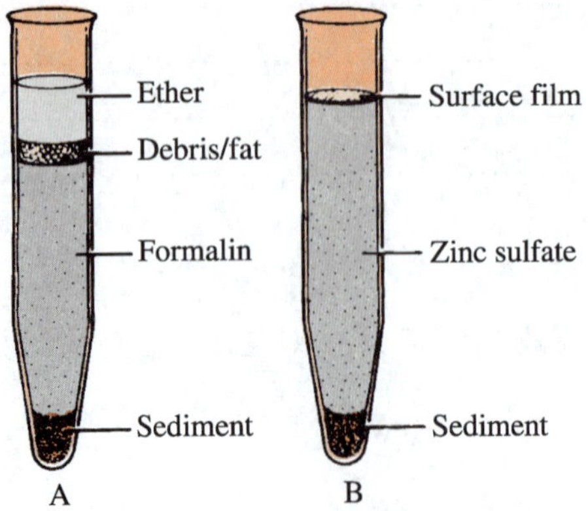

Fig. 21－2 Faecal concentration procedures：various layers seen in tubes after centrifugation.

A. Formalin-ether（or ethyl acetate）

B. Zinc sulfate（the surface film should be within 2－3min of the tube rim）

（From Garcia LS，1997）

1）1ml 粪便悬浮液加 10～15 倍体积的生理盐水；

2）经 2 层湿纱布过滤至小试管中，加水至距管口约 1cm 处；

3）离心（500×g）10 分钟，打碎液面上的漂浮物，弃去上清液；

4）加 2～3ml 生理盐水，摇动或轻打试管，重新悬浮沉淀，再加生理盐水距管口 1cm，离心同前；

5）弃去上清液，加 2～3ml 硫酸锌溶液重新悬浮，再加硫酸锌溶液距管口 0.5cm 处；

6）离心（500×g）10 分钟；

7）用金属环取表面粪液置于载玻片上，如检查包囊，加碘液一滴，加盖片，显微镜检查。

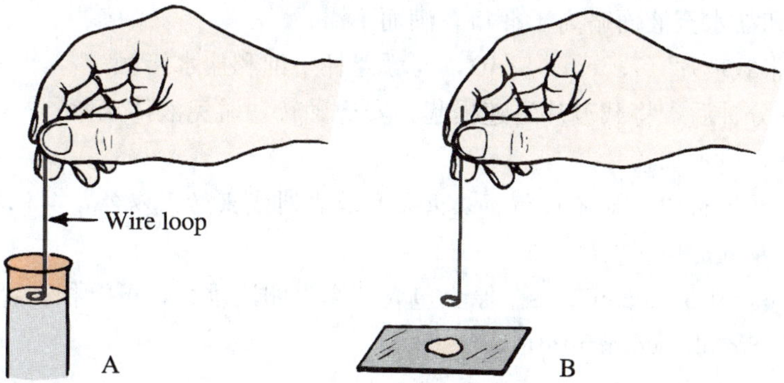

Fig. 21－3　Method used to remove the surface film in the zinc sulfate floatation concentration proceduce

A. A wire loop is gently placed on (not under) surface film.

B. The loop is then placed on a glass slide.

(From Garcia LS, 1997)

注意：

1）用金属环吊取粪液时，应轻轻接触液面，切勿搅动；

2）离心后应立即显微镜检查，否则包囊或虫卵会变形，影响观察效果。

（2）改良蔗糖浮聚法 currrent's modification of Sheather's sugar floatation for *Cryptosporidium* 适于检查隐孢子虫卵囊。

Sheather's sugar solution	饱和蔗糖溶液
Sucrose …………	500g
Tap water …………	320ml
Phenol …………	6.5ml
煮沸蔗糖溶液，至完全溶解，仔细加石炭酸并搅动，室温冷却，溶液应为无色。	

操作方法

1）在离心管加 1～2ml 粪便混悬液；

2）加饱和蔗糖溶液至离心管 3/4 处；

3）用棉棍搅动；

4）加饱和蔗糖溶液距管口 1～2cm 处。离心（300×g）5～10 分钟；

5）用金属环吊取液面粪便（应立即取标本检查，否则卵囊脱水、变形），置载玻片上；

6）加盖片，用相差显微镜观察。隐孢子虫卵囊圆形，直径 4～6μm，囊内可清楚看到月牙形子孢子。

(3) 饱和盐水浮聚法 Saturated salt floatation technique

操作方法

1) 约 1g 粪便放进容量为 15～20ml 漂浮杯中（平底，垂直边，直径<3.7cm）；

2) 加几滴饱和盐水溶液（比重 1.20）；

3) 用玻璃棒搅动、调匀；

4) 加饱和盐水接近杯口，并充分搅动；

5) 除去漂浮在液面上的大块杂质；

6) 漂浮杯水平位放在稳妥处；

7) 缓慢滴加饱和盐水至液面略高于杯口，满而不溢；

8) 杯口上放一张载玻片（7.5cm×5cm），与漂浮杯中饱和盐水接触；

9) 静置 20～30 分钟后，将载玻片迅速提起，安稳翻转，避免液体滴落；

10) 显微镜检查，可不加盖片。

注意：除了未受精蛔虫卵、带绦虫卵、吸虫卵和粪类圆线虫幼虫以外，其他蠕虫卵均适用此法检查。操作中注意掌握静置时间。

2. 沉淀法 Sedimentation techniques 原虫包囊和蠕虫卵比重大，可沉积在容器底部，检出率高。

(1) 简单沉淀法 Simple sedimentation

操作方法

1) 足够量粪便与 10～12 倍体积的自来水充分混匀，用金属筛或 2～3 层湿纱布过滤，粪液在量杯中沉淀 1～2 小时；

2) 弃上清，再用自来水重新悬浮沉淀，再次沉淀，重复上述过程数次，直到上层液清晰为止；

3) 弃去上清液，检查底部沉淀。

注意：此方法用于检查各种虫卵，但不适于检查原虫包囊。注意掌握沉淀时间。

(2) 醛醚沉淀法 Formalin-ether sedimentation

操作方法（Fig. 21-2）

1) 1～2g 粪便与 10ml 水充分混匀，经 2 层纱布过滤；

2) 过滤的粪液，离心（500×g）10 分钟；

3) 弃去上清液；

4) 加 10ml 生理盐水，悬浮沉淀；

5) 再离心，弃去上清液；

6) 沉淀重新悬浮在 7ml 10%formalin saline 中

7) 静置 10 分钟以上（固定寄生虫）；

8) 加 3ml 乙醚，塞紧管口，充分摇匀；

9) 取下管口塞，离心（500×g）10 分钟；

10) 试管直立静置，可见 4 层，顶层为乙醚，第二层为杂质，第三层为甲醛透明层，第四层为沉淀层。用玻璃棒沿管壁分离杂质，倾去上三层液体，留少量甲醛，悬浮下层沉淀；

11) 将沉淀悬浮液置于清洁载玻片上显微镜检查，查包囊时滴加碘液。

注意：加甲醛为固定、保存虫卵和包囊，乙醚溶解粪便中油脂，并可除去粪臭。所有试剂配制最好用蒸馏水。

（三）改良抗酸染色 Modified acid-fast stain

此法用于检查和鉴别隐孢子虫、圆孢子虫和等孢球虫。

Kinynun's carbol-fuchsin	石炭酸复红染液
Basic fuchsin	4g
Phenol crystals	8g
Ethyl alcohol，95%	20ml
Distilled water	100ml
在乙醇中溶解复红，慢慢加 100ml 蒸馏水，混合后加液态酚。	

操作方法

1. 在载玻片上涂粪便薄涂片；
2. 加热（70℃）固定 10 分钟后，滴加石炭酸复红染液；
3. 加热标本片，直到石炭酸复红染液冒水气。加热期间注意防止染液干燥；
4. 染色 9 分钟后用自来水冲洗；
5. 用 10%硫酸分色 30 秒后，用自来水冲洗；
6. 背景用 0.3%亚甲基蓝染色 1 分钟；
7. 再用自来水冲洗、干燥，油镜观察。

注意：隐孢子虫卵囊染成红色，背景为蓝色。

（四）司徒尔虫卵计数法 Stoll egg-counting technique

操作方法

1. 在 Stoll 烧瓶中加入 0.1mol/L NaOH 至 56ml 刻度线；
2. 加入新鲜粪便，使液面达到 60ml 刻度线，粪便量约为 4g；
3. 加入一些玻璃珠，充分振荡瓶中粪便混悬液（若粪便太硬，振荡前可将其放入冰箱中过夜，有助粉碎粪便）；
4. 用刻度吸管，立即取 0.15ml 混悬液，置载玻片上；
5. 加盖片（或不加盖片）；
6. 在低倍镜下计算载玻片上的所有虫卵（从盖片下逸出的虫卵也应计算在内）；
7. 虫卵数×100 即为每克粪便虫卵数，乘粪便总重量即为 24 小时粪便虫卵总数；
8. 由于粪便的性状明显地影响估算结果，因此不成形粪便的虫卵数应乘以粪便性状系数，即半成形便× 1.5，软便× 2，粥状便× 3，水泻便× 4。

（五）改良加藤法 Modified Kato thick-smear technique

操作方法

1. 将尼龙绢覆盖在粪便标本上，用刮片从尼龙绢上刮取粪便；
2. 把定量板置于载玻片上，将刮片上的粪便填满模孔，刮除多余粪便，掀起定量板；
3. 在粪膜上覆盖经透明液浸泡（至少浸泡 24 小时）的玻璃纸，用另一载玻片将粪便压平。
4. 放置 1～2 小时后，粪膜透明即可显微镜检查。

Glycerin-malachite green solution	甘油-孔雀绿溶液（透明液）
Pure glycerin	100ml
Distilled water	100ml
3% Malachite green	1ml

注意：掌握粪膜厚度、透明时间和温度。如粪膜厚、透明时间短，难以发现虫卵；若透明时间过长，虫卵变形，不易辨认，特别是钩虫卵和血吸虫卵。

(六) 血吸虫毛蚴孵育法 Schistosomal hatching test

用约 10 倍体积水稀释含活血吸虫卵的粪便，卵在几小时内即可孵化，毛蚴逸出。

操作方法

1. 40～50g 新鲜粪便在 50～100ml 生理盐水中振荡均匀，然后用两层纱布过滤；
2. 自然沉淀 1 小时，弃去上清液，再悬浮在生理盐水中，此过程重复至少两次；
3. 弃去生理盐水，换蒸馏水或无氯水，将粪便悬浮液倒入锥形瓶或侧臂孵育瓶（Fig. 21－4），至瓶口下 1cm 处；
4. 在柔和灯光照射下，光源距离侧臂孵育瓶的侧臂或锥形瓶中液面顶层不能太近，过热可杀死毛蚴，室温孵育几小时。
5. 用肉眼或放大镜检查，以发现活动的毛蚴。

注意：

1. 观察时，对着光源，并衬以黑色背景；
2. 眼齐瓶口观察；
3. 注意与水中非毛蚴物区别。

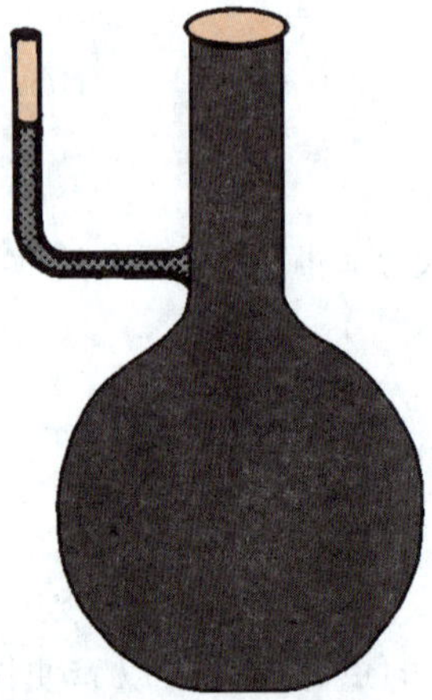

Fig. 21－4 Sidearm hatching flask used to recover miracidia from viable schistosome egg

(From Garcia LS, 1997)

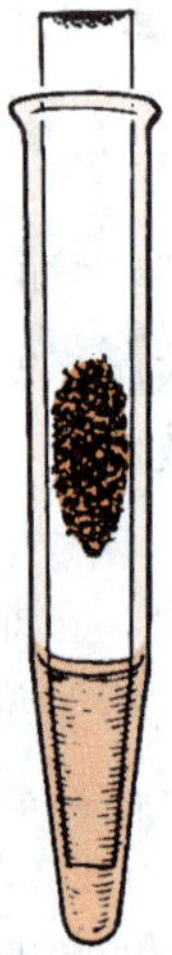

Fig. 21－5 Culture method for the recovery of larval stage of hookworm

(七) 钩蚴培养法 Culture method for hookworm larvae

钩虫卵在适宜条件下孵出幼虫，其检出率比粪便涂片高 7.2 倍。

操作方法（Fig. 21－5）

1. 将滤纸剪成略宽并长于试管的滤纸条；
2. 取 0.5g 待检粪便，涂于纸条中段；
3. 将滤纸条插入试管；
4. 沿管壁加水，使滤纸条下端浸在水中，以粪便不接触水面为宜。25～30℃培养 5～6 天；
5. 用肉眼或放大镜观察试管底部水中钩蚴，或取沉淀检查。

注意：在培养过程中注意补充试管内蒸发的水分，始终保持滤纸下端与管底水接触，以保持滤纸的湿度。

(八) 肠道蠕虫特殊的检查方法 Special methods for intestinal helminths

1. 扁形动物 Platyhelminths

带绦虫检查法

用自来水洗涤带绦虫孕节，置于两张载玻片之间，在载玻片两侧用橡皮带系紧，压平节片，在低倍镜或立体显微镜观察子宫分支。

孕节子宫分支为种的鉴别特征，用碳素墨汁或卡红注射有利观察。从节片后端正中或生殖孔缓慢注入碳素墨汁，充满碳素墨汁的子宫变黑，容易计数。最好用新鲜节片，甲醛固定的节片有时也可成功。

2. 线形动物 Nematodes

一般来说在粪便中的线虫容易识别，如果线虫活着，应用 70%热乙醇固定，置于装有 10%甘油（用 70%乙醇配制）的培养皿中，几天后将线虫放在载玻片上，滴加甘油并加盖片，显微镜检查。

透明胶纸法 Cellulose tape method

通常在肛周和会阴部皮肤检查蠕形住肠线虫卵和肥胖带绦虫卵。

将透明胶纸剪成与载玻片等长的纸条，粘贴在载玻片上。在载玻片一端留出贴标签纸的位置，记录被检者姓名、检查日期等。

检查时将胶纸取下，胶面向外包在载玻片两面，粘贴肛门周围或会阴部皮肤，然后贴回原载玻片，低倍镜检查。在载玻片与胶带之间可加一滴二甲苯，以透明虫卵和肛毛以外的物质。

注意：取材应在晨起洗浴或排便前。

第二节 血液检查
Examination of Blood

一、新鲜血检查 Examination of fresh blood

临床常规不用新鲜血检查法，而锥虫锥鞭毛体和丝虫微丝蚴在新鲜血中以其特殊的运动方式容易被发现，但确切诊断需染色检查。检查新鲜血必须作薄血涂片，以防微小虫体被红细胞遮挡。

将一小滴血放在清洁载玻片上，加盖片，以免红细胞凝集成团，如果血膜太厚可用生理盐水稀释。分别用高、低倍显微镜检查锥虫和丝虫

二、染色标本制备 Stained preparations

检查吉姆萨或瑞氏染色的血涂片是诊断疟原虫、巴贝西虫、锥虫和丝虫的最常用方法。

制备质量好的血膜主要依赖载玻片和盖片的清洁度。所有玻璃器皿，即使是新载玻片也应在乙醇中清洗、擦干或晾干，载玻片必须无尘和无油。

常用指尖或耳垂采血，取血前先用乙醇清洁皮肤，以除去皮肤上的细菌和油脂，血膜应尽快制作，以防血液凝固。如果静脉采血，必须加少量肝素或其他抗凝剂，但用静脉血制作的血涂片中，虫体和红细胞可变形。

1. 薄血膜 薄血膜（thin blood film）由一层均匀分布的血细胞组成，用于鉴别疟原虫、锥虫和丝虫。薄血膜主要优点是能较好地保持寄生虫和红细胞的结构，很少变形。

取洁净的载玻片，一张平置在桌上，或用拇指和示指夹持载玻片两端，用另一张载玻片作推片（边缘光滑）。用推片一端边缘中央从被检查者耳垂取一小滴血，血滴与平置的载玻片接触，两载玻片夹角为 45°，待血液沿推片端缘扩散后，匀速向左推成舌状血膜。（Fig. 21 - 6）

注意：

（1）推片时要掌握两载玻片夹角，夹角小，血膜薄，夹角大，血膜厚；

（2）推血膜的速度要匀速，中途不要停顿；

(3) 理想的薄血膜为一层分布均匀的血细胞构成，细胞不重叠；

(4) 薄血膜固定前必须充分晾干，晾干期间，血膜应放在防尘的容器内，以防蝇舔食。

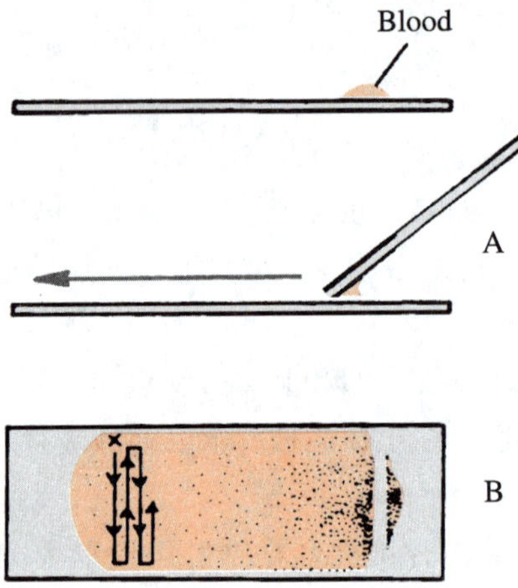

Fig. 21-6 Method for preparation of thin blood film

A. position of spreader slide; B. Well-prepared thin film. Arrows indicate area of slide used to observe accurate cell morphology (From Garcia LS, 1997)

2. 厚血膜 厚血膜（thick blood film）也用于鉴别疟原虫、锥虫和丝虫。此方法制作的血膜厚，因此在每个视野会有较多寄生虫。缺点是寄生虫变形，但有经验者容易鉴别。

用推片的一角从被检查者耳垂刮取 2～3 滴血，使血滴与平置的载玻片接触，再自内向外作螺旋形涂片，制成直径 1cm、厚薄均匀的厚血膜，充分晾干后（不能加热干燥），在厚血膜上滴加蒸馏水溶血。待血膜呈灰白色时，将水倾去，晾干后与薄血膜一起固定、染色。

注意：制备厚血膜时不宜反复涂抹。

3. 血膜固定染色

(1) 瑞氏染色 Wright's stain

瑞氏染液配制 Wright stain solution	
Wright stain powder	0.1～0.5g
Methanol	97ml
Glycerol	3ml

将瑞氏染剂粉和甘油混合，并充分研磨，然后加少量甲醇，研磨后倒入棕色瓶内，再将剩余的甲醇分次冲洗研钵中的甘油染液，全部倒入瓶内，摇匀，37℃温箱 24 小时后过滤备用。

固定 因瑞氏染液是用纯甲醇配制的，所以染液本身就有固定作用，用滴管滴加染液于厚、薄血膜上（尽快覆盖全部血膜），放置 15～30 秒固定血膜。

染色 滴加等量蒸馏水（或 pH 6.6～6.8 磷酸缓冲液），轻摇载玻片，使蒸馏水和染液充分混匀，此时见到灿铜色浮膜，染 3～5 分钟，用水或缓冲液冲洗，晾干后显微镜检查。

注意：

1. 快速滴加足够量的染液，否则染液中甲醇挥发，而干涸在血膜上；

2. 用自来水冲洗血膜时，切勿先倒掉染料，并避免直对血膜冲洗。

（2）吉姆萨染色 Giemsa's stain

吉姆萨染液配制　Giemsa stain solution	
Giemsa stain powder	0.75g
Glycerol	50ml
Methanol	50ml

在研钵中加入吉姆萨染剂粉和少量甘油，充分研磨，不断加甘油研磨，直至50ml甘油用完，倒入棕色玻璃瓶，然后用甲醇分几次冲洗研钵中染料，倒入此玻璃瓶中，直至50ml甲醇用完，塞紧瓶塞，充分摇匀，置65℃温箱24小时备用。

固定　用纯甲醇固定血膜2～3分钟

染色　用pH7.0～7.2磷酸缓冲液稀释吉姆萨染液（缓冲液与染液比例为10∶1），将稀释染液滴加在血膜上，染色30分钟，用缓冲液或自来水冲洗血膜，去除多余的染液，晾干后显微镜检查。

注意事项与瑞氏染液相同。

3. 德氏苏木精染色 Delafield stain

德氏苏木精染液配制　Delafield stain solution	
Crystal	4g
25% alcohol	25ml
Ammonium alum (saturated solution)	400ml

苏木精溶于乙醇后，加饱和硫酸铝铵，倒入透明的、有棉塞的瓶子中，在阳光下和空气中暴露1周，过滤，加甘油100ml和甲醇100ml。

染色　溶血、固定的厚血膜加德氏苏木精染液，染色10～15分钟，用蒸馏水（加几滴NH_4OH）冲洗1～5分钟，直至血膜呈蓝色，用流动水冲洗2～5分钟，晾干、显微镜检查。

注意：本法主要适用于检查丝虫微丝蚴。

三、活微丝蚴浓集方法 Concentration of live microfilariae

取静脉血1ml，置于盛有0.4ml 3.8%枸橼酸钠的离心管内，混匀后加蒸馏水8～10ml，反复摇匀，待红细胞溶解后，离心（825×g）3分钟，弃去上清液，再加水离心，取沉淀，显微镜检查。

（高兴政）

第三节　排泄物与分泌物的检查
Examination of Excretions and Secretions

一、尿液和阴道分泌物检查 Examination of urine and vaginal secretions

（一）尿液检查 Examination of urine

取尿液　3～5ml，离心（500×g）5分钟，取沉渣镜检。

乳糜尿需加等量乙醚，用力振荡，使脂肪溶于乙醚。弃去上层乙醚液，离心，取沉渣镜检。尿液中可查见丝虫微丝蚴、阴道毛滴虫及埃及血吸虫卵等。

（二）阴道分泌物检查 Examination of vaginal secretions

检查阴道毛滴虫滋养体，用消毒棉签在受检者阴道后穹窿、子宫颈及阴道壁上取分泌物，用生理盐水直接涂片法镜检，即可发现活动的虫体。天冷时注意保温，以免因温度低影响滴虫的活动；也可将涂片用瑞氏或吉姆萨染液染色后镜检，可观察虫体内部结构。

二、十二指肠液检查 Examination of duodenal sample

可检查蓝氏贾第鞭毛虫滋养体、华支睾吸虫卵、肝片形吸虫卵和布氏姜片吸虫卵等；在急性阿米巴肝脓肿患者胆汁中偶可发现滋养体。

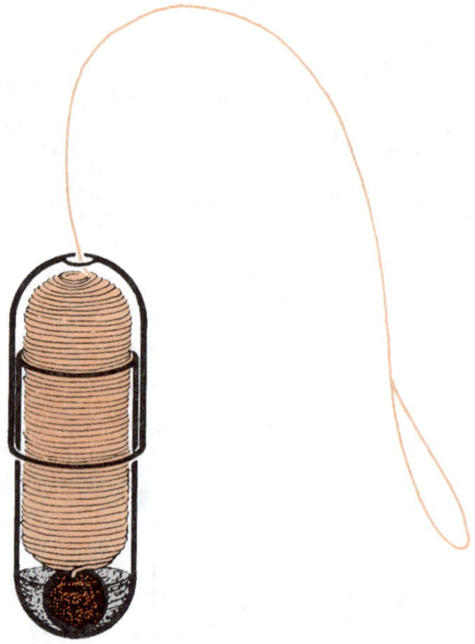

Fig. 21 - 7 Entero-Test capsule for sampling duodenal contents （From Garcia LS，1997）

可用十二指肠引流法或肠检胶囊法（Entero-Test capsule）采集标本。

十二指肠引流法即用十二指肠引流管抽取十二指肠液及胆汁，以直接涂片法镜检；也可离心浓集后，取沉渣镜检。如引流液过于黏稠，应先加 10%NaOH 溶液消化后再离心。

肠检胶囊法：禁食后，嘱受检者吞下一个装有尼龙线的胶囊，将线的末端经胶囊一端的小孔引出并固定在受检者的口外侧。吞下的胶囊在体内溶解后，尼龙线松开、伸展，经 3～4 小时可达十二指肠，然后缓慢拉出尼龙线，取尼龙线远端的黏附物镜检。

三、痰液检查 Examination of sputum

痰液中可能查见卫氏并殖吸虫卵、溶组织内阿米巴滋养体和细粒棘球绦虫棘球蚴中的原头蚴或小钩等。痰液中偶可查见移行的蛔虫幼虫、钩虫幼虫和粪类圆线虫幼虫。

用生理盐水直接涂片检查新鲜痰液。如果收集 24 小时痰液，可加入等量 10% NaOH 溶液，用玻璃棒搅匀后，置 37℃温箱，数小时后痰液消化成稀液状，离心（500×g）5～10 分钟，弃上清，取沉渣镜检。

（张唯哲）

第四节 活 检
Biopsy

一、骨髓穿刺 Bone marrow biopsy

骨髓穿刺主要用于诊断内脏型黑热病，从骨髓涂片中查找杜氏利什曼原虫无鞭毛体。

穿刺部位常选髂骨，较安全。患者侧卧位，暴露髂骨部位。用干燥无菌穿刺针从髂前上棘后约 1 cm处刺入皮下，当针尖触及骨面时，再缓慢钻入骨内 0.5～1.0 cm，拔出针心，接 2ml 干燥注射器，抽取骨髓液，涂片，甲醇固定，吉姆萨染色，油镜查找无鞭毛体。骨髓液也可用于人工培养和动物接种诊断黑热病。

二、肌肉活检 Muscle biopsy

肌肉活检主要用于检查旋毛形线虫幼虫，也可用于检查链状带绦虫囊尾蚴、曼氏迭宫绦虫裂头蚴和人肌肉肉孢子虫肉孢子囊。

旋毛虫幼虫检查：旋毛虫幼虫可以寄生在人体任何横纹肌，但取材部位一般选择腓肠肌、肱二头肌或股二头肌。用外科手术从腓肠肌、肱二头肌或股二头肌取米粒大小肌肉 1 块，置于载玻片上，加 50%甘油一滴，盖上另一载玻片均匀用力压扁肌肉，低倍镜观察，查找幼虫囊包，此为肌肉压片检查法。也可用所取肌肉组织作病理切片检查。

三、结肠和直肠黏膜活检 Colon and rectum mucosa biopsy

主要用于日本血吸虫和溶组织内阿米巴的诊断

1. 日本血吸虫卵检查

对粪检和免疫学检查均不能确诊的血吸虫病疑似病例，可以采用直肠黏膜活检查找虫卵。用直肠镜或乙状结肠镜自直肠病变部位夹取米粒大小的黏膜组织 1 块，置两张载玻片之间，轻轻压平，显微镜下检查。检获虫卵后应确定虫卵中毛蚴是否存活，以确定血吸虫现症感染或既往感染。

2. 溶组织内阿米巴组织型滋养体检查

用乙状结肠镜观察溃疡形状，并自肠溃疡边缘刮取肠黏膜组织作涂片或夹取 1 块肠黏膜作压片或切片，显微镜观察。涂片和压片时需加少量生理盐水，以观察活滋养体。

四、皮肤活检 Skin biopsy

皮肤活检包括：①皮肤溃疡活检检查溶组织内阿米巴滋养体；②皮下结节或包块活检检查曼氏迭宫绦虫裂头蚴、链状带绦虫囊尾蚴、卫氏并殖吸虫和斯氏并殖吸虫童虫；③皮肤组织活检检查疥螨和蠕形螨；④皮肤结节活检检查杜氏利什曼原虫无鞭毛体。检查杜氏利什曼原虫的操作方法为：选择疑似皮肤型黑热病患者的皮损处，局部消毒，用干燥注射器刺入皮损处，抽取组织液涂片，或用消毒眼科剪刀从皮损表面剪取 1 小片皮肤组织，以切面作涂片，或用无菌手术刀作一切口，刮取切口处皮肤组织涂片，用瑞氏或吉姆萨染液染色，镜检。也可取病变皮肤作病理切片检查。

（郭步平）

第五节　培养方法
Culture Methods

培养方法常有助于确诊寄生虫，可作为其他检查方法的补充。常规方法检查阴性时，培养方法可提高阳性率。实验培养方法适用于多种寄生原虫，如溶组织内阿米巴、杜氏利什曼原虫和阴道毛滴虫等。

一、溶组织内阿米巴的培养 Culture method for *Entamoeba histolytica*

洛克液 Locke's solution	
NaCl	9.0g
$CaCl_2$	0.2g
KCl	0.4g
$NaHCO_3$	0.2g
Glucose	2.5g
Distilled water	1000.0ml
Autoclave before storage	

洛克鸡蛋血清培养基（Locke-egg-serum medium）制备方法

取鸡蛋 4 个，蛋壳用肥皂水洗净、清水刷洗，再用 70%酒精擦拭消毒。破壳将蛋黄和蛋清倾入含有 70ml 洛克液的三角瓶内，加玻璃珠摇动，使其充分混合，分装于消毒试管内，每管约 5ml。在 70℃下斜位放置 1 小时，凝固成斜面，高压消毒（121℃）20 分钟。接种前每管加洛克液 4.5ml、灭活马血清 0.5ml 和无菌米粉 20mg。

培养方法

取含溶组织内阿米巴滋养体或包囊的粪便约 0.5g，无菌接种于培养基，置 37℃温箱，24～48 小时取沉淀物检查。

二、杜氏利什曼原虫培养 Culture method for *Leishmania donovani*

无营养剂琼脂 Nonnutrient agar	
Bacto Agar（Difco）	1.4g
NaCl	0.6g
Double-distilled water	90.0ml

NNN 培养基配制方法

1. 将上述 NaCl、琼脂和蒸馏水混合；
2. 加热溶解；
3. 高压灭菌（121℃）15 分钟，冷却至 50℃；
4. 加新鲜无菌去纤维兔血（4℃可保存 10 天）10ml，混匀，分装于洁净试管中，每管 4ml，制成斜面；
5. 直立试管（4℃），使培养基斜面底部盖有冷凝水，快速冷却可增加冷凝水量；
6. 将试管置 37℃温箱中，24 小时取出，检查无菌，方可使用；
7. 贮存在 4℃冰箱备用。

培养方法

无菌取受检者骨髓、淋巴结穿刺液或皮肤刮取物，与 0.2ml 洛克液混合，迅速注入培养基内，用螺盖拧紧管口，置 22～28°C 生化培养箱培养，10～20 天后吸取试管底部混合液，涂片、镜检。

三、阴道毛滴虫培养 Culture method for *Trichomonas vaginalis*

滴虫培养是目前最敏感的诊断方法，阳性率达 95%，明显高于直接涂片（60%）。

肝浸汤培养基 Liver extract solution medium	
Animal liver	15.0g
Polypeptone	2.0g
NaCl	0.5g
L-Cysteine hydrochloride	0.2g
Maltose	1.0g
Double-distilled water	100.0ml

肝浸汤培养基配制方法

1. 将肝剪碎，加 100ml 双蒸水搅匀；
2. 置 4℃冰箱内浸泡过夜；
3. 从冰箱取出，加热煮沸 30 分钟；
4. 补足蒸发的水量，用纱布过滤，即为 15%肝浸汤；
5. 加上述其他试剂，加热溶解；
6. 调 pH 为 5.6～5.8，用滤纸过滤；
7. 高压灭菌（121℃）15 分钟；
8. 冷却后置 4℃冰箱备用；
9. 培养前加灭活小牛血清，培养基中小牛血清浓度为 10%。

培养方法

1. 用无菌棉拭子从阴道后穹窿处取分泌物，无菌接种于肝浸汤培养基中，每毫升培养基加 10 万单位青霉素。
2. 置 37℃温箱培养，24～48 小时取沉淀检查。

第六节 动物接种
Animal Inoculation

一、杜氏利什曼原虫动物接种 Animal inoculation for *Leishmania donovani*

取患者骨髓或淋巴结穿刺物，用 0.5ml 生理盐水稀释后，注射于田鼠的腹腔或睾丸内，一个月后感染可波及全身，处死田鼠，取肝、脾或睾丸制做印片或取其抽出液涂片，吉姆萨染色后镜检。田鼠动物接种是诊断黑热病十分有价值的方法。

二、刚地弓形虫动物接种 Animal inoculation for *Toxoplasma gondii*

刚地弓形虫的宿主特异性不强，所有实验动物均可感染，但普遍使用大鼠和小白鼠。大鼠为慢性感染，适于保存虫株；而在小白鼠腹腔液中弓形虫大量增殖，几天内死亡。小白鼠腹腔液中富含弓形虫滋养体。

取患者体液 0.5～1 ml，注射于体重 18～25g 健康小白鼠腹腔内，3 周后抽取小白鼠腹腔液，涂片检查，如为阴性，再取此鼠肝、脾或脑组织，研磨成匀浆。按 1∶10 量加入无菌生理盐水稀释，进行第二次接种，如仍为阴性，可按上述方法进行第三次接种小鼠、检查。

（刘爱芹）

第二十二章　免疫学诊断及分子生物学技术的应用
Application of Immunological or Molecular Biology Techniques

Learning guide

After studying this chapter, the students should be able to answer the following questions.

1. Describe the principle of each immunological or molecular biology techniques.
2. Perform these tests.
3. Describe the parasitological application of each tests.

Key terms

intradermal test，IDT；circumoval precipitin test，COPT；indirect haemagglutination test，IHA；indirect fluorescent antibody method，IFA；enzyme-linked immunosorbent assay，ELISA；polymerase chain reaction，PCR.

在寄生虫病免疫诊断中，一般采用检测抗体的方法，由于 IgG 抗体在病人中可保留较长的时间，仅抗体的检测较难确诊现症病人和进行治疗效果的观察，通常结合对寄生虫抗原、短程抗体进行检测，甚至通过病人治疗前后抗体水平动态变化的观察，借以帮助诊断寄生虫病和考核寄生虫病的治疗效果。目前主要采用的免疫学检测方法有如下几种：

一、皮内试验 Intradermal test，IDT

原理：属速发型超敏反应。将可溶性特异性抗原注入皮内，观测皮丘及红晕的大小，以判断有无反应发生。以日本血吸虫病为例。

试验步骤：

1. 受试者手腕后 5cm 处用酒精棉球消毒，用 1ml 结核菌素注射器（4# 针头）将皮试抗原液 0.03ml 注入皮内。可用生理盐水在对侧臂做对照观察。

2. 15 分钟后测量丘疹直径。

3. 结果判断，注射抗原后，丘疹直径至 0.8cm 以上者为阳性反应。丘疹 0.8cm 以下为阴性反应。若注射抗原后在 20 小时后才出现反应者为延迟反应。出现延迟反应者，可作为疑似血吸虫病例待查。

在寄生虫学上的应用：皮内试验用于多种寄生虫病的检测，如血吸虫病、肺吸虫病等。常用于血吸虫病的流行病学调查，在流行区多用于大规模人群过筛、检出新感染以及考核防治工作的效果。本试验操作简单，并可即时观察结果，适宜现场应用。皮内试验有一定的早期诊断价值。皮内试验可作为过筛方法，阳性者再作进一步追查。皮试抗原大多采用可溶性血吸虫卵抗原（稀释度为 1∶4000）或成虫冷浸抗原（稀释度为 1∶8000），敏感性高，其阳性检出率为 93%～97%，但与其他寄生虫病交叉反应率高。由于病人治愈多年仍呈阳性反应，故此法无疗效考核价值。

二、环卵沉淀试验 Circumoval precipitin test，COPT

原理：环卵沉淀试验是以血吸虫的完整虫卵为抗原的特异性免疫学试验，为一种抗原抗体的血清沉淀试验。将血吸虫卵与血吸虫感染者的血清共同孵育于37℃，卵内毛蚴或胚胎的分泌、排泄抗原物质经卵壳微孔渗出后，与被测血清内特异抗体结合，在虫卵周围能形成特异的、边缘整齐的、透明的沉淀物。在光镜下判读反应强度并计算出现反应虫卵的百分率（环沉率）。

试验步骤：

1. 常规法用载玻片或凹玻片进行，加样本血清后，挑取适量鲜卵或干卵（约100～150个），覆盖24mm×24mm盖片，四周用石蜡密封，37℃保温48小时后，低倍镜观察结果，必要时需观察72小时的反应结果。典型的阳性反应为在虫卵周围出现泡状、指状、片状或细长卷曲状折光性沉淀物，其边缘整齐，与卵壳牢固粘连。阴性反应必须观察全片；阳性者观察100个虫卵，计算环沉率及反应强度比例。环沉率是指100个虫卵中出现沉淀物的虫卵数。凡环沉率≥5%者为阳性，（在基本消灭和消灭血吸虫病地区环沉率≥3%者即可判为阳性），1%～4%者为弱阳性，环沉率在治疗上具有参考意义。

$$\text{环沉率}=\frac{\text{阳性虫卵数}}{\text{实际观察虫卵数}}\times 100\%$$

2. 分级强度判定

“－”虫卵周围出现折光淡、与虫卵似连非连的“影状”物（外形不甚规则，低倍镜下有折光，高倍镜下为颗粒状）及未出现反应物者，皆为阴性。

“＋”虫卵外周出现泡状沉淀物（>10μm），累计面积小于虫卵面积的1/2；或呈指状的细长卷曲样沉淀物，不超过虫卵的长径。

“＋＋”虫卵外周出现泡状沉淀物的面积大于虫卵面积的1/2；或细长卷曲样沉淀物相当或超过虫卵的长径。

“＋＋＋”虫卵外周出现泡状沉淀物的面积大于虫卵本身面积；或细长卷曲样沉淀物相当或超过虫卵长径的2倍。

3. 双面胶纸法环卵沉淀试验　属于COPT的一种改良方法。取双面胶纸条卷，剪含有2个圆孔（孔径16mm，相距8mm）的胶纸条，将粘胶面紧贴在载玻片上。揭去胶纸条上的覆盖纸，在圆孔内加入干卵100～150个及50μl受检查血清，混匀后，在圆孔上覆以盖玻片，四周用石蜡密封后，37℃下孵育48～72小时，观察反应结果。

在寄生虫学上的应用：COPT为诊断血吸虫病的血清学方法之一，环卵沉淀试验的阳性率平均约为97.3%；假阳性率为3.1%，与华支睾吸虫病、丝虫病患者血清有交叉反应，不过环卵沉淀试验仍是使用较广的血清免疫学方法之一，并常用于现场血清流行病学调查。该方法不仅有较高的敏感性和特异性，对临床治疗效果的考核也有一定参考价值。

目前，环卵沉淀试验在方法上多有改进，如用双面胶纸代替蜡线或用PVC（聚氯乙烯）膜取代载玻片的PVC干卵片，具备方便携带、邮寄及易于工艺标准化等优点。另外，还可将环卵沉淀试验与免疫荧光染色和酶染色结合进行，可提高反应敏感度，但在实际应用上仍不及常规环卵沉淀试验普遍。

三、间接血凝试验 Indirect haemagglutination test，IHA

原理：IHA是一种以红细胞为载体的抗原抗体凝集反应。间接血凝试验以绵羊或人（O型）红细胞作免疫反应的载体，经醛化、鞣化的红细胞可用于免疫吸附，然后用虫卵可溶性粗抗原或纯化抗原致敏经醛化和鞣化的绵羊红细胞或“O”型人红细胞而制成抗原试剂，被抗原致敏的红细胞可与被检血清中相应的抗体发生凝集反应。

试验步骤：

1. 红细胞致敏

（1）取醛化红细胞，用0.15mol/L pH 7.2 PBS离心洗涤2次，并用PBS配成2.5%悬液。

（2）加等量1∶20000鞣酸溶液（鞣酸不同批号，质量相差较大，须预试，测定其适宜浓度）37℃孵育20分钟，不断摇动，进行鞣化。

（3）离心去上清，PBS洗1次，再用0.15mol/L pH6.4 PBS将鞣化红细胞配成10%悬液。

（4）每份悬液加等量适当稀释的抗原液，置于37℃水浴箱中30分钟（每5分钟振动1次），离心去上清，pH7.2 PBS洗2次，再用含1%正常兔血清（NRS）的10%蔗糖缓冲液配成5%细胞悬液。加1‰叠氮钠防腐，存4℃或减压冻干备用，每批致敏红细胞均需用已知阳性和阴性血清滴定灵敏度和特异性。阳性滴度在1∶640以上，阴性血清不出现反应者可用。

2. 微量血凝试验　在V型微量血凝板上，将被试血清用生理盐水作倍比稀释，每孔含稀释血清0.025ml，加0.025ml致敏红细胞悬液（可用标定过的OT针头滴加），充分振荡摇匀，室温静置1小时，观察结果。

3. 结果判断：红细胞凝集者为阳性反应。根据红细胞在孔底的沉积类型而确定阳性反应强度。血清1∶10稀释出现阳性反应可初步诊断为血吸虫病。“—”，红细胞沉于管底，呈圆点形，外周光滑；“±”，红细胞沉于管底，周围不光滑或中心有白色小点；“+”，红细胞沉积范围很小，呈较明显的环形圆；“++”，红细胞沉积范围较小，其中可出现淡环形圆；“+++”，红细胞布满管底呈毛玻璃状；“++++”，红细胞呈片状凝集或边缘卷曲。呈明显阳性反应（+）的最高稀释度为该血清的滴度或效价。

在寄生虫学上的应用：目前应用纯化虫卵抗原进行间接血凝试验诊断血吸虫病，经Sephadex G-100柱层析纯化的血吸虫卵抗原致敏红细胞可提高方法的敏感性、特异性和重复性。

IHA操作简便、敏感性高，是一种适用于现场流行病学调查及综合查病方法。与粪便检查的阳性符合率可达92%～100%，但正常人有2%～5%假阳性，与并殖吸虫病有较高的交叉反应。先后在多种寄生虫感染（如血吸虫、疟原虫、猪囊虫、旋毛虫、肺吸虫、阿米巴、弓形虫、肝吸虫等）诊断中应用，操作简便，敏感性高，具有早期诊断价值，适用于血吸虫病普查过筛或流行病学调查。缺点是该法不能定量检测抗体及其亚类，抗原制备程序复杂，存在批间差异。为提高其诊断效能和可比性，抗原的标准化和操作方法的规范化都亟待解决。目前有单位生产、供应冻干红细胞抗原试剂及相关试剂盒。此外，还有资料报道，通过反相间接红细胞凝集试验，可解决IHA疗效考核问题，与上述检测抗体的IHA方法不同之处是反相法，它是将抗体致敏红细胞用于抗原的检测。

四、间接荧光抗体试验 Indirect fluorescent antibody method，IFA

原理：将抗原与未标记的特异性抗体（如患者血清）结合，然后与荧光标记的抗免疫球蛋白抗体（抗抗体）反应，通过间接检测荧光反应的有无来判断相应抗体是否存在。

试验步骤：

（1）抗原标本：用记号笔或蜡笔将各个抗原位点画圈隔离。

（2）在每个抗原位点滴加已稀释的血清样本，使样本液充满抗原位点圈，置湿盒中37℃孵育30分钟。

（3）用0.01mol/L pH 7.2 PBS洗2次，每次5 min，吹干。

（4）在抗原位点滴加经pH 7.2 PBS适当稀释的特异性荧光抗体，使完全覆盖抗原膜，置湿盒中37℃孵育30分钟。

（5）如③进行洗涤后，用0.1%伊文思蓝液复染10分钟，以PBS冲洗0.5～1分钟，风干。

（6）用 pH 8.0 碳酸缓冲液（或磷酸缓冲液）甘油封片，加盖片镜检。出现符合被检物形态结构的黄绿色清晰荧光发光体、而阴性对照不可见者为阳性反应。根据荧光亮度及被检物形态轮廓的清晰度，把反应强度按 5 级区别（＋＋＋，＋＋，＋，±，－）。“＋”以上的荧光强度定为阳性。

在寄生虫学上的应用：该法具有较高的敏感性、特异性和重复性，只需制备一种荧光抗体就可以检测出多种抗原，操作简便，已广泛应用于寄生虫病的血清流行病学调查。主要应用于疟疾、丝虫病、血吸虫病、肺吸虫病、肝吸虫病、包虫病及弓形虫病的血清学诊断。

五、酶联免疫吸附试验 Enzyme-linked immunosorbent assay，ELISA

原理：是用酶标记的抗体进行的抗原抗体反应。它将抗原抗体反应的特异性与酶催化作用的高效性相结合，通过酶作用于底物后显色来判定结果，并可根据显色深浅反映被检抗原或抗体的量。采用酶标测定仪测定光密度（OD）值以反应抗原含量，敏感度可达每毫升 ng～pg 水平。

其基本方法是将已知的抗原或抗体吸附在固相载体（聚苯乙烯反应板）表面，使抗原抗体反应在固相表面进行，用洗涤法将液相中的游离成分洗掉。标记的酶有辣根过氧化物酶（horseradish peroxidase，HRP）、碱性磷酸酶（alkaline phosphatase，AP）等。酶联免疫吸附试验适用于测定可溶性抗原或抗体。

试验步骤：基本操作过程为①固相包被；②温育洗涤；③加样；④酶结合物反应；⑤底物显色；⑥终止反应，读取结果。

以下介绍临床上常用的间接法的具体操作步骤：

（1）包被：在微量聚苯乙烯板各孔中加用包被缓冲液稀释的抗原 100μl（5～10μg/ml），设不加抗原孔作空白对照，室温孵育 3 小时，使用前包被板可在 4℃保存几天，包被板在孵育和保存期间应加盖。

（2）加被测样本前，用 200μl 清洗液（PBST 液，即含 0.05％Tween－20 的 pH7.4 PBS 缓冲液）冲洗 3 次，每次 3 分钟，甩干。

（3）加 PBST 稀释的实验标本 100μl，室温孵育 2 小时。

（4）弃样品液，如上洗涤，甩干。

（5）加 PBST 稀释的酶标记抗球蛋白 100μl，室温孵育 2 小时。

（6）如上洗涤、甩干后即刻加入新鲜配制的底物溶液，每孔 0.05～0.1 ml，暗盒室温放置 15 分钟。

（7）每孔加 50μl 终止液，终止反应。

（8）目测或酶标仪测定吸收值。

在寄生虫学中的应用：ELISA 已广泛应用于多种寄生虫病的诊断，如疟疾、血吸虫病、肺吸虫病、弓形虫病、阿米巴病、黑热病、包虫病和肝吸虫病等。该法所用试剂的制备、运输、保存和处理方便，方法简便、快速。近年来，改进的方法如快速－ELISA、斑点－ELISA 等提高了敏感性、特异性和重复性。

采用酶免疫组化法，常用于组织中或细胞表面抗原的定位研究，结合形态学检查，可对抗原进行定性、定量和定位的分析。

六、胶乳凝集试验 Latex agglutination test，LAT

LAT 属于一种凝集反应。用可溶性虫卵抗原与羧化聚苯乙烯胶乳化学交链制备成抗原试剂，与病人血清特异抗体结合出现凝集反应。试验时，取 1 滴 1∶10 待测血清，加 1 滴胶乳试剂，转摇 10 分钟即可观察结果，出现清晰凝集者为阳性。胶乳试验的敏感性为 89.5％，假阳性 3.0％，与肝吸虫病及并殖吸虫病有 7.7％～10％交叉反应。动物实验证明，感染 3 周即可出现阳性反应。本法的优点为抗原稳定、易于标准化、操作简便快速，适用现场普查和监测使用，血吸虫病胶乳凝集试剂盒市场已有供应。

七、免疫印迹试验 Immunoblot，IB

将不同来源的抗原材料进行 SDS-聚丙烯酰胺凝胶电泳，然后，将凝胶中抗原转移到 NC 膜上，再与被测血清进行反应，通过标记的第二抗体证明被测血清中存在相应抗体并识别膜上的特异性抗原，借此作出诊断。本法灵敏度高，可用于诊断囊虫病、包虫病、并殖吸虫病和血吸虫病等。

八、DNA 探针技术 DNA probe

DNA 探针技术，又称核酸分子杂交（molecular hybridization）技术，是近几年迅速发展起来的一种敏感性高、特异性强、应用面广的新技术。在寄生虫病诊断中，以病原体的特异核酸序列作为探针，用来检测病原体是否存在。近 10 年来，应用特异的核酸探针鉴定寄生虫的种类和诊断寄生虫病的研究报道较多。现有资料表明，DNA 探针检测，其特异性和敏感性高；并且 DNA 探针检测比血清学方法更可靠；又因探针 DNA 较稳定，在合适条件下可较长时期保存，试验结果的重复性较好。在寄生虫病的诊断、现场调查、寄生虫分类等研究方面均使用了 DNA 技术，内容包括原虫、线虫、吸虫、绦虫和昆虫等的鉴定和疾病的诊断。在实验室中，核酸探针已成功用于许多传播媒介体内寄生虫的鉴定。此外，核酸探针还可制备经济和理想的诊断抗原，并建立高效和准确诊断寄生虫病的新技术。

九、PCR 技术 Polymerase chain reaction

聚合酶链式反应（PCR）是近年发展起来的一种快速的特定 DNA 片段体外扩增技术，它由高温变性、低温退火及适温延伸等反应组成一个周期，循环进行，使目标 DNA 得以迅速扩增。在一些寄生虫病中，由于原虫数量极少，用一般方法无法检测，经 PCR 技术扩增 DNA 模板，为此类原虫病的诊断提供了一条新途径。国内已建立了弓形虫病 PCR 诊断方法，具有快速、特异、敏感等优点，目前使用 PCR 技术已对锥虫病、利什曼病、肠球虫病等多种寄生虫病进行诊断，今后在寄生虫学领域中 PCR 技术将会得到更加广泛深入地应用。

十、放射免疫测定法 Radioimmunoassay，RIA

属标记技术。用放射性同位素标记抗原或抗体，再根据免疫复合物中具有放射性来示踪抗体或抗原。此方法有较高的敏感性与特异性。但由于放射免疫试验需要闪烁计数仪、放射自显影进行测定，只能在有较好条件的实验室中进行。

近几年来，鉴于生物传感技术、纳米技术以及化学发光免疫分析技术在寄生虫病诊断方面的应用，开辟了仪器分析、定量检测、快速诊断寄生虫病的新途径。

（汪世平）

主要参考文献
References

1. Yamaguchi T. A colour atlas of clinical parasitology. London: Wolfe Medical Publication Ltd, 1981.

2. Ash LR, Orihel TC. Atlas of human parasitology, 2nd ed. Chicago: American Society of Clinical Pathologists Press, 1985.

3. Miyazaki I. An illustrated book of Helmithic zoonoses. Tokyo: International Medical Foundation of Japan, 1991.

4. Orihel TC, Ash LR. Parasites in human tissues. Chicago: American Society of Clinical Pathologists, 1995.

5. Black JG. Microbiology principles and explorations. 4th ed. New York: John Wiley & Sons, INC. 1999.

6. Garcia LS. Partical guide to diagnositc parasitology. Washington DC: ASM Press, 1999.

7. Sun T. Parasitic disorder. Pathology, diagnosis, and management. 2nd ed. Baltimore: Williams & Wilkins, 1999.

8. Service HW. Medical entomology for students. 2nd ed. Cambrige: Cambridge University Press, 2000.

9. Strickland GT. Hunter's tropical medicine and emerging infections diseases. 8th ed. Philadelphia: W. B. Saunders Company, 2000.

10. Marquardt WC, Demaree RS, Grieve RB. Parasitology & vector biology. 2nd ed. San Diego: Academic Press, 2000.

11. Chiodini PL, Moody AN and Manser DW. Atlas of medical helminthology and protozoology. Boston: Harcourt Publishers Limited, 2001.

12. Bush AO, Fermadez JC, Esch GW, et al. Parasitism: The diversity and ecology of animal parasites. Cambridge: Cambridge University Press, 2001.

13. Garcia LS. Diagnostic medical parasitology. 4th ed. Washington DC: ASM Press, 2001.

14. Halton DW, Behnke JM and Marshall I. Practical exercise in parasitoloty. Cambridge: Cambridge University Press, 2001.

15. Bogitsh BJ, Carter CE, Oeltmann TN. Human parasitology. 3rd ed. London: Elsevier Academic Press, 2005.

16. Markell EK, John DT, DolinR. Markell and Voge's medical parasitology. 9th ed. Philadelphia: W. B. Sauders Company, 2006.

17. Roberts LS, Janory J. Gerald D. Schmidt & Larry S. Robert's foundations of parasitology. 8th ed. New York: McGraw-Hill Higher Education, 2009.

18. Murray PR，Rosenthal KS，Pfaller MA. Medical microbiology. 6th ed. Philadelphia：Mosby，Inc.，2009.

19. 吴观陵. 人体寄生虫学. 3 版. 北京：人民卫生出版社，2005.

20. 高兴政. 医学寄生虫学. 北京：北京大学医学出版社，2005.

21. 王陇德. 全国人体重要寄生虫现状调查. 北京：人民卫生出版社，2008.

22. 李朝品. 人体寄生虫学实验研究技术. 北京：人民卫生出版社，2008.

23. 张进顺，高兴政. 临床寄生虫检验学. 北京：人民卫生出版社，2009.

24. 汪世平. 医学寄生虫学. 北京：高等教育出版社，2009.

25. 殷国荣. 医学寄生虫学. 北京：科学出版社，2010.

相关网站
Relative Website

一、寄生虫图片资源

1. DPDx-CDC Parasitology Diagnostic Web Site（CDC 寄生虫病诊断网）
   网址：http：//www. dpd. cdc. gov/DPDx/Default. htm
2. Parasite Image Library（寄生虫图片资源）
   网址：http：//www. dpd. cdc. gov/DPDx/HTML/Image _ Library. htm
3. Oklahoma State University Collge Of Veterinary Medicine（兽医临床寄生虫图片）
   网址：http：//instruction. cvhs. okstate. edu/jcfox/htdocs/clinpara/clinpara. htm
4. Department of Parasitology，Chiang Mai University，THAILAND（泰国寄生虫图谱）
   网址：http：//www. med. cmu. ac. th/dept/parasite/image. htm
5. USNPC Image Gallery（美国生物系统和寄生虫收集单位）
   网址：http：//www. anri. barc. usda. gov/bnpcu/images. asp
6. Diagnostic Parasitology
   网址：http：//www. udel. edu/medtech/dlehman/medt372/images. [html]

二、寄生虫学中文学习网站

1. 中南大学医学寄生虫学系
   网址：http：//netclass. csu. edu. cn/JPKC2007/CSU/29jishengchong/index. html
2. 中山大学人体寄生虫学教研室
   网址：http：//jpkc. sysu. edu. cn/jishengchong/index. htm
3. 山东大学人体寄生虫学教研室
   网址：http：//www. pathobio. sdu. edu. cn/sdjsc/
4. 华中科技大学同济医学院寄生虫学教研室
   网址：http：//202. 114. 128. 247/kejian/jsc/index. htm
5. 南方医科大学医学寄生虫学精品课程
   网址：http：//jpkc. fimmu. com/jsc/
6. 哈尔滨医科大学寄生虫学教研室
   网址：http：//jcxy. hrbmu. edu. cn/mb04. asp? id=87&tid=87
7. 天津医科大学寄生虫学精品课程
   网址：http：//www. jingpinke. com/course/details
8. 贵阳医学院寄生虫教研室寄生虫学信息网
   网址：http：//www. parasitology. com. cn/
9. 国立阳明大学热带医学研究所暨寄生虫学科
   网址：http：//www. ym. edu. tw/par/
10. 蠕虫学习网（Worm Learn）

网址：http：//home. austarnet. com. cn/wormman/WORMMAIN. HTM

11. 检验医学网上资源库——常见寄生虫图谱

网址：http：//www. clinet. com. cn/edu/resource/graphic/jsc. htm

三、寄生虫学相关杂志

1. Trends in Parasitology

网址：http：//www. cell. com/trends/parasitology/

2. Acta Tropica

网址：http：//www. filariasis. net/resources/acta _ tropica/acta _ tropica. htm

3. International Journal for Parasitology

网址：http：//www. elsevier. com/locate/ijpara

4. Experimental Parasitology

网址：http：//www. elsevier. com/locate/issn/0014-4894

5. Veterinary Parasitology

网址：http：//www. sciencedirect. com/science/journal/03044017

6. Parasitology International

网址：http：//www. elsevier. com/locate/parint

7. Parasitology

网址：http：//journals. cambridge. org/action/displayJournal？ jid=PAR

8. Parasitology Immunology

网址：http：//www. blackwell-synergy. com/loi/pim

9. Molecular and Biochemical Parasitology

网址 http：//www. elsevier. com/wps/find/journaldescription. cws _ home/506086/description#description

10. Filaria Journal

网址：http：//www. filariasis. net/resources/filaria _ journal. htm

11. The Korean Journal of Parasitology

网址：http：//www. parasitol. or. kr/kjp/

12. Parasitology Research

网址：http：//www. springerlink. com/content/1432-1955/

13. Comparative Parasitology

网址：http：//www3. gettysburg. edu/～shendrix/helmsoc. html

14. Infection and Immunity

网址：http：//iai. asm. org/

15. 中国寄生虫学与寄生虫病杂志

网址：http：//www. jsczz. cn：8080/Jweb _ jsczz/CN/volumn/current. shtml

16. 中国人兽共患病杂志

网址：http：//www. fjcdc. com. cn/qkzl. asp？ ctlgid=39

17. 国际医学寄生虫病杂志

网址：http：//admin. chinajournal. net. cn/insidepage _ model01/gyxx _ zgqs. asp？ rwbh=gwjc

18. 中华预防医学杂志

网址：http：//211. 103. 157. 86：81/Jweb-zgyfyx/CN/volumn/home. shtml

19. 中国病原生物学杂志

网址：http：//www. lunwentianxia. com/qikan _ detail _ 4843/

20. 寄生虫与医学昆虫学报

网址：http：//jscy. chinajournal. net. cn/

E-mail：jscyxkc@126. com

21. 中国血吸虫病防治杂志

网址：http：//xxcb. chinajournal. net. cn/

E-mail：xfbjb@sohu. com

22. 热带医学杂志

网址：http：//www. rdyxzz. com/

E-mail：xulyw@tom. com

23. 寄生虫病与感染性疾病

网址：http：//www. lunwentianxia. com/qikan _ detail _ 4883/

E-mail：jscbgrxjb@tom. com

24. 热带病与寄生虫学

网址：http：//rdby. chinajournal. net. cn/

E-mail：rdbyjscxzz@163. net

（汪世平）

医学寄生虫学名词中英文索引
Index

D

E

F

G

H

J

K

L

M

N

O

P

Q

Z

（高兴政）

医学寄生虫学名词英中文索引
Index

A

D

E

M

N

O

P

T

U

V

W

X

Z

（高兴政）

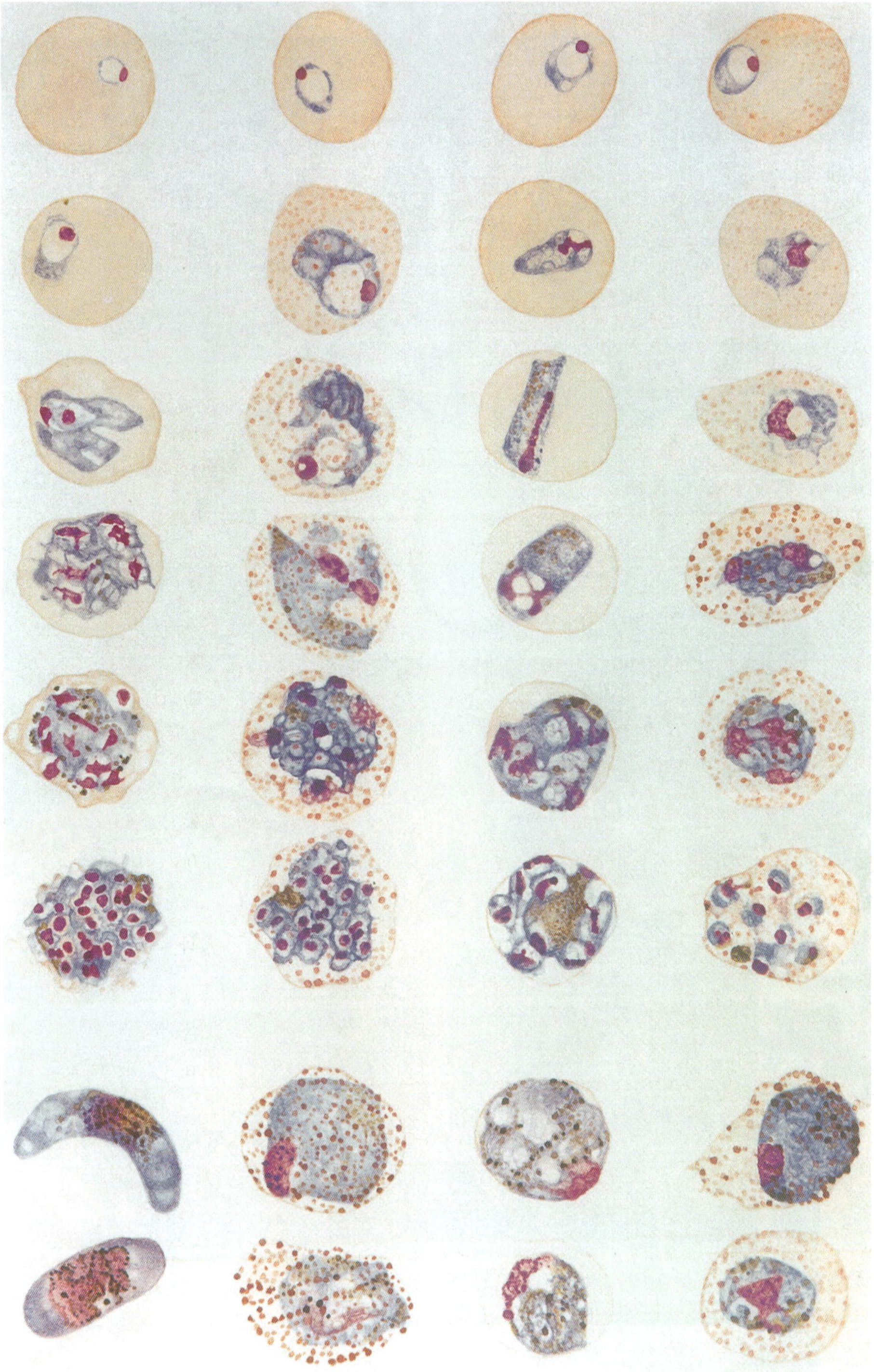

Plate 1

Human malarial parasites as they appear in blood films. The ring stages are at the top and the various stages of merogony in the next five rows. The bottom two rows show the macro- and microgametocytes, respectively. (L. W. Diggs et al,1972)

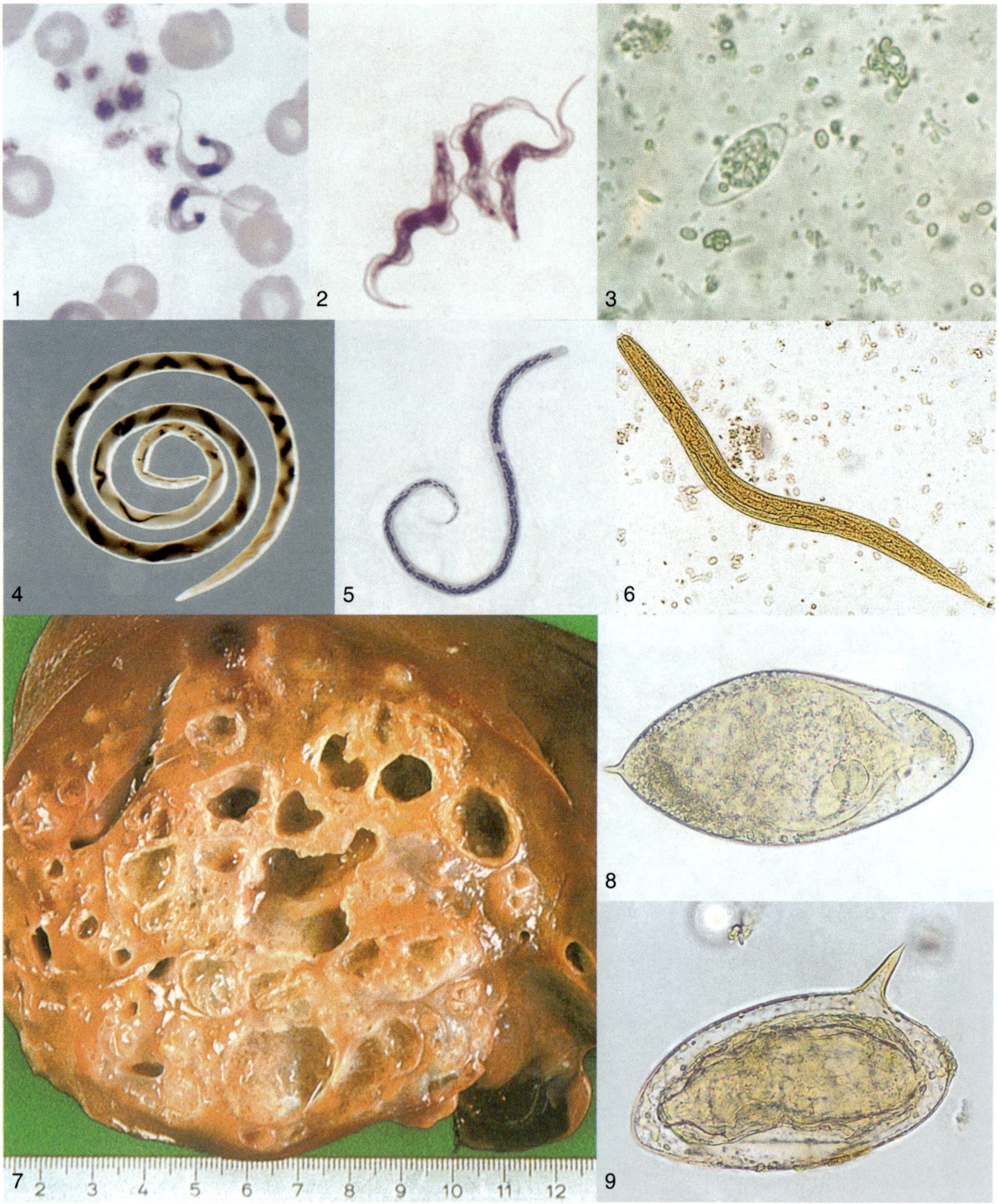

Plate 2

1. Trypomastigotes of *Tryponosoma cruzi*
2. Trypomastigotes of *Tryponosoma brucei*
3. Immature oocyst of *Isospora belli*
4. Female worm of *Angiostrongylus cantonensis*
5. Microfilaria of *Onchocerca volvulus*
6. Rhabditoid larva of *Strongyloides stercoralis*
7. Alveolar hydatid of *Echinococcus multilocularis*
8. Egg of *Schistosoma haematobium*
9. Egg of *Schistosoma mansoni*

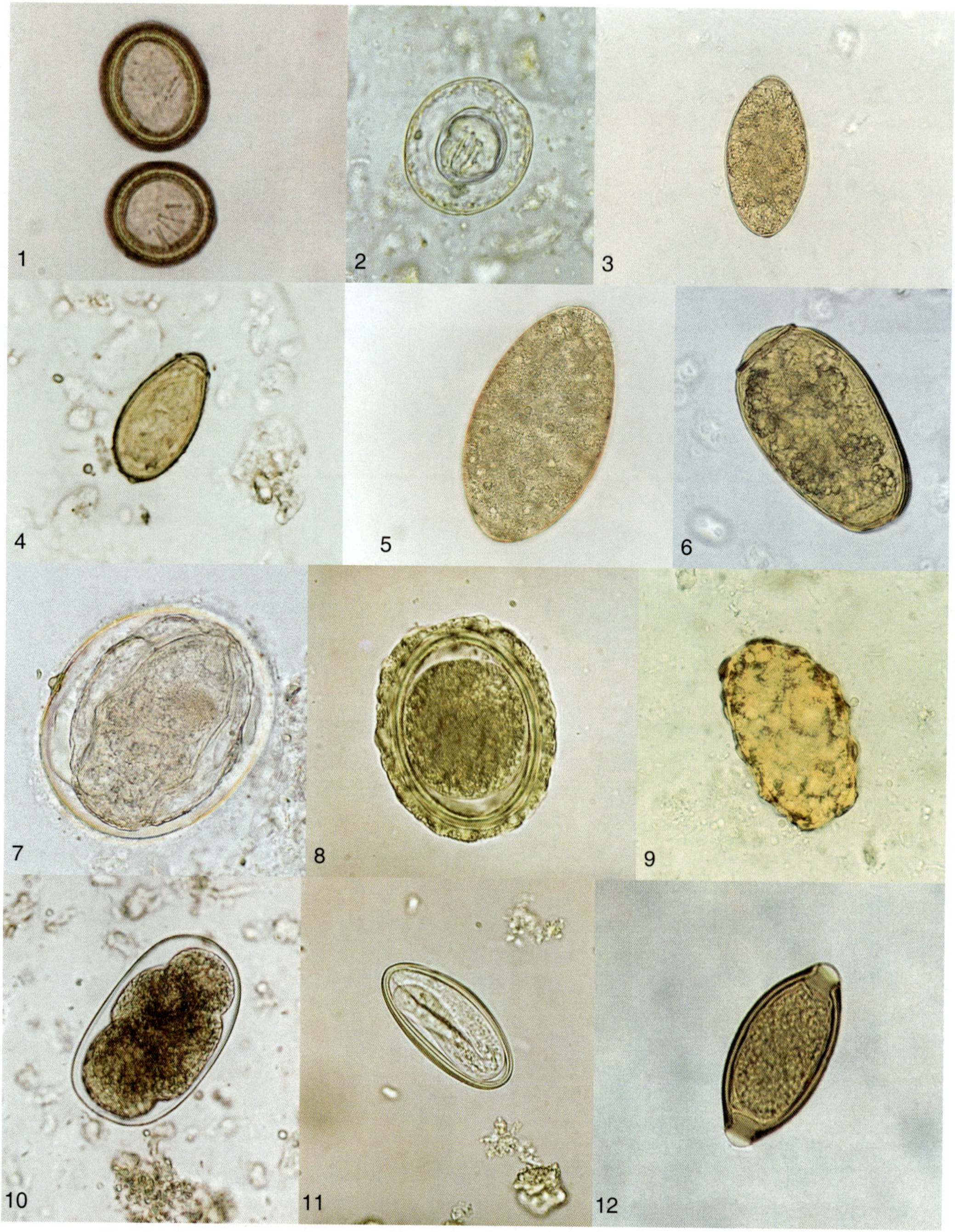

Plate 3

1. Eggs of *Taenia* species
2. Egg of *Hymenolepis nana*
3. Egg of *Spirometra mansoni*
4. Egg of *Clonorchis sinensis*
5. Egg of *Fasciolopsis buski*
6. Egg of *Paragonimus westermani*
7. Egg of *Schistosoma japonicum*
8. Fertile egg of *Ascaris lumbricoides*
9. Infertile egg of *A. lumbricoides*
10. Egg of hookworm
11. Egg of *Enterobius vermicularis*
12. Egg of *Trichuris trichiura*

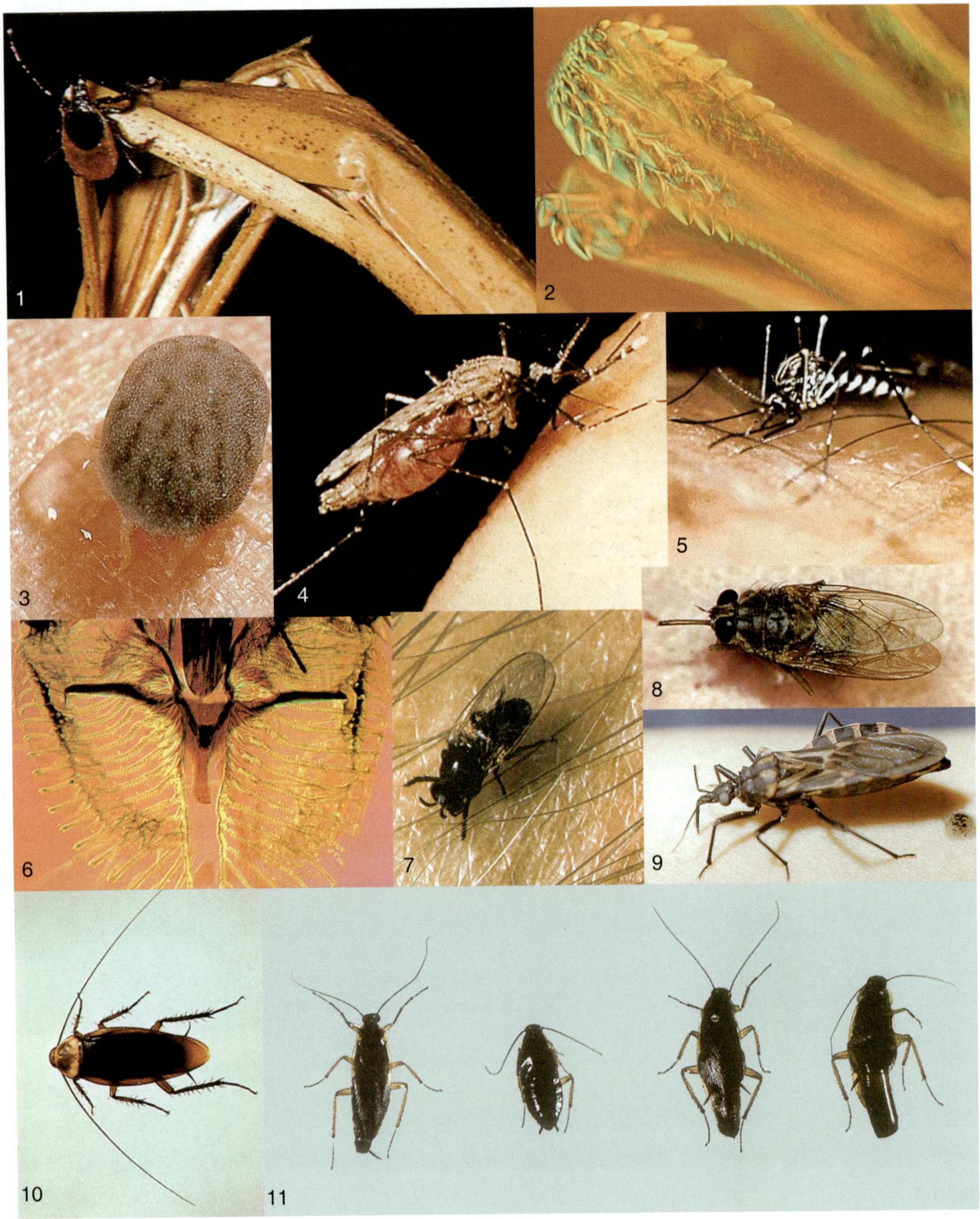

Plate 4

1. Adult female hard tick
2. Hypostome of a tick
3. Soft tick
4. *Anopheles*
5. *Aedes*
6. Mouthparts of a housefly
7. Adult *Simulium damnosum*
8. Adult *Glossina*
9. Reduviid bugs
10. *Periplaneta americana* (male)
11. *Blattlla germanica*